能源与环境出版工程

总主编 翁史烈

环境毒理学

Environmental Toxicology

申哲民 编著

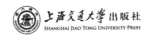

上海交通大学出版社
SHANGHAI JIAO TONG UNIVERSITY PRESS

内容提要

本书分9章,包括自然环境和健康的关系,并对与化学有关的地方病进行了简介,以使环境专业的学生以更广阔和更全面的视野了解环境与健康问题。具体内容为环境风险评估、污染物暴露和危害评价、体内毒性和代谢途径。对生物化学、分子毒理学和 QSAR 计算等方面的研究内容,从环境污染、环境生物富集、人体健康剂量关系的模型化计算和病理毒理机制等方面重点论述了有机毒物和重金属的环境风险,以模型计算和毒理机制为主要线索通贯全书,并以分子生物学的观点,从基因、蛋白、细胞、代谢的生化过程出发,描述了炎症、神经衰弱、癌症、白血病、基因突变等疾病的环境污染致病过程。

本书可以作为环境及相关专业学生学习的专业基础教材。

图书在版编目(CIP)数据

环境毒理学/申哲民编著.—上海:上海交通大学出版社,2014
ISBN 978-7-313-12336-7

Ⅰ.①环…　Ⅱ.①申…　Ⅲ.①环境毒理学－高等学校－教材
Ⅳ.①R994.6

中国版本图书馆 CIP 数据核字(2014)第 269050 号

环境毒理学

编　　著:	申哲民			
出版发行:	上海交通大学出版社	地　　址:	上海市番禺路 951 号	
邮政编码:	200030	电　　话:	021-64071208	
出 版 人:	韩建民			
印　　制:	上海万卷印刷有限公司	经　　销:	全国新华书店	
开　　本:	787mm×1092mm　1/16	印　　张:	26.75	
字　　数:	515 千字			
版　　次:	2014 年 12 月第 1 版	印　　次:	2014 年 12 月第 1 次印刷	
书　　号:	ISBN 978-7-313-12336-7/R			
定　　价:	98.00 元			

能源与环境出版工程
丛书学术指导委员会

能源与环境出版工程
丛书编委会

总　　序

　　能源是经济社会发展的基础,同时也是影响经济社会发展的主要因素。为了满足经济社会发展的需要,进入 21 世纪以来,短短十年间(2002—2012年),全世界一次能源总消费从 96 亿吨油当量增加到 125 亿吨油当量,能源资源供需矛盾和生态环境恶化问题日益突显。

　　在此期间,改革开放政策的实施极大地解放了我国的社会生产力,我国国民生产总值从 10 万亿元人民币猛增到 52 万亿元人民币,一跃成为仅次于美国的世界第二大经济体,经济社会发展取得了举世瞩目的成绩!

　　为了支持经济社会的高速发展,我国能源生产和消费也有惊人的进步和变化,此期间全世界一次能源的消费增量 28.8 亿吨油当量竟有 57.7% 发生在中国! 经济发展面临着能源供应和环境保护的双重巨大压力。

　　目前,为了人类社会的可持续发展,世界能源发展已进入新一轮战略调整期,发达国家和新兴国家纷纷制定能源发展战略。战略重点在于:提高化石能源开采和利用率;大力开发可再生能源;最大限度地减少有害物质和温室气体排放,从而实现能源生产和消费的高效、低碳、清洁发展。对高速发展中的我国而言,能源问题的求解直接关系到现代化建设进程,能源已成为中国可持续发展的关键! 因此,我们更有必要以加快转变能源发展方式为主线,以增强自主创新能力为着力点,规划能源新技术的研发和应用。

　　在国家重视和政策激励之下,我国能源领域的新概念、新技术、新成果不断涌现;上海交通大学出版社出版的江泽民学长著作《中国能源问题研究》(2008 年)更是从战略的高度为我国指出了能源可持续的健康发展之路。为了"对接国家能源可持续发展战略,构建适应世界能源科学技术发展趋势的能源科研交流平台",我们策划、组织编写了这套"能源与环境出版工程"丛书,其目的在于:

一是系统总结几十年来机械动力中能源利用和环境保护的新技术新成果；

二是引进、翻译一些关于"能源与环境"研究领域前沿的书籍，为我国能源与环境领域的技术攻关提供智力参考；

三是优化能源与环境专业教材，为高水平技术人员的培养提供一套系统、全面的教科书或教学参考书，满足人才培养对教材的迫切需求；

四是构建一个适应世界能源科学技术发展趋势的能源科研交流平台。

该学术丛书以能源和环境的关系为主线，重点围绕机械过程中的能源转换和利用过程以及这些过程中产生的环境污染治理问题，主要涵盖能源与动力、生物质能、燃料电池、太阳能、风能、智能电网、能源材料、大气污染与气候变化等专业方向，汇集能源与环境领域的关键性技术和成果，注重理论与实践的结合，注重经典性与前瞻性的结合。图书分为译著、专著、教材和工具书等几个模块，其内容包括能源与环境领域内专家们最先进的理论方法和技术成果，也包括能源与环境工程一线的理论和实践。如钟芳源等撰写的《燃气轮机设计》是经典性与前瞻性相统一的工程力作；黄震等撰写的《机动车可吸入颗粒物排放与城市大气污染》和王如竹等撰写的《绿色建筑能源系统》是依托国家重大科研项目的新成果新技术。

为确保这套"能源与环境"丛书具有高品质和重大的社会价值，出版社邀请了杜祥琬院士、黄震教授、王如竹教授等专家，组建了学术指导委员会和编委会，并召开了多次编撰研讨会，商谈丛书框架，精选书目，落实作者。

该学术丛书在策划之初，就受到了国际科技出版集团 Springer 和国际学术出版集团 John Wiley & Sons 的关注，与我们签订了合作出版框架协议。经过严格的同行评审，Springer 首批购买了《低铂燃料电池技术》(*Low Platinum Fuel Cell Technologies*)、《生物质水热氧化法生产高附加值化工产品》(*Hydrothermal Conversion of Biomass into Chemicals*)和《燃煤烟气汞排放控制》(*Coal Fired Flue Gas Mercury Emission Controls*)三本书的英文版权，John Wiley & Sons 购买了《除湿剂超声波再生技术》(*Ultrasonic Technology for Desiccant Regeneration*)的英文版权。这些著作的成功输出体现了图书较高的学术水平和良好的品质。

希望这套书的出版能够有益于能源与环境领域里人才的培养,有益于能源与环境领域的技术创新,为我国能源与环境的科研成果提供一个展示的平台,引领国内外前沿学术交流和创新并推动平台的国际化发展!

翁史烈

2013 年 8 月

前　　言

本书是环境专业学生学习的专业基础教材,可供和环境保护相关专业人员、管理人员科研和参考。

环境与健康的关注度得到进一步提升,近年来的新理论、新技术和新方法引入至环境毒理学,使环境毒理学研究的深度和广度得到拓展,并有了长足的发展。

环境毒理学是环境科学、生命科学和毒理学等交叉的学科,重点是利用毒理学方法研究环境中有害因素对人体和生物体健康的影响及其机理的学科。本书在借鉴了国内外的现有教材基础上进行编著,全书3部分9章。

第一部分(第1～4章)包括污染物的环境行为及毒理作用,以环境模型计算为主。

第二部分(第5、6章)环境毒理学的基础和扩展概念、方法和手段;污染物的体内转化、代谢与毒性,以毒理机理为主,兼顾毒性评价模型。

第三部分(第7～9章)阐述以重金属、有机毒物和放射性物质为代表的化合物的环境行为和毒理学作用,结合前两部分中涉及的、相互联系的定量评测和机理机制进行,整合论述有毒物质所引起的复杂环境问题。

本书由上海交通大学申哲民教授、王文华教授、郭卫民副研究员和中国科学院地理所的王五一研究员合作编著,上海交通大学的研究生朱慧岑、徐江流进行了大量图文整理工作。王文华教授编写了第1章,王五一研究员编写了第2章,郭卫民副研究员编写了第5章和第6章;朱慧岑和徐江流整理了第3、4章和第7～9章的材料。全书由申哲民教授统稿。

由于编者水平有限，书中存在的错误或不足之处，恳请读者批评指正。

申哲民

2014 年 5 月于上海交通大学

目　　录

第 1 章　绪　　论

1.1　环境毒理学的发展

地球是太阳系中唯一适合人类居住的星球,人类在不断适应地球环境的过程中进化。因此,环境与人体健康形成了相互依存的关系,即环境状况会影响人体的健康状况,同时人类也在不断调整自身,以应对和适应环境的不断变化。

人类生活的地球表层环境具有非均一性,各地自然环境千差万别。以环境中的化学元素为例,在工业化之前,一些区域的环境介质中某种或某些元素含量相比该地背景值过高或者过低,会对当地居民的健康产生影响,导致一些地方性疾病的发生。在本书的第 2 章将阐述自然环境和健康的关系,并对与化学有关的地方病进行了简介,以使环境专业的学生以更广阔和更全面的视野了解环境与健康问题。

随着工业化的进程,人类不断改变着地球环境,对地球环境的压力越来越大,其中之一是大量的外源性化学品(xenobiotic)进入环境。作为回报,在某些被污染的地区,居民健康出现了问题,最典型的案例就是 20 世纪中期出现的"八大公害事件";当地的动植物等其他生物亦有反映,最著名的描述出现在美国生物学家 Carson 在 1962 年发表的著作《寂静的春天》中。对这些不断出现的环境问题的研究推动了环境学科的形成及发展,作为环境学科的重要领域之环境毒理学应运而生。

20 世纪后期以来,随着人类的生活方式的变化和生活水平的提高,消耗的各种资源越来越多,更多样的污染在环境中显现,影响着环境和生态系统的质量,并且进一步影响了人类自身的健康。全球对环境与健康的关注度进一步提升,促进了环境毒理学研究向深度和广度发展。随着现代科学(特别是生命科学)和电子技术的发展,一些新理论、新技术和新方法引入至环境毒理学,使近年来环境毒理学有了长足的发展。

1.2　环境毒理学的内涵

环境毒理学是环境科学、生命科学和毒理学等的叉交学科,重点是利用毒理学方法研究环境中有害因素对人体和生物体健康的影响及其机理的学科。

环境中的有害因素种类繁多,按污染物质的性质可以分为环境物理污染、环境化学污染和环境生物污染。物理性污染包括噪声、光和辐射等污染;生物性污染包括细菌和病毒等生物污染;化学性污染包括工农业化学品和日用化学品等。目前登记在册的化学品有 700 万种,其中常用的有 7 万种,而且每年约有一万种新的物质被发明发现,其毒性效应不清楚,释放到环境中存在着潜在的风险。因此,目前对化学污染的关注度较高,环境污染物(environmental pollutants)或环境化学品(environmental chemicals)的名单不断扩大。环境毒理学的主要研究对象也是针对这些化学污染物的。

环境污染物对机体的作用一般具有下列特点:接触剂量较低;长时间内反复接触甚至终生接触;多种环境污染物可能同时作用于机体;接触的人群广泛,既有青少年和成年人,又有老幼病弱,易感性差异大。因此,这种作用的基本方式可导致遗传性毒性、生殖和发育毒性、内分泌干扰和癌症等广谱性的毒性与疾病。

环境毒理学的主要内容包括:

(1) 污染物及其在环境中的转化产物对机体发生的生物效应及其产生毒性作用的机理。

通过现场环境和临床/流行病学的调查和实验室的模拟研究,阐明污染物进入体内的途径,在体内分布、吸收和代谢等转运和转化过程及其微观机理。

(2) 机体早期损害的判断和监测指标。

通过灵敏的检测技术和方法,可以尽早发现机体对污染物毒性的应激反应及其细微变化,建立监测指标,进行风险评价和预报。近年来,分子水平的生物标志物作为污染物暴露和毒性效应的早期预警发展很快。因为无论污染物对机体的影响多复杂或最终影响多严重,最早的作用必然是从个体的分子水平开始,然后逐步在细胞—组织—器官—机体—种群—群落—生态系统各个水平反映出来。因此,生物标志物(biomarker)既反映了污染物与生物体最初的相互作用也反映了该作用的微观毒性机制。

(3) 化学污染物对机体毒性的定量评定及其环境风险评价(environmental risk assessment)。

毒理学中剂量-效应/反应关系提供了定量描述化学污染物对机体毒性的方法,该方法被广泛应用于对化学品的安全性评价以及环境和生态风险评价中;同时剂量-效应/反应关系也是建立环境基准(environmental criteria)的依据,而环境基准又是环境标准的科学依据。

美国学者 Wright 和加拿大学者 Welbourn 在 2002 年出版的《环境毒理学》教科书[1](朱琳教授 2006 年主译了此书)[2]中用显示了环境毒理学的基本组成,图 1-1 为该图的中文版本。美国北卡大学 Hodgson 编写的《现代毒理学》[3]中,认为环境毒理学包括两个子学科:环境健康毒理学和生态毒理学。前者是研究环境化学品导致人类健康的不良作用;后者关注污染物对生态系统及其组成部分的不利影响,涵盖了从微生物到食物链顶端的整个生态系统。实际上,很多环境毒理学书籍或多或少都包含了生态毒理学的内容,两者的联系很密切。

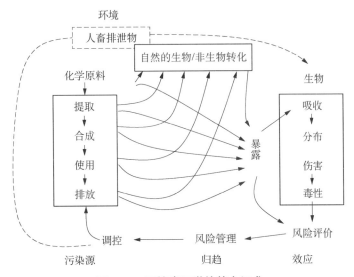

图 1-1　环境毒理学的基本组成

1.3　环境毒理学的应用

人类最基本的生存需要是吸清洁的空气,喝干净的水,吃放心的食品。而持续进入环境并在环境中长期积累的化学品,使现代人离这个基本需求渐行渐远。由于地球整体上是一个开放系统,一些环境污染物可以在环境的各个介质中及其界面迁移转化(如本书第 3 章所述),可能将污染扩散、放大,加重了其毒性效应。例如:本书第 4 章阐述的某些污染物在食物链/食物网的富集和放大作用。因此,对污染物所造成的健康影响持续成为关注热点。近年来,美欧等发达国家以及世界卫生组织(WHO)[4]、联合国环境规划署(UNEP)[5]、经合组织(OECD)[6]和国际标准组织(ISO)[7]等很多国际组织均有很大的投入,设立了专门的机构组织来管理有关环境与健康的事务,国际化学品安全规划(IPCS)即为其中之一。其组织出版有关化学品安全的系列资料,记录了人类对多种化学品毒性及其环境风险认识不断深入的历程。

这极大地推动了环境毒理学向深度和广度的发展。同时,学科也在各国乃至全球环境管理与改善中发挥了重要作用,促使许多与化学品有关的国际公约形成和签署,如《关于在国际贸易中对某些危险化学品和农药采用事先知情同意程序的鹿特丹公约》(2004)、《关于持久性有机污染物的斯德哥尔摩公约》(2004)和《关于汞的水俣公约》(2013)等。为各国相关环境法律和环境管理体系的建立和完善提供了科学依据,例如:我国用空气质量指数 AQI 替代了空气污染指数 API,颁布了《大气污染防治行动计划》,以控制大气污染、降低公众环境健康的风险。

环境毒理学自形成之日起,就被不断涌现的新技术驱动,使其得以快速发展。今后,这一趋势仍将继续,基因组学、蛋白质组学和代谢组学不但能够在种群和个体水平确定某一特定污染物的危害,而且能够对其危害的机理研究更加深入。环境毒理学的内容将不断丰富和深入,正如《环境毒理学》[8]一书所指出,环境毒理学将呈现出以下几个发展趋势:

1. 由被动毒理学向主动毒理学发展

在毒理学的发展过程中,相当长一段时间毒理学是属于被动的,即研究开发新产品后需要投放市场时才进行毒性评价。主动毒理学是毒理学家在新产品开发的全部进程中,均应发挥积极主动的指导和决策作用,而不仅仅是在产品开发的中后期参与毒理学安全性评价。目的是在新化学物的创新早期对新化学物进行毒性筛选,及时发现和淘汰因毒性问题不适用于进一步研究开发的化学物或化学结构,或者有针对性地设计一些试验,解决某些重要化学物的特异性毒性问题。

2. 由高剂量测试向低剂量测试发展

以基因组表达谱、蛋白质组表达谱、代谢组谱、生物标志物等敏感、特异的毒性指标体系将替代或部分替代以传统的动物死亡、组织病理学改变等毒性指标体系,从而阐明和评价更接近实际条件下暴露剂量对人体和其他生物的毒性效应,解决从高剂量向低剂量外推时不肯定性带来的误差。

3. 试验动物由单一性模型向特征性模型发展

利用体内和体外技术,在整体水平、器官水平、细胞水平、亚细胞水平和分子水平层次分别进行毒理研究;或是利用转基因和基因敲除等技术制备的动物、细胞模型,替代或部分替代现行采用的健康动物,特别是药物毒性的评价将采用某一功能缺陷或不同程度的疾病模型。如美国科学院已启动包括毒理等学科使用的生物医学模型计划。

4. 由低通量测试向高通量测试发展

高通量测试(high throughput testing)技术是指以分子水平和细胞水平的实验方法为基础,以微板形式作为实验工具载体,以自动化操作系统执行试验过程,以灵敏快速的检测仪器采集实验结果数据,以计算机分析处理实验数据,在同一时间检测数以千万的样品,并以得到的相应数据库支持运转的技术体系,它具有微量、快速、灵敏和准确等特点。简言之就是可以通过一次实验获得大量的信息,并从中找到有价值的信息。

5. 由单一用途向多用途多领域发展

目前毒理学存在的一个重要问题是功能单一,今后将进一步拓展研究领域,特别是功能基因组学、疾病基因组学等领域。现代医学研究证明,人类疾病都直接或间接地与基因有关。要了解基因型和表型的细胞和分子过程需要彻底了解相关的基因及其功能,这也是功能基因组学的研究目标。这一点将突变研究和基因组研究二者联系在一起。基因组工作能为突变研究提供信息资源、基因组序列和相关的技术方法,而突变则能利用这些资源来了解基因及其功能以及核酸水平的突变如何演变成疾病。通过这些研究将毒理学与功能基因组学和疾病基因组学联系起来,从而为疾病的诊断预防提供依据。

6. 由分散资料向"大数据"集成分析的发展

迄今为止,环境毒理学已经发展了几十年,获得了大量的积累。包括环境科学和毒理学的现场和实验室数据。对这些来自实验室、实验对象和实验方法均不同的资料,需要利用"大数据"平台进行细致、全面和综合的信息学分析,有可能获得较为清晰和确定的机理和结论。

总之,以上的发展趋势将使环境毒理学呈现出一种全新的面貌,在风险评估、暴露和危害评估、体内毒性、代谢途径研究生物化学和分子毒理学等各方面都将发生改变。而所有这些将形成一种全新的模式,用于评价化学品以各种方式影响人类健康和环境的风险。

第 2 章　自然环境毒理学与健康

人类的健康状况与其生存的地理环境密切相关,任何自然和人文环境的改变,都可能影响到人类健康。地理环境及其变化对人类健康的影响是多方面的、复杂的,既有单因素的影响,又有多因素的共同影响,有时是直接的,有时是间接的。就影响的因素来看,有来自于自然地理环境的各组成要素,如大气环境、水环境、土壤环境等自然地理因素,也有来自于人类本身社会经济发展等人文地理因素。

地理环境是自然地理环境和人文地理环境两个部分的统一整体。自然地理环境是由气候、地貌、岩性、水文、土壤、生物等有机结合而成的自然综合体,具有地貌、气候、水文、土壤、动物、植物等地理要素特征。从地球的圈层角度而言,它包括了大气圈下部、岩石圈上部、水圈和生物圈。人文地理环境是人类的社会、文化和生产活动的地域组合,包括人口、民族、聚落、政治、社团、经济、交通、军事、社会行为等。它们在地球表面构成的圈层,称为人文圈。自然地理环境是自然物质发展的产物,人文地理环境是人类在前者的基础上,进行社会文化和经济生产活动的结果。

地理环境有整体性,这是我们认识健康与环境关系的基础。影响健康的环境往往与多种因素有关,致病因子、诱发因子、条件因子组成一个作用链,互相关联,共同作用。地理环境有区域分异性,不同的地域因地理环境的性质不同而有不同的健康和疾病类型,如热带与寒带、山地与平原、沿海与内陆、发达地区与落后地区等,其健康状况和疾病类型各异,甚至会具有明显的地方病。地理环境有向前发展性,即人口健康会随地理环境的变化而不断变化,同时,随着人类对自然环境影响程度的增加和人文地理环境的不断改善,人类的健康会不断得到提高。

2.1　健康与环境的关系

首先,人类疾病和健康状况与环境的性质和变化密切相关,许多疾病与特定的环境和生态系统相联系。随着气候、生态和环境的演变,人类的疾病和健康状况也会随之发生变化。社会、经济、文化和政治也对人类的健康产生重要的影响。反过来,疾病不仅威胁生命和健康,也影响社会、经济、文化和政治的发展与进步。人群健康状态是衡量社会经济政策成功与否的最重要指标,好的健康水平是可持续发展的保证。

其次,良好的地表环境或地理环境可为人类提供新鲜空气、清洁水源、健康食物和舒适住所以保证人类健康,而且会在不同的地带、区域、国家得以实现。假如其中任一因素的质量发生变化,人类的健康和生存就会直接或间接受到影响。例如,由于空气、水和食物质量恶化所致的疾病在欠发达国家比较突出;在人文环境方面,无控制或无序的工业化、城市化和经济发展以及人口的膨胀,也会对环境与健康带来严重的负面影响。因此,人口增长、资源开发以及生产、生活所产生的污染物会威胁人类健康和生存所依赖的环境基础。还有,各种自然灾害、战争、瘟疫、工伤、职业病和交通事故等均对社会、经济、财产、人类健康和生存等造成巨大的危害。

第三,根据近年新化石的发现和人类定义概念的更新,人类起源的历史可上溯到 440 万年前[9]。人类从地球上诞生以来,为了适应环境,进行了顽强和富有成效的努力,大大改善了自己的健康状况,使人类的平均寿命从其早期的 10 余岁增加到现在的 70 余岁。然而绝大多数的死亡(80%～90%)为疾病所致,只有很少数是生理衰老的结果。而且绝大部分疾病的发生均与环境有关,即与地理环境的物理、化学、生物特性有关,也与各地区的人文地理环境有关。

地球表层发生着各种各样的自然地理过程,按其基本性质可分为物理、化学、生物三类,它们的性质和特征都会影响人类的健康。物理地理过程是指地表环境中以热水平衡为主的物理现象的发生、演变和地域分异过程,地表环境中的物理现象、因素或过程多种多样,包括热、声、光、辐射、电磁、形态与能量转换,等等。而人们实际所见到和感觉到的,如地震、火山活动、泥石流、滑坡、阳光、炎热、温暖、寒冷、潮湿、风、雨、雾、大气压、洪水、干旱、紫外线、各种射线、电磁波等都是地表环境物理现象或过程的体现,并有明显的地域差异,对人类健康、疾病和生存产生不同的影响。而且不同地区其物理因素对健康的影响程度和致病强度也各不相同。生物地理过程是指景观中生物群落与环境间物质能量交换、相互作用、彼此互动的机理及其演化与地域分异过程,其对健康的影响可以从宏观生物地理群落和微观环境基因两个层次来分析,主要的相关疾病有鼠疫、疟疾、血吸虫病等。化学地理过程主要指地理环境物质中化学元素的迁移转化和地域分异过程。物质是由元素构成的,因此,对地理环境中的化学元素,特别是与生命有关的元素进行研究,有着重要的环境健康意义。化学地理环境是指地理环境总的化学属性和特征,包括化学元素的含量、组成、结构、形式和赋存形态等。按照人类社会生产和改造自然活动对环境影响程度的不同,又可分为两类:一是原生(或天然的)化学地理环境,指地理环境中的化学元素含量和迁移过程尚未发生显著人为改变的环境;另一称之为次生(或人工的)化学地理环境,指由于人类活动已发生明显变化的环境。居于其间的为过渡类型。

地表化学元素迁移是指化学元素在环境中的运动变化。化学地理环境的一些特征,如元素及其化合物的含量、组成、存在形式等,主要受地带性因子(气候、生物等)和非地带性因子(岩性、地貌、人为活动等)的影响,如热带、亚热带多雨的森林砖红壤-红壤地带,K,Na,Ca,Mg 等易迁移元素受到强烈淋溶,Si 也受到强烈淋溶,而 Al,Mn 和 Fe 却残留富集。在干旱荒漠、半荒漠地带,元素有自下向上迁移和积累的特点,所以地表常有盐分聚集,易溶元素 K,Na,Ca,Mg,Cl,S 等常在地表和闭流水体中含量很高,这主要是由于地带性因子作用的结果。因此,在不同的地带有不同的元素组合和代表不同化学地理过程特点的"标型"元素。同样,非地带性因子岩性也给地理环境的化学属性以很大的影响,如发育在酸性岩石上的土壤常富含 Li,Rb,Cs,Sr 等;而在基性岩、超基性岩上发育的土壤则富含 Fe,Ti,Cu,Cr,Ni,Mg 等。但是,任何地理环境中化学元素的组合与含量,总是由地带性和非地带性两类因子共同作用的结果,在不同情况下其作用组合有所不同。其作用的过程也是元素迁移转化和平衡的过程。

水、气、生物是地理环境中元素迁移的 3 个主要因素,也可以说是 3 个主要迁移途径。但在不同的地理环境影响下,其迁移作用是不同的,如在弱酸性介质中,特别有利于 Ca,Sr,Ba,Cu,Zn,Cd,Mn,Cr,Fe,Co,Ni,Ra 等的迁移;而卤族元素和碱金属元素不论在何种水体中均可强烈迁移。许多元素由于生物小循环,往往在不同地理环境的表土中得到富集,而大气迁移的影响范围则更加广泛。

由于地理环境化学属性和元素的迁移转化的差异,从而形成不同的化学地理环境,并经常对人的健康发生着重要的影响。随着社会经济的迅猛发展、科学技术的飞快进步和人口数量的不断增长,资源耗竭、环境破坏和生态失衡等问题也日益明显,从而在地球不同区域或地方也出现了许多新的、人为的化学元素地域分异和异常,以及人与环境间元素新的不平衡,使人类健康和生存发展面临新的威胁。因此,研究与生命有关化学元素在环境生命系统中的地域分异和平衡,对于环境发展具有重要的现实意义和长远战略意义。

2.2　环境生命元素平衡与健康

认识生物体与环境的化学联系是讨论生命元素与健康的前提。人类所处的自然化学环境是经过长期演化而来的。生命的出现是与化学环境发展紧密相连的。恩格斯指出:"生命的起源必然是经过化学的途径实现的"。一般认为原始生命的起源和发展需要经过两个阶段:化学进化阶段和生物进化阶段。化学进化阶段(30多亿年以前)分为 4 个阶段:初始阶段由无机小分子物质生成有机小分子物质;第二阶段由有机小分子物质形成生物大分子(如蛋白质、核酸、多糖、类脂等);第三阶段由生物大分子组成多分子体系;第四阶段由多分子体系发展为原始生命。生命的出现需要有一定的化学环境,而生物的演化和生物的生命过程又与所生存的化学环境相适应。从表 2-1 中可以看出,人体化学组成与环境各成分化学组成之间的联系。地壳和土壤之间以及人体与整个生物物质之间在化学组成上是类似的,人类主要化学组成与海水也有相似之处,但与地壳、土壤的化学组成就大不相同了。Hamilton[10]研究了人血与地壳物质的化学组成,发现人血化学组成不仅与海水成分相似,而且发现除去生物物质主要结构元素(H,C,O)和地壳物质主要结构元素(Si,Al)以外,其他元素的丰度分布曲线趋势在两者之间也有极大的相似性。我们在研究人的头发与水、土、粮、岩石的元素含量趋势时,从实验观察中也获得了同样的结果,为揭示人与环境的关系提供了新的实证[11]。

表 2-1　环境和人体的主要化学组成(重量%)

元素	环境					标准人体
	地壳	土壤	海水	大气	生命物质*	
H	—	—	10.72	—	10.50	10.0
C	0.023	2.0	0.006 3	—	18.0	18.0
O	47.0	49.0	85.94	23.15	70.0	65.0
N	0.001 9	0.1	—	75.51	0.3	3.0
K	2.50	1.36	0.04	—	0.3	0.2
Na	2.50	0.63	1.007	—	0.002	0.65
Ca	2.96	1.37	0.04	—	0.5	1.5
Mg	1.87	0.63	0.13	—	0.04	0.05
S	0.047	0.05	0.09	—	0.05	0.25
P	0.093	0.08	—	—	0.07	1.0
Cl	0.001 3	0.01	1.94	—	0.02	0.15
Si	29.00	33.0	—	—	0.2	—
Al	8.05	7.13	—	—	0.005	0.001
Fe	4.65	3.8	—	—	0.01	0.005 7
Ar	—	—	—	1.28	—	—
合计	98.696 6	99.26	99.980	99.994	99.997	99.809 7

2.2.1　生命元素

生命元素是指凡是生物生命过程所必需的和对其起有益促进作用的元素,包括生物必需元素以及那些可能必需,或者对生命过程有益的元素。有 11 个宏量元素和 14 个微量元素为生物必需元素。可能必需或有益的元素有:硼(为植物必需)、锶、砷、铷、锗等。有人主张有毒元素也可包括在生命元素之中,它们确与生命攸关,但不是生命必需元素,故可以把它们归为"生命有关元素"之内。

地球环境中有 94 种自然存在的化学元素,它们并不全是生物所必需,生命在其产生和演化进程中,只选择了其中一部分相对较轻的元素作为其机体构成和生命活动的必需物质。通常根据元素与生物的关系把它们分为 3 类,即必需元素、非必需元素和有毒(或有害)元素。所谓有毒在一定程度上说只有相对意义,因为任何元素(包括必需元素)摄入过量,超出了机体的最大调节机能都有毒性作用。

生命必需的元素是指组成人体的主要元素:氧、碳、氢、氮、硫、磷、氯、钾、钠、钙、镁 11 种,占总量的 99.90% 以上。虽然现代测试技术可以在人体中测到存在于自然界的几乎所有元素,但是仅发现其中一部分元素是人体和动物所必需的。除上述 11 种主要组成元素以外,还有 14 种微量元素是动物和人体所必需的,它们是碘、铁、铜、锌、锰、钴、钼、硒、铬、镍、锡、硅、氟和钒(见表 2 - 2)。从必需微量元素发现年代顺序可看出,14 种必需元素中有 12 种是在 20 世纪以后发现的,它们是随着科学与社会进步而确认的。

表 2 - 2　生命必需微量元素(动物和人)发现年代顺序

元素	最初观察到缺乏时的特征状况	发现年代
I	人的甲状腺肿与植物 I 含量水平有关	1852
Fe	影响呼吸过程	1857
Cu	喂奶的大鼠生长不好和贫血	1920
Mn	喂奶大鼠生长不良和不育	1931
Zn	喂奶大鼠生长不良	1934
Co	牛羊发生消瘦、动物地方病	1935
Mo	鸡生长不良	1956
Se	喂低硒酵母的大鼠发生肝坏死	1957
Cr	大鼠耐受葡萄能力差	1959
Sn	喂纯化饲料的大鼠生长不良	1970
V	鸡羽毛异常、大鼠生长不良	1971
Ni	鸡羽毛异常、骨发育异常	1971
F	大鼠生长不良	1972
Si	大鼠牙生长不良、骨发育异常	1972

生命必需元素是动物或人体在维持正常生命活动过程中所必不可少的。11种常量元素是构成人体各组织、细胞、器官、体液和血液等的主要组成成分，而且各有其特殊的生物学功能。14种微量必需元素在人体中虽然量甚微，但往往是维生素、激素和酶系统不可缺少的组分，担负着特定的生物学功能和作用。如果缺少了它们，体内的某些正常生理生化过程就会出现障碍或紊乱，以致罹患疾病。如碘是甲状腺的必要成分；钴是维生素 B_{12} 的组分；锌是碳酸酐酶和许多含锌金属酶的组分，并参与核酸和蛋白质的代谢；铜是几种胺氧化酶的组分；铁是血红蛋白、肌红蛋白和一些酶的组分；硒是谷胱甘肽过氧化物酶等多种酶或蛋白的组分；钼是黄嘌呤氧化酶的组分，等等。

化学元素在人体组织中的分布是不均匀的，在常量元素中，碳、氧、氢、氮是各种软组织、体液和血液的主体组成元素；而在牙和骨组织中钙、镁、磷含量多，细胞外液（血浆、淋巴、消化液、渗出液等）含钠盐多，而细胞内容物中钾含量多。对微量元素来说，一般肌肉组织较其他组织为低，某些元素可能选择性地在某些组织中富集。如肾组织中富含铋、铅、镉、硒、硅；肝组织中富含铅、碘、锡、硒、砷、锌、铜等。了解这些差异，对我们认识元素在人体中的作用以及环境中化学元素可能对人体健康的影响是有益的。

2.2.2　生命元素的地域分异与平衡

地表环境的化学组成是不均一的，而且表现出地域差异，其在某种程度上也反映在生命体中，人体也不例外。岩石和风化壳、土壤、水、作物、动物和人体的元素存在地域分布差异。而且，影响生命有关元素产生地域分异的因素复杂多样，一是化学元素本身的性质与内部结构，二是所在的外部自然条件和自然过程的性质，三是社会生产类型和生活习惯与方式，这几类因素彼此相连、相互交错，其影响较难估量。生命有关元素和影响因素在地表的分布规律可分为地带性分异和非地带性分异两类。生命有关元素地域差异的研究除了揭示这些基本规律外，还要评价元素的地域分异对人类健康的影响，进行评价不仅要有足够的生命有关元素的地域资料，还应该有详细的人群状况的地域差异资料。另外，还要为消除负面健康影响提出改变的途径和依据。

生命有关元素的地域差异研究不仅有明显的应用价值，而且是一项基础研究。只有在了解包括环境和人本身在内的生态系统各成分化学元素的地域差异规律之后，才能因地制宜制订出科学的环境健康质量标准。同时，也是进行病因探索和防治以及研究人类生存环境最优化的基础。

人和其他一切生命形式都生存在一定的地理条件下，生命的形成和演化与环境结合在一起。有机体在其生命过程（如生长、发育、繁殖、衰老和死亡等）中不断地从地理环境获得自身所需的能量和物质，同时也把生命过程中的废物以及死亡后的生物体排入环境,与环境进行着不停顿的生命元素和化学物质间的交换(代谢)。各种生物体中的化学组成和元素含量水平是长期在环境影响作用下进化、遗传和变异的结果。在生物与环境之间建立了一种相对稳定的生物化学平衡,也就是说生物体与环境各要素之间保持着一定的化学交换。如果这种关系受到破坏,生命有机体的正常发育和活动就要受到抑制,甚至出现病变。如许多地方病、地方性高发的癌症和心血管病等不同程度地与化学地理环境异常有关。环境污染所产生的健康问题,大多数也是由于人为活动的影响干扰了生物有机体和环境间化学物质的正常代谢,地区性或全球性地破坏了天然的化学生态平衡而造成的。另外,在农作物和畜牧生产上也存在化学生态平衡问题。研究有机体与环境的化学生态平衡不仅在有机体个体发育及其健康上有重要意义,而且在系统发育、遗传变异、物种生存上也有不可忽视的作用。

生命元素在地理生态系统中的平衡包括三种类型的平衡,即环境要素(岩石、土、水、气、生物等)间的传输平衡、地域间的迁移平衡和人与环境的供需平衡。生命元素平衡是以地域分异为背景的,平衡过程是通过其迁移、传输和代谢等来实现的。元素的存在形态及其转化是影响迁移、传输、代谢,以至最终影响平衡的重要因素。因此,生命元素的平衡是与所有过程紧密联系的,平衡过程是一个极复杂的过程,是环境与生命间联系的核心和关键。

2.3　与化学因素有关的地方病

与地理环境化学因素有关的地方病有克山病、大骨节病、碘缺乏病、地方性氟中毒、地方性砷中毒;与生物因素有关的地方病有血吸虫病、鼠疫;与物理因素有关的地方病如高原病等。这里主要讨论与地理环境化学因素有关的地方病,主要有克山病、大骨节病、碘缺乏病和地方性氟中毒。

2.3.1　克山病

1935年冬,我国黑龙江省克山县张云屯发现了一种原因不明的地方性心肌病。克山病因此而得名。这种病发病突然,死亡快,病死率高,多年来一直严重威胁着人民的生命与健康。克山病分布在我国黑龙江、吉林、辽宁、内蒙古、河北、河南、山东、山西、陕西、甘肃、四川、云南、西藏、湖北、贵州等16个省、自治区,从东北到西南的一个条带内[12]。据2006年地方病防治工作调查资料表明,327个县、2 953个乡都有不同程度的克山病流行,影响人口5 856.55万(见图2-1)。克山病在时间分布上有明显多发季节和多发年,急型多发生在冬季,亚急型多发生在夏秋季。人群分布上主要是农村人口,多为生育期妇女和婴幼儿。

临床上克山病分为急型、亚急型、慢型、潜在型4个类型,这是根据起病急缓和心功能状态来划分的。急性发病急、病情重、主要表现为心源性休克并伴有严重心律失常。亚急性发病比急性慢,多见于儿童,常在一周内发生心力衰竭,心脏扩大呈中度或重度。慢性起病缓慢,以慢性心功能不全为主。潜在型一般无自觉性症状,以心电图改变为主,心界正常或轻度增大。1978 年以来,急性克山病的发病率已大幅下降。

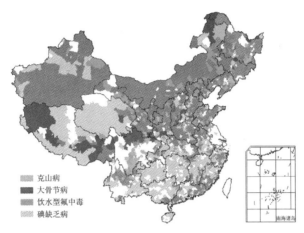

图 2 - 1　中国克山病、大骨节病、碘缺乏病和氟中毒分布图

图例:
克山病
大骨节病
饮水型氟中毒
碘缺乏病

2.3.1.1　克山病分布的地理环境

克山病分布在我国从东北到西南一条不连续的宽带内,有明显的地方性(见图 2-1)。这条病带主要为温带、暖温带、半湿润森林草原和湿润森林棕褐土系列及其邻近土壤地带。在我国西北干旱、半干旱的荒漠、草原地带和东南部亚热带、热带阔叶林、季雨林地区都没有克山病的流行,称为西北非病带和东南非病带。

克山病在地势上的分布范围为由海拔 100 m 左右至 3 500 m。总的规律是随着纬度的降低克山病分布的垂直高度愈高。如在东北病区,分布的海拔为 100~1 000 m 之间;河北、陕西病区分布高度为 800~2 000 m;在西南病区分布在 1 300 m 以上,最高在四川的金川县,可达 3 500 m,西藏地区也在此高度上。

地貌因素对克山病的影响表现在病区多位于受侵蚀淋溶的山地、丘陵和岗地。病带内规模较大的冲积平原如松嫩平原、黄河中下游平原等往往为非病区或病情极轻病区。

气候因素与克山病的发病有紧密的关系。克山病病带的年平均气温为 0~15℃,年降水量大致在 400~1 200 mm 之间。气候的年变化和季节变化与克山病发病的年度波浪性和季节性相关。在我国北方病区,多为冬季发病,尤以生育期妇女和儿童占比例较大。而在南方四川、云南病区,发病在夏季,多以 15 岁以下儿童为主。

土壤因素对克山病的影响最重要。克山病主要分布在棕褐土系列及其相邻的过渡土壤区域,如:暗棕壤、黑土(东北病区为主)、棕壤(山东病区为主)、褐土、黑垆土(陕甘病区为主)、紫色土、褐红壤(四川病区)等。

克山病发生在我国从东北到西南的一条低硒带内,与环境中土壤、粮食、人体内生命元素硒的低含量水平密切相关。

社会文化环境与克山病的流行也有一定的关系。多发生在农业人群,为膳食组成单调、营养状况较差的贫穷地区。随着在病区生活水平的提高和采取补硒等预防措施,发病率已逐年下降,特别是20世纪80年代以来,由于改革开放,病区农村经济生活水平明显改善,村民硒的摄入水平有了显著提高,甚至接近非病区水平,大都病区的病情基本得到控制。

2.3.1.2 克山病病因

为控制克山病,许多学者进行了大量的病因和防治研究,提出了各种病因假说[13],主要可归纳为两大类:生物性病因和非生物性病因。后者通称为水土病因,或称为生物地球化学病因。生物病因说认为是由于某种病原微生物所引起,特别引起人们注意的是病毒感染。非生物病因又分为两种:一是中毒性因素,主要指环境中含有机物、亚硝酸盐或真菌毒素中毒、肠道病毒感染说等;二是缺乏因素,主要有硒缺乏、镁缺乏、钼缺乏及营养缺乏说等。但迄今学术界对病因还没有统一的认识。长期用亚硒酸钠进行的预防克山病试验表明有显著效果。

2.3.2 大骨节病

大骨节病也是一种地方性、慢性、多发性、退行性骨关节病。1644年在我国山西安泽县县志上有类似大骨节病的记载;1849年俄国人尤连斯基报告在西伯利亚外贝加尔地区发现许多侏儒。通过1855—1902年卡辛、贝克夫妇的调查,才确定是一种独立的疾病,因该病发生在乌洛夫流域,被称为乌洛夫病,也称为卡辛—贝克病(Kaschin Beck Disease),以纪念他们的贡献。此病在我国称为大骨节病,俗称"柳拐子病"。

大骨节病主要发生在儿童,临床上主要表现为四肢关节对称性增粗、变形、屈伸困难和疼痛,四肢肌肉萎缩。幼年发病、骨骼发育有严重障碍者,出现短指(趾)、短肢,身体矮小畸形,关节活动受限,导致终身残废;发病较晚者则多表现为肘关节弯曲疼痛。

大骨节病病人全身关节均可受累。但主要受累部位是四肢的关节软骨和骺板软骨。主要病理变化是软骨的变性和坏死以及在坏死基础上发生的增生和修复改变。结果引起软骨内化骨障碍,发生短指(趾)、短肢畸形、并继发变形性关节病。此外,骨骼肌多有程度不等的变性萎缩。

大骨节病主要分布于黑龙江、吉林、辽宁、内蒙古、山西、河北、山东、河南、陕西、甘肃、青海、四川、西藏等 15 个省、市、自治区,大骨节病病区与克山病病区大部分重合,从我国东北到西南的一条低硒带内[14]。

大骨节病以当地生产的粮食为主食的农业人口为主要发病人群。患者多从儿童和青少年时开始罹病,病情活跃病区 10 岁以下儿童患病率可达 50% 以上,而非活跃病区 10 岁以下儿童患病率较低。

2.3.2.1　大骨节病分布的地理环境

大骨节病具有明显的相对稳定的地方性分布特征,且与一定的地理环境相关联。在我国主要分布在从东北向西南延伸的一条宽带内,大致相当于我国东南热带、亚热带湿润地区和西北干旱半干旱地区之间的过渡地带。在病带内,可分为两个大骨节病最重的自然区:为东北湿润针叶-落叶阔叶混交林暗棕壤、针叶林棕色泰加林土、半湿润森林草原与草甸草原黑土区;另一为黄土高原暖温带半湿润森林褐土、森林草原灰褐土、黑垆土区。这两个重病区的大骨节病病人数占到全国病人总数的 90% 以上。紧邻病情较轻的两个区:西北侧的温带部分草原黑钙土、绵土和东南侧的暖温带落叶阔叶林棕壤、北亚热带落叶与常绿阔叶混交林黄棕壤区。大骨节病的分布区与我国存在的从东北到西南的一条低硒带重合。

2.3.2.2　大骨节病病因研究

在病因方面,苏联学者维诺格拉多夫[15]于 1935—1938 年提出生物地球化学病因假说,苏联学者则认为病因是镰刀菌污染食物产生的毒素,有的认为本病为锶多钙少所引起。日本学者主张本病由饮水中的阿魏酸和对羟基桂皮酸引起。但都没有得到令人满意的证据。

在我国,对本病病因研究在广度和深度上有很大的进展。主要有 3 个方面:

(1) 环境生命元素方面,发现大骨节病与克山病类似,分布在低硒带内。病区土壤、粮食和饮水中硒含量都普遍偏低。病区人群处于低硒营养状态[16];低硒带与大骨节病分布区相同,克山病与大骨节病的分布也是相似的。利用亚硒酸钠进行的防治实验证明,硒对于骺端的改变具有防止恶化、促进修复的功效。

(2) 真菌毒素方面,流行病学调查认为,致病因子主要是通过病区生产的粮食进入人体。本病病情具有明显的年度变化,符合生物或生物毒素性疾病的特点。微生物学从粮食中分离出尖孢、串孢镰刀菌及较高的 T2 毒素。并认为 T2 毒素是大骨节病的致病因素[17],通过的动物实验能得到类似大骨节病样的骨病变模型,但有些实验不能重现上述结果。在黑龙江双鸭山、吉林抚松等地换粮实验有预防效果。

(3) 饮水中有机物方面,一些流行病学调查认为,本病与水质有密切关系。病区饮水中富含有机物,矿物质贫乏,认为本病可能与饮水中腐殖酸有关,实验发现酚类有机物对离体的人胫骨细胞具有明显的损害作用,还提出自由基致病的观点。

虽然对大骨节病的病因还须进一步研究,但人们经过多年的研究和防治实践,积累了丰富的经验。特别是把预防儿童发病和治疗早期儿童病人作为防治工作的重点,主要采取了补硒、改水、换粮、综合预防等措施,取得了明显效果,与克山病一样,特别在 20 世纪 80 年代,得益于改革开放,农村生活水平大大提高,营养和硒等生命元素摄入有明显提高,大骨节的发病率除西藏、青海及陕北部分地区外均基本得到控制。

2.3.3 硒的地域分异

硒(Se)是当前国内外最瞩目的元素之一。硒在 1873 年被发现,在元素周期表中位于第六主族,它在自然界有 -2,0,$+2$,$+4$,$+6$ 几种氧化价态。硒最初被当成有毒元素,1957 年被证实是动物的必需元素,现被认为是人和动物的必需元素。在动物和人体中都存在由于硒摄入不足或过量而引起的疾病和健康问题。我们的研究还发现硒在高等植物中也存在抗氧化和抗逆性作用。

2.3.3.1 矿硒的地域分异

岩矿硒是环境中硒的最初主要来源。岩矿硒的地域分异主要决定于岩石的成因类型。硒与硫的性质颇为相似,最容易进入硫化矿物的结晶架格,只有在硫的浓度明显下降的场合下,才形成硒的独立矿物。目前已知有 40 多种硒的独立矿物,主要的如硒银矿 $AgSe$、硒铜矿 Cu_2Se、硒铅矿 $PbSe$ 等。硒在地壳中的平均含量为 0.05×10^{-6},亦即为 0.05 mg/kg(维诺格拉多夫,1954)。在各岩类中,火成岩中硒的含量接近于地壳含量,而沉积岩中的页岩及碳质和粘土质沉积物的硒含量较高。我国三大岩类的硒平均含量范围 $0.070 \sim 0.047$ mg/kg[18]。同样,硒在岩石中的分异是不均匀的,特别是在沉积岩或沉积物中差异较大。这与它们的岩性和组成有关,一般含碳质高的细粒岩石或沉积物含硒高,如湖北恩施硒中毒区的碳质页岩含硒量可达 280 mg/kg,而分布在我国低硒带的紫色砂岩和黄土层,其含硒量多在 0.05 mg/kg 左右。可见岩石中硒的地域分异与岩类有密切的关系。内生作用对于岩石中硒,特别是岩浆岩中硒的分布有主要作用。在岩浆的主要结晶过程中,硒未发生富集,所以造岩矿物的含硒量一般接近于克拉克值或者更低。硒的富集发生在岩浆硫化物与硅酸岩浆发生分离的过程中,硒与硫同时进入到硫化物熔离体中,成为岩浆硫化物的杂质元素。因而硫化物的硒含量比克拉克值要高得多,可达数十倍至数千倍。它在有关矿物中,是以类质同象进入硫化物晶格的。岩浆期后热水溶液活动、气成—热液作用、火山和喷气活动等都对硒的富集产生不同性质和不同程度的影响。

2.3.3.2 土壤硒的地域分异

土壤硒主要来源于母岩,但成土过程中气候—生物因素对硒在土壤中的含量、形态、富集和分散有很重要的影响。因此,土壤硒的地域分异既受非地带因素的影响,也受地带因素影响。不同地区的土壤硒含量显然不同。据各国的研究,表层土壤平均含硒量为 0.13～1.27 mg/kg,在这些研究中最低记录为 0.005 mg/kg,最高记录为 2.32 mg/kg[19]。研究得出,我国各地表层土壤总硒平均含量为 0.173 mg/kg,最低为 0.022 mg/kg,最高为 3.80 mg/kg;土壤水溶性硒平均含量为 0.004 mg/kg,最低为 0.000 6 mg/kg,最高为 0.109 4 mg/kg。另据有关报道,我国曾发生硒中毒的地区湖北恩施富硒土壤的含硒量可高达 6 300 mg/kg。可见土壤硒的地域分异明显,导致一些地区硒缺乏,另一些地区硒过剩,从而对健康产生广泛的不利影响,以至发生地方性硒反应症。我们研究证明,在克山病和大骨节病病区土壤总硒平均值仅为 0.112±0.057 mg/kg,而非病区土壤总硒平均为 0.224±0.134 mg/kg。土壤水溶性硒,二者也有明显差别。

2.3.3.3 水硒的地域分异

天然水中的硒一般很低,从 0.02～0.2 ng/g。我国长江水环境背景值研究结果如表 2-3 所示[20],全水系硒的平均含量为 0.165 μg/L,变幅 0.010～2.78 μg/L。其中清水河河水的含硒量特高,平均含量达 1.270 μg/L,因为该水系流经了我国富硒岩石和富硒土壤地区(湖北恩施地区)。在美国,流经富硒岩石和土壤地区的科罗拉多河,其河水硒含量也高。湖水的硒含量不高,我国长江流域湖泊水的平均含量为 0.122 μg/L,变幅 0.10～0.513 μg/L。海水平均含硒量 0.090 μg/L。一般认为海水含硒不高的原因是由于硒随同海水中金属氧化的沉淀所致。在某些情况下地下水比地表水含硒量可能更高。饮水硒由水源的不同其含量有一定程度的变化。饮水硒容许上限是 10 μg/L。谭见安在 1986—1990 年间对从我国东北至西南 15个省、自治区农村各种水源饮水硒进行了测定,其平均含量为 0.32 μg/L,变幅为 0.0 n μg/L～78 μg/L,但一般均不超出上述容许上限浓度,只有富硒岩土区某些井水或泉水水源硒含量才高。曾有报道,在美国科罗拉多的 lgnacio 一井水含硒量竟达到 9 000 μg/L;犹他州铀矿区的一泉水含硒高达 5 800 μg/L。尽管如此,就水硒的地域分异对健康影响而言,其重要性,相对其他环境因素如土壤、食粮要小许多。因为,一般情况下,硒通过水途径进入人体的量较小,而且在很多情况下水硒的地域差异也是不显著的。

表 2-3 长江水系河水硒含量(μg/L)

水系名称	平均含量	变幅	样数
全水系	0.165	0.010～2.780	352
长江干流	0.326	0.070～0.750	35
鄱阳水系	0.100	0.04～0.310	105

(续表)

水系名称	平均含量	变幅	样数
洞庭水系	0.110	0.010～0.750	88
汉水水系	0.050	0.015～0.153	38
嘉陵江水系	0.220	0.070～0.650	46
沱江水系	0.340	0.134～0.546	11
岷江水系	0.157	0.065～0.378	38
清水江水系	1.270	0.11～2.650	6
乌江水系	0.132	0.006～1.419	52
金沙江水系	0.170	0.020～0.520	40
金沙江北岸水系	0.200	0.040～0.320	38

2.3.3.4　大气硒的地域分异

火山、水体、土壤、微生物、植物、动物和人类均可释放硒到大气中。目前要确定大气中各种来源的硒数量和比例是困难的。有关研究认为,大气中天然硒(两极和人烟稀少地区)的含量小于 $0.04\ \mu g/L$,而城市地区的大气硒为 $0.1～10\ \mu g/m^3$。使用硒的工业区的大气硒可能更高,达到 $\mu g/m^3$ 量级,而在硒工业的场地,其空气中硒可达 mg/m^3 量级。所以,除硒工业区外,一般人们所接触的大气中硒含量在 $10\ \mu g/m^3$ 以下,假如每人每天吸入 $20\ m^3$ 空气,摄入大气硒仅为 $0.2\ \mu g$,或更少。因此,与从食物摄入的硒比较而言,从大气摄入的硒微不足道。

2.3.3.5　植物硒的地域分异

关于植物硒一般主要着重于食物性和饲料性植物的研究,对普通非食物性植物硒的研究却不多见。影响植物硒含量的因素很多,最重要的也许是植物种类和土壤性质。根据植物对硒的累积能力可把植物分成 3 类[21]:第一类称为原生富硒指示植物(Primary indicators),如紫云英属等的许多种属之,它们可富集很高含量的硒,常常达数千 mg/kg;第二类称为次富硒指标植物(Secondary selenium absoarbers),像紫宛属等类植物,它们富积的硒很少超过几百 mg/kg;第三类包括谷类、禾草和一些杂草,其通常的积硒能力,即使生长在富硒土壤上也不超过 50 mg/kg。前两类植物由于其富集的特性,可用来帮助划定富硒土壤界限。我们对我国非富硒区一些天然植物,采集乔、灌木的叶子和草本植物的茎、叶进行了较系统的硒含量研究。

各类植物间的含量分布有一定的规律:总体而言,灌木>草本,针叶树>阔叶树,裸子植物>被子植物,至于个体植物的硒含量另当别论。关于粮食作物和饲料植物硒含量,包括我国在内的许多国家都有了很多的研究,对它们的硒含量水平和地域分异都有较好的了解。美国曾绘制了饲料硒的分布图,发现低硒饲料(含硒<0.05mg/kg)主要分布于美国的西太平洋沿岸和美国东部的温带湿润地区。我们发现我国低硒粮食包括小麦、玉米、大米、青稞等主要分布在从东北至西南的长带状地区内,这里的粮食硒含量一般低于 0.025 mg/kg。该低硒带正好与克山病和大骨节病的分布带相吻合,其东南地区和西北地区形成两个含硒量相对较高的硒含量正常带,3 个带的粮食硒含量如表 2-4 所示。而在富硒的恩施地区,玉米中的硒含量可高达 2.75 mg/kg。在蔬菜中,十字花科类,以大蒜、蘑菇等含有较高的硒。

表 2-4　中国克山病、大骨节病病带与非病带粮食硒含量状况

区带	玉　米				水　稻				小　麦			
	X	S. D.	n	P 值	X	S. D.	n	P 值	X	S. D.	n	P 值
西北非病带	0.049 5	0.030 8	69	<0.001	0.087 3	0.045 8	25	<0.001	0.106 2	0.091 7	157	<0.001
病带	0.015 9	0.009 3	253	<0.001	0.020 8	0.015 5	101	<0.001	0.018 4	0.010 4	259	<0.001
东南非病带	0.053 4	0.028 0	16		0.063 7	0.031 2	256		0.051 9	0.026 0	71	

注:X 为硒含量(mg/kg);S. D. 为标准差;n 为调查样本数;P 为显著性差异。

2.3.3.6　动物硒的地域分异

动物体中的硒含量与环境所提供的硒的来源多少有关,所以同种动物硒的地域分异是与环境硒的状况密切相关的,这已为许多研究所证实,而动物本身又是人类生态食物链的一环,所以动物体中的硒含量水平对人体的健康有重要意义。一般海产食品含有丰富的硒。应该注意到硒在动物体不同部位(或器官和组织)的分布是不同的。根据对动物研究的结果其硒含量顺序为:肾>肝>胰>肺>心>脾>皮>脑。

2.3.3.7　人体硒的地域分异

在美国有人计算过人的硒总量(按标准重)为 14.6 mg。人体各部位的含硒量不同,据研究其含量顺序为:肾>肝>脾>胰>睾丸>心肌>肠>肺>脑[22]。各国研究人体主要组织硒的含量情况如表 2-5 所示。研究人体中硒代谢水平或含量的地域差异,一般以血硒和人发硒做指标,它们有明显的地理变化,因为与膳食中的硒有很好的相关性。据世界各地调查的血硒平均值在 0.056 mg/L(芬兰)和0.813 mg/L(委内瑞拉)之间,一般很少超过 0.300 mg/L。我国克山病、大骨节病区血硒的含量很低,很少超过 0.030 mg/L。

表 2-5　各国人体某些组织中硒的含量比较(mg/kg 干重)

国家	数据出处	肾	骨骼	心	肝
加拿大	Diskson，RC 等	—	1.76	0.79	1.48
美国	Schroeder，HA 等	—	1.24	1.00	2.34
	Blotchy，Aj 等	—	1.90	1.18	2.14
	Shamberger，RI 等	5.71	—	—	—
	Schicha，H 等	—	—	—	0.93
德国	Hamilton，EI	—	—	—	1.03
瑞典	Westermark，T 等	1.96	—	0.71	0.67
芬兰	Johnson，CA 等	—	—	—	1.03
新西兰	Honey，DF 等	—	—	—	0.66
	Casey，CE 等	3.14	0.29	0.68	0.72
中国	安汝国等(克山病人)	—	—	0.251	—
	(非克山病区健康人)	—	—	0.954	—
	谭见安等(克山病人)	1.174	0.163	0.199	—

人发也能较好地反映人体和环境的硒状态,是环境和人体硒关系的一项重要指标。对全国各地农村人发的硒研究发现:人发硒有明显的地区差异(见表 2-6),人发硒低的地区的分布与克山病、大骨节病病区的分布相吻合。

表 2-6　中国不同地理区人发硒含量的比较(mg/kg)

地 理 区	样本数	变 幅	均 值
温(暖)带草原荒漠区带	371	0.129～0.696	0.373
温(暖)带森林、森林草原区带	1 412	0.033～0.456	0.112
热带亚热带森林区带	245	0.173～0.681	0.385

2.3.3.8　硒的生态平衡与中国的低硒带

在硒的地域分异上,美国曾在 1967 年比较全面地研究了全美国饲料谷物硒含量的地理分布及其与动物缺硒症的关系,并绘制出饲料谷物硒的分布图,发现其东部和西部沿岸为低硒地区。我国 20 世纪 60—70 年代在研究克山病和大骨节病与环境化学因素的关系中,在全国范围内进行了比美国更系统和更全面的硒的地理分布研究。从生态化学地理和医学地理角度,系统地调查和测定了我国不同地理条件下岩石、土壤、粮食和人发中硒的含量水平。结果发现:我国存在一条由东北到西南的低硒带;证实该低硒带与我国克山病和大骨节病带的分布完全吻合;在低硒带,从土壤、粮食到人发其硒含量均低,说明低硒带的地理生态系处于低硒生态循环状态;确定了划分低硒带的阈值系列,即土壤全硒<0.125 ppm,土壤水溶性硒<0.003 ppm,粮食硒<0.025 ppm,人发硒<0.20 ppm。同时也确定了划分其他等级(如边缘级、中等级、足够级和过剩级)的硒阈值系列,并绘制了能综合反映我国土壤硒、粮食硒和人发硒的生态景观图(见图 2-2)。可见,通过地理环境和人发硒的地域差异或分异研究,已成功地揭示了硒与克山病和大骨节病的密切关系以及硒的生态平衡地域特征;同时还可以将这种成果应用于其他健康问题或其他地区的研究。

根据我们的研究和参考国外的有关资料,我们认为硒的地带性分异不仅在我国存在,而且可能是全球性的。主要依据有:第一,动物白肌病是一种缺硒病,有此病的国家都位于南北两半球的温带森林和森林草原土系景观为中心的地带,而在亚热带和热带除局部地区外均未见报道。已报道的国家北半球有美国、加拿大、英国、法国、德国、挪威、芬兰、瑞士、意大利、希腊、土耳其、匈牙利、苏联、日本、中国,南半球有澳大利亚、新西兰、南非、阿根廷,但这些国家中的荒漠、草原地区并无白肌病。其次,据 G. G. Nielse[23]等人报道,上述国家有关地区的粮食硒含量也是低的,其含量正好接近于我国低硒地带的水平。如美国 0.020 ppm(玉米),瑞典0.004~0.046 ppm(谷物),芬兰 0.002~0.018 ppm(谷粒),丹麦 0.020 ppm(麦类),中国低硒地带<0.025 ppm(玉米、水稻)。而处于热带的巴西玉米最高含硒量为 0.200 ppm 以上。第三,人体组织、血液硒的报告也是如此。美国、希腊、捷克这些温带国家人的心、肝、肾的硒含量均不及菲律宾和以色列人的高。我国台湾、泰国、菲律宾、波多黎各、哥斯达黎加人的血硒含量在 0.26~0.29 ppm 之间,新西兰、澳大利亚、英国、美国、爱尔兰、德国、瑞典、奥地利、挪威人的血硒含量在 0.07~0.20 ppm 之间,前者癌死亡率明显小于后者。这些都说明地球上其他地区也存在着与我国相类似的硒的地理分异,即地理环境与我国低硒带或低硒环境类似的区域,其地理环境的硒也是低的。因此,在一个地方所发现的规律,有可能为其他同类地方所具备。可见,研究生命元素地域分异对发现环境化学因素与疾病和健康的关系是非常重要的一项基础性工作。

元素的地理生态平衡是一个复杂过程,人体元素从环境输入的途径主要是食物、饮水和空气,需要保持一种供需平衡,过少和过多都会影响所在地区人群的健康。对硒而言,由于空气和饮水中的硒与食物相比,在人体硒摄入量中所占的比例很小,可以忽略不计。膳食中硒每日的摄入量在不同地区是不同的,这决定于食物来源和食物构成。各国学者计算有关国家硒摄入量如表 2-7 所示。

表 2-7　各国计算的膳食硒摄入量(µg/日)

地区	新西兰	芬兰	英国	日本	加拿大	美国	委内瑞拉	中国北京
摄入量	28	32	60	88	98~224	132~216	326	116

不同人群的硒摄入量也有明显的差异。我国湖北恩施曾发生硒中毒地区其摄入量均值为 4 990 μg/日(变幅 3 200~6 690 μg/日),而缺硒的克山病、大骨节病区,其硒摄入量均值为 11 μg/日(变幅 3~22 μg/日)。我们采用混合膳食直接测定法,测定低硒农村人群的每日摄入量为 13.4 μg。目前,一般认为硒的最低需要量为每日 20 μg,生理需要量为 40 μg,膳食供给量标准为 50 μg,最大安全摄入量为 400 μg。自从 1873 年硒被发现至 1930 年代早期,发现它是家畜硒中毒(如碱病、盲目蹒跚病等)的原因,在这段时间内人们对硒的生物学作用知道得很少。自 1957 年发现硒能预防大鼠肝坏死以后,对硒的研究渐多,现已确认为生物必需元素,主要认为它是谷胱甘肽过氧化物酶的活性组分,这种酶的功能是消除脂质氢过氧化物或 H_2O_2,保护细胞膜和细胞内容物免受其损伤,但除此而外还可能有其他作用。硒的生物活性形式,除了上述谷胱甘肽过氧化物酶外,还是谷胱甘肽磷脂氢过氧化物酶、硒蛋白 P 型和 I 型 $5'$-脱碘酶的活性组分。显然,发展至今天,对硒与健康的关系的认识已经有了很大的进步,硒的作用主要有:缺硒引起动物白肌病和肝坏死;引起家禽产生渗出性素质、胰纤维变性;影响生育能力;与心血管病死亡率有关;硒能防癌,乳房、结肠、直肠、卵巢、前列腺、膀胱和泌尿器官等部位的癌及白血病等与低硒环境有关,另外与肺癌、皮肤癌也有关;硒能降低汞、镉、铊、砷等元素的毒性;硒能增强免疫力;硒与龋齿、碘缺乏病有关;新近发现与其他营养素配合可以用于治疗艾滋病;用硒与抗坏血酸、维生素 A 组成配方还可防大气污染引起的疾病等。在已有的研究中,只有克山病和大骨节病被直接证实是与环境缺硒有关的疾病。

研究表明,在 20 种化学元素中,微量元素硒与克山病的相关关系最显著。在病区无论是土壤、作物还是人体的血液、器官和毛发中的硒含量均很低,低硒带的分布与克山病的分布相吻合,形成一条自东北到西南的低硒带。如病区土壤硒平均含量为 0.13 μg/g,粮食玉米硒为 0.016 μg/g,水稻为 0.021 μg/g,小麦为 0.018 μg/g;而相应的非病区的含量如下:土壤为 0.19~0.23 μg/g,粮食玉米为 0.050 μg/g,水稻为 0.064~0.087 μg/g,小麦为 0.052~0.106 μg/g。人体硒营养水平,可由人发中的硒含量反映出来。在病带内人发硒的平均含量为 0.200 μg/g,非病带为 0.377 μg/g。中国硒元素生态景观类型分布如图 2-2 所示。

以上说明,在我国克山病和大骨节病病带中,土壤、粮食、人发的硒含量均处于低硒的生态循环中。通过口服亚硒酸钠预防克山病的试验效果非常显著。另外采用硒盐,应用亚硒酸钠喷施农作物,以及施用硒肥以提高农作物的硒含量等措施,使服硒过程更加简便,受到病区群众欢迎,收到了良好的防控效果。

迄今,学术界公认有说服力的补硒干预研究典型实例有:

一是克山病和大骨节病的补硒预防。这两种病曾威胁着病区几千万人口的健康。经地学、医学等多学科研究证实,这两种地方病与环境和人体硒缺乏密切相

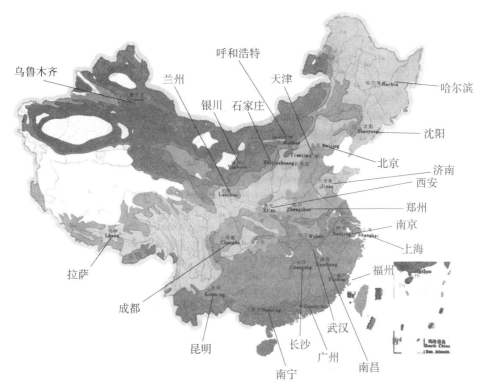

图 2-2　中国硒元素生态景观类型分布图

关。1980 年代初以来,有关部门在病区开展了人群补硒和环境改良与补硒来预防克山病和大骨节病的干预工作,使两病的病情新发等得到了有效控制,全国范围内达到了控制标准。

二是江苏启东肝癌补硒干预工作。江苏省启东市曾是地方性肝癌的高发区,肝癌发病率曾高达 52.84 例/10 万人口。1984—1990 年,肿瘤防治科研和管理部门采取食盐加硒的方法,即每公斤食盐含亚硒酸钠 15 mg,结合阻断黄曲霉毒素危害途径等措施,使肝癌发病率由 52.84/10 万降为 34.49/10 万以下,效果显著。

三是河南林县食管癌补硒干预工作。河南省林州市(原为林县)是我国食管癌高发区。1985—1991 年,对当地 3 万人口,采取双盲干预工作,补充 β-胡萝卜素＋硒酵母(50 μg 硒)＋维生素 E,使当地人口总死亡率降低 9%,总癌死亡率减少 13%,胃癌死亡率降低 20%,防治上消化道癌症效果显著。

以上 3 个中国全国性的补硒干预疾病工作,不仅得到了国内同行的认可,而且得到国际同行的高度评价。

另外,国外采取补硒预防由缺硒引起的羊、猪的白肌病和泻痢,都取得了明显效果。1983—1996 年美国对 1 312 位有皮肤癌患病史的患者,开展了补硒双盲干预试验。其中 653 人每天服硒酵母（200 μg 硒），总癌发生率减少了 37%，死亡率降低 50%，肺癌死亡率减少 46%，前列腺癌和直肠癌减少 58%。发现个体原先硒水平越低，效果越好。而且，每天服用 200 μg 硒，平均 4.5 年，未发现有任何有害副作用。

2.3.4　碘缺乏病

碘是人体必需元素，人通过饮水、食物和空气从所生存的环境中获得碘，环境中的碘分布是不均匀的，有的地方多，有的地方少，过少或过多都可能导致人罹患地方性碘缺乏病。根据碘代谢的研究，认为每人每日最低需碘量为 75 μg。不同年龄段需碘量不同，一般认为成年人每日生理需碘量约 100～200 μg、青少年约 200 μg、儿童约 75 μg、婴儿约 30 μg，妊娠及哺乳期妇女则要高达 400 μg。人体内的碘有 80%～90% 来自食物，10%～20% 来自饮水，5% 左右来自空气，所以食物是人体碘的主要来源。而人体内每日排出的碘量又等于摄入的碘量，其中由尿液排出碘量约占 85.36%，由粪排出碘量约占 9.76%，其余从汗水和毛发中排出。

碘缺乏病（iodine deficiency disorders，IDD）是指由于自然环境缺碘导致机体碘营养不良的一类疾病的总称，地方性甲状腺肿（地甲病）和地方性克汀病（地克病）是碘缺乏病的两种主要形式，另外还包括缺碘引起的流产、早产、死胎、新生儿畸形、新生儿甲状腺功能低下，单纯耳聋哑等，尤其对儿童的智力损害更为严重。地方性甲状腺肿是由于环境缺碘而引起的地方性疾病，俗称"大粗脖"、"瘿袋"等。它是比较古老的疾病之一，早在公元 3 世纪，我国史书上就有关于"瘿病"的记载。隋代巢元方于公元 605 年就已认识到瘿病与水土有关。唐代孙思邈在公元 682 年首先用海藻治疗地甲病，而在国外到公元 12 世纪才开始用海藻治疗地甲病，晚于我国 7 个多世纪。到 1811 年法国人在海草灰中提炼出元素碘后，人们才知道甲状腺肿是由于碘的作用。在缺碘严重地甲病流行区，同时也可以出现地方性克汀病，克汀病一词原指欧洲阿尔卑斯山区常见的一种矮小、痴呆、聋哑病人。

自 1965 年日本北海道首先报道碘过多引起高碘性甲状腺肿后，1978 年在我国河北省的黄骅县、山东省的日照县、山西省的孝义县等地相继发现因高碘甲状腺肿。

碘缺乏病分布相当广泛，全世界除了冰岛外，其他各国都有程度不同的碘缺乏病存在。据世界卫生组织统计，全球有 22 亿人生活在碘缺乏病区。我国病区人口 4.25 亿人。我国 1994 年全民食盐加碘前，除上海市外，碘缺乏病分布于 30 个省、自治区、直辖市的 1 807 个县，地甲病 799 多万人，克汀病 18 多万人[24]。

2.3.4.1　碘缺乏病的分布特点和病区类型

1. 分布特点

（1）地区性。碘缺乏病分布具有明显的地方性，我国碘缺乏病主要分布在东北的大兴安岭，长白山区；华北的燕山；中部的秦岭-大巴山区，鄂西山区，大巴山；

东南部的浙、闽山地,西南部的喜马拉雅山;西北部的帕米尔高原,天山山前冲积平原。其特点为山区多于丘陵、平原,内地多于沿海,农村多于城市,而且越是高山沟深,偏僻边远地区常常越严重。

(2) 垂直分布规律。碘缺乏病随地势海拔高度的下降,病情也随之由重逐渐减轻以至消失。以新疆奎屯-乌苏山前倾斜面平原碘缺乏病为例,当海拔高度在 1 665 m 时,居民甲状腺肿患病率为 23.2%;海拔高度下降到 363 m 时,患病率下降到 5.8%;高度下降到 280 m 时,患病率只有 0.95%,病区几乎消失。病情的垂直分布规律恰好与水碘含量的垂直分布呈负相关,水碘含量相应的为 2.8 μg/L、12.2 μg/L,最后为 63.5 μg/L。

2. 碘缺乏病的环境类型

根据碘的化学性质及其在环境中迁移、累积特点,可分为:

(1) 山地、丘陵碘淋溶型。这种类型是最普遍的而且是主要的病区类型。所谓"有山必有瘿"的说法,充分反映了碘缺乏病的分布特点,在山地、丘陵区,碘被淋溶殆尽,水中碘的含量甚微,通常在 5 μg/L 以下,有的几乎未检出。如喜马拉雅山、天山等。

(2) 泥炭沼泽碘被固定型。泥炭土中,碘虽然丰富,但植物有机体不能很好地被分解,碘释放不出来,不溶解于水,不容易被植物所吸收,造成相对低碘区。如我国东北三江平原的地甲病区。

(3) 沙土漏碘贫碘型。沙土不容易保存碘而渗漏到地下深处形成严重缺碘区,如新疆沙漠边缘地区及古河道地区的地甲病区属此类型。

(4) 石灰岩地区碘低效型。在富含石灰岩地区发生地甲病,这是因为该地区饮水中含有大量钙离子,钙含量过多有妨碍人体对碘的吸收作用。钙还可以加速肾脏的排碘作用而使机体更加缺碘。如我国贵州省地甲病区大多属这类型。

(5) 碘过剩型。高碘地甲病的发生通常与油田有关,石油产区的矿井水碘含量可高达 10 000 μg/L 以上,可影响附近的深层地下水的碘含量,有的深层井水碘含量可达 1 000 μg/L,高于一般饮用水 100 倍左右。居民饮用高碘水可发生"高碘性甲状腺肿",如山东的滨县、利津等地。另外,由于地势低,碘累积而形成内陆高碘地甲病区,如山西孝义、清徐等县。因水碘高引起的地甲病称水源性高碘地甲病,因食入过多的海带类高碘食物引起的甲状腺肿,称为食物性高碘地甲病,如山东的日照县。

2.3.4.2 发病机制

地方性甲状腺肿的发病机制主要是在机体缺碘的状态下,甲状腺组织由代偿性反应发展到病理损伤。当碘摄取不足时,血浆中碘水平下降,不能合成甲状腺激素,其在血浆中的浓度随之降低,因此,机体启动反馈调节机制,垂体促甲状腺激素的分泌增加,刺激甲状腺滤泡上皮细胞增生,甲状腺的体积增大。而当机体内激素充足时,甲状腺滤泡恢复原状。若机体缺碘,这一过程便会反复持续进行,甲状腺呈弥漫性肿大。在这一时期,通过补碘可以使弥漫性肿大消退,恢复正常。但在长期严重缺碘时,会出现过度增生、过度复原,如此反复,形成结节,便转化为结节性甲状腺肿,成为不可逆病变。

地方性克汀病的发病机制主要是缺碘时甲状腺激素合成不足,在妊娠 3 个月至出生后 2 年的人脑发育临界期,脑的发育由此受到损害。在这个阶段,甲状腺功能低下会严重影响脑细胞增殖、分化、突触形成等各环节而导致智力低下、运动障碍、耳聋等。若出生后仍然碘摄入不足,就会影响机体发育,出现体格矮小、软骨、肌肉等发育落后。

因此,在预防碘缺乏病时,必须注意投入碘的最低需要量以保证防病的有效性。在通常条件下人的机体日需碘量为 $100\sim200~\mu g$,才能保持碘代谢平衡。

2.3.4.3　环境中的碘

碘是一种活泼的卤族元素,在地壳中是一种典型稀有分散的元素,在地表迁移能力很强,它受地质淋溶和生物累积两方面的作用。特别是在末期冰川期把熟化富碘的腐殖质土冲走,最后流归海洋而由缺碘新土所代替,这是碘缺乏病的历史原因;而生物积累又把碘富集到地表。海水含碘量($50\sim60~\mu g/L$)比地表水高得多,海洋生物如海带含碘高,达 $1~000\sim4~000~mg/kg$。根据碘元素在环境中的淋溶-迁移-累积规律,碘在山地垂直地带分异特点是随着海拔高度逐渐降低,碘含量相应地逐渐增加;碘在海陆之间分布规律是沿海地区碘的含量高于内陆。而青藏高原地势高耸,又深处内陆,被认为是碘缺乏严重的地区。

我国土壤碘含量最低区域之一是青藏高原,大部分在 $2.2~mg/kg$ 以下。含量最低的有两个大的区域:以拉萨为中心雅鲁藏布江两侧的 10 多个县,含量范围为 $0.7\sim1.2~mg/kg$;第二块是青藏高原的北侧的新疆境内,土壤碘含量在 $0.8\sim1.2~mg/kg$ 之间。即使土壤碘含量较高的青海省的东部和与甘肃省接壤部分也只有 $2.2\sim3.9~mg/kg$,低于我国和世界土壤碘平均含量为 $5~mg/kg$($0.1\sim25~mg/kg$)。在各类土壤中砖红壤的碘含量最高,为 $18.49~mg/kg$,其次是红壤 $7.26~mg/kg$。

水中的碘来自岩层、土壤和降水,它可影响动植物的含碘量。水碘往往是环境碘水平的指标。青藏高原绝大部分水碘含量在 $5~\mu g/L$ 以下,其中水碘含量在 $3~\mu g/L$ 以下的占到全部数据的 70.1%,成为严重的碘缺乏病区。

2.3.5　地方性氟中毒

地方性氟中毒是一种慢性全身性地方病,临床表现有氟斑牙和氟骨症。氟斑牙的症状是牙齿表面成黄褐色,重者缺损,甚至脱落。氟骨症则表现为骨骼变形,关节疼痛,伸屈困难,弯腰驼背,重者瘫痪卧床。我国的氟中毒可以追溯到旧石器时代,考古学家于 1976 年在山西省阳高县许家窑村 10 万多年前的古人类遗址中,挖掘出 5 颗古人类牙齿化石,发现这些牙齿化石的牙面上有黄褐色的色素沉着和点状凹陷缺损,经科学鉴定是氟斑牙。我国地方性氟中毒的报告始于 1930 年代,当时北京、天津、辽宁及贵州威宁等地都发现了氟斑牙和氟骨症。国外在 19 世纪末 20 世纪初开始有本病的报道,当时发现火山附近村庄居民的牙齿呈黄、褐、黑色,但不知其原因。1931 年前后 Churchill 等人证明了这种疾病与饮水氟含量高的因果关系,其后各国逐渐有关于地方性氟中毒的报道,在 50 多个国家均有流行。

2.3.5.1　地方性氟中毒病区类型与分布特征

地方性氟中毒在我国分布很广,除上海市外,其他各省、市、自治区均有不同程度的流行。2007 年的数据显示全国与饮水相关的氟中毒共有 1 181 个县,10 万多个自然村屯,受威胁人口达 9 200 万。据不完全统计,全国约有氟斑牙患者 3 800 多万人,氟骨症患者 230 多万人[25]。

地方性氟中毒分布有明显的地区性,根据病区的地理流行特点和成因,我国地方性氟中毒主要分为饮水型氟中毒、生活燃煤污染型氟中毒和饮茶型氟中毒三种类型。

1. 饮水型氟中毒病区

通过饮用高氟水(氟含量大于 1.2 mg/L)而引起氟中毒的病区为饮水型氟中毒病区,是我国地方性氟中毒最主要的病区类型。按照我国现行的饮水卫生标准,氟的适宜浓度小于 0.5 mg/L。如果长期饮用含氟量超过 1.2 mg/L 的水,氟就会在体内累积而引起氟中毒。饮水型氟中毒的流行程度与饮水含氟量之间有高度的相关性,水氟含量越高,饮用时间越长,病情就越重。按高氟水的来源和成因不同,饮水型氟中毒病区又可分为以下 4 种类型:

(1) 浅层潜水高氟地下水型。这是我国地方性氟中毒病区范围最大的一种类型,浅层高氟地下水的形成是地球演化过程中各种因素长期综合影响的结果。首先,干燥少雨、多风、蒸发旺盛是造成浅层地下水氟累积的主要气候因素;其次,地表物质组成中富氟的岩石(如火山喷出岩、花岗岩)、土壤中含氟矿物(如云母、角闪石等)是地下水中氟的重要补给源;再次,地势相对低洼,地下水位埋藏较浅,水平径流滞缓是氟离子富集的地形地质因素;另外,水文地球化学特征也影响着浅层地下水氟离子的浓度及其迁移能力,通常地下水表现出重碳酸盐-硫酸盐类钠型、钠镁型、镁型水的特征,离子关系为钙低镁高,或表现为氯化物-硫酸盐类钠镁型水的特征,离子关系表现为钙低于钠镁时,有利于浅层地下水氟离子的富集。特别是在由于强烈的蒸发作用导致的土壤严重盐碱化地区,浅层地下水多为强碱性,水中氟呈离子状态,有利于氟的迁移,在相对适当的地形部位,容易形成高氟地下水环境,且易被生物吸收,病区病情较重。浅层地下水一般氟含量在 2～5 mg/L 左右,最高可达 32 mg/L。

浅层潜水高氟地下水病区主要分布在长白山以西,长江以北的广大区域内,包括东北西部平原、华北平原、西北干旱盆地以及华东、中原、新疆、青海、西藏的部分地区,尤以低阶地、平原和扇前缘交接洼地氟中毒病情最为严重。

(2)深层高氟地下水型。深层高氟地下水的形成通常是由于地质时期海陆相交互沉积层发育,并受古海侵作用影响的控制,海水中大量氟化物伴随沉积物留了下来,构成了海陆交替相富氟的环境,导致深层地下水含氟量增加,同时在滞缓的水动力条件下,盐分积累、水化学成分,含水介质的氟矿物含量及侧向补给氟流量的强度等综合因素也影响着深层地下水中氟的浓度与赋存形式。病区深层地下水埋深一般在 20 m 以上,最高可达 700 m,水氟含量多为 2~6 mg/L,最高可达 7 mg/L,个别的可超过 20 mg/L。

深层高氟地下水病区主要分布在辽河平原、华北平原中东部及滨海平原,这类病区分散存在,也有连接成片的,如渤海湾一带,天津的塘沽、大港,河北的沧州,南至山东的德州,北至辽宁的锦县等。天津市 700 m 深的地下水氟含量仍然较高。河南开封、宁夏同心县等个别地方亦有深层高氟地下水存在。此外,新疆准噶尔盆地南部地区也有分布。

(3)高氟温泉水型。高氟温泉水的形成主要受地质构造运动的控制,多分布在大陆板块边缘地带和断裂带,地下水沿断裂破碎带深循环过程中,在不断加温的同时,对周围岩石中氟元素溶解而形成高氟温泉水,饮水水源受其周围高氟温泉的渗漏等影响,致使其含氟量较高,可达 4~10 mg/L。

高氟温泉污染型病区在我国东北到南方沿海地区几乎都有散在分布。病区范围较为分散、局限分布在受温泉影响的地区周围。如辽宁的汤岗子、兴城、熊岳、锦县等,河北的怀来和遵化县,山东的栖霞、临沂,内蒙古的宁城、敖汉旗,陕西的临潼,新疆的温泉,湖北的英山、罗田,广东的丰顺、五华、揭西、从化,福建的南靖、龙溪,西藏的左贡县等。

(4)富氟岩矿型。富氟矿石主要为萤石矿、磷灰石矿和冰晶石矿等,在这类富氟岩矿的出露区或开采区,矿石中的氟在大气降水的淋滤作用下被溶解,周围的饮水水源受此影响,含氟量较高。我国不少省份都存在这类病区。如辽宁省义县小白庙、浙江省义乌县、武义,河南省洛阳、信阳、方城、桐柏,江西的宁都,广西的岑溪,广东的信宜、兴宁、惠东、河源,内蒙古赤峰,山东烟台,四川的石棉、冕宁,云南的昆明,贵州的贵阳以及新疆的温宿、拜城等地区。

2. 生活燃煤污染型氟中毒

生活燃煤污染型氟中毒是我国特有的氟中毒病区类型,该类病区多分布在低山丘陵地带,秋季收获时阴雨连绵,冬季寒冷潮湿,居民多以煤取暖和烘烤粮食及辣椒等。病区周围煤炭资源丰富,煤种多为无烟煤,也有烟煤和石煤,煤层较浅,易开采,但煤含氟量通常较高,一般在几百 mg/kg 以上。石煤主要分布于大巴山和秦岭山区,且与豫西、鄂西北和川东北相连成片,多生成于古生代寒武系-志留系古老地层,由菌藻类等生物在浅海还原环境下形成的高变质度可燃矿产,含有丰富的氟,陕西安康地区的石煤平均含氟量可达 1 686 mg/kg。

这类病区的特点是当地的饮水含氟量不高,而由于高氟煤作为病区居民主要燃料,且多采用无排烟道的简易地炉或土炉敞开燃烧做饭、取暖和烘烤粮食、蔬菜等,导致室内空气和飘尘含氟量增高,进而使在室内烘烤的玉米、辣椒等含氟量增加数十乃至数百倍,而成为致病的主要原因;也有学者在贵州织金、云南昭通等地的部分病村发现,当地煤氟含量多在 200 mg/kg 以下,但因当地拌煤黏土氟含量很高,多在 1 000 mg/kg 以上,为氟污染的主要来源。

据报道,燃煤污染型重病区空气氟的平均浓度在 0.05～0.50 mg/m³ 之间,超标数十倍。新鲜的玉米和蔬菜氟含量通常在 1～2 mg/kg,而污染的玉米氟含量最高可达 153 mg/kg,辣椒的氟含量最高可达 565 mg/kg。

居民通过污染的空气及食物摄入大量的氟,重病区居民的日摄氟量在 12 mg以上,80%是通过污染的食物摄入。尿氟水平可达 5 mg/L 以上,甚至个别报道有达 16.2 mg/L 者。有些研究指出,从呼吸道摄入空气中的氟所占总摄氟量的比例不大,但呼吸道摄入的氟对牙齿有极强的致病作用,某些病区居民总摄氟量尽管未超标,仍可造成氟斑牙流行。另外一些劣质的高灰分煤(如石煤)燃烧过程中产生的高氟飘尘对餐具、容器、烹饪过程及室内贮存的食品、饮水造成的污染相当明显。因此,降低室内空气氟污染,减少燃烧过程中灰尘的产生是燃煤型氟中毒防治的关键。

这种类型的氟中毒是 20 世纪 70 年代后期确认的我国特有的氟中毒病区类型。这类病区全国有 199 个县,约 3.5 万个村,影响人口 3 320 万,主要分布在我国西南部长江上游的边远山区,重病区主要集中在云南、贵州、四川三省交界的山区和重庆东部、湘西、鄂西的山区。北方也有散在发生。目前仍然有这种类型氟中毒流行的省份有:贵州、四川、云南、重庆、湖北、湖南、陕西、江西、广西和河南等省份。

3. 饮茶型氟中毒

饮茶型氟中毒是 20 世纪 80 年代中期在我国四川省阿坝州壤塘县发现的一种特有的呈地方性流行的氟中毒类型,近年来逐渐受到重视。这类病区的特点是饮水氟和粮食、蔬菜氟含量不高,也没有明显的氟工业污染。高氟砖茶和特殊的饮食砖茶习惯(奶茶、酥油茶、砖茶水、糌粑等)是导致病区牧民氟摄取过量而发生氟中毒的原因。砖茶的原料茶树分布于 pH4～6.5 的热带、亚热带酸性土壤环境,环境中氟含量高,研究表明茶树具有强烈富集氟的生物学特点,茶叶氟含量与茶龄密切相关,老叶氟含量远远高于嫩叶,而病区牧民饮用的砖茶多是由老茶叶压制而成,含氟量通常是普通茶叶的几倍甚至数十倍,大多数在 500～800 mg/kg 之间,高者可达 1 200 mg/kg。

饮用高氟砖茶熬制的奶茶、酥油茶、砖茶水或食用砖茶水制作的糌粑自古即为西部少数民族日常生活中所不可缺少的必需品,对内蒙古、西藏典型病区的调查发现,牧民每人每日饮茶量可达2~4 L,茶水平均含氟量在2~4 mg/L,平均每人每日砖茶氟摄入量6~16 mg,占总氟摄入量90%以上。

因茶树同时也是铝的富集植物,病区牧民所饮砖茶的铝含量多在4 000 mg/kg以上,其对饮茶型氟中毒病情的影响也日益受到关注。

这种类型的地方性氟中毒近年来才被引起重视。病区主要分布在西藏、内蒙古、新疆、甘肃、青海、宁夏、四川西部等有长期饮用砖茶习惯的316个县,涉及3 100万人,各民族均可发病,以藏族、蒙古族和有饮用砖茶习惯的其他少数民族患病率高。

此外,还有局部地区由于高氟食盐引起的氟中毒。如四川的彭水和黔江等部分地区的井盐(郁山盐)平均氟含量高达203.9 mg/kg,成为致病的主因。

2.3.5.2 地方性氟中毒的人群分布特征

氟斑牙主要发生于儿童期。我们知道,乳牙和恒牙以及牙齿造釉细胞发育时期是不同的,乳牙的钙化始于胚胎,婴儿出生后11个月内便完全发育成熟。因此,在高氟环境中孕育、出生的婴幼儿可能生出乳牙氟斑牙,但较恒牙氟斑牙轻得多,仅有白垩样改变。这与婴幼儿多食用母乳,较少食用当地其他食物和饮水因而摄取的氟量少有关。恒牙氟斑牙发生在7~8周岁以前一直生活在高氟环境的儿童,因摄入过多的氟导致牙齿造釉细胞损伤而出现的牙齿钙化障碍、牙釉质或牙本质损伤。恒牙氟斑牙一旦形成,便终生不能消退。儿童的恒牙萌出以后再迁入高氟环境就不再会发生氟斑牙。氟斑牙无性别差异,亦无种族差异。

氟骨症主要发生在成年人,16岁以后特别是30岁以后增加明显。这是因为随着年龄的增长,暴露于高氟环境的时间越长,体内蓄积的氟越多,患病率随年龄而增加。迁入病区的人群易患氟骨症,3~5年即可发病,可能与机体适应能力和敏感性有关。氟骨症在不少地区有女性多于男性的现象,特别是重症患者以女性为多,且以骨质疏松软化型为主。但从全国来看氟骨症的性别差别不明显。另外,在相同暴露条件下,氟骨症也无种族差异。

2.3.5.3 氟中毒的发病机制

氟中毒的发病机制研究多年,李广生[26]对地方性氟斑牙和氟骨症的发病机制进行了全面研究,简要概括如下。

1. 氟斑牙的发病机制

如前所述,氟斑牙的特征性改变是釉质表面下方的多孔性和低矿化。关于这类变化的发生机制,随着近年来有关牙齿发生知识的增长,趋于一致的认识逐渐集中到釉质中的基质蛋白、特别是釉原蛋白的水解和移出延迟方面来。

人牙齿的成釉细胞的发育经历了分泌前期、分泌期、转换期、成熟期等阶段,自分泌期开始就不断分泌釉基质。成釉细胞最初分泌的釉质中主要有两类蛋白,即釉原蛋白和釉蛋白。在釉质发育成熟和矿化过程中,釉原蛋白被金属蛋白酶、丝氨酸蛋白酶等分解并从釉质中移出,如果釉原蛋白滞留在基质中,则将影响磷灰石的生长,釉质就不能发育成熟和充分矿化。氟斑牙的特征性改变是釉质表面下方的多孔性和低矿化。成釉细胞和釉质形成的成熟阶段早期对氟特别敏感,遇较低水平的氟暴露即可引起釉原蛋白在基质中滞留。氟引起基质釉原蛋白滞留的机制主要有:①过量氟对成釉细胞的损害;②过量氟抑制蛋白酶的活性;③过量氟对磷灰石晶体的影响。这可能是导致釉质多孔性和低矿化的基本因素。

2. 氟骨症的发生机制

氟骨症属于代谢性骨病,是几种常见的代谢性骨病以不同形式的组合,骨骼病变主要有骨硬化,表现为成骨活动增强,骨质增生,骨量增加;骨软化,表现为新骨形成的骨质钙化延迟,原已钙化的骨质被骨样组织取代;骨质疏松,表现为破骨性吸收增强,骨质减少;骨周软组织化骨,表现为骨周软组织(关节囊、骨间膜、韧带、肌腱附着处等)出现钙化、骨化。

氟骨症的骨损害复杂多样,成骨细胞功能活跃在骨病变中是一个发生较早、并起主导作用的环节。氟骨症的骨硬化主要是成骨活动加强而不是破骨活动减弱的结果;氟骨症的骨质疏松属于骨转换加速的活动性骨质疏松,其破骨性吸收总是与成骨活跃相伴随;氟骨症的骨软化属于骨转化加速、兼有甲状旁腺机能亢进的混合性骨软化,而非单纯性骨软化;骨周软组织化骨也是在骨转换加速、成骨活动显著活跃的情况下发生的。成骨活跃和骨转换加速是氟骨症进展期的一个重要特征,是形成骨病变多样性的病理基础。而机体的钙营养不良及与之紧密联系的甲状旁腺激素分泌过多,是诱发这类转化的重要条件。

(1)骨损害启动机制。氟有亲骨性,成骨细胞及其前体的激活,是发生氟中毒骨损害的启动环节。氟化物对成骨细胞及其前体的增生、活化可能会有直接的刺激作用,在机体内发生一些信息分子的介导。表现在成骨细胞内 Ca^{2+} 浓度升高,可能是氟激活成骨细胞的启动机制之一;氟化物通过 G 蛋白途径促进成骨细胞增殖。

(2)氧化应激参与成骨细胞活化。在氟骨症骨病变的进展期,内质网应激和氧化应激的刺激兴奋效应可能起主导作用。染氟成骨细胞内热休克蛋白 HSP70、蛋白质二硫键异构酶 PDI 的表达增多,表明染氟成骨细胞内出现了内质网应激反应。另一方面,内质网内的蛋白质折叠过程可产生活性氧,成为细胞内氧化应激的一种来源。染氟成骨细胞内硫氧还蛋白 TRX 的表达上调,可能是对这种氧化折叠带来的细胞内氧化应激的反应。表明由氟化物所刺激的成骨细胞增生活化,其代谢本身就会产生活性氧。低浓度活性氧作为信号分子,参与成骨细胞增殖、分化的信号转导级联反应。这样,氟刺激成骨细胞增殖,进一步活化成骨细胞和破骨细胞。

(3) 骨代谢调控网络相关因子作用。目前已发现的参与骨代谢局部调控网络的各种因子,在氟的作用下几乎都有可能发生某种变化。比较重要的有:转录因子AP-1,Runx2 等过表达;多肽类生长因子表达上调;细胞因子骨保护蛋白配体/骨保护蛋白(OPGL/OPG)表达增加和比例改变。氟骨症的各种病变可能是在过量氟作用下,这一调控网络的活动在一定"关节点"上发生偏移,打破了成骨与破骨的动态平衡。

(4) 整体低钙—靶细胞内 Ca^{2+} 升高和甲状旁腺分泌增多在促进成骨、加速骨转换中的作用。膳食低钙是地氟病(氟骨症)的主要促发和加重因素;我国学者李广生提出整体低钙—靶细胞内 Ca^{2+} 升高这种"钙矛盾"或称钙反常,参与了氟骨症的发病机制;与一过性但反复发生的血清 Ca^{2+} 降低密切联系的甲状旁腺激素(PTH)分泌增多与波动,是激活成骨活动和加速骨转换的一个经常起作用的因素,并对骨病变向骨软化、骨质疏松病变起决定性作用。

地氟病的发病机制迄今还没有完全阐明,从发病机制研究的主要进展来看,控制和消除地氟病危害,除了应减少氟的摄入之外,改善病区居民钙营养和增强机体抗氧化能力,是两项重要的、有充分理论依据的、可操作的措施。

2.3.5.4 氟的地域分异、平衡与健康

氟在环境健康上也是一个有其两面性的元素,既是必需的,又是容易引起中毒的元素。因此,对环境物质,特别是直接与生物有关的环境物质的氟含量需要确定其两侧阈值的适宜浓度,范围相对比较小,并因而异。以作为环境物质之一的水来说,其氟的适宜浓度范围各国并不完全相同,在我国为 0.5~1.0 ppm,美国则为 0.6~1.7 ppm;就其最大容许浓度而言,联邦德国为 0.5 ppm,日本为 0.8 ppm,世界卫生组织、中国、法国、捷克斯洛伐克等为 1.0 ppm,而苏联、南斯拉夫、墨西哥、印尼等则为 1.5 ppm。且不论这些标准的正确性如何,但应该说,因地制宜制定各种直接与人体有关物质氟含量的阈值是非常必要的。在这当中,对氟的地域分异和生态平衡有较多的了解和研究将是有益的。

氟在化学上是一个很活泼的元素,它可直接或间接地与所有其他元素一起构成化合物。它在地壳中的丰度占第 13 位。但它在地球表面的分布是不均匀的,了解各种环境物质氟的地域分布特点和规律,对说明地氟病的发生和流行,以及因地制宜采取防治措施将有很大意义。

1. 氟的地域分异

环境中氟的地域差异,主要决定于两类因素,一是地质-地貌因素;二是气候-生物因素,前者称为非地带性因素,后者为地带性因素。这两类因素控制着氟的地域分异。

环境中氟的主要来源是岩石。地壳的平均氟含量 660 ppm(维诺格拉多夫,

1954)或 625 ppm。含氟的主要原生矿物是氟石、冰晶石和氟磷灰石。云母中常含有丰富的氟。地壳由不同的岩石构成,不同岩石含氟量不同,所以岩石氟含量是构成地表氟地域分异的基础。据研究,火成岩中,花岗岩类含有较高的氟,超基性岩含氟很低;在沉积岩中以细粒质的页岩黏土岩含氟高,而粗粒质岩类含氟低。相对而言,深海相的沉积岩比浅海相的沉积物含氟更高。

土壤中氟的地域分异(即地理分布上的差异)则要复杂些。由于土壤是岩石风化发育而成,当然其氟的含量要受地质岩性的影响。但土壤在其形成的过程中,即在岩石表层发育成不同土壤过程中将使氟重新分配。在氟的重新分配中气候生物因素(即地带性因素)起着重要的作用。世界土壤氟的平均含量为 200 ppm(维诺格拉多夫,1954),美国的研究为 200~300 ppm。但具体到各个地点,其含量变化就相当大了。维诺格拉多夫系统地研究了苏联主要土类的氟含量。不同土壤的变幅不太大,只有苔原土和红钙土的含氟量相对较低,再者,从地壳、岩石和土壤的平均氟含量来看,世界土壤平均氟含量比前两者偏低。因此,从总的趋势看,在岩石风化和土壤形成过程中,氟似乎相对地处于淋失状态。但就土壤本身而言,表土都稍偏高,我们先后对我国自然土壤和耕作土壤的氟含量进行了测定。耕作土壤的平均氟含量为 430 ppm,自然土壤平均氟含量为 290.9 ppm。土壤总氟的地域差异主要受母岩的影响,没有表现出很大的地带差异,而水溶性氟无论是自然土还是耕作土都表现出明显的地带差异,即热湿和温湿地区地土类,其水溶性氟的含量显著降低;而在较干旱的草原、荒漠地区的土壤,其水溶性氟明显升高,这对于阐明地方性氟中毒在我国的分布有重要意义。

此外,人类活动,如施用磷肥、农药、灌溉、工业废气等对土壤氟地域分异的影响越来越明显。

海水氟平均含量 1.3 mg/L。海水中的氟大部分来自河流,以现在河水的输送率计,大约经过一百万年海水的平均氟含量即要增加一倍。但是事实上海水氟的浓度似乎处于平衡稳定状态,这是由于海洋以气溶胶、不溶性氟化物沉积物和生物吸收等各种方式失去一部分氟所致。

地表水的氟含量一般认为受岩石影响较小,故含氟量一般较低,为 0.01~0.8 mg/L。所以地表水(主要指河水)含氟量的地域分异相对比较小,至于湖水,在干旱地区内陆湖泊的氟含量就明显地高。

地下水氟含量与海水和地表水不同,具有明显的地域分异。由于地下水受气候、地质岩性、土壤特性、岩石孔隙度、pH 值、元素的综合作用等许多因素影响,所以其氟含量变化很大,从小于 1 mg/L 至大于 25 mg/L。在世界许多地方,如印度、肯尼亚、南非,其含量水平可以大大高于 25 mg/L,在我国也能高达 32 mg/L,即使是深层地下水的氟也打上了地带性因素影响的烙印。

我们从我国沿海到内陆布设 9 个点测定了降水中氟的含量,其含量在 0.066~

0.24 mg/L 之间,可以看出降水氟含量的地域分异不明显,而且含量很低,表明降水中氟的作用很受限制。

自然过程和人为活动均排放氟到大气中,一般认为天然大气氟的来源主要是火山活动,它每年可释放 1 到 7×10^6 t 氟到大气中。大气氟的其他天然来源是被风带来的土壤颗粒和海水微粒。随着城市化和工业化的发展,人类活动释放到大气中的量在增长。据估算,美国 1968 年从能源生产和主要工业释放到大气的氟有 1.55×10^5 t,其中 10% 来自制铝工业,其余来自钢铁、过磷酸盐厂、陶瓷厂、燃煤动力厂、砖厂、玻璃厂和炼油厂。在美国一些社区的大气氟含量在 $0.02 \sim 2.0$ $\mu g/m^3$ 之间。大气氟一般以气态和颗粒态存在。显然大气氟有明显的局部高浓度的地域分异特点,决定这种分异特点的因素是非地带性的,即火山活动和人类活动,这些活动的结果显然导致了氢中毒的出现,造成了环境健康问题。

植物氟的地域分异固然要受生态环境各要素氟含量的影响,更重要的是受生物种特性的影响。据研究,按植物含氟量的高低可分为 3 类:第一类是含氟高的植物,山茶科植物属之,其含氟量可达 6 400 ppm,茶叶也属于这一类。第二类是含氟中等的植物,通常在 $100 \sim 200$ ppm,主要有:山杜鹃、川台草、柽柳等科属植物。第三类是含氟多在 $8 \sim 20$ ppm 的植物,至多不超过 40 ppm。我们研究了粮食作物吸收氟的情况,证实它们不是富集氟的植物,一般氟含量在 5 ppm 以下。

2. 氟的生态输移和平衡与健康

元素的生态平衡是通过元素的输移来实现的。氟的生态输移是指环境与生物关系中,氟通过怎样的迁移输到生物体的过程。氟在其生态输移过程中,主要通过食物、水和大气三种途径进入人体,也可以说主要通过生态饮食链。因此,在研究氟从岩石到人体的输移与健康的关系时,研究作物、牧草、水和大气中氟的来龙去脉、存在形态及输移强度有特别重要的意义,而大气氟只在特异环境下才是重要的,如在发生人为活动污染的情况下。研究氟的生态输移是一种深入细微的工作,我们研究了土壤植物系统中作物吸收氟的情况,结果证明土壤氟含量,不论是总氟或水溶氟与试验植物(水稗)的根、茎、叶、籽基本无相关,这表明对于同类植物来说,土壤氟到达植物的输移量是有限的,不必过度担心可能因土氟高使植物达到有毒含量的程度。

氟的生态平衡是指人或其他与周围环境间进行氟交换中达到供需量或适宜量的平衡过程。在研究氟平衡过程中,途径分析是很重要的,我们必须研究氟由环境进入人体或其他物体的各种途径,研究各种途径所占的比重及形态上的差异,这样很容易确定和区分不同环境、不同传输途径的氟的健康效应。我们还必须考虑不同地理生态系统可能有不同的氟的生态平衡点。据现有的研究,可以看到氟的生态平衡在世界各地是很普遍的。由于氟是两面元素,既存在摄入不足的问题,也存在摄入过多造成中毒的问题。在 1930 年代即发现氟有防龋作用,低氟饲料实验证明氟能刺激大鼠生长。据研究氟还能增强小鼠的生育力,能缓解怀孕小鼠的贫血。故氟有促进铁或其他微量元素有效利用的作用。氟是骨磷灰石在沉积和结晶过程中成核不可缺少的元素,有研究认为氟可对骨质疏松起有益作用。自 1945 年以来,目前全世界已有 2.6 亿人口接受氟化水的补氟措施。在我国饮水氟<0.5 mg/L 的地区分布面积较广。而氟过剩所引起的中毒,始终是大家所关注的重点,在我国影响到 8 000 多万人口的健康。

在元素氟生态平衡中需要综合研究水、食物和大气各成分中氟的贡献以及氢的形态。在以往的研究中常以单项研究居多。有时虽然也研究氟的总摄入量,但怎样来确定各成分氟贡献的地域变化和氟形态的地域差异及其效应等还研究得不够多。因此,在研究氟的生态平衡或确定最适宜氟摄入量时应有地域差异观念。

2.4　健康长寿

中国已经进入老龄化社会,并向高老龄化发展。根据 2010 年第六次全国人口普查结果,普查时 60 岁及以上人口为 1.78 亿,占总人口 13.26%,其中 65 岁及以上人口为 1.19 亿,占总人口的 8.87%,与 2000 年相比,两者分别上升 2.93 和 1.91 个百分点。与此同时,人口高龄化、长寿化的趋势更加迅猛。80 岁及以上高龄老人、100 岁及以上长寿老人的年均增长率分别达到了 6% 和 10%,远远快于 60 岁及以上老人年均 3.4% 的增长率。

与世界许多地区一样,中国的百岁老年人口数量增加很快,但目前占总人口比例仍然很低。百岁老人是健康与幸福达到最高境界的标志,健康长寿是地球环境质量的重要指标。研究表明,长寿不仅受遗传因素影响,还受生理、心理、社会经济和自然环境等的影响。长期以来,我们发现中国存在明显的区域长寿现象,即长寿老人的分布有地理聚集性,以百岁人口为标志的长寿老人,其分布受区域自然和社会环境因素影响十分明显。

研究中国的区域长寿问题具有十分重要的意义。我们之所以对中国的区域长寿问题进行研究,首先是加深对中国区域长寿问题科学认识的需要。区域长寿是客观存在的现象,其形成是多种因素综合作用的结果,需要从多方面揭示区域健康长寿的影响因素,加以科学地认识与解释。长寿区作为长寿现象的典型区域,其形成因素的研究引起了众多领域学者的兴趣。百岁老人作为一种特殊的人群,其长寿除受遗传因素影响外,社会环境和自然环境的影响也非常重要。虽然关于长寿环境因素的研究已有很多,但对长寿区域聚集现象仍没有系统地解释;对长寿自然环境仅进行了一些简单的对比,在方法上较为单一,缺乏多学科综合性定量定性研究;对化学元素与长寿关系的研究仅通过单要素的相关分析,而缺乏对化学元素从环境与人体联系的方面进行研究,更缺乏对不同区域共性特征的综合研究。其次是建设健康老龄化社会的需要。根据研究发现的典型长寿区的自然地理环境和人文地理环境的综合特征以及相关影响因素,可为政府、机构、社团、个人等多层面开展各项工作提供科学依据,以促进环境保护、社会发展和经济增长,积极应对老龄化、长寿化的挑战。借鉴典型长寿区的自然环境和人文环境的特征以及当地保障高龄和长寿人口的各项创新性措施,可为实施健康老龄化社会建设提供经济、适用的有效方式,以适合自然环境不同、区域经济差异大、老龄化程度不一、应对措施各异的特点,起到因地制宜、事半功倍的效果,节省更多社会资源。

2.4.1 研究思路和技术路线

我们对长寿区域聚集现象的环境因素进行了综合研究。基于人类健康与地理环境的密切关系,研究中国长寿区的环境特征,揭示健康而且长寿的环境影响因素,是本研究的主要学术思路。

本研究的技术路线:首先用地理学的思想、方法揭示长寿区的分布特征,长寿区的环境特点;同时通过对比分析,揭示长寿区与非长寿区的异同;然后提出促进健康长寿的建议。

采用的数据主要有 1990 年、2000 年和 2010 年全国三次人口普查的数据;采用的方法主要有野外调查与采样、化学分析和统计评价、地理信息系统、地理地图与模型等方法。

我们首先研究了中国老龄和长寿人口的分布特征;然后针对目前国内外对长寿影响因素研究中在自然环境因素综合研究方面的不足,以中国"长寿之乡"(以县为行政单元,主要指标是每 10 万人口中百岁老人超过 7 人,下同)河南夏邑、湖南麻阳、湖北钟祥、广西永福、广东三水为典型研究区域,通过对几千份饮水、土壤、粮食与百岁老人头发等样品中宏量和微量元素的分析,建立微量元素与长寿的关系,找出影响区域健康长寿的化学元素谱,初步揭示健康长寿与自然环境的共性规律;同时还分析了典型长寿区的人文地理环境特征,在此基础上,又进一步对海南省从省域范围进行了较为详尽的综合调查。

2.4.2 长寿人口的地理分布特征

我国老龄和长寿人口的地理分布呈聚集性特征。全国 2000 年第五次人口普查数据表明,不同年龄组(65 岁及以上、85 岁及以上、90 岁及以上的比例和 10 万人中的百岁老人数)老龄人口数量的分省分布特征显示出各年龄组老年人口的地理分布差异明显,且在同一省区内,还可以看出不同年龄组间的分布差异。例如,65 岁及以上人口,多分布于我国地理高程第二阶梯东南部,基本与人口"胡焕庸线"一致,且苏、沪、浙和北京比例最高。另外,以省域单元看,广西的 85 岁、90 岁和 100 岁高龄老人的比例最高。再者,浙江的 65 岁、85 岁、90 岁高龄老人的比例较高,但百岁老人比例却比较低(见图 2-3)。这些提示我们应从多方面综合探索其原因。

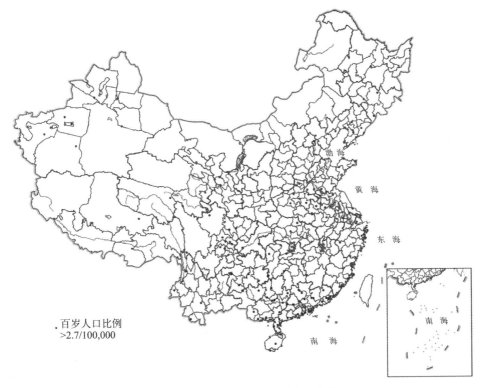

百岁人口比例
>2.7/100,000

图 2-3 　中国百岁及以上老龄人口分布图

　　根据全国 2010 年第六次人口普查数据分析,长寿现象的地理环境特征表现出明显的区域性。图 2-5 显示在地、市行政单元内,以目前百岁人口平均水平 2.7人/10 万计,百岁及以上老人的地理分布情况。百岁老人聚集区的地理分布特征是:百岁老人多分布于我国南方,基本沿我国南北气候分界线以南呈条带集中分布,多在长江三角洲、珠江三角洲地区、东南沿海、川、渝和中原地区聚集;多沿江河流域分布,如沿长江、珠江分布;多分布于中、低山丘陵及冲积、洪积平原地区;多为地方病较少流行或没有流行的地区。这提示我们,长寿老人的分布与自然环境和人文环境因素有关。

　　以省、自治区、直辖市为行政单元比较,海南省百岁人口比例为 18.75/10 万,为全国之最,其后依次为广西(7.80/10 万)、四川(4.21/10 万)和广东(3.65/10万)。台湾地区 4.62/10 万。将 90 岁及以上人口与 65 岁及以上人口比较的百分比例作为长寿指数,海南省为 2.89%,居全国之首,上海市(2.63%)、广东(2.41%)和广西(2.31%)分别依次位居其后。

将我国已命名的"长寿之乡"的分布与 1961—1990 年的多年平均气象数据进行对比分析,发现我国"长寿之乡"多属于气候条件相对较好的温暖型,多年平均气温均在 8.6~24.9℃之间。降水较丰沛,大部分地区河网密布,空气相对湿度均较高,大多在 68%以上。"长寿之乡"的年均日照时数均较高,大部分地区在 821.5 小时以上。

2.4.3 饮水-土壤-粮食-人发中富含有益健康的生命元素

典型长寿区的饮用水呈弱碱性和适度的 Se,Fe,K 含量的共性,且其中高 Ca,Co,Mn,而低 Cr,Cd,可能是导致当地长寿现象的一个有利因素。

与人发中元素水平参考值相比,百岁老人头发中 Li,Mg,Mn,Ca,Zn 等元素普遍含量较高,而 Cd,Cr,Cu,Ni 等元素含量低。长寿老人体内这些元素含量的共性特征,可能是影响长寿的重要因素。

对长寿区土壤的分析表明,土壤较少受到重金属的污染。除 Cd 外,土壤中 Cr,Cu,Pb,Zn,Ni 等重金属含量均在国家土壤环境质量Ⅱ级标准范围内,质量良好。同时,耕作土壤中 Fe,Se,Zn 相对富足,Mn,Mo,Sr 含量较低,有益于健康。

将中国土壤化学元素背景值与百岁老人指数($C/10$ 万)、长寿指数($C/65+$)作多元回归分析发现:

$$\tilde{Y}(C/100,000) = 1.679 - 0.205\text{Ni} + 0.413\text{Co} + 0.006\text{Se}$$
$$R^2 = 0.402, P < 0.01$$

$$\tilde{Y}(C/65+) = 3.425 - 0.262\text{Ni} + 0.435\text{Co} + 0.006\text{Se}$$
$$R^2 = 0.369, P < 0.01$$

其表明长寿状况与土壤中有益健康的微量元素钴、硒呈正相关关系,与镍呈负相关关系,提示我们优良的土壤环境质量有益于健康长寿。

从产自"长寿之乡"的水稻中某些化学的含量值可以看出,粮食中充足的有益健康的化学元素的供给,有利于健康与长寿。例如,粮食中的硒,从全国含量水平看,小于 25 μg/kg 即是缺硒水平,40~70 μg/kg 是硒供给充足水平。而长寿之乡的大米中硒的含量平均为 56.69 μg/kg,中位数为 49.44 μg/kg,处于硒供给充足水平,有益于健康。

以百岁老人年龄($\tilde{Y}$)为因变量,以头发中各微量元素含量为自变量,利用 Stepwise-MLR 分析发现:

$$\tilde{Y} = 101.156 - 0.796Cr + 0.008Zn - 0.034Pb + 2.270Se - 7.335Cd$$
$$R^2 = 0.37, F(5, 101) = 3.26, P < 0.01$$

这表明百岁老人体内锌、硒的足量供给以及无重金属铬、铅、镉暴露是其主要特征,提示长寿与微量生命元素锌、硒有关。

硒是人体必须生命元素。

简单概括起来,硒有抗氧化作用,它能消除脂质氢过氧化物,阻断自由基,对心脏有保护作用;硒有免疫作用,它几乎存在于所有免疫细胞中,对脊髓灰质炎病毒、肝炎病毒、流感病毒、艾滋病毒等都有提高机体抵抗力的作用;硒是脱碘酶的组成成分,参与调节甲状腺激素,影响全身代谢,有益发育与健康;硒有抑制癌细胞的功能,通过体内代谢产物(尤其是甲基硒化物)抑制癌的生长;硒可以拮抗重金属,如 Hg, As, Pb 等,可减轻环境重金属污染对身体的危害。

我国的营养学科学家经过长期的反复研究验证,推荐膳食供给量范围为 $50\sim250\ \mu g/$日。富硒环境为当地人群提供了可供人体利用的硒,通过饮水和食物等途径摄入体内,可以早期抵御致病因子的侵害,保持健康长寿。

2.4.4　长寿老人的人群分布及其社会环境因素

研究发现,主要典型"长寿之乡"百岁老人集中在 $100\sim104$ 岁,占百岁老人总数的 80% 以上,104 岁以后,百岁老人的数量迅速减少。随年龄增加,性别比(女/男)逐渐增加,女性相对男性更具有长寿优势。

健康长寿还得益于良好的社会环境因素。社会环境因素包括家庭情况、心理健康状况和生活方式等。因此,我们通过对百岁老人直接访谈和回顾调查,结合专业调查机构对广西永福、广东三水、湖南麻阳、湖北钟祥、河南夏邑等长寿地区 60岁以上的 2 674 位老人进行的问卷调查,作统计分析发现:

一是睡眠良好、患病次数少。良好的睡眠和充足的睡眠时间对于健康长寿具有重要的影响。调查显示百岁以上老人平均每天睡眠时间为 9.6 h,80$\sim$99 岁老人睡眠时间为 8.33 h,而 60 至 79 岁低龄老人睡眠时间只有 7.64 h,表明百岁老人睡眠时间较为充足,充足的睡眠时间保证了百岁老人体力的恢复。我们将百岁老人的睡眠质量分为很好、好、一般、不好和很不好五个等级进行了统计,百岁老人睡眠质量为好和很好的占 76.64%,不好和很不好所占的比例很低。

对老年人两年内的患病次数及住院次数进行统计表明,老年人口患病及住院的高发年龄在 60$\sim$79 岁,随年龄增加,患病次数及住院次数减少,百岁老人患病及住院次数急剧减少。表明 60$\sim$79 岁可能是一些老年病的高发年龄,在这一年龄段,老人由于年龄增加,身体健康状况下降,患老年慢性病的比例较高。但度过这一时期的老人,由于较好地适应了年龄变化所带来的一些不利条件,能抵御来自身体以及外界条件变化的挑战,所以患病的比例迅速降低。百岁老人的身体状况较好,平均两年内患病 0.71 次,住院 0.76 次。

二是心理状态积极。将长寿老人的心理状态分为两类:积极心态和消极心态。积极心态包括:遇事总能想得开和感觉与年轻时同样快乐;消极心态包括紧张害怕和孤独。统计结果可以看出,长寿老人积极心态所占的比例远远高于消极心态,其中总能想得开在各个年龄段所占的比例均在 80% 以上,以百岁老人最高。

三是膳食清淡、蔬菜比例高。长寿之乡的老人无论是在农村还是城镇,饮食整体上以大米和面粉为主,大米和面粉占主食总消费量的 90% 以上。对老年人蔬菜食用情况进行了统计,表明长寿老人每天经常食用蔬菜的比例在 90% 左右,蔬菜是老人生活中必不可少的一部分。且长寿百岁老人饮食整体上以清淡为主,饮食清淡在各个年龄段均占 50% 以上。

区域"长寿现象"不仅仅单纯表明一个区域长寿人口数量的多少,而是蕴含着丰富的内涵:其一,它是长期形成,不是短期内可以"打造建成"的;其二,它是多因素、多条件相互作用形成的;其三,它是人与物质世界和谐关系的最集中体现;其四,"长寿之乡"是动态发展的。"长寿之乡"是环境-社会-经济-健康和谐发展的综合标志,也是生态文明建设的重要方面。

自然和人文环境的历史、现状与发展对人群健康状况和疾病发生起着极重要的作用。当人与地理生态系统和各要素处于平衡时,人群的健康状态才能保持,一旦这种平衡被打破,健康就会受到影响,疾病即会发生。而且只要地理生态健康系统中的一个因素发生变化,都能引起相应的健康后果。

在资源利用和区域开发中往往注重的是经济效益,而把生态、环境问题置于后位,特别是对区域健康往往没有给予足够重视。疾病、健康与环境的质量和变化密切相关,许多疾病与特定的环境和生态系统相联系。随着生态、环境的演变,人类的疾病和健康状况也会随之变化;反过来,疾病也会影响和阻碍社会、经济、文化和政治的发展。

大量事实表明,防治疾病特别是地方性疾病,提高人民健康水平,改善生活环境,不单是医疗卫生部门的事情,需要形成"政府领导、部门配合、社会参与"的机制,采取把发展经济-改良生态环境-防治疾病-提高健康水平结合起来的综合措施,才能达到有效防控疾病,提高人群健康水平的目的。健康的维持和改善,应置于关注环境与发展问题的中心,在环境、发展和科学计划中应成为一项很重要的问题。

当今由于环境快速变化、经济全球化、人口数量不断增长,无疑将使地理生态健康系统不断发生变化,人类要适应其变化,使自身的生存和健康保持可持续发展是面临的一个新的巨大挑战。

第3章 污染物的来源及其在环境中的迁移转化

当人类直接或间接地向环境排放超过其自净能力的物质或能量,从而发生环境质量降低,对人类的生存与发展和生态系统的稳定造成不利影响的现象时,就产生了环境污染(environment pollution)。能产生环境污染的物质称为污染物。造成环境污染的原因有自然污染和人为污染,而其主要原因是人为污染,其中又以化学污染最为突出。

污染物进入环境改变了各介质中化学物品的含量和行为:污染物质的挥发性造成了大气中物质背景值的升高,工厂废气的排放、大小规模的意外事件(天然气外泄,日关灯、水银温度计的破碎)等都会增加大气中污染物质的含量;含有污染物废水的排放,大气中污染物的干湿沉降会使得水体中的污染物浓度增加;固体废弃物的填埋、丢弃,垃圾渗滤液的浸入、地表和地下水与土壤接触时发生的吸附和阳离子交换等作用都会使污染物在土壤中蓄积。因此,研究污染物在环境中的释放有助于了解各类污染物的来源及其进入环境的总量,有利于进一步对污染物质在环境中迁移转化的研究。

污染物进入环境中后继续发生迁移和转化,并通过这种迁移和转化与其他环境要素和物质发生化学的和物理的或物理化学的作用。

迁移(transport)是指污染物在环境中发生空间位置和范围的变化,这种变化往往伴随着污染物在环境中浓度的变化。污染物迁移的方式主要有以下几种:物理迁移、化学迁移和生物迁移。化学迁移一般都包含着物理迁移,而生物迁移又都包含着化学迁移和物理迁移。物理迁移就是污染物在环境中的机械运动,如随水流、气流的运动和扩散,在重力作用下的沉降等。化学迁移是指污染物经过化学过程发生的迁移,包括溶解、离解、氧化还原、水解、络合、螯合、化学沉淀、生物降解等。生物迁移是指污染物通过有机体的吸收、新陈代谢、生育、死亡等生理过程实现的迁移。

转化(transformation)是指污染物在环境中经过物理、化学或生物的作用改变其存在形态或转变为不同物质的过程。污染物的转化必然伴随着它的迁移。污染物的转化可分为物理转化、化学转化和生物化学转化。物理转化包括污染物的相变、渗透、吸附、放射性衰变等。化学转化则以光化学反应、氧化还原反应及水解反应和络合反应最为常见。生物化学转化就是生物体内的代谢反应。

污染物的迁移转化受其本身的物理化学性质和它所处的环境条件的影响,其迁移的速率、范围,转化的快慢、产物以及迁移转化的主导形式等都会变化。因此研究污染物在环境中的迁移转化有助于更好地了解污染物在环境中变化的过程、最终在环境中的残留量以及可以针对污染物对生物的危害程度做定量的分析。

3.1 水环境中污染物的来源及其迁移转化

水是一种极为宝贵而有限的自然资源。地球上水的总储量为 138.6 亿立方米,其中淡水只占 0.9%。人类社会为了满足生活和生产的需要,每天要从自然水体中取用大量的水,经过利用后就产生了工业废水和生活污水,而这些水最终又会排回到自然水体中。在这个水循环的过程中,如果没有协调好经济发展和环境保护的关系,就会造成水环境污染,给人类的经济带来严重的损失、危害生态平衡甚至让人类面临生存条件恶化的危险。

3.1.1 水环境中污染物的来源

3.1.1.1 工业废水

1. 工业废水的概况

工业废水(industrial wastewater)包括生产废水和生产污水,是指工业生产过程中产生的废水和废液,其中含有随水流失的工业生产用料、中间产物、副产品以及生产过程中产生的污染物。

按工业废水中所含主要污染物的化学性质分类,分为:含无机污染物为主的无机废水、含有机污染物为主的有机废水、兼含有机物和无机物的混合废水、重金属废水、含放射性物质的废水和仅受热污染的冷却水。例如电镀废水和矿物加工过程的废水是无机废水,食品或石油加工过程的废水是有机废水。

按工业企业的产品和加工对象可分为造纸废水、纺织废水、制革废水、农药废水、冶金废水、炼油废水等。

按废水中所含污染物的主要成分可分为酸性废水、碱性废水、含酚废水、含铬废水、含有机磷废水和放射性废水等。

工业废水造成的污染主要有:有机需氧物质污染,化学毒物污染,无机固体悬浮物污染,工业废水污染,重金属污染,酸污染,碱污染,植物营养物质污染,热污染,病原体污染等。许多污染物有颜色、臭味或易生泡沫,因此工业废水常呈现使人厌恶的外观。

工业废水的特点是水质和水量因生产工艺和生产方式的不同而差别很大。如电力、矿山等部门的废水主要含无机污染物,而造纸和食品等工业部门的废水,有机物含量很高,BOD$_5$(五日生化需氧量)常超过 2 000 mg/L,有的达 30 000 mg/L。即使同一生产工序,生产过程中水质也会有很大变化,如氧气顶吹转炉炼钢,同一炉钢的不同冶炼阶段,废水的 pH 值可在 4~13 之间,悬浮物可在 250~25 000 mg/L 之间变化。工业废水的另一特点是:除间接冷却水外,都含有多种同原材料有关的物质,而且在废水中的存在形态往往各不相同,如氟在玻璃工业废水和电镀废水中一般呈氟化氢(HF)或氟离子(F$^-$)形态,而在磷肥厂废水中是以四氟化硅(SiF$_4$)的形态存在;镍在废水中可呈离子态或络合态。这些特点增加了废水净化的困难。

2. 具体行业工业废水的排放

人类大规模的生活活动,诸如矿山的开采、工业生产活动排放的废水和废渣、农业施用的农药和化肥、城镇人口排放的生活污水和各种污染物,都能严重污染水源。由于工业分布面广,废弃物的排放量大,污染物的成分复杂,毒性大,而且很多污染物在水中不易净化,处理也比较困难。所以,工业生产所排放的工业废水、废渣甚至废弃所造成的污染最为重要。不同的工业,甚至同一工业的不同工艺,产生的废水量和组成都不一样。现将几种典型工业类型的废水以及其中的主要组成物质予以介绍。

1) 造纸工业废水

造纸工业包括制浆和造纸两大部分。其特点是污水排放量大,纸浆联合工厂排水量约为 300 m^3/t。造纸工业中以硫酸盐制浆废水、亚硫酸盐制浆废水和造纸废水污染较为突出。

硫酸盐法是采用氢氧化钠和硫酸钠为蒸煮药液,在高温高压下处理纤维原料的制浆方法(属碱法制浆),其废液一般称为黑液,污染物浓度极高。亚硫酸盐法采用亚硫酸钙为蒸煮药液,其所有工序都排出废液,浓度很高,pH 值约为 3,呈棕色。造纸厂的废水由于含有填充剂和很细的纤维素纤维,呈牛奶色,故被称为白水。

2) 纺织印染工业废水

纺织业中印染加工是排放工业废水的主要部门之一,用水量和排水量都很大,每加工 1 t 纺织品,需要 100~200 t 工业用水。

棉纺织厂废水主要包括两方面,一个是清洁水,大多是冷却水;一个是生产过程中直接产生的污染水,这一类与工艺有较大的关系。棉花蒸煮出来的废水最浓,水呈深褐色,BOD$_5$ 达 3 000 mg/L。棉纺厂混合废水中含有大量的碱类,并且由于有硫、靛蓝及其他染料,颜色很深,还可能含有重金属,例如染房废水中的铜等。

毛纺厂的洗毛废水有肥皂和碱、羊毛脂、钾盐以及有机酸。废水呈棕浊色,油脂高达 25 g/L,污染物约 75% 呈悬浮状。有些洗毛废水的 BOD$_5$ 可高达 5 000~14 000 mg/L。

3) 冶金工业中的主要污染物

冶金工业包括钢铁、有色金属的开采、冶炼、加工等。

矿山采选工作中的废水主要是选矿过程中排放出的尾矿水和矿坑的酸性水。通常情况下，浮选厂每吨原矿耗水量3.5～4.3 t，浮选-磁选厂每吨原矿耗水量为6～9 t。

地下开采的煤矿和基岩为硫化物的矿山，产生酸性废水。煤矿中含有黄铁矿，氧化而产生硫酸以及硫酸铁、锰、铅、钙等，因而矿坑水中常含有硫酸盐类物质。

钢铁企业一般每吨钢用水100～300 m³，各工序产生废水大致分为3类：①冷却水，约占全厂用水量的2/3；②除尘和煤气、烟气净化洗涤水；③冲洗水。钢厂排放出的废水种类繁多，成分复杂，其中以含酚废水和含氰废水危害最大。以焦化厂为例，焦化厂以煤为主要原料，为金属冶炼提供焦炭。焦化厂产生废水分为两类，含尘废水和焦化废水。焦化废水主要来源于煤气洗涤的冷凝鼓风工段、脱硫工段、硫氨工段、蒸氨工段、终冷洗苯工段、粗苯蒸馏工段和油库等，其组成如表3-1[27]所示。

表3-1　焦化废水有机物组成

序号	物质类别	质量百分比/%	序号	物质类别	质量百分比/%
1	苯酚类及其衍生物	60.08	8	呋喃类	1.67
2	喹啉类化合物	13.47	9	咪唑类	1.60
3	苯类及其衍生物	9.84	10	吡咯类	1.29
4	吡啶类化合物	2.42	11	联苯、三联苯类	2.09
5	萘类化合物	1.45	12	三环以上化合物	1.80
6	吲哚类	1.14	13	吩噻嗪类	0.84
7	咔唑类	0.95	14	噻吩类	1.36

一般情况下每吨焦炭耗水量也要在2.5 t以上，废水浓度：COD(化学需氧量)：2 000 mg/L；NH_3 - N：300 mg/L；挥发酚：400 mg/L；氰化物：15 mg/L；pH：6～9。

另外，轧钢厂和酸洗车间也会产生大量的废水。轧制钢板时废水量较多，每轧制1 t钢板约产生30～40 m³废水，酸洗液的主要成分为硫酸(10%)和硫酸亚铁(15%)时，每洗1 t钢材约产生55～72 kg废液。

4) 化学肥料工业废水

化学肥料工业包括氮肥、磷肥、钾肥等产品。以氮肥厂为例，氨是高压下在转化器中用氮和氢合成的，硫酸铵是将无水氨和浓硫酸在饱和皿中接触而制成的，也可用碳化铵(液态碳酸铵)与石膏或无水石膏(粉碎的)在蒸汽加热的反应器中复分解而制成。

在氮肥生产过程中排放出来的废水，冷却水占总废水量的80%～90%。而其中与加工气体直接接触的水约占60%。合成氨发生炉煤气是通过喷水洗涤来冷却和净化的，废水量为每生产1 t氢排出40～50 m³，其中主要污染物为二氧化碳

(30～90 mg/L)、硫化氢(12～50 mg/L)和悬浮固体(焦炭末,60～100 mg/L)。此外,在浓硝酸制造过程中的废水为80～90 m³/t,主要污染物为硝酸和硫酸,共约3 g/L。

5) 塑料工业废水

生产塑料的主要原料为酚、甲醛、尿素、乙炔和苯。基本工艺过程为在脱水或脱氢催化剂存在下的缩合和聚合。缩合过程所生产的最重要的塑料为酚醛塑料,氨基塑料和聚酰胺类。聚合过程所生产的主要为聚乙烯和聚苯乙烯。

塑料工业排出的废水量相当少,而且大部分为冷却水。废水中除了酚、甲醛、甲酚和苯外,还检出树脂酸类等。废水的各种成分的浓度变化幅度很大,它的BOD在300～1 000 mg/L之间,呈酸性(pH<4),甲醛含量可达5 000 mg/L。

6) 橡胶工业废水

随着天然橡胶的大量消耗,生产合成橡胶也越来越多。由于天然橡胶与合成橡胶在分子结构上有很大差异,因而从不同原料的加工过程中,产生的废水成分,也不一样。

天然橡胶产品的生产过程产生大量废水(每公斤最终产品耗水100～200 L),但其中大部分是冷却水。污水是在洗涤生橡胶和切割橡胶及废料时产生的。废水浓度较高,其BOD变化范围在1 500～2 500 mg/L之间,废水中有机化合物大多是溶解性的,悬浮物数量只有400 mg/L左右,悬浮固体主要是橡胶颗粒,对生化分解的抵抗力相当大。

合成橡胶的主要成分是丁二烯和苯乙烯。丁二烯工段产生的废水,除丁二烯外,还含有醚类(主要是乙醚)、酮类和氧化铁。生产苯乙烯的废水含有烃类,主要是芳香族化合物如苯、乙苯和苯乙烯以及少量的甲苯和聚苯乙烯,此外,还含有大量的氯化氢、氢氧化钠和铝盐等。合成橡胶废水通常为淡褐色,有时无色,有一种特殊刺鼻气味,平均氨含量为105 mg/L。

7) 合成洗涤剂行业

合成洗涤剂行业主要有烷基苯合成、洗涤剂成型两个过程。烷基苯合成中产生的主要污染物是COD、石油类和苯,洗衣粉生产主要产生表面活性剂、石油类和有机物污染。合成洗涤剂废水水质如表3-2[27]所示,部分合成洗涤剂厂污水排放量如表3-3[27]所示。

表3-2　合成洗涤剂废水水质

测定项目	浓度/(mg/L)		测定项目	浓度/(mg/L)	
COD	32.4～468	最高1 877	LAS	7.49～100	最高136.8
石油类	8.73～86.8	最高304	pH值	6～9	最低3.43

注:LAS为阴离子洗涤剂。

表 3-3 合成洗涤剂产品排污量

产品		测定项目	现状排放量	
烷基苯	氯化法	COD/(kg/t)	78.5～148	最大 282.5
		石油类/(kg/t)	8～37	最大 48
		苯/(kg/t)	8.4～7.7	最大 196
		排水量/(m³/t)	200～500	最大 959
	裂解法	COD/(kg/t)	20～35	最大 59
		石油类/(kg/t)	2.1～5.8	最大 14
		苯/(kg/t)	1.5～2.3	最大 2.9
		排水量/(m³/t)	50～92	最大 102
洗衣粉		COD/(kg/t)	3.3～11.2	最大 39.2
		石油类/(kg/t)	0.5～2.5	最大 4.7
		苯/(kg/t)	1.4～2.6	最大 2.9
		排水量/(m³/t)	36～64	最大 436

8) 石油开采和炼制工业废水

石油工业废水主要分为两部分，一部分是石油开采废水，另一部分是石油炼制过程中产生的废水。油田开采出的石油原油在脱水处理中排出含油污水，水中还含大量溶解盐，其组成与地质有关。石油油滴以乳化液状态存在，经过除油处理后可用作油田回注水。表 3-4 为大庆油田含油污水水质举例，溶解盐为碳酸盐类钠组。

表 3-4 大庆油田废水水质

水质指标	含量	水质指标	含量
含油量/(mg/L)	5 000～10 000	Ca^{2+} (mg/L)	15.2
矿化度/(mg/L)	2 400～2 600	Mg^{2+} (mg/L)	4.6～6.2
水温/(℃)	50～60	$Na^+ + K^+$ (mg/L)	700～844
pH 值	8.0～8.5	HCO_3^- (mg/L)	950～1 000
总铁/(mg/L)	痕量	CO_3^{2-} (mg/L)	90～100
环烷酸/(mg/L)	35.2	Cl^- (mg/L)	618～634
表面张力/(dyn/cm)	63.1(50)	SO_2^{2-} (mg/L)	12～15

石油原油在炼油厂进行分馏、裂化，生产出汽油、煤油、柴油、润滑油等，排放出含油、含硫、含碱等废水，温度高且含有酚及其他毒物。其水质如表 3-5 所示。

表 3-5　石油原油污水水质

水质指标	含硫原油隔油池出水	大庆原油				美国炼油废水水质范围
		常减压总排水	含油污水	含碱污水	含硫污水	
悬浮物/(mg/L)	110	—	—	—	—	—
油/(mg/L)	114	622	100~1 000	500~1 000	350~1 200	23~200
酚/(mg/L)	36.1	0.4	<10	50~100	100~150	0.3~154
硫化物/(mg/L)	41.2	—	<5~10	30~100	100~500	0~38
氨氮/(mg/L)	33.7	0.7	—	—	—	0~120
可溴化物/(mg/L)	247					
碘/(mg/L)	—	—	—	—	—	0~97
氯化物/(mg/L)	—	—	—	—	—	19~1 080
硫酸根/(mg/L)	—	—	—	—	—	0~182

9）电镀废水

各种金属制品表面电镀排出废液和冲洗废水,其中含酸和各种金属离子如铬、锌、铜等,并排出含氰化物废水,都是有剧烈毒性的。电镀废水的涉及面很广,且污染性大。一般电镀废水水质见表 3-6。

表 3-6　电镀废水水质

水质指标	含铬废水	含氰废水	混合电镀废水平均值
悬浮物/(mg/L)	—	300	—
硫酸/(mg/L)	200~300		
Cr/(mg/L)	5~4.5	60	11
Cu/(mg/L)	0.2~0.4		17
Zn/(mg/L)		350	4
Cd/(mg/L)	1		1.5~2.3
Ni/(mg/L)	1~2		24
Pb/(mg/L)	0.5~1		—
Al/(mg/L)	12		—
CN/(mg/L)	—	10~40	28
pH 值	2~3	3.5~9	—

10）食品工业废水

食品工业原料广泛,制品种类繁多,排出废水的水量、水质差异很大。废水中主要污染物有：①漂浮在废水中的固体物质，如菜叶、果皮、碎肉、禽羽等；②悬浮在废水中的物质有油脂、蛋白质、淀粉、胶体物质等；③溶解在废水中的酸、碱、盐、糖类等；④原料夹带的泥砂及其他有机物等；⑤致病菌毒等。食品工业废水的特点是有机物质和悬浮物含量高，易腐败，一般无大的毒性。其危害主要是使水体富营养化，以致引起水生动物和鱼类死亡，促使水底沉积的有机物产生臭味，恶化水质，污染环境。

3.1.1.2 生活污水

1. 生活污水的概况

生活污水(Domestic Sewage, Domestic Wastewater)是人类生活过程中产生的污水，是水体的主要污染源之一。主要来源是粪便和洗涤污水。城市每人每日排出的生活污水量为150～400 L，其量与生活水平密切相关。生活污水中含有大量有机物，如纤维素、淀粉、糖类和脂肪、蛋白质等，也常含有病原菌、病毒和寄生虫卵；无机盐类的氯化物、硫酸盐、磷酸盐、碳酸氢盐和钠、钾、钙、镁等。总的特点是含氮、含硫和含磷高，在厌氧细菌作用下，易产生恶臭物质。

2. 生活污水的排放量及其污染物的含量

生活污水中的污染物按其形态可分为：①不溶解性物质，约占污染总量的40％，不溶解性物质下沉或悬浮在水中；②胶态物质，约占污染物总量的10％；③溶解物质，约占污染物总量的50％。这些物质，含无机盐类氯化物、硫酸盐、磷酸盐和钠、钾、钙、镁等重碳酸盐，有机物质纤维素、淀粉、糖类、脂肪、蛋白质和尿素等，此外还含有多种金属(如锌、铜、铬、锰、镍、铅等)，多种洗涤剂和多种微生物。一般家庭污水相当混浊，其中有机物约占60％，pH值多大于7(软水区为6.5～7.5，硬水区为7.5～8.5)，BOD_5为100～700 mg/L。

根据多次对污水相关指数与排污量的实验调查，得出估算排污量的相关经验公式为：

$$S = P \times f \tag{3-1}$$

式中，S为总的污染排放量，单位为L；P为企业某一产品的产量；f为单位产品的排污量，其表达式为

$$f = C \times T \tag{3-2}$$

式中，C为污染物浓度，是生产工艺的函数，单位为mg/L；T为生产用水量，生产工艺的函数，单位为mg/L。

城市每人每日排出的生活污水量为150～400 L，其量与生活水平密切相关。生活污水含有大量有机物，如纤维素、淀粉、糖类和脂肪蛋白质等。也常含有病原菌、病毒和寄生虫卵；无机盐类的氯化物、硫酸盐、磷酸盐、碳酸氢盐和钠、钾、钙、镁等。总的特点是含氮、含硫和含磷高，在厌氧细菌作用下，易生恶臭物质。污水中各项化学

指标一般约为：COD 400 mg/L，BOD 250 mg/L，NH$_3$ 35 mg/L，SS 220 mg/L。

根据相关计算公式，思考：

(1) 若全镇总人口 58 000 人，请测算市政最低排污量，即平均每天排放的污水量，COD，NH$_3$ - N 是多少？

(2) 测算年(300d)产焦炭 220 万 t 的焦化厂排污量，即平均每天排放的污水量，COD，NH$_3$ - N 是多少？

3. 污水致病的实例分析——沙门氏菌、痢疾和急性炎症

联合国环境规划署在 2010 年 3 月 22 日世界水日发布一份报告，称全球半数以上住院患者染病与污水相关，每年致死致病人数以百万计。饮用水质不符合标准会引起伤寒、副伤寒和急性肠胃炎等疾病。下面就较为常见的污水致病原因进行简要分析。

1) 沙门氏菌

据世界卫生组织的报告，1985 年以来，在世界范围内，由沙门氏菌引起的已确诊的人类患病人数显著增加，在一些欧洲国家已增加五倍以上。

2010 年美国数十个州爆发了一起严重的问题鸡蛋召回事件，一些人在进食被污染的鸡蛋后出现肠炎等症状，美国疾病控制和预防中心 2010 年 8 月 18 日宣布，在加利福尼亚州肆虐的疫情正向其他州迅速蔓延，染病人数已达数百人；与此同时，引发此轮疫情的"问题蛋"召回数量扩大至 5 亿枚，如此大规模的召回事件，在美国社会中引起强烈的不安。而引发如此严重疫情的正是沙门氏菌。

在我国细菌性食物中毒中，70%～80% 是由沙门氏菌引起，而在引起沙门氏菌中毒的食品中，90% 以上是肉类等动物性产品。为什么肉类等动物性产品容易引起沙门氏菌中毒？

动物性产品中含有多种营养成分，非常适宜于沙门氏菌的生长繁殖，人们一旦摄入了含有大量沙门氏菌(10^5～10^6 个/g)的动物性产品，就会引起细菌性感染，进而在毒素的作用下发生食物中毒。由沙门氏菌引起的疾病主要分为两大类：一类是伤寒和副伤寒，另一类是急性肠胃炎。其中鼠伤寒沙门氏菌、猪霍乱沙门氏菌、肠炎沙门氏菌等是污染动物性产品，进而引起人类沙门氏菌食物中毒的主要致病菌。

沙门氏菌污染主要来源于患病的人和动物及其带菌者，主要由其粪便、尿、乳汁以及流产胎儿、胎衣和羊水排出的病菌污染水源、土壤和饲料等，其中饲料和水源的污染是导致沙门氏菌传染的主要原因。各种饲料中均可发现沙门氏菌，尤其是动物性饲料(如鱼粉)常见。

禽畜感染沙门氏菌可引起相应的传染病，如猪霍乱、鸡白痢等。一般情况下畜禽肠道带菌率比较高，当动物因患病、衰弱、营养不良、疲劳以致抵抗力降低时，肠道中的沙门氏菌即可经肠系膜淋巴结和组织进入血液引起全身感染，甚至死亡。例如，猪霍乱沙门氏菌可引起仔猪副伤寒，急性病例出现败血症变化，死亡率相当

高;慢性病例产生坏死性肠炎,影响猪的生长发育。鸡白痢沙门氏菌,主要侵害雏鸡,引起败血症,可造成大批死亡。在成年母鸡中则主要引起孵巢炎,可在卵黄内带菌而传给幼雏。图3-1为沙门氏菌示例。

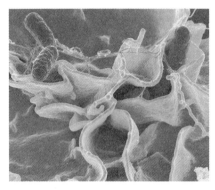

图3-1 沙门氏菌

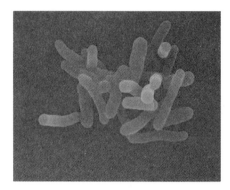

图3-2 痢疾杆菌

2) 痢疾

细菌性痢疾(简称菌痢)又称志贺菌病,是由志贺菌属痢疾杆菌引起的一种肠道传染性腹泻,是夏秋季节最常见的肠道传染病之一。如图3-2所示,痢疾杆菌分为4个菌群:甲群(志贺氏痢疾杆菌)、乙群(福氏痢疾杆菌)、丙群(鲍氏痢疾杆菌)、丁群(宋氏痢疾杆菌)。

症状体征:发热、食欲异常、腹泻、恶心与呕吐、便血、腹痛、代谢性酸中毒。因为痢疾杆菌均可产生毒素,所以大部分病人都有中毒症状:起病急,恶寒、发热,体温常在39℃以上,头痛、乏力、呕吐、腹痛和里急后重。细菌性痢疾发病机制如图3-3所示。

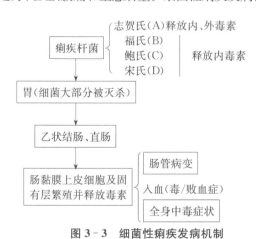

图3-3 细菌性痢疾发病机制

为了预防痢疾,应做到以下几点:①搞好环境卫生,加强厕所及粪便管理,消灭苍蝇滋生地,发动群众消灭苍蝇;②加强卫生教育,人人做到饭前便后洗手,不饮生水,不吃变质和腐烂食物,不吃被苍蝇沾过的食物;③加强饮食卫生及水源管理,不吃不干净的食物,瓜果蔬菜要洗净;④不要暴饮暴食,以免胃肠道抵抗力降低;⑤注意隔离病人。痢疾的预防如图 3-4 所示。

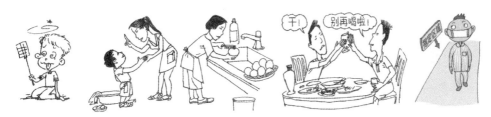

图 3-4　痢疾的预防

3) 急性炎症及其相关概念

急性炎症是机体对致炎因子的刺激所发生的立即和早期反应。主要特点是以血管反应为中心的渗出性变化,导致血管内的白细胞和抗体等透过血管壁进入炎症反应部位,消灭病原体,稀释并中和毒素,为炎症修复创造良好的条件。在急性炎症中的渗出通常有血液动力学改变、血管通透性增高和白细胞渗出这 3 种主要变化过程。

在炎症早期,白细胞附壁,黏附于内皮细胞上,引起白细胞的激活,从而释放毒性氧代谢产物和蛋白酶,引起内皮细胞的损伤和脱落,使血管通透性增加。图 3-5 和图 3-6 分别为急性炎症时血流动力学变化模式及血管通透性升高的主要机制模式。

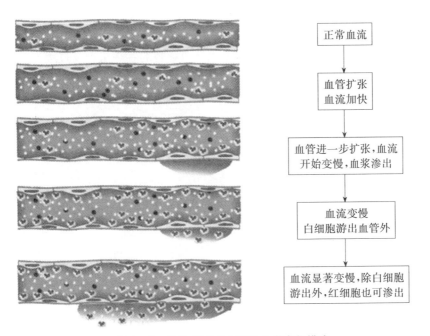

图 3-5　急性炎症时血流动力学变化模式

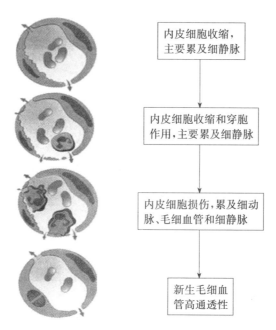

内皮细胞收缩，主要累及细静脉

内皮细胞收缩和穿胞作用，主要累及细静脉

内皮细胞损伤，累及细动脉、毛细血管和细静脉

新生毛细血管高通透性

图3-6 血管通透性升高的几种主要机制模式

白细胞通过血管壁游出到血管外的过程称为白细胞渗出（leukocyte extravasation）。渗出的白细胞也称为炎性细胞，炎症反应的最重要功能是将白细胞输送到炎症局部。白细胞吞噬、消灭病原体，降解坏死组织和异己抗原；同时，也会通过释放化学介质、自由基和酶，介导组织损伤。因此，白细胞的渗出构成炎症反应的主要防御环节，是炎症反应最重要的特征。

图3-7简要描述了白细胞的渗出模式及白细胞的吞噬机理及过程。

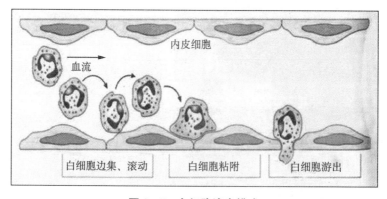

白细胞边集、滚动　白细胞粘附　白细胞游出

图3-7 白细胞渗出模式

白细胞的吞噬过程大致分为识别、附着、吞入及降解4个阶段，如图3-8所示。

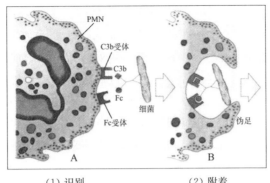

（1）识别　　　　　（2）附着

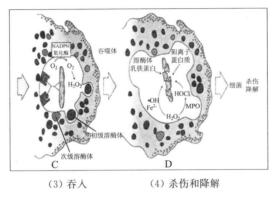

（3）吞入　　　　　（4）杀伤和降解

图 3 - 8　白细胞吞噬过程模式图

（1）识别和附着在无血清存在的条件下，吞噬细胞很难识别并吞噬细菌。因为在血清中存在着调理素（opsonin），即一类能增强吞噬细胞吞噬活性的血清蛋白质，主要是 lgG 和 C_{3b}。吞噬细胞借其表面的 Fc 受体和 C_{3b} 受体（C_{3bi} 或 Mac - 1），它们能识别被抗体或补体包被的细菌，经抗体或补体与相应受体结合，细菌就被黏附在吞噬细胞的表面。

（2）吞入细菌黏附于吞噬细胞表面之后，Fc 受体和 C_{3b} 受体即被激活，启动吞噬过程，吞噬细胞乃伸出伪足，随伪足延伸和互相吻合，形成由吞噬细胞膜包围吞噬物的泡状小体，谓之吞噬体（phagosome）。吞噬体逐渐脱离细胞膜进入细胞内部，并与初级溶酶体融合，形成吞噬溶酶体（phagolysosome），溶酶体酶倾注其中，细菌在吞噬溶酶体内被杀伤、降解。

（3）进入吞噬溶酶体的细菌主要是被具有活性的氧化代谢产物杀伤和降解的。通过吞噬细胞的杀伤作用，大多数病原微生物被杀伤。但有些细菌（如结核杆菌），在白细胞内处于静止状态，仍具有生命力和繁殖力，一旦机体抵抗力下降，这些病原体又能繁殖，并可随吞噬细胞的游走而在体内播散。

（4）在吞噬完成以后，中性粒细胞（白细胞中的一种）很快经历细胞凋亡过程，尔后被巨噬细胞摄入或者通过淋巴管引流清除。

炎性水肿:在炎症早期,炎性充血使微循环内的流体静压上升,液体及小分子物质随压力升高而经毛细血管渗出。随着炎症发展,血管内皮细胞的活化、收缩,管壁通透性明显升高,血管内富含蛋白的液体乃至细胞成分得以逸出进入周围组织内,此过程即为渗出(exudation),它包括液体渗出和细胞渗出。炎性渗出液在组织间隙积聚称炎性水肿。在另外一些情况下,由于血液循环障碍、血管壁内外流体静压平衡失调可造成漏出(transudation)。无论渗出还是漏出都可造成组织水肿和体腔积液,通过对穿刺抽出的体腔积液的检测有助于确定其性质。

炎性渗出是急性炎症的重要特征,对机体具有积极意义。渗出液能稀释毒素,带来氧及营养物,带走炎症区内的有害物质;渗出液中的抗体和补体有利于防御、消灭病原微生物;渗出的纤维蛋白原转变成纤维蛋白,交织成网,能限制病原菌扩散,使病灶局限,并有利于吞噬细胞发挥吞噬作用。但过多的渗出液可影响器官功能和压迫邻近的组织和器官,造成不良后果,如肺泡腔内渗出液可影响换气功能,心包积液可压迫心脏等;渗出液中大量纤维蛋白不能完全被吸收时,最终发生机化粘连,影响器官功能,如心包粘连可影响心脏的舒缩功能。

3.1.2　污染物在水环境中的迁移转化

3.1.2.1　污染物进入水环境的途径

1. 通过大气沉降进入地表水环境

降水(湿沉降)或吸附沉降(干沉降)是空气中的污染物质和过量的 CO_2 等气体进入地表水体及产生环境污染的两种途径。

2. 通过下渗进入地下水环境

由于粪池、垃圾填埋场、地下输油管、灌溉、农药等的渗漏以及来自天然污染源的海水入侵等原因造成地下水污染。

3. 通过地表径流进入地表水环境

污染物进入地表水环境的途径:①有毒化学物质在化学品生产、排放、流通和使用过程中,直接或间接被释放于环境,或随废水排入水体。②有毒化学品由于突发事故造成了大量外泄,污染水体。③有毒有害废弃物处理、处置不当,其中有毒的化学品通过淋溶、渗透等途径进入水体。

3.1.2.2　污染物在水环境中的分布、转移

污染物进入水体后,会在水体中进行分布。可溶性的污染物在水中溶解,然后逐步在水体中扩散。在流动的河流等水体中会随水的流动向下游扩散。非水溶性的污染物进入水体后,会很快地沉降到水体的底部。水体中的污染物还会被水生生物吸收或吸附在其表面而进入生物体。在风的作用下,沉降在水体底部的污染物也可以重新在水体中悬浮,使污染物混合(见图3-9)。

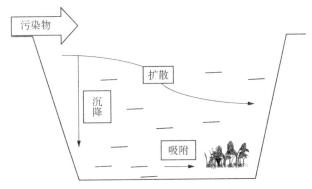

图 3-9　水环境中的迁移转化

夏天随着温度的升高,水体可能发生分层,浮游植物大量繁殖,所有这些改变了湖水中的污染物结构。较大的颗粒和与之相结合的污染物沉降到达深水层中。还有一些污染物能被水底的沉淀物所吸附,并与之结合,因此污染物不均匀地分布在河流或湖水的沉淀中。

污染物在水环境中的迁移转化主要取决于其本身的性质以及水体的环境条件。根据污染物的不同性质可产生不同的污染过程。有机污染物在水体中一般是通过吸附作用、挥发作用、水解作用、光解作用、生物富集和生物降解作用等过程进行迁移转化的。重金属污染物在水体中的迁移转化主要与重金属的沉淀、络合、螯合、吸附和氧化还原等作用有关。

案例 1:污水致毒案件

2006 年 11 月 13 日晚上 21 时许,义乌市某电镀厂数名工人例行进入地下污水调节池井口清理污水。工人张某(男,32 岁)未戴防护面罩,进入井口后突然尖叫一声,随即沉入污水内。另外三名工人情急之下未戴防护面罩,相继进入井口救人,但均在污水调节池内失去知觉。仅仅约 5 分钟内将 4 人打捞上来,3 人已然死亡,最后进入井口的周某也在送医院抢救途中死亡。

尸体检验中,4 例尸体全身尸表均黏附大量灰白色粉末。尸斑呈樱红色;双瞳孔散大,眼球结膜均未见出血点,口鼻腔周围黏附较多灰白色粉末,打开胸腹腔后可闻及苦杏仁味,喉头黏膜充血、糜烂。

1. 死亡原因的分析

此案例中四人死亡是由电镀厂所排放的电镀废水中多含有氰化物致毒导致,而尸检中体现了氰化物碱基的腐蚀痕迹,苦杏仁味也是氰化物的特征之一。

2. 毒性机理分析

氰化物引起中毒的关键在于氰离子(CN^-)与细胞的含铁细胞色素氧化酶结合,含铁细胞色素氧化酶是细胞摄取和利用氧必需的酶。当与氰离子结合时,细胞就会丧失摄取和利用氧的能力,从而产生细胞缺氧和窒息,导致呼吸中枢抑制而死亡。

在正常生理状态下,细胞中线粒体(mitochondria)中的细胞色素氧化酶(cytochrome oxidase)含有二价铁色素(Fe^{2+}),二价铁色素与氧结合时变成三价铁(Fe^{3+}),待三价铁将氧输送至组织细胞供细胞利用后,可还原为二价铁。但进入人体的氰离子增多时,氰离子与三价铁结合产生络合物,阻止了这一过程的完成,即抑制细胞氧化磷酸化作用(oxidative phosphylation),阻断能量 ATP(adenosine triphosphate)的生成,使组织细胞不能及时地得到充足的氧,形成内窒息。氰化物中毒机制如图 3-10 所示。

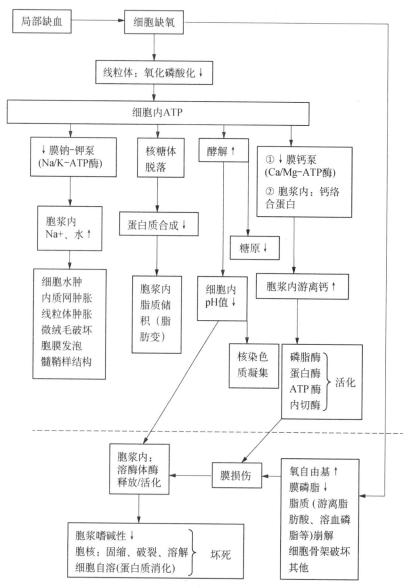

图 3-10 氰化物的中毒机制

物质在体内氧化时释放的能量供给 ADP 与无机磷合成 ATP 的偶联反应。主要在线粒体中进行。

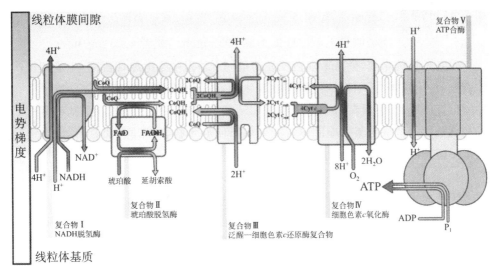

图 3‑11　细胞氧化磷酸化

3. 解毒机理

亚硝酸钠(sodium nitrite)、硫代硫酸钠(sodium thiosulfate)以及亚硝酸戊酯(amyl nitrite)吸入剂。其解毒机制如下：亚硝酸钠和血红素作用形成变性血红素(methemoglobin)。变性血红素能从各种不同的组织中移除氰离子,并和它们变成毒性相对较低的氰变性血红素(cyanmethemoglobin),硫代硫酸钠的功能是经由硫氰酸生成酶(rhodanese)将氰化物转变成硫代氰化物(Thiocyanate)。其结合的机制列举于如下化学式：

$$Hb \cdot Fe^{3+}—CN \xrightarrow[不稳定]{解离} Hb \cdot Fe^{3+} + CN^-$$

$$CN^- + Na_2S_2O_3 \longrightarrow SCN^- + Na_2SO_3$$

案例 2:吉林市化工厂爆炸泄露事件

2005 年 11 月 13 日下午 2 时至 3 时左右,地处中国吉林省吉林市某石化公司双苯厂的一个化工车间发生连续爆炸,数万名居民被疏散,松花江江面上产生一条长达 80 公里的污染带,主要污染物为苯和硝基苯,此污染带经过哈尔滨市,因此该市经历了长达五天的停水,是一起严重的工业灾难。

1. 硝基苯的基本性质

硝基苯为苯分子中一个氢原子被硝基取代而生成的化合物(见图 3‑12),无色或淡黄色(含二氧化氮杂质)的油状液体,有像杏仁油的特殊气味。相对密度为 1.203 7

图 3-12 硝基苯
结构式

(20/4℃)。熔点为 5.7℃,沸点为 210.9℃,闪点为 87.78℃,自燃点为 482.22℃,蒸气密度为 4.25,蒸气压为 0.13 kPa(1 mmHg,44.4℃),难溶于水,密度比水大;易溶于乙醇、乙醚、苯和油;遇明火、高热会燃烧、爆炸;与硝酸反应剧烈。空气中可被嗅到的浓度阈值为 0.092 mg/m³,或者 0.03 mg/m³。

硝基是强钝化基,硝基苯须在较强的条件下才发生亲电取代反应,生成间位产物;有弱氧化作用,可用作氧化脱氢的氧化剂,在合成喹啉的斯克劳普合成法中得到了良好的应用,它负责将中间产物 1,2-二氢喹啉氧化为喹啉。硝基苯常用硝酸和硫酸的混合酸与苯反应制取。主要用于制取苯胺、联苯胺、偶氮苯等,可进行硝化反应和卤代反应,得到相应的间位衍生物,但不参与傅克反应。

2. 毒理性分析

硝基苯具有高毒性,其致毒机理主要是对生物受体分子进行亲电攻击。(硝基苯的毒性主要与硝基的电荷(Q_{NO_2})及前线轨道能级差(ΔE)有关。硝基上的电荷越正,前线轨道能级差越小,化合物的毒性越大。)硝基具有很强的吸电子性,能吸引共轭体系的电子移向硝基,降低苯环的电子云密度,使苯环带部分正电,亲电性增强。生物体内许多生物大分子易受亲电试剂的攻击。组成酶、蛋白质等生物大分子的重要功能团,如羟基、氨基等,化学性质活泼,他们中的硫原子、氧原子、氮原子带有孤独电子,表现出亲核性,易受到亲电试剂的攻击。因此,硝基苯类化合物亲电性的苯环易与受体分子的亲核活性中心结合,从而影响生物机体的正常生理功能,导致生物中毒。

研究表明,硝基苯在微粒体硝基还原酶的作用下,可生成硝基阴离子自由基,该自由基与氧反应还可进一步生成超氧阴离子自由基。这些自由基的产生必然会损伤细胞,导致细胞死亡。硝基苯易经皮肤吸收或呼吸道吸入,由于它的氧化作用,在体内生成的中间产物具有很强的形成高铁血红蛋白的能力,大大阻止了血红蛋白的输送氧的作用,因而使生物呈现呼吸急促和皮肤苍白的现象。

此外,硝基苯可导致多种类型的染色体畸变。这可能是由于硝基苯直接与DNA作用引起其断裂,也可能通过诱发自由基反应,干扰 DNA,蛋白质合成或RNA 转录,结果使与染色体运动有关的物质不能形成,由此形成染色体畸变。

综合其代谢途径及致毒机理,硝基苯对人体主要伤害途径如图 3-13 所示。

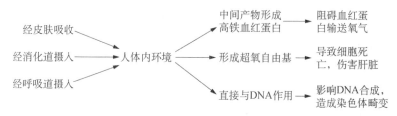

图 3-13 硝基苯对人体的主要伤害途径

3. 危害及现有处理方法

硝基苯在水中具有极高的稳定性,由于其密度大于水,进入水体后会沉入水底,长时间保持不变。又由于其在水中有一定的溶解度,所以造成的水体污染会持续相当长的时间。倾入环境中的硝基苯,会散发出刺鼻的苦杏仁味。80℃以上其蒸气与空气的混合物具爆炸性,倾倒在水中的硝基苯,以黄绿色油状物沉在水底。当浓度为 5 mg/L 时,被污染水体呈黄色,有苦杏仁味。当浓度达 100 mg/L 时,水几乎是黑色,并分离出黑色沉淀,造成严重的生态失衡。

硝基苯可毒害人和动物。破坏血液循环和神经系统,引起贫血甚至死亡。在动物实验中有充分的证据证明硝基苯有致癌性,国际癌症研究机构(IARC)已将其划为 2B 组致癌物。即对人类可疑致癌物。苯可直接作用于肝细胞导致肝实质病变,引起中毒性肝病、肝脏脂肪变性,严重者可发生亚急性肝坏死。急性硝基苯中毒的神经系统症状较明显,严重者可有高热,并有多汗、缓脉、初期血压升高、瞳孔扩大等植物神经系统紊乱症状。慢性中毒可有神经衰弱综合征,慢性溶血时,可出现贫血、黄疸。

硝基苯还具有生物毒性。灌溉水中硝基苯浓度为 100 mg/L 时,小麦有 1/5 的叶片会枯死;浓度为 400 mg/L 时小麦将全部死亡。同时硝基苯会损伤生物 DNA 及生殖环境,由于硝基苯能够在生物体内积累,也会产生生物放大效应,造成恶性循环。

对硝基苯的处理主要有物理和化学方法。物理法主要有吸附法和溶剂萃取法,目前用于废水中有机物的萃取技术尚不够成熟也不够彻底,需辅以其他工艺(如汽提法),才能达到理想的去除率。化学法主要有 F^0 还原技术和化学氧化技术。化学法治理硝基苯较为彻底高效,但因所用化学试剂本身对环境有一定毒害作用,可能存在二次污染,因而在使用时须慎重。

3.1.2.3　水体自净

受污染的河流经过物理、化学和生物等方面的作用,使污染物浓度降低或转化,水体恢复到原有的状态这种现象称为水体自净。本节将围绕不同类型的污染物在水体的降解及在不同迁移阶段在水体中的残余量进行讨论。图 3 - 14 为河流污染模型,这里涉及一些水质迁移模型的建立和计算过程。

1. 水体自净过程及其影响因素

污染物浓度的降低是水体中的物理、化学、生物因素共同作用的结果。从净化机制看,自净过程一般有 3 个环节。水体自净过程如图 3 - 15 所示。

1)物理自净过程

它包括水体的稀释混合、吸附和沉淀作用。稀释与混合主要取决于水的对流、扩散强度,同时又和排污方式、水体容量有关。吸附和沉淀作用则主要表现为很多污染物质通过吸附在水中悬浮物上随流体迁移、沉积,从而完成了水与底质之间污

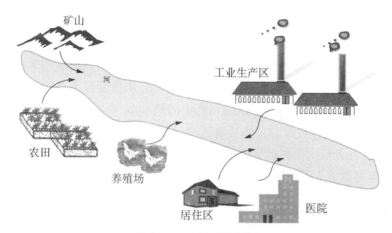

图 3-14 河流污染模型

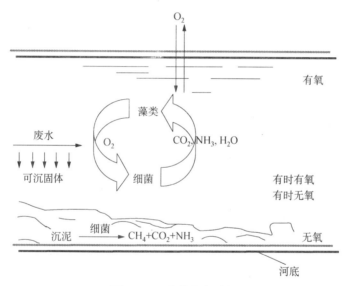

图 3-15 水体自净过程

染物的交换。这类自净虽然使水质得到净化但底质中污染物却增加了,因而水体存在二次污染的隐患。实际上吸附与沉淀作用还受到水中 pH 值、离子浓度的影响,絮凝作用会使水中的颗粒物形成胶团后相互吸附,更易沉积并形成沿水体底部流动的浮泥,使污染物的吸附、沉淀与迁移增强。

2)化学及生化自净过程

化学自净包括污染物的分解与化合,氧化与还原,水解与聚合作用等。水中有机物,特别是一些憎水有机物,可通过分配作用、挥发作用、分解作用和生物作用等方式在水中发生迁移转化,相比无机物的迁移转化作用更加复杂。产生水体化学自净过程的动力因素是太阳能和空气中的氧,有机污染物进入水体后,在生物化学作用下开始分解转化过程。这个过程的速度有快有慢,主要受有机污染物含量和水中溶解氧含量的影响,即有机污染物降解的数量与水体中氧的消耗是正相关的,故可用本体溶解氧 DO 的变化来反映有机污染物的分解动态(降解过程)。

3) 生物自净过程

这是地表水净化中重要而又非常活跃的过程。对于某一水域,一方面水生动植物在自净过程中将一些有毒物质分解转化为无毒物,消耗溶解氧,同时绿色水生植物的光合作用又有复氧的功能;另一方面水体污染又使该环境中的动植物本身发生变异,适应环境状态的一些改变。原先保持平衡的水生生态系统总是既努力"纠正"污染引起的环境改变(即净化),同时又设法适应这种环境变化。河流的生物自净作用直接与河水中的生物区系的种类和数量有关,能分解污染物的微生物种类和数量越多,河流的生物自净作用越强、越快。

水体自净是一个复杂过程,受很多因素的影响,故不同水体自净特点也不相同。

首先,不同的水体有各自具体的自然条件,这些条件会对水体自净造成不同程度的影响。如河流有一定流速,由于紊流扩散,有利于稀释,但是沉降效果不及湖泊和水库。受到潮汐影响,水流的双向流动又会造成水体污染物的絮凝和回荡现象,不利于排泄。

其次,污水本身的物理化学性质、浓度不同,其自净效果会不同。有的污染物易受微生物分解,而有的污染物容易进行化学分解;有的污染物容易在好氧条件下被分解,有的则在厌氧条件下容易降解。

第三,水体的水情要素如水温、流量、流速和含沙量等,会对水体的自净作用有很大影响。水体中生物的种类和数量也会有很大影响。

第四,周围环境如大气环境、光照条件、底部沉积物和地质地貌条件等,都会有一定的影响。大气环境是溶解氧的主要来源,而光照则是水体中能量的来源,同时紫外线等辐射作用也能使水中的某些污染物分解。

2. 水体自净过程的特征

(1) 进入水体中的污染物,在连续的自净过程中,总的趋势是浓度逐渐下降。

(2) 大多数有毒污染物经各种物理、化学和生物作用,转变为低毒或无毒化合物。

(3) 重金属一类污染物,从溶解状态被吸附或转变为不溶性化合物,沉淀后进入底泥。

(4) 复杂的有机物,如碳水化合物,脂肪和蛋白质等,不论在溶解氧富裕或缺氧条件下,都能被微生物利用和分解。先降解为较简单的有机物,再进一步分解为二氧化碳和水。

(5) 不稳定的污染物在自净过程中转变为稳定的化合物。如氨转变为亚硝酸盐,再氧化为硝酸盐。

(6) 在自净过程的初期,水中溶解氧数量急剧下降,到达最低点后又缓慢上升,逐渐恢复到正常水平。

(7) 进入水体的大量污染物,如果是有毒的,则导致生物不能栖息,如不逃避就要死亡,因此水中生物种类和个体数量会随之大量减少。随着自净过程的进行,有毒物质浓度或数量下降,生物种类和个体数量也逐渐随之回升,最终趋于正常的生物分布。

3.1.2.4 水质数学模型及预测

要了解和控制水质和水体中污染物含量,只对水质污染进行一般性描述和评价是难于实现的。因为水质的控制、治理和预测都需要定量的数据以发现污水排放与水体的水质变化间的定量规律,这就需要对水质及其变化进行数学模拟。所谓水质数学模拟是将水体污染中的物理、化学、生物等复杂现象与过程以及各影响因素间的相互作用适当加以简化、模拟,用定量描述水体中污染物随时间、空间迁移、转化规律的代数(或微分)方程来表达,同时又能保持水污染本质特性的数学模型。水质数学模拟建立了污染物数量与水质之间的定量关系,从而为水质评价、预测和影响分析提供了较可靠的依据。所以它是水体环境质量评价和规划的有力工具。

根据所研究的水体性质不同,水质模型可分为河流、湖泊、地下水等数学模型。另外依水文要素、污染物传播特点和预测精度要求,一般又将水质模型按零维(把水体看成是一完全混合的反应器,水质组分的浓度是均匀分布的)、一维(认为水质组分只沿一个方向迁移变化,其余方向均匀分布)和二维(水质组分的迁移、改变沿两个方向变化)三种形式建立。三维的模型过于复杂,很少使用。

如何选择、使用水质模型呢?这需要对所研究的水质组分的迁移转化规律有一定的把握,分清主次矛盾。同时应从工程应用角度考虑,避免模型过分复杂,力求简单实用。另外需要注意的是污染物进入水环境后,不仅受水体的迁移、扩散作用,有的还会因生化反应引起的自身衰减、降解,使污染物浓度加速下降。此类物质称为非保守(可降解)物质;而无衰减、降解作用者,称之为保守(不可降解)物质。常见的确定性水质模型如图 3-16 所示。

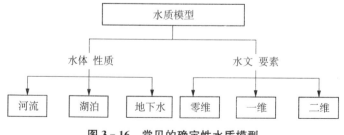

图 3-16 常见的确定性水质模型

1. 污染物在水体中迁移的一般规律

污染物在水中遵循怎样的传播规律？扩散输移的特点如何？影响的范围又究竟有多大？这些只涉及污染物物理运动状况的问题，对于了解和控制水体污染是极重要的。这是研究水体污染工作中最基础的一环。应当说，污染物（这里将其视为自身不发生化学变化的保守物质）在水中扩散输移的规律既跟它们自身的特性有关，又受水环境条件的重要影响。一般水环境有静态和动态之分。前者指没有流动或流速很低的水体，如湖泊、水库、池塘等，后者则指具有一定流速的水体，如江河、渠流。污染物质在水中运动的形式可分成两类，一是扩散运动，一是随流输移运动。扩散运动实际包括分子扩散、紊动扩散和剪切流扩散（亦称剪切流离散）三种，它们是污染物质在水体中得以产生分散、出现混合的重要物理机制。随流拖移运动除反映污染物质服从总体水流的运动（即跟随主流输移）外，还包括沿垂直主流方向，因上下层水体的输移交换引起污染物的所谓对流输移。此外水体总是有边界的，污染物运动受其限制，在传播中存在边界反射问题。扩散、输移、边界反射这些污染物的水力特性均与河、湖的水力要素密切相关。一般河湖水力要素总是在时间和空间两方面不断变化的，因此污染物进入水环境后形成的所谓浓度场也应表示成时空的函数形式，即某污染物的浓度分布可表示为

$$C = C(x, y, z) \tag{3-3}$$

静态水环境中的分子扩散具有自身的规律。静态水域中物质混合主要受到分子扩散运动规律影响，没有水的流动和紊动。以下将依次介绍不同模型下的污染物在水体中的迁移规律。

1）Fick 第一定律

20 世纪，Fick 根据静水中物质扩散现象的特点，提出了分子扩散定律：在各向同性的介质中，沿一定方向，单位时间通过单位面积扩散输送的物质与该断面扩散物质的浓度梯度成比例，即

$$F_x = -D\frac{\partial c}{\partial x} \tag{3-4}$$

因为扩散物质总是由高浓度向低浓度扩散，故 $\frac{\partial c}{\partial x}$ 恒为负。

2）Fick 第二定律——扩散方程

根据质量守恒原理，在水体中任取一微分六面体都可推得三维分子扩散方程

$$\frac{\partial c}{\partial x} + \frac{\partial F_x}{\partial x} + \frac{\partial F_y}{\partial y} + \frac{\partial F_z}{\partial z} = 0 \tag{3-5}$$

式中，$\frac{\partial c}{\partial x}$ 为水环境中某处污染物浓度随时间的变化率 F 为各方向上扩散物的

通量。

当扩散为各向同性时,上式可简写为

$$\frac{\partial c}{\partial t} = D_x \frac{\partial^2 c}{\partial x^2} + D_y \frac{\partial^2 c}{\partial y^2}$$ （3-6）

而扩散若仅在一个方向上变化时,则一维分子扩散方程为

$$\frac{\partial c}{\partial t} = D_x \frac{\partial^2 c}{\partial x^2}$$ （3-7）

2. 河流水质模型

1) 氧垂曲线模型

排入河水中的有机物经微生物降解,一方面消耗水中的 DO 使河水亏氧,另一方面,空气中的氧通过河流水面不断地溶入水中,会使 DO 逐步增加直至得到恢复,所以耗氧与复氧同时进行的氧垂曲线分为三段:

第一段,耗氧速度大于复氧速度,水中的 DO 含量急剧下降,亏氧量增加,直到耗氧速率等于复氧速率。

第二段,复氧速率开始超过耗氧速率,水中 DO 含量开始回升,亏氧量逐渐减少,直至转折点。

第三段,从转折点后,DO 含量继续回升,亏氧量继续减少,直到恢复到排污点前的状态。氧垂曲线模型如图 3-17 所示。

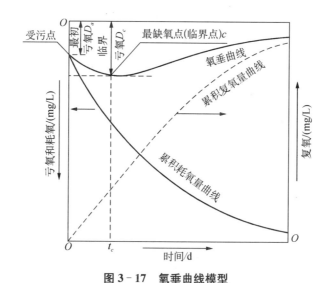

图 3-17 氧垂曲线模型

2) 零维水质模型

如果研究的河段是恒定均匀流,且排污量也是恒定不变的。当污染物是既不

分解、也不沉淀的保守物质时,河段水质模型为

$$C = \frac{QC_1 + qC_2}{Q + q} \tag{3-8}$$

式中,C_1,C_2,C 分别表示河流中原有的、入河污水的、河水与污水均匀混合后的污染物浓度(mg/L);Q,q 分别为大河流量和污水排入流量(m^3/s)。

当污染物是非保守可降解物质时,水质方程则为

$$C = \frac{(1-k)QC_1 + qC_2}{Q + q} \tag{3-9}$$

式中,k 为污染物消减综合系数。可根据河段进、出口断面及排污口水质监测资料和水文资料反求。

如果取完全混合后的浓度 C 为所规定的污染物水质标准 C_n,则由上述方程即可推出污染物的最大允许排放浓度 C_{2max} 或最大允许排放易 $(C_{2q})_{max}$。

3) 一维水质模型

当污染物为可降解的非保守物质时,若假定污染物只沿水流方向(一维)变化,不考虑横向和垂向扩散、对流。污染物输入量不随时间变化,且由生化作用引起的污染物降解衰减符合一级反应动力学的衰减规律,河流为均匀流,此时河流沿程任一断面的平均污染物浓度和纵向扩散系数 E_x 都是恒定不变的 $\left(\dfrac{\partial C}{\partial t} = 0\right)$。则一维河流水质稳态模型的基本微分方程为

$$U\frac{\mathrm{d}c}{\mathrm{d}x} = E_x\frac{\mathrm{d}^2 C}{\mathrm{d}x^2} - K_1 C \tag{3-10}$$

式中,U 为纵向平均流速;K_1 为污染物衰减系数。

若排污口取在 $x=0$ 处,边界条件为:$x=0$ 时,河流断面平均污染物浓度 $C = C_0$。对于排污口下游区($x>0$),一维水质模型方程的解集为

$$C = C_0 \exp\left[\frac{U}{2E_x}\left(1 - \sqrt{1 + \frac{4K_i E_x}{U^2}}\,\right)x\right] \tag{3-11}$$

当污染物为不可降解的保守物质时,如果污染物的稀释混合为决定污染物浓度的主要因素,则可得恒定流条件下另一种形式的水质模型:

$$C_{max} = C + (C_2 - C)\exp(-a\sqrt[3]{x}) \tag{3-12}$$

式中,C_2 为排入水体的污水中的污染物浓度(mg/L);C_{max} 为计算断面最大可能污染物浓度(mg/L);C 为完全混合后的污染物浓度(mg/L),可按式(3-3)计算;x 为排放口至计算断面的距离(m);a 为水力参数,其余符号同式(3-3)。

根据大量实验数据,得到 a 的计算公式为

$$\alpha = \phi \xi \sqrt[3]{E/q} \tag{3-13}$$

式中，ϕ 为河道弯曲系数，$\phi = L/L_0$，L 和 L_0 分别表示排放口至计算断面的河道实际长(m)和直线距离(m)；ξ 为排放口位置系数，岸边排放时，$\xi = 1$，河道内排放时，$\xi = 1.5$；q 为污水流量(m^3/s)。

扩散系数 E 可由马卡耶夫公式求得：

$$E = 0.22 Unh^{5/6} = 0.07 hu \tag{3-14}$$

式中，h，U 为河段平均水深(m)和流速(m/s)；n 为河段的满宁糙率；

摩阻流速(m/s)

$$u_0 = \sqrt{ghJ}$$

如果河道不均匀，则可按其特征划分若干河段，平均扩散系数为

$$\overline{E} = \frac{\sum E_i L_i}{\sum L_i} \tag{3-15}$$

式中的 L_i 和 E_i 分别代表各河段的长度和扩散系数，这一方程适用于较宽浅的大中河流均匀排放难降解的保守污染物时的水质预测。

例3-1 某工厂的生产废水拟排入附近的河流中，废水流量为 $20\ m^3/s$，废水中含有总溶解盐浓度为 $1\ 500\ mg/L$。河流的平均流速 $1.2\ m/s$，平均河宽 $45\ m$，平均水深 $2\ m$，河水总溶解盐浓度为 $350\ mg/L$，若总溶解盐的水质标准取 $420\ mg/L$，试预测废水排放后的影响。

解：河段是恒定均匀流，且排污量恒定不变，溶解盐性质稳定，既不分解也不沉淀，可采用零维河段水质模型。

$$Q = AU = 45 \times 2 \times 1.2 = 108\ m^3/s,\ q = 20\ m^3/s$$
$$C_1 = 350\ mg/L,\ C_2 = 1\ 500\ mg/L,\ C_N = 420\ mg/L$$

$$C = \frac{QC_1 + qC_2}{Q + q} = \frac{(108 \times 350 + 20 \times 1\ 500) \times 1\ 000}{(108 + 20) \times 1\ 000} = 530\ mg/L$$

因为 $530\ mg/L > 420\ mg/L$，故若废水直接排入河流，将使河水的总溶解盐浓度超过允许水质标准，废水需经处理后才能排入。其去除率为

$$\frac{530 - 420}{530} \times 100\% = 20.7\%$$

例3-2 一均匀河段，有一含 BOD 的废水稳定地流入，若起始断面河水(和废水完全混合后)含 BOD 浓度为 $C_0 = 20\ mg/L$，河水的平均流速为 $20\ km/d$，BOD 的衰减系数 $k_1 = 0.2/d$，扩散系数 $E = 1\ km^2/d$，求 $x = 1\ km$ 处的河水中 BOD 浓度。

解：为简化问题，假定只考虑污染物沿水流方向变化，不考虑横向和垂向扩散、对流，且污染物输入量不随时间变化，由生化作用引起的污染物降解衰减符合一级反应动力学的衰减规律，河流为均匀流，此时河流沿程任一断面的平均污染物浓度和纵向扩散系数都是恒定不变的，故可采用一维水质模型。

$$C = C_0 \exp[U/2E(1 - \sqrt{1 + 4k_1 E/U^2})x]$$
$$= 20\exp\left[\frac{20}{2 \times 1}(1 - \sqrt{1 + 4 \times 2 \times 1/20^2}) \times 1\right]$$
$$= 20e^{-0.0995}$$
$$= 18.1 \text{ mg/L}$$

即 $x = 1$ km 处河水中的 BOD 浓度为 18.1 mg/L。

3. 湖库水质模型

湖、库一般比较宽阔，当主要污染物来自某些入湖河道或沿湖厂矿时，污染物往往在入湖口附近水域浓度较高，因而需要把废水在湖、库中的稀释扩散作用作为不均匀混合型来处理。废水在湖水中的稀释扩散现象很复杂，由于水面开阔且应考虑风浪等因素影响，在确立湖、库水质模型时，多采用圆柱坐标，此时即为一维扩散问题。这里仅介绍易降解物质的简化模型。

1) 浓度递减方程

如果湖水流速甚急，风浪很小，则扩散作用可忽略。考虑到污染水体的自净作用，采用稳态条件，则可得废水在湖中受对流和化学降解共同作用下的水质模型为

$$q\frac{\mathrm{d}C}{\mathrm{d}r} = -KCH\phi r \tag{3-16}$$

式中：K——湖水自净速率系数（1/d），可由实测资料反求；

　　　H——废水扩散区的湖水平均深度（m）；

　　　ϕ——污水在湖水中的扩散角度（弧度），若污水在开阔岸边垂直排放时取 $\phi = \pi$，在湖心排放时 $\phi = 2\pi$；

　　　r——计算点距污水排出口的径向距离（m）；

　　　q——入湖污水流量（m³/d）。

如代入湖岸边界条件 $\begin{cases} r = 0 \\ c = C_0 \end{cases}$，$C_0$ 为污水排出口的污染物浓度。

$$C = C_0 \exp\left(-\frac{K_1 H \cdot \phi \cdot r^2}{2q}\right) \tag{3-17}$$

式中：K_1——BOD$_5$ 的耗氧速率系数（1/d），其余符号均同前。

2) 小湖完全混合型水质模型

保守物质：当流进湖泊的污水量与流出湖泊的湖水量不相等时，对于守恒物质（惰性物质），根据质量守恒定律，单位时间湖泊内污染物浓度 C 的变化可用下式表示：

$$V\frac{dC}{dt} = qC_i - q'C \tag{3-18}$$

式中，q 为流入湖泊的污水量（m^3/d）；C_i 为入湖污水中污染物浓度（mg/L）；q' 为流出湖泊的湖水量（m^3/d）；V 为湖泊容积（m^3）。

设式（3-18）初始条件为：$t=0$ 时，$C=C_0$，将上式积分，得到 t 时刻的湖水中污染物的平均浓度为

$$C = RC_i - (RC_i - C_0)e^{-\frac{1}{T}} \tag{3-19}$$

式中，R 为流进湖泊的污水量与流出湖泊的水量的比值；T 为污水在湖中滞留时间，$T=V/q'$。

非保守物质：当污染物为易分解的有机物时，湖水中污染物浓度的变化，可用下列方程表示：

$$\frac{dC}{dt} = \frac{N}{V} - \frac{qC}{V} - k'C \tag{3-20}$$

设式（3-20）初始条件为：$t=0$ 时，$C=C_0$。将式（3-20）积分，在 t 时刻湖水中污染物的平均浓度为

$$C = C_0\exp\left(\frac{-q+k'V}{V}t\right) + \frac{N}{q+k'V}\left[1-\exp\left(\frac{-q+k'V}{V}t\right)\right] \tag{3-21}$$

式中，C 为湖水污染后有机物的含量（m^3/L）；C_0 为起始时湖水有机物浓度（m^3/L）；N 为每日湖中有机物的输入总量（g/d）；V 为湖泊容积（m^3）；q 为湖泊流出水量（m^3/d）；k' 为有机物分解系数（$1/d$）。

例 3-3 某冶金工厂的电镀废水排入附近的河流中（见图 3-18），废水流量为 $2\ m^3/s$，其中含有铜离子的浓度为 $3\ 700\ mg/L$。研究的河段水流恒定，河流的平均流速 $0.5\ m/s$，平均河宽 $50\ m$，平均水深 $2.5\ m$，河水源头中铜离子的浓度为 $0.05\ mg/L$，河水流入一个湖泊，湖泊的出水量为 $500\ m^3/s$，湖泊体积为 $30（Km）^3$。若下游的居民以此湖水为饮水源，按照地表水Ⅲ标准，饮水摄入铜离子 $<1.0\ mg/L$，可以否？（1天后、1月后和长期后）

解：

河水的流量

$$Q_1 = 50\times 2.5\times 0.5 = 62.5\ m^3/s$$

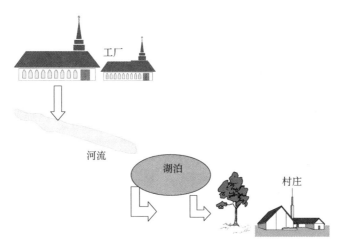

图 3-18　模型示意图

河水的浓度

$$C_1 = 0.05 \text{ mg/L}$$

污水的流量 2 m³/s

污水的浓度 3 700 mg/L

混合后河水的浓度

$$C_3 = (Q_1C_1 + Q_2C_2)/(Q_1 + Q_2) = 114.8 \text{ mg/L}$$

湖水停留时间

$$T = V/\dot{q} = (30 \times 1\,000^3/500)\text{s} = 694.4 \text{ d}$$

$$R = q/\dot{q} = \frac{62.5 + 2}{500} = 0.129$$

1 天湖水中的铜离子浓度：

$$\begin{aligned}
C &= RC - (RC - C_0)\mathrm{e}^{-t/T} \\
&= 0.129 \times 114.78 - (0.129 \times 114.78 - 0.05)\mathrm{e}^{-1/694.4} \\
&= 14.80 - 14.75\mathrm{e}^{-0.001\,44} \\
&= 0.071\,2 \text{ mg/L} < 1.0 \text{ mg/L}
\end{aligned}$$

1 月湖水中的铜离子浓度：

$$\begin{aligned}
C &= RC - (RC - C_0)\mathrm{e}^{-t/T} \\
&= 0.129 \times 114.78 - (0.129 \times 114.78 - 0.05)\mathrm{e}^{-30/694.4} \\
&= 14.80 - 14.75\mathrm{e}^{-0.043\,2} \\
&= 0.674 \text{ mg/L} < 1.0 \text{ mg/L}
\end{aligned}$$

长期：

$$C = RC = 0.129 \times 114.78 = 14.80 > 1.0 \text{ mg/L}$$

3.2 大气环境中污染物的来源及其迁移转化

国际标准化组织(ISO)对大气污染的定义为:"大气污染通常是指由于人类活动或自然过程引起某些物质进入大气中,呈现出足够的浓度,达到足够的时间,并因此危害了人体的舒适、健康和福利或环境的现象"。

凡是能使空气质量恶化的物质都是大气污染物。大气污染物目前已知约有100多种。有自然因素和人为因素两种,且以后者为主,尤其是工业生产和交通运输所造成的污染。主要污染过程由污染源排放、大气传播、人与物受害这三个环节所构成。影响大气污染范围和强度的因素有污染物的性质(物理的和化学的),污染源的性质(源强、源高、源内温度、排气速率等),气象条件(风向、风速、温度层结等),地表性质(地形起伏、粗糙度、地面覆盖物等)。

3.2.1 大气环境中污染物的来源

3.2.1.1 自然因素

自然因素主要包括:森林火灾、火山爆发、地热流、油田、天然气田等。

其中森林火灾是许多微量气体的来源,会严重影响受灾地区及邻近地区的大气质量,尤其是有机烃类污染物的发生量已经大到足以影响世界大气环境组成的程度;火山爆发主要会喷洒出大量的气体和颗粒物,数量最多的是:SO_2,HCl和HF(见表3-7);地热流释放的气体主要是富有硫化物,还有CH_4,NH_3等,但通常只对当地大气产生影响;开采油田和天然气田通常会产生有机硫化物,H_2S,CH_4等各种烃类化合物。其他各种生物的分解、大风刮起的粉尘、闪电产生的O_3等也会成为天然污染源。

表3-7 世界范围森林火灾和火山喷发中释放出的污染物

项目	污染物	释出量/(10^6 t/a)
森林火灾	NO_x	7.2
	CO	290
	CO_2	7 222
	烃类	72.4
	颗粒状有机碳	1.6
	总有机硫	62.0
火山爆发	SO_2	7.5
	HCl	0.8
	HF	0.04

3.2.1.2 人为因素

1. 燃料燃烧

燃料燃烧即化石燃料(煤、石油、天然气)的燃烧。其燃烧的产物是由固体、液体和气体物质组成的多相气溶胶,称之为烟气流。烟气中成分包括:空气中未参与反应的 N_2 以及过剩的 O_2;完全燃烧的产物:CO_2,H_2O,SO_x;不完全燃烧的产物:CO,NO_x;燃料中的灰分、残渣以及残余燃料形成的烟尘;燃料裂解、环化、缩合、聚合形成的有机碳氢化合物等。

各种燃料在不同的燃烧过程中所排放的烟气组成如表 3-8[28] 所示。

表 3-8　各种染料燃烧产生的污染物

污染物	发电厂烟气/(g/kg)			垃圾燃烧烟气/(g/kg 垃圾)		未做处理汽车排气/(g/kg 燃料)	
	煤	石油	天然气	露天燃烧	多室燃烧	汽油	柴油
CO				50.0	可略	165.0	可略
SO_2	20(S)	20	16(S)	1.5	1.0	6.8	7.5
NO_2	0.43	0.68	0.16	2.0	1.0	16.5	16.5
醛酮	可略	0.003	0.001	3.0	0.5	0.8	1.6
总烃	0.43	0.05	0.005	7.5	0.5	33	30.0
总颗粒物	7.5(X)	2.8(X)	可略	11	11	0.05	18.0

注:S=燃料中含硫的百分数(%);X=燃料中灰分的百分数(%)。

2. 工农业生产过程

工农业生产是产生工业废气的主要来源,是控制大气污染的主要方面。所有的生产过程都需要有能量和动力供应,而这些都直接来源于燃料的燃烧。全球范围由于化石燃料燃烧每天释放出的 CO_2 量估计可高达 10^9 t,成为历年大气中 CO_2 上升的主要原因之一。

3. 交通运输

交通工具多数以汽油和柴油为燃料,排出的尾气中主要含有 CO,NO_x 和碳氢化合物,据统计:1 000 辆汽车每天排出的 CO 达 3 000 kg;碳氢化合物达 $200\sim400$ kg,NO_x 达 $50\sim150$ kg。

4. 城市垃圾焚烧

城市垃圾焚烧是国家处理固体废弃物常用的减少固体有机垃圾体积的手段。焚烧产物中主要有 CO_2,O_2,N_2 和一些有毒有机卤化物如二噁英等。据报道:50 万人的生活垃圾燃烧后,可产生 $350\sim1 600$ mg 的二噁英类化合物(PCDDs)。

根据不同的研究目的和污染源的特点,污染源的类型划分有 5 类方法:

(1) 按污染源存在形式划分。

固定污染源:位置固定,如工厂的排烟或排气。

移动污染源:在移动过程中排放大量烟气,如汽车等。

（2）按污染物排放方式划分。

点源：污染物通过烟囱排放。一般情况下排放量较大。

线源：移动污染源在一定街道上造成的污染。

面源：许多低矮烟囱集合起来而构成的一个区域性的污染源。

（3）按污染排放时间划分。

连续源：污染物连续排放，如化工厂的排气筒等。

间断源：污染物排放时断时续，如取暖锅炉的烟囱。

瞬间源：污染物排放时间短暂，如工厂的事故排放。

（4）按污染物排放空间划分。

高架源：在距地面一定高度处排放污染物，如高烟囱。

地面源：在地面上排放污染物，如煤炉、锅炉等。

（5）按污染物产生的类型分类。

工业污染源：主要是燃料燃烧排放的污染物，生产过程中的排气以及排放的各类矿物和金属粉尘。

生活污染源：主要是家庭炉灶，取暖设备，城市垃圾在堆放过程中由于厌氧分解排放出二次污染物以及垃圾焚烧过程中产生的废气等。

交通污染源：主要是汽车、飞机、火车和船舶等交通工具排放的尾气。

3.2.1.3　典型行业工业废气的排放

1. 火电厂

表 3-9[28] 为近年来全国燃煤量、火电燃煤量及污染物排放情况。

表 3-9　全国燃煤量、火电燃煤量及污染物的排放

年份	全国燃煤量/百万 t	全国火电耗煤量/百万 t	全国火电 SO_2 的排放量/万 t	全国火电 NO_x 的排放量/万 t
1996	145 370	52 210	679.1	359.3
1997	138 370	53 340	682.9	350.3
1998	128 880	52 650	752.5	360.5
1999	114 650	53 880	780.8	401.9
2000	124 540	59 190	810.0	469.0
2001	126 210	64 560	784.4	497.5
2002	136 610	73 280	761.0	536.8
2003	157 900	85 000	1 054.0	597.3
2004	187 000	99 400	1 200.0	665.7

2. 工业窑炉的粉尘排放

1995 年全国燃煤排放的烟尘总量为 1 478 万 t,其中火电厂和工业锅炉排放量占 70% 以上,1995 年全国工业粉尘排放量约为 639 万 t。其中,钢铁生产排尘占总量的 15%,水泥生产排尘占总量的 70%。表 3-10[29] 为不同工业窑炉所产生的粉尘排放的浓度范围。

表 3-10　各种工业窑炉的粉尘排放情况

装置	烟尘类别	烟尘粒径/μm	烟尘含量/($g \cdot m^{-3}$)
水泥烧结窑	水泥尘	2~4	10~50
石灰窑	石灰尘	0.5~20	21
锌矿焙烧窑	氧化锌矾飘尘	0.1~10	1~8
炼铁高炉	矿粉、焦粉	0.1~10	7~85
镍铁熔矿炉	硅粉	0.02~0.5	2~10
熔铅炉	铅尘	0.08~10	2~6
炼钢平炉	氧化铁		2~14
废铁炼钢平炉	氧化铁、氧化锌		1~34
黄铁矿焙烧炉	矿尘		1~40
铝矾土煅烧炉	半烧铅粉尘		25~30
煤粉锅炉	飘尘		8~30
炭黑工厂	碳尘	1~30	0.5~2.5
煤干馏炉	煤焦油	1~10	5~40
硫酸厂	硫酸雾	5~85	0.6~0.8

3. 交通工具尾气的组成

交通工具尾气中含有 150~200 种不同的碳氢化合物,其中危害最大的是 CO、碳氢化合物、NOx 和铅的化合物。尾气的性质随交通工具的种类、使用燃料的性质、成分以及行驶状况(空挡、加速、定速、减速)等有关。表 3-11[29] 给出了汽车尾气在不同的行驶情况下的化学组成:

表 3-11　汽车尾气的化学组成

尾气成分	行驶条件			
	空挡	加速	定速	减速
碳氢化合物(乙烷等)/$\times 10^{-6}$	800	540	435	5 000
碳氢化合物范围(乙烷等)/$\times 10^{-6}$	300~1 000	300~800	250~550	3 000~12 000

（续表）

尾 气 成 分	行 驶 条 件			
	空挡	加速	定速	减速
乙炔/$\times 10^{-6}$	710	170	173	1 096
醛/$\times 10^{-6}$	15	27	34	199
氮氧化物/$\times 10^{-6}$	23	543	1 270	16
氮氧化合物范围/$\times 10^{-6}$	10～50	1 000～4 000	1 000～3 000	5～50
一氧化碳/%	49	1.8	1.7	8.1
氧/%	1.8	1.5	17	8.1
排气量/(ft³/min)	8	60	35	8
排气量范围/(ft³/min)	5～25	40～200	25～60	5～25
排气温度/F°	300～600	900～1 300	800～1 100	400～800
未燃烧燃料/%	2.88	2.12	1.96	18.0
二氧化碳/%	10.2	12.1	12.4	6.0

3.2.1.4　大气污染的实例分析——咳嗽

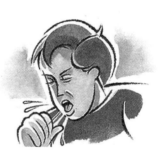

图 3 - 19　咳嗽

"北京咳"是老百姓、特别是外国人的一种说法,并不是一个医学名词和学术概念,也没有一个定义和确切的症候群。"北京咳"的叫法,已经在外国人中间流传了 10 余年。2013 年,开年之时,一场大雾从 1 月 7 日起,截至 1 月 16 日,以北京、济南为首,全国污染严重的 33 座城市,空气质量连续 10 天严重超标,而"北京咳"这种略带玩笑的说法成了人们热议的话题,更有甚者被外国人白纸黑字地印入了旅游指南。中国人民大学环境政策与环境规划研究所所长宋国君则明确地表示,空气污染毫无疑问是导致"北京咳"的原因。北京市空气中 PM 2.5 浓度过高,人体如果长期吸入,会导致人体呼吸系统和其他器官系统和组织结构的损害。

表 3 - 12　北京市某地区按地区分层后居室附近的交通要道对儿童呼吸系统疾病和症状发生的影响[30]

疾病症状	患病率/%		OR$_{区域}$	OR$_{全部}$
	无交通要道	有交通要道		
咳嗽	52.64	59.06	1.18*	1.13*
感冒时咳嗽	52.09	58.59	1.18*	1.13

（续表）

疾病症状	患病率/%		OR区域	OR全部
	无交通要道	有交通要道		
不感冒时咳嗽	3.13	4.73	1.37*	1.29
持续性咳嗽	4.18	4.50	1.02	0.99
咳痰	31.63	39.24	1.26*	1.16*
感冒时咳痰	31.41	38.80	1.25*	1.15*
不感冒时咳痰	2.89	4.01	1.29	1.15
持续性咳痰	2.27	2.96	1.24	1.18
哮喘	0.61	0.92	1.06	1.04
喘鸣	4.36	4.92	1.02	0.95
呼吸困难	2.71	3.38	1.20	1.04
支气管炎	16.45	21.19	1.22*	1.16
肺炎	1.04	1.49	1.26	1.01
咳嗽和咳痰	12.93	21.37	1.09	1.12
慢性支气管炎	0.43	0.58	1.06	0.81

注：* 有统计学意义。

1. 概述

咳嗽是呼吸道疾病最常见的一种症状。咳嗽是人体一种保护性防御功能。通过咳嗽，可以排出呼吸道的分泌物或侵入气管内的异物。若咳嗽次数频繁，会造成胸痛、腹痛，并且妨碍睡眠休息，给病人带来痛苦。咳嗽消耗的能量也很大。长时间地剧烈咳嗽，可能会造成神志昏迷，或者因肺部穿孔而引起气胸。

2. 咳嗽的病因

（1）慢性咽炎：患者咽部干燥，有瘙痒感和不适感，并由此刺激发出阵阵咳声，自己对着镜子张开嘴可发现咽后壁黏膜表面粗糙，有许多扩张的小血管，严重时会有透明的小白泡，以单纯性为多见。

（2）慢性喉炎：如果患者干咳，伴有声音嘶哑，感到喉部干燥发痒，火辣辣地疼痛，就有可能是喉炎。

（3）慢性支气管炎：中年以上者经常咳嗽，咯出或多或少的黏痰液，在清晨醒后加剧，每年冬春季节发作，夏季减轻或缓解，严重的或时间较长的患者发现胸廓增宽，应怀疑为慢性支气管炎。

（4）支气管哮喘：如果咳嗽反复发作，喘气时喉间如拉锯，同时病人感觉到胸闷、呼吸困难、每到寒冷季节或接触某种过敏物质时可诱发咳嗽，应检查是否患有支气管哮喘。

(5) 肺结核、肺癌:病人咳声低微,咳痰带血或咯血,感到浑身无力,饭量减少,身体日渐消瘦,午后和夜间体温增高,睡觉时出汗增多,时有心慌,同时伴有两颧发红。

(6) 感染性咳嗽:呼吸道疾病如上呼吸道病毒感染或细菌感染也可引起咳嗽。

(7) 其他原因咳嗽:气管异物、胸膜炎、胸腔积液等疾病以及诸多物理、化学因素也能引起咳嗽。

咳嗽的几种病因分析如图 3-20 所示。

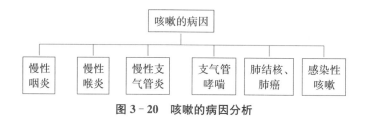

图 3-20 咳嗽的病因分析

3. 痰液的形成和影响因素

呼吸道液体是一种由许多成分组成的物质,它的高液体含量是上皮对离子和水转运的结果,而它的大分子主要来源于血液的漏出或局部分泌细胞的产物。清蛋白主要来自血液,而黏液细胞分泌糖蛋白,浆液细胞分泌抗微生物蛋白(如溶酶体和铁传递蛋白)和蛋白酶抑制剂。由信号分子(即神经递质)激活细胞表面的受体,进而激活导致细胞内钙升高的信号转导通路,其结果是发生分泌颗粒的胞吐作用。在颗粒释放后,粘蛋白通过细胞内的缠绕形成聚合体凝胶。浆液细胞产物和来自血液的分子与粘蛋白相互作用以调节凝胶的黏滞度。黏液与上皮纤毛的机械性活动相结合,起着转送带样作用,以每分钟 $10\sim20~\mu m$ 的速度将气道中的污物运出。

当呼吸道发生炎症病变时,呼吸道液体的成分就会发生改变,形成痰液。痰液中包含黏液、异物、病原微生物、各种炎症细胞及坏死脱落的黏膜上皮细胞等成分。痰液中液体主要是由支气管黏膜上皮的分泌黏液的腺体和杯状细胞分泌的。腺体的分泌受迷走神经支配,刺激迷走神经可以促使腺体分泌增加,杯状细胞除了也受迷走神经支配外,在直接受到吸入的干燥空气、刺激性气体等刺激后亦分泌增加。对于慢性气管炎等疾病,气管支气管内的腺体肥大,杯状细胞增多,分泌物的量显著增加,并且其黏稠度也大为增加,而气管黏膜的纤毛运动减弱,造成痰液清除功能受阻,黏液不易排出。痰液的黏稠度增加主要是与痰中的酸性糖蛋白含量增加有关,这是由于糖蛋白分子依靠不同的键(如二硫键、氢键等)交叉联接在一起,形成一种凝胶网。痰液含有电解质,其中 Ca^{2+} 含量高,可以增加黏稠度。呼吸道感染时,由于大量炎症细胞的核破坏而产生的 DNA 亦使痰液的黏稠度显著提高,形成所谓脓痰,不易排出。痰的 pH 值也影响其黏稠度,酸性液体中痰的黏稠度增加,而碱性液体中痰的黏稠度降低。除了痰的黏稠度外,痰量、纤毛运动状况以及呼吸道表面的凝胶层和水样层组成比例等因素都可以影响痰液的排出。

3.2.2　污染物在大气环境中的迁移和转化

污染物从污染源排放到大气中,是一系列复杂过程的开始,污染物在大气中的迁移、扩散是这些复杂过程的重要方面。大气污染物在迁移、扩散过程中对生态环境产生影响和危害。因此,大气污染物的迁移、扩散规律为人们所关注。

3.2.2.1　影响污染物在大气中迁移转化的因素

1. 气象因素

大气时刻在发生变化,大气的性状在很大程度上影响污染物的时空分布,世界上一些著名大气污染事件都是在特定气象条件下发生的。实践证明,风向、风速、大气的稳定度、降水情况和雾天,是影响大气污染的重要气象因素。

1) 风和大气湍流的影响

污染物在大气中的扩散取决于三个因素:风、大气湍流状况和污染物的浓度梯度。风可使污染物向下风向扩散,湍流可使污染物向各方向扩散,浓度梯度可使污染物发生质量扩散。其中风和湍流起主导作用,湍流具有极强的扩散能力,它比分子扩散快 $1 \times 10^5 \sim 1 \times 10^6$ 倍,风速越大,湍流越强,污染物的扩散速度就越快,污染物浓度就越低。根据湍流形成的原因可分动力湍流和热力湍流,有时以动力湍流为主,有时动力湍流与热力湍流共存,且主次难分。这些都是使大气中污染物迁移的主要原因。

2) 温度层结和大气稳定度

由于地球旋转作用以及距地面不同高度的各层次大气对太阳辐射吸收程度上的差异,使得描述大气状态的温度、密度等气象要素在垂直方向上呈不均匀的分布。人们通常把静大气的温度和密度在垂直方向上的分布,称为大气温度层结。

污染物在大气中的扩散与大气稳定度有密切的关系,大气稳定度是指在垂直方向上大气稳定的程度。当大气处于不稳定状态时,对排放到大气中的污染物扩散作用强烈。反之,大气处于稳定状态时,扩散作用微弱。

逆温时,大气处于非常稳定状态,是一种最不利于污染物扩散的温度层结,在大气污染问题研究中特别引人注目,对流层逆温按其形成原因可分辐射逆温、平流逆温、下沉逆温,此外还有峰面逆温、湍流逆温等。实际逆温情况是很复杂的,地形对逆温的形成和分布也有明显影响。通过一定方式了解各高度温度分布,就可以得知上空有无逆温、逆温高度、强度等。目前用于探测逆温的手段主要有:低空探空仪、系留气球、铁塔观测、遥感等。

3) 降水和雾的影响

各种形式的降水,特别是降雨,能有效地吸收、淋洗空气中的各种污染物。所以大雨之后,空气会格外新鲜。

雾是气温低于露点时,近地面空气中水汽凝结而形成的,它的存在说明空气中的颗粒物浓度较高,它们会吸附空气中的污染物,但同时雾像一顶盖子,它会阻碍污染物的扩散,使空气污染状况加剧。

2. 地理因素

地形、地势对大气污染物的扩散和浓度分布有重要影响。地形地势千差万别,但对大气污染物扩散的影响其本质上都是通过改变局部地区气象条件(流场和温度层结等)来实现的。这里主要讨论三种典型地形地势条件对大气污染的影响。

1)山区地形

山区地形复杂,局地环流多样,最常见的局地环流是山谷风,它是由于山坡和谷底受热不均匀引起的。晴朗的白天,阳光使山坡首先受热,受热的山坡把热量传给其上的空气,一部分空气比同高度谷底上空的空气暖,比重轻,于是就上升,谷底较冷的空气来补充,形成从山谷指向山坡的风,称之为"谷风"。夜间,情况正好相反,山坡冷却较快,其上方空气相应冷却得比同一高度谷底上空的空气快,较冷空气沿山坡流向谷底,形成"山风"。

山谷风对污染物输送有明显的影响。吹山风时排放的污染物向外流出,若不久转为谷风,被污染的空气又被带回谷内。特别是山谷风交替时,风向不稳,时进时出,反复循环,使空气中污染物浓度不断增加,造成山谷中污染加重。

山区辐射逆温因地形作用而增强。夜间冷空气沿坡下滑,在谷底聚积,逆温发展的速度比平原快,逆温层更厚,强度更大。并且因地形阻挡,河谷和凹地的风速很小,更有利于逆温的形成。因此山区全年逆温天数多,逆温层较厚,逆温强度大,持续时间也较长。

2)海陆界面

海陆风发生在海陆交界地带,是以 24 h 为周期的一种大气局部环流。海陆风是由于陆地和海洋的热力性质的差异而引起的。在白天,由于太阳辐射,陆地升温比海洋快,在海陆大气之间产生了温度差、气压差,使低空大气由海洋流向陆地,形成"海风",高空大气从陆地流向海洋,形成"反海风",它们和陆地上的上升气流和海洋上的下降气流一起形成了海陆风局部环流。在夜晚,由于有效辐射发生了变化,陆地比海洋降温快,在海陆之间产生了与白天相反的温度差、气压差,使低空大气从陆地流向海洋,形成"陆风",高空大气从海洋流向陆地,形成"反陆风"。它们同陆地下降气流和海面上升气流一起构成了海陆风局部环流。

在湖泊、江河的水陆交界地带也会产生水陆风局地环流,称为"水陆风"。但水陆风的活动范围和强度比海陆风要小。

海陆风对空气污染的影响有如下几种作用:一种是循环作用,如果污染源处在局地环流之中,污染物就可能循环积累达到较高的浓度,直接排入上层反向气流的污染物,有一部分也会随环流重新带回地面,提高了下层上风向的浓度。另一种是往返作用,在海陆风转换期间,原来随陆风输向海洋的污染物又会被发展起来的海风带回陆地。海风发展侵入陆地,下层海风的温度低,陆地上层气流的温度高,在冷暖空气的交界面上,形成一层倾斜的逆温顶盖,阻碍了烟气向上扩散,造成封闭型和漫烟型污染。

3) 城郊差异

城市建筑密集,高度参差不齐,因此城市下垫面有较大的粗糙度,对风向、风速影响很大,一般说城市风速小于郊区,但由于有较大的粗糙度,城市上空的动力湍流明显大于郊区。"热岛效应"是城市气象的一个显著特点。由于城市生产、生活过程中燃料燃烧释放出大量热,城市地表和道路易吸收太阳辐射使大气增温,而城市蒸发、蒸腾作用比郊外少,因此相变的潜热损耗小,加之城市污染大气的温室作用使得城市气温一般比郊外高。夜间,城市热岛效应使近地层辐射逆温减弱或消失而呈中性,甚至不稳定状态;白天则使温度垂直梯度加大,处于更加不稳定状态,这样使污染物易于扩散。

另一方面,城市和周围乡村的水平温差,导致热量环流产生。在这种环流作用下,城市本身排放的烟尘等污染物聚积在城市上空,形成烟幕,导致市区大气污染加剧。

3.2.2.2　污染物在大气中迁移转化的模型

1. 大气污染物的含量

根据多次对多家企业工厂废气排放量实验调查,以及相关影响指数的研究,得出估算大气排污量的相关经验公式:

$$S = P \times f \tag{3-22}$$

式中,S 为总排放量;P 为总的燃料用量;f 为单位燃料释放的排污量,其表达式为:

$$f = C \times T \tag{3-23}$$

式中,C 为浓度,是生产工艺的函数;T 为空气量,单位为 L。

洁净大气是人类赖以生存的必要条件之一,一个人在五个星期内不吃饭或 5 天内不喝水,尚能维持生命,但超过 5 min 不呼吸空气,便会死亡,人体每天要吸 $10\sim12$ m³ 的空气。

大气中的空气污染会引发对人体健康的严重危害。人体受害有三条途径,即吸入污染空气、表面皮肤接触污染空气和食入含大气污染物的食物,可引起呼吸道和肺部疾病,还可对心血管系统、肝等产生危害,严重的可夺去人的生命。

对动植物而言,动物因吸入污染空气或吃含污染物食物而发病或死亡,大气污染物可使植物抗病力下降、影响生长发育、叶面产生伤斑或枯萎死亡。

2. 高架连续点源模型

1) 高架连续点源的扩散公式

因为连续源为平均烟流,其浓度分布是符合正态分布的。因此可以做出如下假设：

(1) 污染物浓度在 y、z 轴上的分布为正态分布，即在 y 轴、z 轴上分别有

$$C = C_0 \mathrm{e}^{-ay^2} , \ C = C_0 \mathrm{e}^{-bz^2} \tag{3-24}$$

(2) 风只在一个方面做稳定的水平运动，即 u 为常数。

(3) 污染物在扩散中没有衰减和增生，即

$$Q = \int_0^\infty \int_0^\infty cu \, \mathrm{d}y \mathrm{d}z \tag{3-25}$$

(4) 在 x 轴方向上，平流输送的作用远大于扩散作用，即

$$u \frac{\partial C}{\partial t} \gg \frac{\partial}{\partial t} \left(Kx \frac{\partial C}{\partial x} \right) \tag{3-26}$$

(5) 浓度分布不随时间改变，即

$$\frac{\partial C}{\partial t} = 0 \tag{3-27}$$

(6) 地表面是足够平坦的。

当扩散模型为无界空间时，x 轴和烟流的轴线重合，在满足上述假设条件时，可以推出：

由假设(1)可以写出污染物浓度分布函数

$$C(x, y, z) = A(x) \mathrm{e}^{-ay^2} \mathrm{e}^{-bz^2} \tag{3-28}$$

由统计理论可写出方差的表达式

$$\sigma_y^2 = \frac{\int_0^\infty y^2 C \mathrm{d}y}{\int_0^\infty C \mathrm{d}y} \sigma_z^2 = \frac{\int_0^\infty z^2 C \mathrm{d}z}{\int_0^\infty C \mathrm{d}z} \tag{3-29}$$

由假设(3)的连续条件可以写出

$$Q = \int_{-\infty}^\infty \int_{-\infty}^\infty Cu \, \mathrm{d}y \mathrm{d}z \tag{3-30}$$

将上述 4 个方程组成一个方程组，其中可以测定及计算的量为源强 Q，平均风速 u 及 σ_y，σ_z。未知量为浓度 C，待定函数 $A(x)$，待定系数 a，b。进行求解可得

$$a = \frac{1}{2\sigma_y^2} b = \frac{1}{2\sigma_z^2} A(x) = \frac{1}{2\pi u \sigma_y \sigma_z} \tag{3-31}$$

代入到浓度分布函数，得到

$$C(x, y, z) = \frac{Q}{2\pi u\sigma_y\sigma_z}\exp\left(\frac{-y^2}{2\sigma_y^2} + \frac{-z^2}{2\sigma_z^2}\right) \tag{3-32}$$

式中 C 为污染物的浓度（mg/m³）；Q 为污染物源强（mg/s）；σ_y 为水平方向的扩散参数（m）；σ_z 为垂直方向的扩散参数（m）；u 为平均风速（m/s）；此公式是无界情况，下风向空间某一点的浓度，原点与污染源重合。

考虑地面影响，原点取为污染源在地面的垂直投影点上，此时得到高架连续点源的扩散公式：

$$C(x, y, z, H) = \frac{Q}{2\pi u\sigma_y\sigma_z}\exp\left(\frac{-y^2}{2\sigma_y^2}\right)\left\{\exp\left[\frac{-(z-H)^2}{2\sigma_z^2}\right] + \exp\left[\frac{-(z+H)^2}{2\sigma_z^2}\right]\right\}$$
$$\tag{3-33}$$

其中 H 为烟云的有效高度。

如果地面对污染物完全吸收，则没有反射项 $\exp\left[\dfrac{-(z+H)^2}{2\sigma_z^2}\right]$，如果污染源为地面源，则 $H=0$，即为地面源高斯模式，于是

$$C(x, y, z) = \frac{Q}{\pi u\sigma_y\sigma_z}\exp\left(\frac{-y^2}{2\sigma_y^2} + \frac{-z^2}{2\sigma_z^2}\right) \tag{3-34}$$

高斯烟流形态如图 3-21 所示。

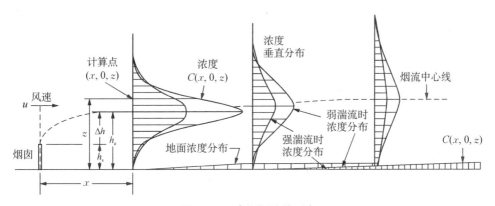

图 3-21　高斯烟流的形态

其浓度恰好是无界时的两倍，其原因是全部反射条件下本应扩散到污染源以下的污染物对称地反射到上半部，所以浓度加倍。

2）平均风速的应用

为了方便起见，本书中将平均风速记为 u。u 对地面最大浓度影响很大：不考虑烟气抬升高度时，地面最大浓度与风速成反比。对有抬升的烟源来说，风速对地面浓度有双重影响，风速增大会加快污染物的冲淡稀释，使浓度减小；另一方面风

速的增大不利于烟气的抬升,降低了烟源的有效高度,使地面的浓度增大,两个作用正好相反,于是必定存在一个风速,在这个风速下地面浓度最大,这个浓度称为地面绝对最大浓度,出现地面绝对最大浓度时的风速就是临界风速或者危险风速。

在烟气抬升公式中,u 的选取对计算结果的影响很大。由于地面粗糙度的影响,大气边界层内,风速随高度而增加,风向随高度而向右偏转。因此 u 的选取应该是整个烟流厚度范围内的平均值。对于无烟气抬升的地面源来说,采用地面风速即可。对于高架点源来说,如无高空风速的实际测量资料,则应采取地面观测风速的修正值。

高度为 z 处的平均风速为

$$u = u_1(z/z_1)^m \quad z \leqslant 200m \tag{3-35}$$

$$u = u_1(200/z_1)^m \quad z > 200m \tag{3-36}$$

其中 u,u_1 分别为高度为 z,z_1 处 10 min 内的平均风速(m/s);m 为风速高度指数,由大气稳定度和地面粗糙程度决定。

一般使用统计观察结果的风速来求出 m,也可以使用一些经验公式,表 3-13 为各稳定等级风速高度指数的经验值。

表 3-13　各稳定度等级对应的风速高度指数

稳定度等级	A	B	C	D	E
城市	0.10	0.15	0.20	0.25	0.30
城郊、乡村	0.07	0.07	0.10	0.15	0.25

3) 有效源高的计算

计算烟气抬升高度时一个很重要的参数是热排放率 Q_h,它是烟囱出口直径、烟气流速、烟气温度等参数的函数:

$$Q_h = 3.5 P_a Q_v \frac{\Delta T}{T_s} \tag{3-37}$$

式中,Q_v 为实际排烟率(m³/s);P_a 为大气压力,这里以千帕为单位(kPa);ΔT 为烟气出口温度和环境温度的差(K),$\Delta T = T_s - T_a$;T_s 为烟气出口温度(K);T_a 为环境大气温度(K)。

有风时常用的烟气抬升公式有以下几个:

Holland 公式:

$$\Delta H = (1.5 v_s D + 0.01 Q_h)/u \tag{3-38}$$

式中:v_s 为烟气速度(m/s);D 为烟囱直径(m);U 为烟囱出口的平均风速(m/s)。

考虑大气稳定度,要对计算结果进行修订,美国机械工程师协会(ASME)规定的校正系数如表 3 - 14 所示:

表 3 - 14　ASME 校正系数

稳定度等级	A, B	C	D	E, F
校正系数	1. 15	1. 10	1. 0	0. 85

Moses 和 Garson 公式:

$$\Delta H = (C_1 v_s D + C_2 Q_h^{1/2})/u \tag{3-39}$$

Moses 和 Carson 把抬升公式按不同稳定度分类,其系数值如表 3 - 15 所示:

表 3 - 15　C_1 和 C_2 系数表

C ＼ 稳定度	不稳定	中性	稳定
C_1	3. 47	0. 35	-1.04
C_2	0. 162 7	0. 083 6	0. 070 9

GB 公式:

在 GB 3840—83 文件中,我国科学家提出了一系列抬升公式,这里记为 GB 公式,这套公式非常复杂,且在不同稳定级之间公式的计算结果相差较大,会造成地面浓度反常。有兴趣的同学可以自己参照由朱世云、林春棉主编的《环境影响评价》第 54 页第二篇第三节关于烟气抬升高度的计算。

计算出烟气抬升高度,则烟囱的有效源高 $H_e = H + \Delta H$,其中 H 为烟囱的实际高度。

4) 地面最大浓度

高架连续点源地面轴线浓度公式为

$$C = \frac{Q}{\pi u \sigma_y \sigma_z} \exp\left(\frac{-H^2}{2\sigma_z^2}\right) \tag{3-40}$$

对式(3-42)关于 x 取偏导:

$$\frac{\partial C}{\partial x} = \frac{Q}{\pi u} \exp\left(\frac{-\sigma_y'}{\sigma_z \sigma_y^2} + \frac{-\sigma_z'}{\sigma_y \sigma_z^2} + \frac{H^2 \sigma_z'}{\sigma_y \sigma_z^3}\right) \tag{3-41}$$

令 $\partial C/\partial x = 0$,于是有

$$\frac{H^2 \sigma_z'}{\sigma_y \sigma_z^4} = \frac{\sigma_y' \sigma_z + \sigma_z' \sigma_y}{\sigma_z^2 \sigma_y^2} \quad 即:H^2 = \frac{(\sigma_y' \sigma_z + \sigma_z' \sigma_y)\sigma_z^2}{\sigma_y \sigma_z'} \tag{3-42}$$

式(3-42)意味：当地面出现最大浓度的时候，有效源高 H 与 σ_y，σ_z 之间存在一定的关系，于是有

当 $\sigma_y/\sigma_z = \text{const}$，$H^2 = 2\sigma_z^2\sigma_z = H/\sqrt{2}$，地面最大浓度为

$$C_m = \frac{Q}{\pi u \sigma_y \sigma_z e} = \frac{2Q}{\pi u H^2 e} \frac{\sigma_z}{\sigma_y} \tag{3-43}$$

σ_y，σ_z 与距离成幂次方关系：即 $\sigma_y = \gamma_1 x^{\alpha_1}$，$\sigma_z = \gamma_2 x^{\alpha_2}$，其中 γ_1，γ_2，α_1，α_2 取决于大气稳定度，对于一定的大气稳定度，它们是定值，于是有

$$H^2 = \gamma_2^2 x^{2\alpha_2} \frac{(\alpha_1 + \alpha_2)}{\alpha_2}$$

$$x^{2\alpha_2} = \frac{H^2\alpha_2}{\gamma_2^2(\alpha_1 + \alpha_2)} \tag{3-44}$$

令 $\dfrac{1}{\alpha} = \dfrac{\alpha_2}{\alpha_1 + \alpha_2}$，则有

$$x_m = \left(\frac{H^2}{\alpha\gamma_2^2}\right)^{\frac{1}{2\alpha_2}}, \quad C_m = \frac{Q\alpha^{\alpha/2}}{\pi u \gamma_1 \gamma_2^{1-\alpha}} \cdot \frac{\exp(-\alpha/2)}{H^2} \tag{3-45}$$

当 $\alpha_1 = \alpha_2$ 时，$\alpha = 2$，式(3-45)可简化为

$$x_m = \left(\frac{H^2}{2\gamma_2^2}\right)^{\frac{1}{2\alpha_2}}; \quad C_m = \frac{2Q}{\pi u e H^2} \cdot \frac{\gamma_2}{\gamma_1} \tag{3-46}$$

例 3-4 假设有某污染源由烟囱排入大气的 SO_2 源强为 90 mg/s，有效源高为 60 m，烟囱出口的平均风速为 5 m/s，当时的气象条件下，正下风向 500 m 处的 $\sigma_y = 18.1$ m，$\sigma_z = 35.3$ m，计算 $x = 500$ m，$y = 50$ m 处的 SO_2 浓度。

解：正下风向，故 $z = 0$，有

$$\begin{aligned}
C(x, y, 0) &= [Q/(\pi u \sigma_y \sigma_z)]\exp[-y^2/(2\sigma_y^2) - H_e^2/(2\sigma_z^2)] \\
&= 90 \div (3.14 \times 5 \times 18.1 \times 35.3) \times \exp[-50^2 \div \\
&\quad (2 \times 18.1^2) - 60^2 \div (2 \times 35.3^2)] \\
&= 4.67 \times 10^{-5} \, (\text{mg/m}^3)
\end{aligned}$$

例 3-5 假设某一工业锅炉烟囱高 30 m，直径 0.6 m，烟气的出气速率为 20 m/s，烟气温度为 130℃，气温 20℃，此时烟气的抬升高度为 5.8 m。已知 $\sigma_y = 50.1$ m，烟囱出口处平均风速为 5 m/s，SO_2 排放量为 10 mg/s。试计算 SO_2 的地面最大浓度和出现的位置。

解：烟囱有效高度 $H_e = H + \Delta H = 30 + 5.8 = 35.8$ m，地面最大浓度 $C_{max} = [2Q/(\pi e u H_e^2)] \times [(\sigma_z)_{x=x_{max}}/\sigma_y]$

且有 $(\sigma_z)_{x=x_{\max}} = H_e/\sqrt{2} = 25.31 \text{ m}$

$$C_{\max} = [2 \times 10/(3.14 \times 2.718\,28 \times 5 \times 35.8^2)] \times (25.31/50.1)$$
$$= 2.21 \times 10^{-4}\ (\text{mg/m}^3)$$

3. 线源、面源、体源模型

1）线源扩散模型

线源模型主要是针对交通工具之类的流动源,常用的处理方法是将线源看成一个个点源,然后在其长度上积分。

假设线源的长为 L,源强为 Q_L(单位长度的线源在单位时间内排放的污染物物质的量,mg/(ms)),于是有

$$C = \frac{Q_L}{u} \int_0^L f \mathrm{d}l \tag{3-47}$$

其中 $f = \dfrac{1}{2\pi u \sigma_y \sigma_z} \exp\left(\dfrac{-y^2}{2\sigma_y^2}\right) \left\{ \exp\left[\dfrac{-(z-H)^2}{2\sigma_z^2}\right] + \exp\left[\dfrac{-(z+H)^2}{2\sigma_z^2}\right] \right\}$

当风向与线源垂直时,无限长（$-\infty \sim \infty$）线源任一接受点的浓度为:

$$C_\perp(x, z) = \frac{Q_L}{\sqrt{2\pi}\,u\sigma_z} \left\{ \exp\left[\frac{-(z-H_e)^2}{2\sigma_z^2}\right] + \exp\left[\frac{-(z+H_e)^2}{2\sigma_z^2}\right] \right\} \tag{3-48}$$

对于端点为 y_1,y_2 的有限长线源（$y_1 < y_2$）,需要考虑端点引起的边缘效应,则

$$C_\perp(x, z) = \frac{Q_L}{\sqrt{2\pi}\,u\sigma_z} \left\{ \exp\left[\frac{-(z-H_e)^2}{2\sigma_z^2}\right] + \right. \tag{3-49}$$
$$\left. \exp\left[\frac{-(z+H_e)^2}{2\sigma_z^2}\right] \right\} \left[\phi\left(\frac{y_2}{\sigma_y}\right) - \phi\left(\frac{y_1}{\sigma_y}\right) \right]$$

当风向与线源平行时,且当 T 或者 x 较小时,可假设 $\sigma_y = \gamma_1 T$,$(\sigma_z/\sigma_y) = $ const,则无限长线源及长度为 $2x_0$ 的有限长线源的地面浓度分别为

$$C_{/\!/}(x, y, 0) = \frac{Q_L}{\sqrt{2\pi}\,u\sigma_z\gamma_1} \tag{3-50}$$

$$C_{/\!/}(x, y, 0) = \frac{Q_L}{\sqrt{2\pi}\,u\sigma_z\gamma_1} \left\{ \phi\left[\frac{\gamma_1}{\sigma_y(x-x_0)}\right] - \phi\left[\frac{\gamma_1}{\sigma_y(x+x_0)}\right] \right\} \tag{3-51}$$

当线源与风向成任意角度 $\theta(\theta \leqslant 90°)$ 时,则近似为

$$C(x, y, 0) = C_\perp \sin^2\theta + C_{/\!/}\cos^2\theta \tag{3-52}$$

2）面源和体源

面源和体源的扩散模式比较复杂,通常使用点源积分和点源修正法,具体可以

参照谷清和李云生主编的《大气环境模式计算方法》,本书不做详细介绍。

3.3 土壤环境中污染物的来源及其迁移转化

土壤是一个开放系统,是处于大气圈、水圈、生物圈、岩石圈之间的交接地带,物质与能量交流极为频繁。在物质的交流过程中,会有各种类型的污染物在土壤系统中输入与输出,土壤中污染物的输入、输出是两个相反而又同时进行的对立统一过程。由于人类的生产、生活活动产生了大量的污染物质,一旦它们通过各种途径输入土壤,将会导致污染物输入土壤的速度超过了土壤对其输出的速度,引起污染物在土壤中的积累,从而导致土壤正常功能的失调和土壤质量的下降。同时,由于土壤中污染物的迁移转化,从而引起大气、水体和生物的污染,并通过食物链,最终影响到人类的健康。因此,将进入土壤的污染物超过土壤的自净能力从而对土壤、植物和动物造成损害时的状况称为土壤污染。

3.3.1 土壤中污染物的来源

土壤污染物的来源极其广泛,主要包括工业污染源、农业污染源和生物污染源三类。工业"三废"引起的大面积土壤污染往往是间接的,并经长期作用使污染物在土壤环境中积累而造成的;农业污染主要是土壤中化学农药、化肥、有机肥以及残留于土壤中的农用地膜等;而生物污染源是指含有致病的各种病原微生物和寄生虫的生活污水、医疗废物等。其中工业污染与生物污染主要通过水介质迁移到土壤中,本小节重点介绍农用化学品的来源及其对环境的影响。

3.3.1.1 农药对环境的影响

对于农药的含义和范围,不同的时代、不同的国家和地区有所差异。按《中国农业百科全书·农药卷》的定义,农药(Pesticides)主要是指用来防治危害农林牧业生产的有害生物(害虫、害螨、线虫、病原菌、杂草及鼠类)和调节植物生长的化学药品,但通常也把改善有效成分物理、化学性状的各种助剂包括在内,主要是指用于预防、消灭或者控制危害农业、林业的病、虫、草害或其他有害生物以及有目的地调节植物、昆虫生长的化学合成的或者来源于生物、其他天然物质的一种或者几种物质的混合物及其制剂。

目前世界上生产、使用的农药已达 1 000 多种,其中大量使用的约 100 多种。主要的化学农药包括有机氯、有机磷、有机汞、有机砷、氨基甲酸酯类和苯氧羧酸类几大类。农药的使用以杀虫剂为主,占农药总使用量的 55% 左右。近年来国内外对高毒杀虫剂的生产、使用实施了一系列控制措施,加快了对其限用和禁用的管理,我国杀虫剂的使用比例呈下降趋势。杀虫剂、杀菌剂、除草剂三大类农药使用量结构从 1998 年的 58.2% : 26.2% : 15.0% 调整为 2003 年的 53.9% : 24.4% : 21.0%。

我国幅员辽阔,各地的自然条件、耕作制度和作物品种差异很大,害虫病害发生和分布具有明显的区域性。所以,就全国而言:全国平均用量为 $2.33\ kg/km^2$,各地用药水平极不平衡,农药用药的地带性分布和区域性特点十分明显,如表 3-16[31] 所示。

表 3-16　我国不同地区的农药施用水平/$kg \cdot km^{-2}$

施用水平	地区	施用量	施用水平	地区	施用量
I（>6.0）	浙江 上海 福建 广东	9.96 9.85 7.69 7.12	III（1.5～3.0）	天津 海南 河南 云南	1.66 1.66 1.62 1.51
II（3.0～6.0）	湖南 江苏 山东 广西 安徽	4.92 4.37 3.97 3.62 3.15	IV（0.75～1.5）	陕西 贵州 山西 吉林	1.10 0.90 0.81 0.77
III（1.5～3.0）	北京 湖北 河北 辽宁 江西 四川	2.93 2.89 2.43 2.39 2.21 1.71	V（<0.75）	青海 宁夏 甘肃 新疆 黑龙江 内蒙古	0.71 0.64 0.58 0.49 0.41 0.36

环境农药污染的主要来源是农药的直接使用及农药生产过程中的废水排放,当然也有通过降水将大气中的农药带入地表环境,或通过地表径流、地表水循环而将农药转运到不同的地区。

建国初期到 20 世纪 70 年代为止的时间里,我国农药主要以砷酸铅、汞制剂等无机类农药,致使许多地区的土壤甚至粮食作物中重金属离子严重超标。而自 20 世纪 50 年代开始至 1983 年为止的 30 多年的时间里,我国农药以有机氯农药为主,全国累计施用六六六约 490 万 t,滴滴涕约 40 多万 t,有机氯农药性质很稳定,在土壤中难以分解,持续危害时间较长。

随着有机氯农药的禁用,土壤中有机氯农药的含量不断降低。土壤中六六六的残留水平从 1980 年的 0.742 mg/kg 降到 1985 年的 0.181～0.252 mg/kg,滴滴涕的残留水平从 1980 年的 0.419 mg/kg 降到 1985 年的 0.222～0.273 mg/kg。有机氯农药对土壤的污染总体上已经趋于缓和,但其危害仍然存在,而且某些地区的土壤污染仍相当严重。表 3-17[32] 为 1989 年农业部对全国 9 省土壤有机氯农药残留量抽样检查的结果。

表 3-17　1989 年土壤中有机氯农药残留水平/mg·kg⁻¹

地区	调查区	六六六	滴滴涕	地区	调查区	六六六	滴滴涕
山东	济南	0.351 8	0.097 4	湖北	黄冈基地县	0.061 8	0.090 6
河南	商丘等 8 县	0.097 8	0.037 7	云南	昆明市郊	0.075	—
北京	东南菜地	0.094 0	0.133 7	甘肃	兰州市	0.017 1	0.065 6
浙江	衢州市污灌	0.041 8	0.061 7	江苏	南通棉区	0.032	1.230
江苏	东海县	0.025 2	0.059 4	江苏	无锡稻区	0.045	0.053
福建	东部沿海区	0.620	0.457 6				

农药是人为播撒到土壤和大气中的,他除了具有杀虫、杀草功能外,越来越多的事实表明,农药还具有严重的人体毒害效应。农药在环境中的危害程度与其浓度、作用时间,环境状况、化学反应速率等因素有关。在空气中喷洒的农药,当气温较高或农药挥发性较大时,农药进入大气的含量会增多,农药的蒸汽和气溶胶可随气流被带到很远的地方。进入气体的农药,其中一部分随蒸汽冷凝而落入土壤和水体,一部分受到空气中的氧和臭氧的氧化而分解。进入大气的农药氧化分解相当快的,只有 DDT、环二烯类等特大分子型化合物分解较慢。含重金属汞、铅、镉和砷的农药,在农药分子分解后,重金属元素将会从大气进入土壤和水体,并有可能在食物链中积累。

农药是水体的重要污染物,其除了经由大气、地表径流污染水体外,有少量的农药可从地表面渗入深层地下水中。

3.3.1.2　化肥对环境的影响

化肥(chemical fertilizer)是指用化学和(或)物理方法制成的含有一种或几种农作物生长需要的营养元素的肥料,其中以化学手段为主。施肥不仅能提高土壤肥力,而且也是提高作物单位面积产量的重要措施。化肥是农业生产最基础而且是最重要的物质投入。据联合国粮农组织(FAO)统计,化肥在对农作物增产的总份额中约占 40%～60%。

肥料是作物的粮食,我国能以占世界 7% 的耕地养活了占世界 22% 的人口,可以说化肥起到举足轻重的作用。据我国全国化肥试验网和联合国粮农组织的有关资料,化学肥料在粮食增产中的作用占 40% 以上。田间试验结果表明,对小麦、玉米、水稻等主要粮食作物,每千克化肥养分可增产粮食 9.4 kg。

我国是化肥生产和消费大国,1998 年化肥产量已达 2 956 万 t(纯养分,下同),占世界总产量的 19%,居世界第一位;1998 年化肥纯养分使用量达 3 816 万 t,也居世界第一位。随着我国对农村生产结构的调整,对化肥的需求将持续增加。

2006 年中国生产化肥合计（折纯）4 831 万 t，其中氮肥 3 412 万 t，磷肥 1 210 万 t，钾肥 209 万 t；生产合成氨 4 938 万 t，硫酸 4 860 万 t，硫铁矿 1 190 万 t，磷矿 3 896 万 t。其中进口化肥 632 万 t。国内化肥表观消费量约 5 161 万 t，其中农用化肥消费量 4 961 万 t，工业用肥 270 万 t。化肥自给率 93%，其中氮肥、磷肥基本自给，钾肥约 30%。总体上看，化肥工业基本满足了农业生产需要。2007 年 1—11 月，全国农用氮、磷、钾化学肥料总计累计产量超过 5 000 万 t，比上年同期增长了 13.15%。2008 上半年全国化肥累计产量 3 001.5 万 t，同比增长 5.9%。表 3-18 是 20 世纪 80 年代和 90 年代我国化肥总使用量。

表 3-18　我国化肥的施用量/万 t

年份	氮肥（N）	磷肥（P$_2$O$_5$）	钾肥（K$_2$O）	复合肥（N+P+K）	总量	进口比例/%
1980	934.2	273.3	34.6	27.3	1 269.4	2.9
1985	1 204.9	310.9	80.4	179.6	1 775.8	25.5
1990	1 638.4	462.4	147.9	341.6	2 590.3	27.4
1995	2 021.9	632.4	268.5	670.8	3 593.6	28.9
1996	—				3 828	26.6
1997	—				3 981	26.9

施肥不当或过量施肥将对土壤环境产生不利的影响，表现在：对土壤中硝酸盐的累积影响；对土壤肥力和性质的影响；对土壤卫生流程的影响。同时，由于生产化肥的原料、矿石的杂质以及生产工艺流程的污染，化肥中常常含有不等量的副成分或杂质，它们是重金属元素、有毒有机化合物以及放射性物质等，施入土壤后会发生一定程度的积累，造成土壤的潜在污染。

化肥主要以氮、磷肥为主。不仅氮、磷元素对环境有影响，而且化肥含有的少量金属元素也对环境有相当大的影响。

生产、生活排污与农田施用化肥都可以导致氮、磷元素进入河流、湖泊和海洋，这些导致水体富营养化、地下水质变化等环境问题。

重金属元素是肥料中报道最多的污染物质。氮、钾肥料中重金属的含量较低，而磷肥中有较多的有害重金属。表 3-19[33] 为印度一些化肥中的重金属含量。

表 3-19　印度某些化肥的重金属含量/mg·kg^{-1}

肥料	重金属元素					
	Cu	Zn	Mn	Mo	Pb	Cd
尿素	0.36	0.5	0.5	0.2	4	1
氯化钾	3	3	8	0.2	88	14

(续表)

肥料	重金属元素					
	Cu	Zn	Mn	Mo	Pb	Cd
硫酸铵	0.5	0.5	70	0.1	—	—
磷酸铵	3～4	80	115～200	2	—	—

矿质肥料特别是磷肥中含有一定量的镉,镉是环境中重要的污染元素。施用含镉的磷肥,通过河水灌溉两岸的土壤、粮食、牧草、食物链进入人体而慢慢积累在肾脏和骨骼中,会取代骨中钙,使骨骼严重软化,骨头寸断。镉会引起胃肠功能失调,干扰人体和生物体内锌的酶系统,使锌镉比降低,而导致高血压症。镉毒性是潜在性的。资料表明,人体内镉的生物学半衰期为20～40年。镉对人体组织和器官的毒害是多方面的,且治疗极为困难。因此,各国对工业排放“三废”中的镉都作了极严格的规定。日本还规定,大米含镉超过1毫克/公斤即为“镉米”,禁止食用。日本环境厅规定0.3 ppm为大米中镉浓度的最高正常含量。最著名的镉污染有发生在日本的痛痛病案例(在第7章详细论述)。表3-20[33]为世界主要国家磷矿的含隔量。

表3-20　中国和世界主要国家的磷矿的含镉量

国　家	矿　石	含量范围/(mg·kg^{-1})	平均值/(mg·kg^{-1})
中国	全部矿石	0.1～571	15.3
	扣除少数矿*	0.1～44	0.98
苏联	Kola	—	0.3
美国	Florida	3～12	7
	N. C.		36
多哥	Togo	38～60	53
突尼斯	Gafsa	55～57	56

注:* 去除广西等不重要矿后。

化肥的使用过程中,普遍认为有害的有机化合物有:硫氰酸盐、磺胺酸、三氯乙醛以及多环芳烃。它们对种子、幼苗或者土壤微生物有毒害作用。矿质肥料中还常常含有有害物质氟,我国原矿石中的氟含量为1.12%～3.40%之间。同时,化肥中还可能含有放射性核素,产生放射性污染。

3.3.2　污染物在土壤中的迁移转化

一般认为土壤中的污染物质含量未超过一定浓度之前,在作物体内不会产生明显的累积或危害作用,只有超过一定浓度之后,才有可能产生出超过食品卫生标准的作物或使作物受到危害而减产。因此,土壤存在一个可承纳一定污染物而不致污染作物的量。一般将土壤所允许承纳污染物质的最大数量称为土壤环境容量。另一种观点是从生态学观点出发,认为在不使土壤生态系统的结构和功能受到损害的条件下,土壤中所能承纳污染物的最大数量。土壤环境容量是指一定环境单元,一定时限内遵循环境质量标准,即保证农产品产量和生物学质量,同时不使环境污染时,土壤所能容纳污染物的最大负荷量。

3.3.2.1 污染物在土壤中的迁移和转化规律

土壤中的物质永远处于运动状态,所谓物质迁移就是元素在土壤中的转移和再分配,这是导致物质的分散或集中的原因。元素迁移的影响因素包括内在因素和外在因素。与原子结构及其化合物的性质有关的内在因素,包括化学键类型,负电性,原子和离子的半径以及原子价。元素迁移的外在因素,如气候条件,有机质,地形部位,水,氧及二氧化碳,介质的 pH 值和 Eh 值以及胶体的作用。

土壤中所见到的各种迁移与积累现象,主要分为:溶解迁移、还原迁移、螯合迁移、悬粒迁移、生物迁移。

1. 重金属在土壤中的行为

土壤重金属污染是指由于人类活动将重金属加入到土壤中,超过了土壤环境容量,并造成生态环境质量恶化的现象。在环境污染研究中所说的重金属实际上主要是指汞、镉、铅、铬以及类金属砷等生物毒性显著的元素,其次是指有一定毒性的一般重金属,如锌、铜、镍、钴、锡等。

1) 重金属在土壤中的形态

因为不同的重金属形态具有不同的活性和生理毒性,因此区分重金属在土壤中的赋存形态具有重要的现实意义。对土壤中重金属的形态划分,是采用不同的浸提剂进行连续浸提分析后,将土壤环境中重金属存在形态分为:①水溶态(以去离子水浸提);②交换态(如以 Mxch 溶液为浸提剂);③碳酸盐结合态(如以 NAc - HAc 为浸提剂);④铁锰氧化物结合态(如以盐酸羟胺为浸提剂);⑤有机结合态(如以碱为浸提剂);⑥残留态(如以王水或 $HClO_4$ - HF 消化,1∶1 HCl 浸提)。由于水溶态一般含量较低,又不易与交换态区分,常将水溶态合并到交换态之中。上述 6 种重金属存在形态中,以水溶态、交换态的活性、毒性最大,残留态的活性、毒性最小,而其他结合态的活性、毒性居中。研究资料表明,在不同的土壤环境条件下,包括土壤类型、土地利用方式(水田、旱地、果园、牧场、林地等)以及土壤的 pH 值、EA、土壤无机和有机胶体的含量等因素的差异,都可以引起土壤中重金属元素存在形态的变化,从而影响作物对重金属的吸收,使受害程度产生差别。

重金属在土壤中的存在形态随着土壤环境条件的变化而发生转化。在一定条件下,这种转化处于动态平衡状态,基本上符合一般的溶解与沉淀平衡、氧化还原平衡、络合整合平衡以及吸附与解吸平衡原理。但是,由于土壤组成及其性质的复杂性,应用溶液化学的某些理论,常有偏离现象。

例如,一些难溶化合物在土壤溶液中的实际浓度,常常偏离溶度积原理。这是因为土壤分散体系是一高度异相介质,土壤液相中离子浓度除受溶度积原理控制外,还受发生在固液相界面上的交换吸附和解吸的影响,不易形成"纯"的相,或离子浓度不易达到溶度积所允许的浓度。同时,还因土壤溶液中组分的复杂性,常易发生共沉淀现象,导致某种离子浓度受另一种离子浓度所控制。

2) 重金属在土壤中的积累

重金属可以通过多种途径被包含于矿物颗粒内或被吸附于土壤胶体表面上而在土壤中积累。重金属与土壤无机胶体的结合通常分为两种:一类为非专性吸附,即离子交换吸附;另一类为专性吸附,它是由土壤胶体表面与被吸附离子间通过共价键、配位键而产生的吸附。

非专性吸附又称极性吸附,这种作用的发生与土壤胶体微粒带电荷有关。因各种土壤胶体所带电荷的符号和数量不同,对重金属离子吸附的种类和吸附交换容量也不同。离子从溶液中转移到胶体上是离子的吸附过程,而胶体上原来吸附的离子转移到溶液中去是离子的解吸过程,吸附与解吸的结果表现为离子相互转换,即所谓的离子交换作用。在一定的环境条件下,这种离子交换作用处于动态平衡之中。

专性吸附是重金属离子被水合氧化物表面牢固地吸附。因为这些离子能进入氧化物的金属原子的配位壳中,与—OH 和—OH$_2$ 配位基重新配位,并通过共价键或配位键结合在固体表面,这种结合称为专性吸附(亦称选择吸附)。这种吸附不一定发生在带电表面上,亦可发生在中性表面上,甚至在吸附离子带同号电荷的表面上进行。其吸附量的大小并非决定于表面电荷的多少和强弱,这是专性吸附和非专性吸附的根本区别之处。被专性吸附的重金属离子是非交换态的(如铁、锰氧化物结合态)。

重金属化合物的溶解和沉淀作用,是土壤环境中重金属元素化学迁移的重要形式。它实际上是各种重金属难溶电解质在土壤固相和液相之间的离子多相平衡,必须根据溶度积的一般原理,结合土壤的具体环境条件(主要是指 pH 值和风),研究和了解它的规律,从而控制土壤环境中重金属的迁移转化。主要受土壤 pH,EA 和土壤中存在的其他物质(如富里酸、胡敏酸)的影响。

3) 重金属在土壤—植物系统中的迁移

重金属在土壤—植物系统中的迁移(见图 3-22),主要是指植物通过根系从土壤中吸收某些化学形态的重金属,并在植物体内积累起来。这一方面可以看作是生物对土壤重金属污染的净化;另一方面也可看作是重金属通过土壤对作物的污染。如果这种受污染的植物残体进入土壤,会使土壤表层进一步富集重金属。

重金属在土壤—植物系统中的迁移,受多种因素的影响,其中主要影响因素有:

(1) 重金属在土壤环境中的总量和赋存形态:一般水溶态的简单离子、简单络离

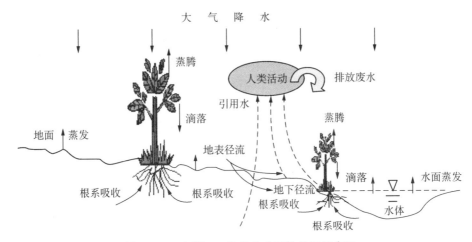

图 3 - 22　土壤——植物生态系统关系概念图

子最容易为植物所吸收,而吸附交换态、络合态次之,难溶态则暂时不被植物吸收。由于各种赋存形态之间存在一定的动态平衡关系,一般在重金属含量愈高的土壤中,其水溶态、吸附交换态的含量也相对较高,因此,植物吸收的量也相对较多。

(2) 土壤性质:土壤环境的酸碱度,氧化还原电位,土壤胶体的种类、数量,不同的土壤类型等土壤环境状况直接影响到重金属在土壤环境中的赋存形态及相互之间量的比例关系。

(3) 不同作物种类:不同植物种类有不同的选择吸收性能,同一种重金属在不同的植物体内累积的程度亦有所不同。

(4) 伴随离子的影响:指由于另一种金属离子的存在而影响到植物对某种金属离子吸收的效应。例如,在土壤处于氧化状态时,Zn^{2+} 的存在可促进植物对 Cd^{2+} 的吸收;但当土壤处于还原状态时,Zn^{2+} 的存在则抑制植物对 Cd^{2+} 的吸收。将促进植物对某金属离子的吸收并增强重金属离子对作物危害的效应称为协同作用;而把减小植物对某金属离子的吸收并减弱重金属离子对作物危害的效应称为拮抗作用。

地上述几种形式的迁移中最重要的还是液相迁移,因为大多数重金属都是以溶解或水悬液的形态进入土壤的。

2. 土壤中农药的行为与分布

1) 农药在土壤环境中的扩散行为

进入土壤环境中的农药可以通过挥发、扩散而迁移入大气,引起大气污染;或随水分向四周移动(地表径流)或向深层土壤移动(淋溶),从而造成地表水和地下水污染;或者被土壤胶体及有机质吸附,被土壤和土壤微生物降解等;也可以通过作物的吸收,导致对农作物的污染,再通过食物链浓缩,进而导致对动物和人体的危害。

  农药在土壤环境中的气态迁移速度除了与土壤的孔隙度、质地、结构、土壤水分含量等性质有关外,主要决定于农药的蒸气压和环境的温度。农药的蒸气压愈高,环境的温度愈高,则气态迁移的速度愈快。如一般的熏蒸药剂在作为土壤处理剂使用时,在土壤中主要发生蒸气扩散,较迅速地迁移入大气。此外,一般有机磷和某些氨基甲酸酯类农药的蒸气压较高,在土壤环境中的气迁移速度也很快。所以,农药从土壤环境中的蒸气扩散,是大气中农药污染的不可忽视的污染源。

  然而,农药在土壤溶液中的迁移、扩散速度一般较慢。许多实验都证明,土壤对一般农药的吸附为放热反应,降低温度,有利于吸附的进行;升高温度,则有利于解吸。农药在土壤环境中的移动性与农药本身的溶解度有密切关系。一些在水中溶解度大的农药可直接随水流入江河、湖泊;一些难溶性的农药主要附着于土壤颗粒上,随雨水冲刷,连同泥沙流入江河。此外,农药在土壤中的移动性与土壤的吸附性能也有关。例如,在吸附容量小的沙土中农药易随水迁移,而在黏质和富含有机质的土壤中则不易随水迁移。

表 3-21 农药在土壤中的挥发指数及淋溶指数

农药	挥发指数	淋溶指数	农药	挥发指数	淋溶指数
除草剂:			杀虫剂:		
氯铝剂	3.0	1.0~2.0	磷胺	2.0~3.0	3.0~4.0
敌稗	2.0	1.0~2.0	速灭磷	3.0~4.0	3.0~4.0
氟乐灵	2.0	1.0~2.0	甲基对硫磷	4.0	2.0
茅草枯	1.0	4.0	对硫磷	3.0	2.0
2,甲-4,氯	1.0	2.0	DDT	1.0	1.0
2,4-D	1.0	2.0	六六六	3.0	1.0
2,4,5-T	1.0	2.0	氯丹	2.0	1.0
杀虫剂:			毒杀芬	3.0	1.0
西维因	3.0~4.0	2.0	艾氏剂	1.0	1.0
马拉硫磷	2.0	2.0~3.0	异狄试剂	1.0	1.0
三溴磷	4.0	3.0	杀菌剂:		
乐果	2.0	2.0~3.0	克菌丹	2.0	1.0
倍硫磷	2.0	2.0	苯菌灵	3.0	2.0~3.0
地亚磷	3.0	2.0	代森锌	1.0	2.0
二硫磷	1.0~2.0	1.0~2.0	代森锰	1.0	2.0
甲氧基内吸磷	3.0	3.0~4.0	代森锰锌	1.0	1.0
保棉磷	—	1.0~2.0			

2) 土壤对农药的吸附作用

农药一旦进入土壤,就会发生吸附、迁移和分解等一系列作用。吸附作用是农药与土壤固相之间相互作用的主要过程,直接或间接影响着其他过程,对农药在土壤中的环境行为和毒性有较大影响,例如,它使农药大量积累在土壤表层。

$$吸附方式 \begin{cases} 离子交换吸附 \\ 农药通过质子化作用而带正电荷后可借助离子交换被吸附 \\ 通过范德华力以及键等作用方式对农药进行吸附 \\ 通过疏水型相互产生吸附 \\ 通过电子从供体向受体的传递产生吸附 \\ 通过形成配位键和配位体交换产生吸附 \end{cases}$$

许多研究表明,土壤的许多性质,如颗粒组成、pH 值、有机质含量等,均对土壤的农药吸附作用产生影响,但以土壤有机碳含量影响最大,如以土壤对农药的吸附系数来表示,则基本上为一常数。

土壤对农药的物理吸附的强弱决定于土壤胶体比表面积的大小,例如土壤无机黏土矿物中,蒙脱石对丙体六六六的吸附量为 10.3 mg/g,而高岭土只有 2.7 mg/g。土壤有机胶体比矿物胶体对农药有更强的吸附力。总之,土壤的物理化学性质、结构、质地和土壤有机质含量对农药的吸附具有显著影响。

另外,农药本身的化学性质对吸附作用也有很大影响。农药中存在的某些官能团如—OH,—NH,—NHR,—CONH₂ 等有助于吸附作用。在同一类型的农药中,农药的分子越大,溶解度越小,被植物吸收的可能性越小,而被土壤吸附的量越多。又如离子型农药进入土壤后,一般解离为阳离子,可被带负电荷的有机胶体或矿物肢体吸附,有些农药中的官能团(—OH,—NH₂,—COOR,—NHR 等)解离时产生负电荷成为有机阴离子,则可被带正电的胶体吸附。因此离子交换吸附可分为阳离子吸附和阴离子吸附。

农药被土壤吸附后,出于存在形态的改变,其迁移转化能力和生理毒性也随之变化。例如除草剂、百草枯和杀草快被土壤熟土矿物强烈吸附后,它们在溶液中的溶解度和生理活性就大大降低,所以土壤对化学农药的吸附作用在某种意义上讲就是土壤对污染有毒物质的净化和解毒作用,土壤的吸附能力越大,农药在土壤中的有效浓度越低,净化效果越好,但这种净化作用是相对不稳定也是有限的,只是在一定条件下,起到净化和解毒作用。

3) 农药在土壤中的降解

农药在土壤中的转化大多是以水为介质的,其中水解和氧化是农药化学降解的普遍过程,其次还有还原作用或异构化作用。

(1) 水解作用:许多有机磷农药进入土壤后可发生水解,水解强度随温度升高、土壤含水量的增加和 pH 值的升高而增大。

（2）氧化与还原：许多含硫农药可在土壤中进行氧化，如对硫磷能氧化为对氧磷，艾氏剂通过环氧化作用可变为狄氏剂，DDT 在土壤中可被还原为 DDD。

（3）光化学降解：土壤表面的农药因受日光照射而发生光化学降解转化，主要有异构化、氧化、水解和置换反应。

（4）微生物分解：土壤微生物对农药的降解作用是农药在土壤中消失的最重要途径。凡影响土壤微生物活性的因素，如温度、含水量、通透性、有机质含量等，都能影响微生物对农药的降解过程。同时农药本身的性质如土量、土壤 pH 值等，都能够影响微生物对农药的降解过程。同时农药本身的性质对土壤微生物的降解作用也有很大影响，一般含有羟基(—OH)、羧基(—COOH)、氨基(—NH₂)及硝基(—NO₂)等基团的农药易于降解，在降解过程中，农药通过脱烷基、水解、氧化、还原等作用，使化学结构发生变化。

4) 农药在土壤中的转移

进入土壤的农药除大部分降解消失外，还有少部分可以挥发成气体而污染大气，或随地表径流污染水体，或被生物吸收污染生物。农药挥发性的大小主要取决于农药本身的蒸气压，并受土壤温度、有机质含量、湿度等因素影响。农药的挥发速度与土壤有机质含量呈负相关；水分对农药的挥发也具有重要作用，农药在潮湿土壤中的挥发比在干土中快；温度能直接影响农药的蒸气压和土壤的理化性质，因而也影响农药的挥发，温度增高，可使土壤中农药挥发速度加快；空气流动速度也是影响农药挥发的重要因素。

农药随水迁移有两种方式：一是水溶性大的农药直接溶于水中；二是被吸附在水中悬浮颗粒表面的农药随水流迁移。表土层中的农药可随灌溉水和水土流失向四周迁移扩散，造成水体污染。但由于土壤有机质和黏土矿物的强烈吸附，土壤中的农药不易随水流向下淋移，大多积累在表层的土壤中。

3.3.2.2 土壤自净

土壤的自净作用，是指土壤利用自身的物理、化学及生物学特性，通过吸附、分解、迁移、转化等作用，使污染物在土壤中的数量、浓度或毒性、活性降低的过程。按其作用机理的不同，土壤的自净作用包括物理净化作用、物理化学净化作用、化学净化作用和生物净化作用等。

1. 物理净化作用

土壤物理净化作用是指土壤通过机械阻留、水分稀释、固相表面物理吸附、水迁移、挥发、扩散等方式使污染物被固定或使其浓度降低的过程。

土壤的物理净化能力与土壤孔隙、土壤质地、结构、土壤含水量、土壤温度等因素有关。例如，砂性土壤的空气迁移、水迁移速率都较快，但表面吸附能力较弱。增加砂性土壤中胶粒和有机胶体的含量，可以增强土壤的表面吸附能力以及增强土壤对固体难溶污染物的机械阻留作用;但是,土壤空隙度减小,则空气迁移、水迁移速率下降。此外,增加土壤水分,或用清水淋洗土壤,可使污染物浓度降低,减小毒性;提高土温可使污染物挥发、解吸、扩散速度增大等。但是,物理净化作用只能使污染物在土壤中的浓度降低,而不能从整个自然环境中消除,其实质只是污染物的迁移。土壤中的农药向大气的迁移,是大气中农药污染的重要来源。如果污染物大量迁移入地表水或地下水层,将造成水源的污染。同时,难溶性固体污染物在土壤中被机械阻留,是污染物在土壤中的累积过程,将产生潜在的威胁。

2. 物理化学净化作用

土壤的物理化学净化作用,主要是通过土壤胶体对污染物的阳离子、阴离子进行的离子交换吸附作用。例如:

$$\boxed{土壤胶体}\ Ca^{2+} + Cd^{2+} \leftrightarrow \boxed{土壤胶体}\ Cd^{2+} + Ca^{2+}$$

$$\boxed{土壤胶体}\ PO_4^{3-} + AsO_4^{3-} \leftrightarrow \boxed{土壤胶体}\ AsO_4^{3-} + PO_4^{3-}$$

污染物的阳、阴离子被交换吸附到土壤胶体上,降低了土壤溶液中这些离子的浓(活)度,相对减轻了有害离子对植物生长的不利影响。此种净化作用为可逆的离子交换反应,且服从质量作用定律。其净化能力的大小可用土壤阳离子交换量或阴离子交换量的大小来衡量。增加土壤中胶体的含量,特别是有机胶体的含量,可以相应提高土壤的物理化学净化能力。但是,物理化学净化作用也只能使污染物在土壤溶液中的离子浓(活)度降低,相对地减轻危害,而并没有从根本上将污染物从土壤环境中消除。如果利用城市污水灌溉,只是污染物从水体迁移入土体,对水体起到了很好的净化作用。然而经交换吸附到土壤胶体上的污染物离子,还可以被其他相对交换能力更大的,或浓度较大的其他离子交换下来,重新转移到土壤溶液中去,又恢复原来的活性、毒性。所以说物理化学净化作用只是暂时性的、不稳定的。同时,对土壤本身来说,则是污染物在土壤环境中的积累过程,将产生严重的潜在危害。

3. 化学净化作用

化学净化作用是指污染物进入土壤以后,可经过一系列的化学反应,例如,凝聚与沉淀反应、氧化还原反应、络合-整合反应、酸碱中和反应、同晶置换反应、水解、分解和化合反应,或者发生由太阳辐射能和紫外线等能流而引起的光化学降解作用等化学反应,而使污染物转化成难溶性、难解离性物质,使危害程度和毒性减小,或者分解为无毒物或营养物质为植物利用的过程。而其他的化学净化作用,如凝聚与沉淀反应、氧化还原反应、络合-整合反应等,只是暂时降低污染物在土壤溶液中的浓(活)度,或暂时减小活性和毒性,起到了一定的缓冲作用,但并没有从土壤环境中消除。

4. 生物净化作用

土壤中有种类繁多、数量巨大的土壤微生物存在,如细菌、真菌、放线菌等,还有线虫、蚁类等土壤动物的存在。它们起着对进入土壤的有机物质消费消耗的作用,具有氧化分解有机物的能力,当污染物进入土体后,土壤动物首先对其破碎,再在微生物体内酶或分泌酶的催化作用下分解,统称为生物降解作用。这是土壤环境自净作用中最重要的净化途径之一。其净化机制主要有氧化还原反应、水解、脱烃、脱卤、芳环羟基化和异构化、环破裂等过程,并最终转变为对生物无毒性的残留物和 CO_2。一些无机污染物也可在土壤微生物的参与下发生一系列化学变化,以降低活性和毒性。但是,微生物不能净化重金属,甚至能使重金属在土体中富集,这是重金属成为土壤环境的最危险污染物的根本原因。土壤的生物降解净化能力的大小与土壤中微生物的种群、数量、活性以及土壤水分、土壤温度、土壤通气性、pH 值、EA 值、适宜的 C/N 比等因素有关。

3.3.2.3 土壤污染评价

目前要定量地评价土壤的质量并不容易,因为世界各国还没有"土壤中有毒物质最高允许浓度"的标准。各国对这个问题的研究,主要从三个角度进行。

1. 与背景值对比

以土壤中同一元素的一般含量或平均含量作为背景值,以其超过背景值多少作为评价土壤污染程度的依据。

2. 单因子指数法

通过单因子评价,可以确定出主要的污染物质及危害程度,同时也是多因子综合评价的基础。一般以污染指数来表示,借以消除量纲或化为统一量纲,便于各污染物之间的比较分析。

污染指数计算主要有两种方法:

(1)以污染物实测值和评价标准相比除去量纲来计算污染指数。

$$P_i = \frac{C_i}{S_i} \tag{3-53}$$

式中:C_i 和 S_i 分别为污染物实测值及评价标准值。

(2)根据土壤和作物中污染物积累的相关系数来计算污染指数。利用此法,必须先行确定土壤中有毒物含量和作物体中该物质累积量的相关数值。其具体做法是:

① 土壤污染显著积累起始值:指土壤中污染物恰超过评价标准的数值,以 X_a 表示。

② 土壤轻度污染起始值:指土壤污染超过一定限度,使作物体内污染物质含量相应增加,以致作物开始受污染危害时土壤中该物质的含量,称轻度污染起始值,以 X_c 表示。

③ 土壤重度污染起始值:指土壤污染物含量大量积累,作物受到严重污染,以

致作物体内的某污染物含量达到食品卫生标准时的土壤中该物质含量,即为重度污染起始值,以 Xp 表示。

④ 根据上述 Xc,Xp 数值,确定污染等级和污染指数范围,分为非污染、轻度污染、中度污染和重度污染 4 个级别。

(3) 综合污染指数法。

单因子污染指数,只能分别反映各个污染物的污染程度,不能全面、综合地反映土壤的污染状况。故进行土壤评价时,需将单因子污染指数按一定方法综合,较全面反映土壤环境质量,由于污染指数 P_i 消除了量纲,为综合指数的获取提供了方便。常见的方法主要有:

① 叠加法确定综合指数:将各污染物指数直接叠加,求得综合指数

$$P = \sum_{i=1}^{n} P_i = \sum_{i=1}^{n} \frac{C_i}{S_i} \tag{3-54}$$

式中:P——土壤污染综合指数;

P_i——污染物指数;

N——评价因子个数。

此方法是将单因子污染指数平等对待,较大的污染指数常被较小的指数拉平,以致综合指数等级可能比实际情况为小;再者,它是视各个污染指数 P_i 对综合污染状况的贡献是同样的,但实际情况是具有同等数值 P_i 的污染后果大不相同。此算法适合于各个分污染指数相差不大,对综合指数贡献大致相同的简单情况,其优点是计算简便。

② 根据内梅罗污染指数计算土壤污染综合指数:在水污染评价时介绍过此指数,它兼顾了单因子污染指数平均值和最高值,可以突出污染较重的污染物的作用。计算式为

$$P = \sqrt{\frac{平均(C_i/S_i)^2 + 最大(C_i/S_i)^2}{2}} \tag{3-55}$$

式中:平均$(C_i/S_i)^2$——土壤中各污染指数平均值;

最大$(C_i/S_i)^2$——污染物中最大污染指数。

此方法用于强调最大污染指数,与其他方法相比,其综合指数常常偏高。

③ 权重法确定综合指数:此方法以土壤中各污染物的污染指数和权重大小求算综合指数,可以全面反映土壤各污染物的不同作用。计算式为

$$P = \sum_{i=1}^{n} W_i P_i \tag{3-56}$$

式中:W_i——污染物 i 的权重。

第4章 污染物在食物网中的迁移转化

　　随着现代社会经济的迅速发展和全球生态环境的剧烈变化,人类发展的各个侧面通过食物链对食品质量和安全性的影响明显增大。人类食物中毒性物质的种类、数量及其对人类健康的长远影响都远比以往严重,从而使人类面临更为严峻的生活和生存挑战。工业的快速发展和社会都市化程度的提高,使大气、土壤和饮用水中的工业、农业及生活污染物逐渐加剧,使得高度稳定的化学物质进入外环境,并通过食物链的生物学富集效应蓄积在食品中,构成对有机体甚至下一代的严重威胁。

　　本章主要研究食物网中污染物的迁移机理及迁移过程,包括从水环境、大气环境和动植物等不同介质摄取的过程。外源化学物与机体接触后将经过吸收、分布、代谢和排泄等过程,然后在体内消失或离开机体。环境化学物质经生物机体的各种吸收途径如皮肤、呼吸系统、消化道等进入机体后,通过体液或血液转运到全身各器官组织中,经生物代谢转化后,再从一些途径排出体外。一般除少数化学物质不经代谢直接排出体外,多数物质都要受到机体代谢系统的作用,使之发生一系列的变化,导致毒性的增高或降低,前者称增毒或活化代谢,后者称减毒或失活代谢。也有一些物质可以在机体的某些器官组织内储存,引起蓄积性中毒。毒物的毒性反应是一系列动力学过程竞争的结果。

4.1 污染物的生物迁移机理

4.1.1 污染物在生态环境中的迁移过程

4.1.1.1 污染物在环境中的归趋

　　污染物的生物迁移是指在环境中所发生的空间位置的移动及其所引起的富集、分散和消失的过程。

　　两个因素决定污染物在环境中的归趋:具体元素或化合物的物理/化学性质以及周围生态系统的状况。这一节所描述的各类污染物具有广泛的物理和化学性质,我们将讨论在各种环境条件下这些性质怎样影响它们的分布和持久性。同样重要但是较难得到的是所研究系统具体状况的准确信息。对调查者来说第一步就是确定所关心系统的尺度和边界,这可以从单个生物到一个湖到大气到整个生物圈来进行。

污染物的迁移极大地受该化合物或元素在各相或组分之间的分配的影响。一些重要的分配过程的例子包括在气相和水相、水相和底泥/微粒相以及溶解态和液相/固相之间的分布。虽然自然环境中热力学平衡很少存在,当分配足够迅速时,可以假定接近稳态的局部条件,从而用平衡表达式来描述和预测这些过程。在平衡态下,一个给定的污染物(x)的分布关系可由下式描述:

$$X(\text{a 相}) \rightarrow X(\text{b 相})$$

如果系统处于平衡,分布或分配系数描述了污染物在各相中相对的量。如下式所示,分配系数简单地等于污染物在一个相的浓度或活度除以它在另一个相的浓度或活度:

$$\frac{X(\text{a 相})}{X(\text{b 相})} = Kd \text{ 或 } Kp \qquad (4-1)$$

如果这个关系描述了一种污染物在水相(a)和颗粒相(b)之间的分配,这个分配系数就明确地被称为吸着系数。如果污染物与颗粒物表面相结合,就用吸附这个词。由于人们对污染物的测量方法大多依赖于详尽的提取技术和粗略的评估,确定分配机制是否完全是表面过程很难。吸着是一个非常复杂的过程,依赖于污染物的结构或形态分布、微粒物质的微观组成和水化学。由于这个原因,"吸着"这个更加一般化的词最为恰当,并且不暗含机制方面的知识。

各种污染物和颗粒相的吸着系数在实验室条件下可被经验估算出来。这些计算来的 Kp 值是比较污染物在底泥或固态物质上相对富集趋势的有用工具,使人们对污染物的可能归趋有深入了解。但是需要记住的是,从实验室测量得到的吸着系数,在预测环境条件下污染物在底泥和水中的浓度时不一定总是准确的。而且,和自然水化学一样,自然颗粒物质的结构和性质也多种多样。

支配污染物在水相和气相之间分配的两个主要因素包括它的蒸气压 P 和水中溶解度 C。如式 4-2 所示,这些性质可以用来计算亨利常数 H。

$$H = P/C \qquad (4-2)$$

亨利常数随着化合物向气相分配的趋势的增加而增加。低水溶解度或者高蒸气压都可以增加污染物的亨利常数。亨利常数定律表明,当污染物达到稳态,它最可能在大气中富集。到达大气中后,长距离迁移会成为影响它分布的一个因素。反过来,如果同样的污染物被作为污水的一部分排放到水体中,随着时间或者与排放源距离的增加,它在水中的浓度很可能会降低。当抛开污染物结构而比较它们之间相对的空气/水分配行为时,亨利常数尤为有用。当一组具有不同的水溶解度和/或蒸气压的相关化合物(如 PCB 和 PAH)以混合物进入环境中时,可以用亨利常数预测它们的相对分配。这可以帮助解释混合物中单个化合物的相对浓度随着时间的变化,即风化过程。

4.1.1.2 污染物在生态系统中循环与迁移

毒物、污染物进入生态系统中,有的进行物质循环,例如某些重金属,类金属等,有的合成物进入生态系统后受环境中生化、物理作用后逐步分解而失去毒性和污染性,这中间有的则被生物所利用,有的是在生态循环中逐步被降解,其中降解速度较慢的如有机氯农药、聚氯联苯等,有的则是进入生态系统不久即被分解、转化,例如有机磷农药、酚、氰化物等。毒物污染物在生态系统迁移与循环,它的运转途径有如下几个:

(1)毒物、污染物进入水体后经微生物作用后被水生生物吸收,吸收方式有食物链上各营养级直接吸收和沿食物链逐级传递富集,有的则经陆生生物、人食用后进一步富集。循着这一食物链系统受毒物、污染物作用的生物尸体和肢体被微生物尸解后又返回水体进入再循环,有的则沉淀在江河、湖泊、海洋的底泥中。

(2)毒物、污染物进入水体,由水体灌溉土壤或直接进入土壤,再由陆生生物吸收进入生物体或是由植物吸收后依食物链逐级传递到食物链中顶级动物和人,然后被污染生物由微生物尸解又回到土壤、水、大气或沉积层中。

(3)烟尘、废气进入大气后被生物呼吸、吸附或沉降到土壤、水中再依①②途经循环。

较为稳定的毒物、污染物质,例如重金属等将如前面所述在生态系统中循环、迁移,而有机氯农药、聚氯联苯等虽然也较为稳定但在生态系统中循环、迁移时或多或少有所破坏和降解。许多毒物、污染物在进入生态系统后即因物理、化学、生化的作用后被降解、破坏变成无毒物质,有的则因被化合、络合而降低毒性或加剧了毒性等。总之从污染源出来的毒物、污染物一经进入生态系统就处于非生物环境与生物环境间的循环状态,或是被分解、化合、络合。这类污染源有的是人类活动的结果,诸如工业生产,农药的施放等;有的则是火山爆发、风化等自然运动的结果。

4.1.1.3 污染物在生物个体内的富集

生物富集是在个体内吸收、转化和消除过程的净结果。最简单的速率常数模型包括从源的一级吸收至某房室以及从该房室的一级消除(药动学通常用房室模拟人体,只要体内某些部位接受或消除药物的速率相似,即可归入一个房室。房室模型仅是进行药动学分析的一种抽象概念,并不一定代表某一特定解剖部位):

$$\frac{\mathrm{d}C}{\mathrm{d}t} = k_{\mathrm{u}}C_1 - k_{\mathrm{e}}C \tag{4-3}$$

式中：C_1 为源的浓度（如：1 为水）；C 为房室里的浓度（如：鱼）；k_u 为吸收的清除率，$mL/(g \cdot h)$；k_e 为消除速率常数，$1/h$。这个方程被积分成下面方程：

$$C_1 = \left(\frac{k_u}{k_e}\right)(1 - e^{-k_e t}) \tag{4-4}$$

根据该方程，可以计算得出任意时间该生物体内的污染物浓度。

4.1.2　污染物生物性迁移方式

污染物通过生物体的吸附、吸收、代谢、死亡等过程而发生的迁移叫做生物性迁移（biotransport）。这是污染物在环境中迁移的最复杂而又最具有重要意义的迁移方式。污染物被动植物吸收后，有一个不断积累和逐渐放大的过程，这是非常典型的污染生态过程。浮游植物吸收、积累成沉积物中的污染物，尽管有时这些污染物在植物体内的含量并不高，但是当这些浮游植物不断被浮游动物食用和消化，浮游动物又不断被鱼类捕获和食用后，污染物就逐渐在食物链中积累起来，特别在顶极食肉者中积累到很高的浓度。

4.1.2.1　生物富集

生物富集（bio-concentration）又称生物浓缩，是生物有机体或处于同一营养级上的许多生物种群，从周围环境中蓄积某种元素或难分解化合物，使生物有机体内该物质的浓度超过环境中的浓度的现象。

生物富集与食物链相联系，各种生物通过一系列吃与被吃的关系，把生物与生物紧密地联系起来，如自然界中一种有害的化学物质被草吸收，虽然浓度很低，但以吃草为生的兔子吃了这种草，而这种有害物质很难排出体外，便逐渐在它体内积累。而老鹰以吃兔子为生，于是有害的化学物质便会在老鹰体内进一步积累。这样食物链对有害的化学物质有累积和放大的效应，这是生物富集的直观表达。污染物是否沿着食物链积累，决定于以下三个条件：即污染物在环境中必须是比较稳定的，污染物必须是生物能够吸收的，污染物是不易被生物代谢过程中所分解的。

生物富集的程度用生物富集系数（bio-concentration factor，BCF）表示

$$BCF = \frac{生物体内污染物浓度}{环境中污染物浓度} \tag{4-5}$$

生物富集的研究对于阐明污染物在环境中的生物迁移规律、评价和预测污染物进入环境后的危害以及确定污染物的环境容量和制订环境标准均有重要意义。

正像水俣病和 DDT 使鸟中毒所表明的，污染物通过食物网的传递可以对顶级捕食者产生不良结果。一些污染物如汞和 DDT 显示生物放大作用：由于从食物中的富集，污染物浓度从一个营养级（如被捕食者）到下一个营养级（如捕食者）的增

加。在任何全面的生态或人类风险评价中,生物放大的可能性必须被考虑到,并且生物放大作为主导理论。例如,捕食者要比被捕食者活得长,因此有更多的时间来富集污染物,结果就可能是捕食者体内的浓度比被捕食者高。捕食者通常比被捕食者形体大,形体变异对生物富集的影响可能导致一些污染物在捕食者体内比被捕食者浓度高。还有,对亲脂性污染物来说,比起被捕食者,捕食者更高的体脂含量也能导致污染物浓度随营养级增加。处于食物网较低层的生物比处于高层的生长要快,因此生长稀释在低层比在高层更加显著。判断营养地位方面的困难,尤其是当生物随年龄改变取食习惯的时候,可以混淆问题而导致主观臆断的生物放大结论。而且,大多数对生物富集的野外研究不区分水源和食源,使许多研究者做出关于生物放大的不正确的推论。最后,一些群落的特定营养级中各个物种中的浓度表现出广泛的变化,以至于观察到的营养级的趋势通常值得怀疑。诸如此类计算过程和对它们的解释频繁地偏重于生物放大。应该仔细地阅读关于生物放大的报道,以发现调查者不经意间的偏差。但是,由于其重要影响,生物放大这个概念非常值得研究。

作为营养传递的结果而产生有害效应并不一定要生物放大。如果食物中污染物的浓度非常高,远处于营养网上层的生物就可能被暴露于足够引起有害效应的浓度。例如人们受"痛痛病"的折磨就是这种情况。另一个例子是在静水和激流系统中被淹没表面的覆盖物里富集到极高浓度的金属和类金属。包括相应水生附着生物在内的这些物质被一组重要的植食性/刮食者的淡水生物食入,即使没有生物放大也有引起有害效应的可能。流入生物的量,而不只是该生物体内的净浓度,也能对确定毒物暴露的有害结果作出贡献。

生物放大只是污染物营养传递的三种可能结果之一。在捕食者和被捕食者中的浓度可能是相似的,在统计上没有显著增长或降低的趋势。或者就像经常发生的那样,污染物的浓度会随着营养级的升高而降低。在每一次传递中,摄食速率、从食物的吸收、内部转化和消除之间所需要的平衡对污染物守恒的传递来说并不存在。在这种情况下,每次营养交换浓度都要降低。随营养级增加而减少被称为营养稀释或者生物缩小。生物缩减也用于描述营养稀释,但是意义似乎稍微偏重于使被捕食者生物量中的污染物更少地被生物利用,结果是捕食者效率低下的同化作用。

4.1.2.2 生物放大

某些在自然界不能降解或难降解的化学物质,在环境中通过食物链的延长和营养级的增加在生物体内逐级富集,存在浓度越来越大的现象。许多有机氯杀虫剂和多氯联苯都有明显的生物放大现象。了解这种现象对评价化学物质对人体健康和环境的影响有着重要意义。

生物放大是指在同一个食物链上,高位营养级生物体内来自环境的某些元素或难以分解的化合物的浓度,高于低位营养级生物的现象。生物放大程度可用生物放大系数(biomagnification factor,BMF)来表示

$$BMF = \frac{较高营养级生物体内污染物浓度}{较低营养级生物体内污染物浓度} \qquad (4-6)$$

生物放大一词是专指具有食物链关系的生物说的,如果生物之间不存在食物链关系,则用生物浓缩或生物积累来解释。直至 20 世纪 70 年代初期,不少科学家在研究农药和重金属的浓度在食物链上逐级增大时,多将这种现象称为生物浓缩或生物积累。直到 1973 年起,科学家们才开始用生物放大一词,并将生物富集作用、生物积累和生物放大三者的概念区分开来。研究生物放大,特别是研究各种食物链对哪些污染物具有生物放大的潜力,对于确定环境中污染物的安全浓度等,具有重要的意义。

1. 生物放大与食物网

在生态环境中,由于食物链的关系,一些物质如金属元素或有机物质,可以在不同的生物体内经吸收后逐级传递,不断积聚浓缩;或者某些物质在环境中的起始浓度不很高,通过食物链的逐级传递,使浓度逐步提高,最后形成了生物富集或生物放大作用。例如,海水中汞的浓度为 0.000 1 mg/L 时,浮游生物体内含汞量可达 001~0.002 mg/L,小鱼体内可达 0.2~0.5 mg/L,而大鱼体内可达1~5 mg/L,大鱼体内汞比海水含汞量高 1 万~6 万倍。生物放大作用可使环境中低浓度的物质,在最后一级体内的含量提高几十倍甚至成千上万倍,因而可能对人和环境造成较大的危害。

生物放大作用是通过食物链完成的,而食物链可以分为几种形态。在生态系统中,根据生物间的食物关系,可将食物链分为四类。一是捕食性食物链,它是以植物为基础,后者捕食前者,如青草—野兔—狐狸—狼—虎。二是碎食性食物链,指的是以碎食物为基础形成的食物链,如树叶碎片及小藻类—虾(蟹)—鱼—食鱼的鸟类。三是寄生性食物链,是以大动物为基础,小动物寄生到大动物上形成的食物链,如哺乳类—跳蚤—原生动物—细菌—过滤性病毒。四是腐生性食物链,指的是以腐烂的动植物尸体为基础,然后被微生物所利用。

生物放大作用是通过食物链完成的。总的说来,初级生产者所产生和固定的能量、物质,通过一系列取食和被食的关系而在生态系统中传递,便可形成生物富集或生物放大。

2. 生物放大实例

DDT 等杀虫剂通过食物链的逐步浓缩,能充分说明它们对人类健康的危害。1962 年,美国的雷切尔·卡逊在其《寂静的春天》中充分描述了以 DDT 为代表的杀虫剂对环境、生物和人类健康的危害,甚至连美国的国鸟白头海雕也因杀虫剂的

使用而几乎灭绝。但是,DDT 的生物放大危害作用并没有得到充分揭示。

一项研究结果表明,DDT 在海水中的浓度为 5.0×10^{-11} g,而在浮游植物中则为 4.0×10^{-8} g,在蛤蜊中为 4.2×10^{-7} g,到银鸥时就达 7.55×10^{-5} g。DDT 从初始浓度到食物链最后一级的浓度扩大了百万倍,这就是典型的生物扩大作用。

DDT 对英国雀鹰(Accipiter nisus)的影响也是灾难性的。早在 20 世纪 60 年代,雀鹰遭受了显著的毁灭,部分原因是由于 DDT 的生物放大作用,由于使母鸟吃了富集 DDT 的小虫和其他食物,它产下的卵的卵壳太薄,使得卵在孵出小鸟之前就很容易破碎,因而对雀鹰造成灭顶之灾。农药 DDT 在环境中的迁移和生物放大作用如图 4-1 所示。

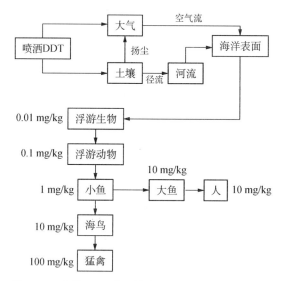

图 4-1 农药 DDT 在环境中的迁移和生物放大作用

中国科学院水生生物研究所的研究人员还发现,19 世纪早期我国典型湖泊底泥中已存在微量二噁英,主要存在土壤的表层,一旦沉积很难通过环境物理因素再转移,但却可通过食物链再传给其他生物,转移到环境中。因此,湖泊底泥中高浓度的二噁英可通过生物富集或生物放大对水生物和人类的健康产生极大威胁。通过实验还发现了二噁英在食物链中生物放大的直接证据,并提出了生物放大模型,从而否定了国际学术界过去一直认为二噁英在食物链中只存在生物积累而不存在生物放大的观点。

如图 4-2 所示,由于生物放大作用,杀虫剂及其他有害物质对人和生物的危害就变得十分惊人。一些毒素在身体组织中累积,不能变性或不能代谢,这就导致杀虫剂在食物链中每向上传递一级,浓度就会增加,而顶级取食者会遭受最高剂量的危害。

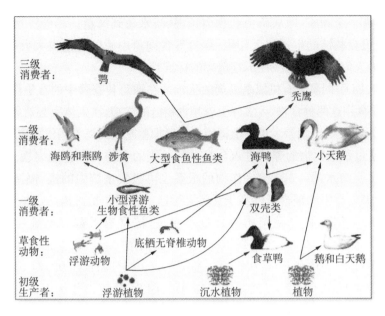

图4-2　美国乞沙比克湾水鸟的食物网

3. 食物中常见被放大物质

由于生物放大作用的存在,环境污染对人和生物的危害也呈现富集或放大作用,因此生物放大作用也威胁着人类食物链,比如各种副食、肉类和鱼类。但是,这种危害一直难以引起人们的关注。

如重金属铅、汞、镉等原本就对人和生物有害,但通过食物链的放大作用,对人和生物的危害就更大了。铅对人体的危害主要是造成神经系统、造血系统和肾脏的损伤。汞是以甲基汞的形式对人体造成伤害,甲基汞在体内代谢缓慢,可引起蓄积中毒,而且可通过血脑屏障进入大脑,与大脑皮层的巯基结合,影响脑细胞的功能。镉对机体的危害是破坏肾脏的近曲小管,造成钙等营养素的丢失,使病人骨质脱钙而发生骨痛。

这几种重金属在食物链中对人体的伤害主要是通过食物链的放大作用完成的。环境中的铅容易污染的食品主要是蔬菜,由于环境中的铅在土壤中以凝结状态存在,因此通过作物根系吸收量不大,主要是通过叶片从大气吸收,所以蔬菜中铅含量富集程度以叶菜最高,其次是根、茎类、果菜类。对食品中铅含量的调查显示,靠近公路两侧的蔬菜的铅含量远远高于远离公路的蔬菜,这既说明含铅汽油是污染源,也说明了铅的放大作用途径。

汞主要蓄积于鱼体脂肪中,鱼是汞的天然浓缩器,鱼龄越大,体内富集的汞就越多。不同鱼种富集汞的能力不同,鱼体中汞的含量也不同,一般来说,食肉鱼体内汞含量大于食草鱼,吃鱼的鸟在体内蓄积的汞更多。所以,人们在选择鱼的消费时,也应当有一个顺序,即从草鱼到食肉鱼,从淡水鱼到海鱼。尽管江水中汞含量较低,但通过食物链的生物放大作用,鲶鱼等食肉鱼中汞的含量也大大增加,因此也应当成为人们消费时的一种不宜选择的标准。

此外与DDT同属于有机氯杀虫剂的狄氏剂在鳝鱼和苍鹭中的富集作用是最大的。人如果食用这两种食物,人实际上就是食物链的终端,在人体中必然导致狄氏剂的大剂量中毒。因此,消费者更不能把诸如苍鹭那些吃鱼的鸟类当作野味来消费。

镉是通过水生生物的养殖进入食品链的。镉的生物放大作用表现为,海产品中镉的含量是海水的4 500倍。作物的根系也可吸收土壤中的镉,镉污染地区的蔬菜、粮食等食品中的镉含量远高于无污染地区。不同作物对镉的富集程度不同,镉含量也不尽相同,比如蔬菜中镉含量顺序是(按富集系数大小排列):芹菜叶(0.115 0)>菠菜(0.095 6)>莴笋(0.046 9)>大白菜(0.045 2)>油菜(0.043 7)>小白菜(0.041 7)>芹菜茎(0.039 0)>韭菜(0.036 5)>茄子(0.024 0)>圆白菜(0.010 5)>黄瓜(0.006 2)>菜花(0.005 9)。因此,这可以作为人们消费食物时避免有害重金属元素生物放大作用的一个参考。

4.1.2.3 生物积累

生物积累指生物个体随其生长发育的不同阶段从环境中蓄积某种污染物,而使浓缩系数不断增大的现象。生物积累的程度可用生物积累系数(bioaccumulation factor,BAF)来表示

$$BAF = \frac{某个体生长发育较后阶段体内污染物浓度}{同一个体生长发育较前阶段体内该污染物浓度} \qquad (4-7)$$

生物在其整个代谢活跃期内都在通过吸收、吸附、吞食等各种过程,从周围环境中蓄积某些元素或难分解的化合物,以致随生物的生长发育,浓缩系数不断增大,这种现象称为生物积累(又称生物学积累)。生物积累的程度用浓缩系数表示。

生物积累、生物富集和生物放大三个概念,既有联系,又有区别。生物积累指同一生物个体在其整个代谢活跃期中的不同阶段,机体内来自环境的元素或难分解化合物的浓缩系数不断增加的现象;生物富集指生物机体通过对环境中元素或难分解化合物的浓缩,使这种物质在生物体内的浓度超过环境中浓度的现象;生物放大指在同一食物链上,高位营养级生物机体内来自环境的元素或难分解化合物的浓缩系数比低位营养级生物增加的现象。

早在1897年,人们就发现牡蛎能从海水中大量积累铜,以致牡蛎肉呈现绿色,称为"绿色病"。鱼则能大量积累海水中的钒。20世纪50年代中期到60年代,由于核武器试验导致放射性散落物在全球范围内的增长,人们对锶、铯、铈等多种放射性同位素在生物体中的积累进行了大量的监测和研究,并利用放射性同位素示踪技术,研究铜、汞、铬等重金属在动、植物机体中的积累和排除。研究得最多的是

在环境中持久性强的有机卤素农药和重金属在生物体内的积累。

有人研究牡蛎在 50 $\mu g/L$ 的氯化汞溶液中对汞的积累,观察到第 7 天,牡蛎(按鲜重每公斤计)体内汞的含量达 25 mg,浓缩系数为 500;第 14 天达 35 mg,浓缩系数为 700;第 19 天达 40 mg,浓缩系数为 800;到第 42 天增加到 60 mg,浓缩系数增加到 1 200。此例说明,在代谢活跃期内的生物积累过程中,浓缩系数是不断增加的。鱼体中农药残毒的积累同鱼的年龄和脂肪含量有关,农药的残留量随着鱼体的长大而增加。在许多情况下,生物个体的大小同积累量的关系,比该生物所处的营养等级的高低,更为重要。

4.1.2.4　生物浓缩系数

阐述生物富集、生物积累和生物放大这些现象,都用浓缩系数的值来表示相应的数量关系。

生物通过吸收、吸附、吞食等过程,从周围环境中浓缩某些元素或难分解的化合物,在这种生物积累过程中,元素或难分解的化合物不断进入生物体又不断从生物体排出,这种物质交换过程要经历一定时间才能达到动态平衡状态。此后,浓缩系数就不再继续增大,而只在一定幅度范围内波动。这种达到动态平衡时的浓缩系数又称为平衡浓缩系数。通常所说的某种生物对某种物质的浓缩系数数值,一般都是指平衡时浓缩系数,而不是指生物积累过程中任何一个特定时刻所测定和计算得到的浓缩系数。

4.1.3　物质通过生物膜方式迁移转化

4.1.3.1　生物膜结构

生物膜(biological membrane)是指镶嵌有蛋白质和糖类(统称糖蛋白)的磷脂双分子层,起着划分和分隔细胞和细胞器作用,生物膜也是与许多能量转化和细胞内通讯有关的重要部位,同时,生物膜上还有大量的酶结合位点。生物膜也是细胞、细胞器和其环境接界的所有膜结构的总称(见图 4-3)。

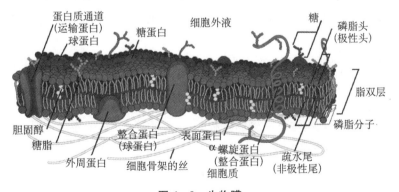

图 4-3　生物膜

4.1.3.2 物质通过膜的方式

1. 膜孔通过

直径小于膜孔的水溶性物质,可借助膜两侧的静水压及渗透压经膜孔滤过。

2. 被动扩散

脂溶性物质从高浓度侧向低浓度,即顺浓度梯度扩散通过又累之曾屏蔽的生物膜扩散速率服从 Fick 定律:

$$\frac{dQ}{dt} = -DA\frac{\nabla c}{\nabla x} \tag{4-8}$$

式中,$\frac{dQ}{dt}$ 为物质的扩散速率,即 dt 时间间隔内垂直向扩散通过膜的物质的量;∇x 为膜厚度;∇c 为膜两侧的浓度梯度;A 为扩散面积;D 为扩散系数。

3. 易化扩散

易化扩散指一些不溶于脂质或脂溶性很小的物质,在膜结构中一些特殊蛋白质分子的"帮助"下,从膜的高浓度一侧向低浓度一侧的移动过程。易化扩散分为两种类型。

由载体介导的易化扩散:葡萄糖、氨基酸等营养性物质的进出细胞就属于这种类型的易化扩散。以载体为中介的易化扩散有如下特点:①高度特异性;②有饱和现象;③有竞争性抑制。

由通道介导的易化扩散:通过通道扩散的物质主要是 Na^+,K^+,Ca^{2+},Cl^- 等离子。通道具有一定的特异性,但它对离子的选择性没有载体蛋白那样严格。通道蛋白质的重要特点是,随着蛋白质分子构型的改变,它可以处于不同的功能状态。当它处于开放状态时,可以允许特定离子由膜的高浓度一侧向低浓度一侧转移;当它处于关闭状态时,膜又变得对该种离子不能通透。根据引起通道开放与关闭的条件不同,一般可将通道区分为电压门控通道和化学门控通道,化学门控通道也称配体门控通道。

不同的离子通道,一般都有其专一的阻断剂。河豚毒能阻断 Na^+ 通道,只影响 Na^+ 的转运而不影响 K^+ 的转运。四乙基铵能阻断 K^+ 通道,只影响 K^+ 的转运而不影响 Na^+ 的转运。

上述两种物质转运方式,都不需要细胞代谢供能,因而均属于被动转运。

4. 主动转运

主动转运(active transport)是细胞在特殊的蛋白质介导下消耗能量,将物质从低浓度一侧转运到高浓度一侧的过程。如:钠离子、钾离子通过钠泵逆浓度梯度转运、小肠上皮细胞从肠腔中吸收葡萄糖、肾小管上皮细胞从小管液中重吸收葡萄糖,都是利用细胞膜上钠泵分解 ATP,为其提供能量。主动转运分为原发性主动转运和继发性主动转运两类。

　　原发性主动转运即由 ATP 直接供能,逆浓度差转运的方式。钠钾 ATP 酶(钠泵)参与的转运是最为典型的一种原发性主动转运。钠泵也是一种特殊的膜蛋白,其不但可以逆浓度梯度转运钠离子、钾离子,还具有 ATP 酶的活性,分解 ATP 释放能量,将能量用于钠离子、钾离子的主动转运。因此钠泵是钠-钾依赖的 ATP 酶。每分解一个 ATP 分子,可将 3 个钠离子移出膜外,2 个钾离子移入膜内。当胞外的钾离子浓度增加或胞内钠离子浓度增加时,钠泵的活性就会明显升高,主动转运钠离子、钾离子的速度就加快。钠泵广泛存在于各种细胞膜上,其生理意义是保持细胞内外的钠离子、钾离子浓度差,这对许多代谢反应和防止细胞肿胀有重要意义,同时建立了一种势能储备,是可兴奋细胞兴奋的基础。

　　继发性主动转运是由 ATP 间接供能的逆浓度差转运方式。它利用钠泵活动形成的势能储备,来完成其他物质逆浓度梯度的跨膜转运。例如:小肠上皮细胞从肠腔中吸收葡萄糖,肾小管上皮细胞从小管液中重吸收葡萄糖都属于继发性主动转运。

　　小肠内的葡萄糖逆浓度梯度由肠腔进入小肠上皮细胞,就是因为钠泵的持续活动,形成膜外钠离子的高势能。当钠离子顺浓度差进入膜内时,所释放出的能量用于葡萄糖分子的逆浓度差转运。由于葡萄糖主动转运所需的能量是间接来自于钠泵活动时消耗的 ATP,所以这种类型的转运方式称为继发性主动转运。

　　5. 胞吞胞饮

　　细胞吞噬固体颗粒的作用称为吞噬作用(phagocytosis)。如人体白细胞,特别是巨噬细胞能吞噬入侵的细菌、细胞碎片以及衰老的红细胞。除固体颗粒外,多种细胞,如肠壁细胞以及一些原生生物,如变形虫等,还能吞入液体。吞入的方法是细胞膜向内褶入,形成细长的管,管内充满外界液体。管从末端断开而成游离的含有液体的小泡。这种吞入液体的过程称为胞饮作用(pinocytosis)。

　　吞噬作用和胞饮作用总称为内吞作用(endocytosis)。内吞作用使一些不能穿过细胞膜的物质和食物颗粒、蛋白质大分子等进入细胞中,形成含有液体或固体的小泡(食物泡),小泡和溶酶体融合,吞入物即被消化。

4.2　污染物的生物转化机理

　　外源化学物由与机体接触部位进入血液的过程称为吸收,然后通过血流分散到全身组织细胞中,即为分布。在组织细胞中,外源化学物将经各种酶系的催化,发生化学结构与性质的变化,这一过程称为代谢或代谢转化或生物转化。外源化学物在代谢过程中形成的各种衍生物或分解产物可称为代谢物或代谢产物。最后,代谢产物和一部分未经代谢的母体外源化学物将通过排泄过程而离开机体,使外源化学物由机体清除。确切地说,外源化学物由机体的清除(elimination)是代谢过程和排泄过程的综合结果。吸收、分布和排泄基本上属于物理学或生物物理学过程,并可统称为生物转运过程;而代谢或代谢转化过程是由酶催化的化学过程或生物化学过程,可称为生物转化过程。

4.2.1 植物对污染物的摄取

4.2.1.1 植物摄取污染物的途径

植物在生长过程中不断通过根系吸收、光合作用和呼吸作用等生命代谢过程为其提供物质和能量。植物对污染物的吸收也伴随着这些过程的发生而发生,污染物可以从土壤及土壤水沿根系吸水过程进入植物体,共动力为植物蒸腾拉力;也有人认为是分配作用原理,即污染物根据极性相似相溶原理在生态系统中不同分室(如土壤、水、植物体)之间的分配,植物还可以通过呼吸作用过程使叶片、茎、果实等吸收大气中的污染物。

1. 根系吸收

植物根系吸收是化学污染物进入植物体最重要的途径之一。化学污染物在植物体内主要经导管运输,以叶片蒸腾作用为主要动力从而到达植物体不同组织。但迁移至根系表层的污染物并不能全部进入植物体,它们首先要面对的是根系表皮的选择性吸收作用,污染物的理化性质将决定其能否通过表皮进入根系内部。含有污染物的土壤水溶液被吸收至根系表皮或其外层组织,这些组织有相当于根体积的 $10\%\sim20\%$ 的较大的自由空间,当污染物向根中心迁移时须首先经过内表皮,根系内表皮含有一层浸满软木脂的不通水的硬组织带,污染物必须通过硬组织带才可以进入内表皮,从而到达管胞和导管组织。由于硬组织的疏水性特征,污染物能否通过内皮层上的小孔取决于它们的理化性质。污染物的溶解性越强,辛醇-水分配系数越低,其通过硬组织带的能力越弱;相反,如果污染物溶解性较弱,辛醇-水分配系数越高,通过硬组织带进入植物体的能力越强,如胡萝卜的根部可以吸收大量的艾氏剂和七氯,而 PCBs 却只能存在于胡萝卜的表皮。进入内皮层以后,污染物从根系向上迁移的能力则恰恰相反,溶解性高、辛醇-水分配系数低的污染物相对于溶解度低、辛醇-水分配系数高的污染物更容易随植物体内的蒸腾流和植物汁液迁移。这也是为什么有的污染物在根系中残留浓度高于茎、叶、籽实,而有的污染物倾向于向地上部分迁移的原因。

污染物在植物体内被降解转化或在植物体内累积,也可以通过气孔排入大气中。这一过程取决于化合物的极性和分子结构,部分污染物可能被吸附于内表皮而逐渐被消化,不能到达木质部而失去在植物体内分布的机会。

2. 叶片吸收

污染物通过叶片进入植物体一般有三种途径:①直接的喷施过程如农药;②随大气颗粒沉降累积于叶片表面然后进入植物体;③叶片可以通过气孔从周围大气介质中吸收污染物。污染物一方面可以通过叶片表层渗透进入叶片内部,另一方面还可以通过气孔直接进入植物组织。

1) 通过角质层的吸收作用

植物地上部分通常包被一层角质层,角质层在减少水分蒸发量的同时,也可以减少有机物及其他污染物的通过;由于角质层包含柯蜡质,因此它对非极性有机化合物具有较高的亲和性,因而在经过角质层时,极性较强的有机物可以通过角质层进入植物体,而非极性物质则大多积累于角质层,被生物降解或光解。化学污染物通过角质层脂质结构还有另外一种途径,它们可以经碳氢纤维通过角质层,但这种路径相对于直接通过角质层要长,取决于曲折度因素。污染物透过叶面表层的扩散作用可以同时在角质层的脂质结构与水相中进行,主要取决于污染物的性质,对于极性比较极端的化合物,其中的一种途径将居主导地位。

污染物透过角质层的速率不仅与污染物的种类和数量有关,与植物种类也密切相关。角质层的组成与结构决定其疏水强度。

除厚度与组成因素外,叶片吸收污染的能力还与其年龄有关,因为随着叶片年龄的增加角质层不断增厚,污染物积累越来越多,这些均会影响叶片呼吸作用和光合作用,从而影响污染物的输入。因此污染物通过角质层能力的差异不能靠单一因素来解释。

生态环境条件也显著影响植物对污染物的吸收。生态环境变化引起的胁迫作用造成植物叶片结构的改变,从而使植物吸收污染物的选择性有所差异。但目前对不同植物吸收和抵御污染物的机制以及生态环境条件对吸收过程的影响还不清楚。

多种污染物复合污染条件下,植物对同种污染物的吸收能力也有所不同。譬如,表面活性剂的存在会影响有机物通过角质层的能力。表面活性剂不仅可以增大沉积物表面积,还对污染物的溶解有较强的促进作用,还可以溶解或破坏角质层,大幅度降低植物对外来污染物侵入的抵御能力。

2) 气孔输入

气孔是植物叶片表面物质传输的主要通道,对于污染物来说,植物可以将体内污染物质随蒸腾拉力排出体外,同时大量的污染物通过呼吸作用进入植物体。这一途径对于蒸汽压较高的有机污染物尤为重要。很多研究表明植物体内疏水性较强的有机污染物主要来自土壤挥发和大气沉降,而不是从根系输入。

4.2.1.2　污染物从自然环境进入植物体的定量研究

1. 辛醇-水分配系数

Briggs 等于 1982 年报道了大麦从土壤水中吸收污染物的比例与其在水中溶解度成反比,与其辛醇-水分配系数成正比。但从根系向地上部分转移的量并不遵从这一规律,水溶性较差的有机物更易停留在地下部分。这一过程的最终结果导致一些非极性化合物在根系大量积累,因为它们虽容易进入根系却不容易从根系向地上部分迁移,从而在根系脂质部分和细胞壁处累积。在上述研究的基础上,Briggs 等人建立了植物不同组织内两个系列的疏水性有机化合物甲基-氨基甲酰甘噁啉和取代苯脲与化合物辛醇-水分配系数(K_{ow})之间的关系。对于污染物从土壤向植物根系的迁移过程提出根系浓缩系数(RCF),并建立了下述预测方程:

$$\lg(RCF - 0.82) = 0.77\lg K_{ow} - 1.52 \tag{4-9}$$

对于从根系向地上部分的迁移过程(这种迁移作用对 $\lg K_{ow}$ 为 1.8 左右的有机物最为明显),迁移总量可由蒸腾流中污染物浓度与土壤水中污染物浓度的比值——蒸腾流浓缩系数(TSCF)来估计:

$$TSCF = \exp[-(\lg K_{ow} - 1.78)^2/2.44] \tag{4-10}$$

1983 年,Briggs 等人在上述工作基础上,又提出离体麦茎对疏水性有机物的吸收与污染物的辛醇-水分配系数之间有相关关系,并建立以下预测方程:

$$\lg SCF = 0.95\lg K_{ow} - 2.05 \tag{4-11}$$

其中,SCF 是麦茎-水分配系数。与此同时,Briggs 等将植物体液对离体茎吸收作用的贡献也看成是分配作用,认为有机物在离体茎与蒸腾流之间的分配系数(K)可由下式估计:

$$\lg(K - 0.82) = 0.95\lg K_{ow} - 2.05 \tag{4-12}$$

综合以上几个方程,大麦活体茎对污染物的浓缩系数为

$$SCF = [10(0.95\lg K_{ow} - 2.05) + 0.82] \times 0.784\exp[-(\lg K_{ow} - 1.78)^2/2.44]$$
$$\tag{4-13}$$

上述方程的意义从理论上讲,只要知道任何一种污染物的辛醇-水分配系数和外源污染物浓度,即可以直接推算出该污染物在大麦茎中的累积浓度,避免了较为繁琐的实验测试,为污染物对土壤-植物系统的生态风险评价和环境标准的制订提供了依据。

2. 土壤有机质-水分配系数

与 Briggs 等人相类似,Topp 等[34]研究了有机物在大麦和水芹中的分布,发现有机物的富集系数(BCF)与其土壤-水分配系数(K_{oc})及 K_{ow} 呈负相关,与化合物的分子量呈负相关。但是建立 K_{oc} 和 BCF 之间的相关关系式的实用性远不如 $K_{ow}-BCF$ 之间的相关关系明显,由于测试土壤-水分配系数过程较为复杂,且结果受土壤质地、组成以及测试环境因素的影响较大,因此不同学者对同一种化合物可以测得不同的 K_{oc} 值。K_{oc} 值的误差使预测的 BCF 值与实际植物累积作用相去甚远,因此目前采用 K_{oc} 预测植物吸收作用还为时尚早。但是 K_{oc} 和 BCF 的相关性可以在一定程度上证实决定污染物植物吸收能力和土壤吸附能力的某些因素是相同的。

3. 蒸汽压

污染物的蒸汽压对植物吸收也很重要,它主要决定了污染物通过叶片吸收进

入植物体的能力。如果污染物的亨利定律常数大于 10^{-4}，它们将以气态形式为植物吸收，相反则主要通过根系吸收途径。Bacci 和 Gaggi(1987)提出叶片-大气浓缩因子(FCF)，针对杜鹃叶片对有机氯化合物的吸收作用，建立了以下方程：

$$\lg FCF = 1.25\lg H + 4.06 \qquad (4-14)$$

有的学者则认为污染物通过叶片进入植物体的能力应该用角质层进行估计，方程如下：

$$\lg P = 238\lg K_{cutw}/MV - 12.48 \qquad (4-15)$$

其中，P 为有机物的角质层通透系数；MV 为污染物的摩尔体积。

上述有关植物叶片吸收污染物的预测方程是基于不同的叶片吸收途径建立的。以亨利定律常数为变量建立的方程主要考虑了叶片气孔的吸收作用，而以角质层-水分配系数为变量的方程则是针对透过角质层的渗透作用进行拟合的。目前国际上类似的预测方程类型繁多，各自考虑的因素也各不相同。到目前为止，任何一个方程都无法对所有类型的污染物进行准确预测，因此在特定条件下，对于特定污染物需根据污染物的性质确定采用哪种方程进行预测。

4.2.2　生物体对污染物的吸收

吸收(absorption)是指外源化学物从接触部位，通常是机体的外表面或内表面(如皮、肤，消化道黏膜和肺泡)的生物膜转运至血液循环的过程，外源化学物主要通过呼吸道，消化道和皮肤吸收。在毒理学实验研究中有时还采用特殊染毒途径如腹腔注射，静脉注射，肌肉注射和皮下注射等。

机体对环境化学物质的吸收，决定于物质与机体内外表面积接触的程度和吸收速率。它决定环境化学物质可被吸收的剂量。在污染的环境中，污染物的存在形态影响吸收的程度，从而影响对生物体的毒性。环境污染物质的理化性质，如颗粒直径、水溶性、脂溶性、挥发性及解离度以及机体暴露部位的状况，如皮肤湿度、呼吸强度、胃肠道内食物组成等也同样重要。在被污染的环境内，可被机体吸收的化学物质，称为有效接触量或暴露水平。

外源化合物在从吸收部位转运到体循环的过程中已开始被消除，此即在胃肠道黏膜、肝和肺的首过效应(first-pass effect)。首先介绍有一个关于生物体吸收的经典病例——酒精性肝病，初步了解其致毒机理。

酒精性肝病是由于长期大量饮酒所导致的肝脏疾病。初期通常表现为脂肪肝，进而可发展成酒精性肝炎、肝纤维化和肝硬化；严重酗酒时可诱发广泛肝细胞坏死甚或肝功能衰竭；该病是我国常见的肝脏疾病之一，严重危害人民健康[35]。

20 世纪 80 年代初到 90 年代初，北方流行病学调查显示嗜酒者在一般人群中的比例从 0.21% 升至 14.3%。21 世纪初,南方及中西部省份流行病学调查显示中国饮酒人群扩增至 30.9%～43.4%,普通成人酒精性肝病患病率为 4.3%～6.5%;酒精性肝病占同期肝病住院患者的比例在不断上升,从 1991 年的 4.2% 增至 1996 年的 21.3%;酒精性肝硬化占肝硬化的病因构成比从 1999 年的 10.8% 上升到 2003 年的 24.0%。酒精所致的肝脏损害已经在中国成为一个不可忽视的问题[35]。

乙醇在体内的代谢及毒性:从消化道吸收来的乙醇,90%～98% 经门脉系统进入到肝脏,通过肝脏的代谢和处理后,乙醇及其代谢物进入体循环,仅有 2%～10% 的乙醇通过尿、汗、呼气排出,或者转移至唾液或乳汁中。乙醇在肝脏内代谢主要有两条途径,其一是经乙醇脱氢酶氧化为乙醛,然后经乙醛脱氢酶氧化为乙酸。其二是经微粒体中细胞色素 P 为主的微粒体乙醇氧化系统和过氧化小体上的角酶氧化为乙酸[36]。

长期大量饮酒所致的乙醇中毒除乙醇自身毒性外,主要是代谢过程中生成的乙醛和自由基、羟基以及氢离子浓度的改变对身体造成影响。长期的乙醇摄入会使肝脏线粒体功能紊乱,代谢乙醛的能力就大大降低,而乙醇的氧化速度不变甚至提高,造成乙醛的生成与降解不平衡,导致肝内乙醛浓度增加。乙醛的毒性作用主要通过以下方式进行:乙醛可以与半胱氨酸、谷胱甘肽及维生素 E 的相互作用促进脂质过氧化,与微粒体、循环中的清蛋白、球蛋白和脂蛋白等通过共价键结合形成乙醛蛋白加合物,乙醛还可以促进胶原形成。

肝纤维化是多种慢性肝病发展为肝硬化的必经之路,形成原因与胶原合成酶、基质金属蛋白酶及其抑制因子等有关。当细胞外基质(ECM)的合成大于降解时,过多的 ECM 沉积于肝脏形成肝纤维化。大量研究已证明,肝星状细胞(HSC)是合成 ECM 的主要参与者,HSC 的活化与增殖是肝纤维化进展的中心环节[36]。酒精性肝病的相关作用机理如图 4-4 所示。

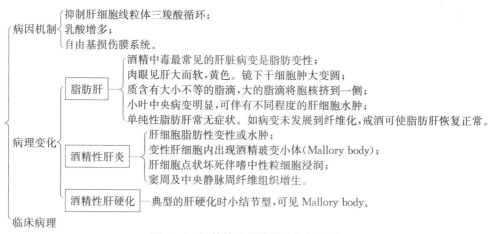

图 4-4 酒精性肝病的相关作用机理

影响酒精性肝损伤进展或加重的因素较多,目前国内外研究已经发现的危险因素主要包括:饮酒量、饮酒年限、酒精饮料品种、饮酒方式、性别、种族、肥胖、肝炎病毒感染、遗传因素、营养状况等[35]。

4.2.2.1 经呼吸道吸收

空气中的化学物是以气体、蒸汽和气溶胶等形式存在,因而呼吸道是空气中化学物进入机体的主要途径。气态物质极容易经肺吸收,这是由肺脏的解剖生理特点所决定的。如肺泡数量多(约亿个),表面积大,高达 $50\sim100$ m²,相当于皮肤表面面积的 50 倍。由肺泡上皮细胞和毛细血管内皮细胞组成的肺泡壁膜极薄,且遍布毛细血管,血供丰富,便于化学物经肺迅速吸收进入血液。并且,肺泡壁膜对脂溶性分子、水溶性分子及离子都具有高度通透性。

不同形态的外来化学物的吸收过程如下。

1. 气体和蒸汽

以气体和蒸汽存在的化学物,到达肺泡后主要经过被动扩散,通过肺泡壁吸收入血液,此过程受以下几种因素影响。

(1) 气态化学物的浓度:含有气态化学物的空气进入肺泡后,化学物即由肺泡气扩散进入血液并溶于其中。在吸收过程中,化学物在肺泡气与血液间分配。继续吸入时,溶入血液中的量越来越大,直至达到平衡为止。平衡时(即化学物由肺泡气进入血液与由血液返回肺泡气的速度相等),化学物在血中的浓度与肺泡气中的浓度之比是一个常数,称为血/气分配系数。每一种气态化学物都有一个特定的系数。按亨利定律,气体溶于液体的量与其在空气中的分压成正比,直至饱和为止。气态化学物在肺泡气中的分压与其浓度成正比,因此肺泡气中该化学物的浓度越高,溶入血中达到的浓度也越高,直至饱和为止。饱和后血中的浓度即不再升高。分配系数越大,表示该气体越易被吸收。对一种气体来说,其血/气分配系数为一常数。

(2) 气态化学物在血液中的溶解度:气态化学物在血液中的溶解度越大,血/气分配系数越大,越易被吸收。一般情况下,水溶性大的物质在血液中的溶解度大;相反,脂溶性物质在血液中的溶解度小。在平衡状态时,可能有部分化学物与血浆蛋白质结合,或溶于血浆脂肪中。因此,血液中化学物含量可高于血浆水中化学物含量。

(3) 化学物由血液分布到其他组织的速度和排泄的快慢:从另一角度看,在平衡状态下,化学物进入身体的量并不一定达到饱和。因为血液中一旦含有外来化学物,立即就有部分开始进入其他组织,处于一个动态过程。所以在平衡状态下,还有可能吸收,其吸收的速度取决于该化学物分布至其他组织的速度和排泄的快慢。

(4) 气态化学物在呼吸道的吸收部位的深浅决定于其水溶性:整个呼吸道黏

膜表面都为液体所湿润,水溶性大的气态化学物如二氧化硫等能在上呼吸道被吸收;而水溶性差的如氮氧化物、光气则在深呼吸道气流变慢,吸收面积大时才能被吸收。

2. 气溶胶

气溶胶经呼吸道吸收时,首要条件是和呼吸道表面接触,从而沉积(deposition)或称附着,并被阻留(retention),支气管树每1分支使总截面积进一步增大,而管径则缩小。这样,进入呼吸道越深,因总截面积增大和管径变小(于是气流阻力增大)两种原因使气流速度逐渐变慢。这一基本情况结合气溶胶中颗粒的外形和物理特征对颗粒沉积的机制产生综合影响。

气溶胶中的颗粒在呼吸道各部位沉积有5种机制。

(1) 惯性冲击:惯性冲击(inertial impaction)产生的原因是因为气流在鼻咽部的速度大,因而每当气流转弯时,相对体积密度(比重)大和直径大的物质(以相对体积密度与石英相当的物质为例),直径为 $5\sim30\ \mu m$ 的颗粒,就因惯性冲击而脱离气流,撞击气道壁而产生附着。

(2) 重力沉降:重力沉降(sedimentation)多发生在气管、支气管,尤以小的支气管和细支气管(包括肺泡)等气流较慢的部位。当重力对颗粒的作用超过空气对颗粒的浮力和摩擦力的总和时,即可使相对体积密度较小和直径小(直径为 $1\sim5\ \mu m$)的粒子发生重力沉降。

(3) 拦截:拦截(interception)是呼吸道中气流边缘的粒子与气道表面接触而附着的现象。在相对体积密度相同时,外形不规则,特别是长而细的纤维要比外形规则的更易被拦截。纤维遇到终末细支气管及其以下的小直径开口就很难通过。

(4) 弥散:只有直径为 $0.5\ \mu m$ 或更小的粒子才会发生弥散,主要是被空气分子撞击而引起。弥散是到达小气道的小粒子附着的重要机制。至于直径为 $0.01\sim0.03\ \mu m$ 的极小微粒,则其本身可进行快速的布朗运动,从而会附着在较大的支气管内。

(5) 静电沉淀:呼吸道表面不带电荷,但有导电性。带电荷的粒子接近这样的表面时,表面上可产生极性相反,并将粒子吸引附着于表面的"镜像电荷"(image charge)。这一吸附过程称为静电沉淀(electrostatic precipitation)。带电粒子距表面愈近、电量愈大、粒子愈小和流速愈慢,就愈易发生静电沉淀。如果全部粒子带着极性相同的电荷,则同性相斥,会加速接近表面的粒子附着于表面。

在毒理学上,有意义的颗粒直径为 $0.1\sim10\ \mu m$。较大颗粒一般不能进入人体的呼吸道,即使进入也往往阻留在鼻腔中,通过擦拭、喷气、打喷嚏而被排出。颗粒直径 $>5\ \mu m$ 的微粒几乎全部在鼻和支气管树中附着,直径 $<5\ \mu m$ 的微粒,粒子愈小到达支气管树的外周分支就愈深;直径 $<1\ \mu m$ 的微粒,常附着在肺泡内;直径在 $0.01\sim0.03\ \mu m$ 的极小微粒,由于快速的布朗运动,主要附着在较大的支气管内。

总的说来,在上述几种力的作用下,气溶胶粒子在呼吸道不同区的阻留或沉积,主要决定于粒子的空气动力学等效直径(aerodynamic equivalent diameter,AED)大小。所谓空气动力学等效直径是指某种气溶胶粒子,不论其形状、大小和比重如何,如果它在空气中的沉降速度与一种比重为 1 的球形粒子的降落速度相同时,则后者粒子的直径即为前者粒子的 AED。

附着在呼吸道的微粒有如下去向:①被吸收入血液。水溶性微粒在附着局部溶解后,可很快被吸收入血,特别是附着在肺泡壁上的极大部分被吸收。②随黏液咳出或被吞咽入胃肠道。在气管、支气管直至终末细支气管的黏膜上皮细胞上均有许多纤毛,在它们不断摆动(1 300 次/分)下,附着在那里的难溶性固体微粒,不论是否被吞噬细胞吞噬,均可随黏液向上移动(3 mm/min),于是,在 1~2 小时内,有 80%~90%被驱至咽部以后被咽下或咯出(当黏液分泌量正常时,不引起咽喉刺激,常被人不自觉地咽入胃肠道;如分泌增加,常被咯出)。而附着在肺泡表面的难溶性微粒,可随肺泡表面液体向上移动(这一液体的来源可能是淋巴液渗出或肺泡型上皮细胞的分泌物),经肺泡导管和呼吸细支气管而达终末细支气管,因而亦可被上述气管、支气管清除系统所排除。③附着在肺泡表面的难溶性微粒(不论是否被巨噬细胞吞噬)也可进入肺间质,有的被长期潴留,有的可进入淋巴间隙和淋巴腺,其中部分微粒还可随淋巴液到达血液。④有些微粒可长久留在肺泡内,从而形成病灶。

4.2.2.2　经胃肠道吸收

胃肠道吸收是环境中外来化学物的主要吸收途径。由大气、水和土壤进入食物链中的环境化学物均可经消化道吸收。从呼吸道进入的化学物有一部分也在消化道吸收。

外来化学物在胃肠道吸收的主要方式是简单扩散,但在一定条件下,滤过和某些特殊转运系统也起一定的作用。

简单扩散:以简单扩散方式被胃肠道吸收的主要是脂溶性物质。有机酸在胃液中多以未离解的形式存在,其脂溶性高、易吸收,而在小肠中由于 pH 值改变而不易吸收;有机碱与之相反,在小肠中易吸收,而在胃中不易吸收。但事实上,由于小肠具有极大的表面积,绒毛和微绒毛可使其表面积增加 600 倍左右,因此小肠也可吸收相当数量的有机酸。

主动转运:以主动转运方式被胃肠道吸收的主要是水溶性物质。哺乳动物胃肠道具有特殊的转运系统,以吸收营养物质和电解质。有些化学物可竞争性作用于这些主动转运系统而被吸收。如氟尿嘧啶(5 - FU)利用嘧啶转运系统,铅及其他二价重金属元素则利用钙转运系统,铊、钴、锰等利用铁蛋白转运系统。

胞吞作用:胞吞作用主要吸收颗粒物质。如已证明偶氮染料以此方式在十二指肠被吸收,吃奶婴幼儿也主要通过此种方式吸收镉离子。

影响胃肠道吸收的最主要因素是胃肠道的 pH 值、化学物的脂溶性和化学物的解离常数(pKa 和 pKb)。此外其他因素,诸如胃内容物的多少和胃排空时间、肠蠕动和肠排空时间以及肠道菌群等,在一定程度上也影响外来化学物经消化道的吸收。某些物质如胆酸、高脂肪酸的盐类具有助溶性,具有将不溶性化学物转化成溶解性较大的物质的能力。因此在毒理学研究中,应特别注意控制各种因素,使其尽可能小地影响外来化学物的吸收及毒性反应。

4.2.2.3 经皮吸收

在工业现场及化妆品、药品和农药等使用过程中,皮肤是有害物质进入机体的天然屏障。大多数外来化学物不易通过皮肤吸收,但也有很多化学物易经皮肤吸收,从而引起中毒和死亡。如多数有机磷农药,可透过完整皮肤引起中毒或死亡;CCl_4 经皮吸收而引起肝损害等。

1. **外来化学物经皮吸收的两条途径**

(1) 通过表皮脂质屏障。表皮细胞构成皮肤的大部分,故此途径是主要的经皮吸收途径。化学物经皮吸收需通过紧密排列的连接角质层,这是经皮吸收的限速屏障,再经多层细胞到达真皮,最后进入血液。

(2) 通过汗腺、毛囊、皮脂腺等附属器,绕过表皮屏障,直接进入血液。由于附属器横断面积仅占表皮面积的 0.1%～1%,故不占主要地位。但有些电解质和某些金属离子能经此途径被少量吸收。

2. **外来化学物经皮吸收的两个阶段**

(1) 穿透相:穿透相是外来化学物通过被动扩散,透过角质层及整个表皮进入真皮的阶段。化学物穿透的速度与脂溶性有关,脂溶性越大穿透力越强;非脂溶性物质,特别是相对分子质量大于 300 者不易通过。

(2) 吸收相:吸收相是外来化学物由真皮进入乳头层毛细血管的阶段。由于真皮组织疏松,且毛细血管细胞具较大的膜孔,血液的主要成分是水,所以化学物在这个阶段的扩散速度,取决于本身的水溶性。

总之,经完整皮肤吸收,化学物必须具有高脂溶性和高水溶性,且油/水分配系数接近于 1 的化合物最易经皮接近于吸收。

3. **影响皮肤吸收的因素**

外来化学物经皮吸收的速度不仅取决于化学物本身的理化性质,如溶解度和分子大小;而且取决于化学物与皮肤的接触条件,如化学物的浓度、与角质层的亲和能力、与皮肤接触的面积、持续时间、皮肤表面的温度以及不同溶剂等。另外,还与皮肤的结构和状况有关。皮肤结构可因物种不同而在结构、厚度、毛囊多少及深度、汗腺有无等多方面有所差异。不同部位的皮肤吸收速度也不一样。手掌和脚跟的皮肤厚度可能为阴囊皮肤的 100～400 倍,这一厚度的差异可能大大影响经皮吸收。非解离化学物穿过身体各部分皮肤的能力是阴囊＞前额＞腋窝、头皮＞背部腹部＞手掌。但是没有完全不能透过的部位,甚至指甲也能透过。并且皮肤是否受损,表皮屏障是否存在都直接影响其吸收。如酸碱可损伤皮肤屏障增加渗透性,二甲亚砜(DMSO)作溶剂可增加角质层的通透性。此外,劳动强度大、温度高引起大量出汗,皮肤充血,局部炎症等都是经皮肤吸收的有利条件。

4.2.2.4　其他途径

外来化学物经其他途径吸收,有时也有实际意义。如一滴焦磷酸四乙酯滴入眼中,可致大鼠死亡,也可使人致死。外来化学物经眼吸收与经胃肠道吸收情况相似,差别只是眼内浓度比进入全身的浓度大,于是局部作用先于全身作用。

此外,在药物治疗和毒理学动物实验中,有时采用静脉、腹腔、皮下和肌内注射等途径将化学物注入体内。静脉注射可使化学物不经任何吸收过程,即能迅速分布于全身,且保证剂量准确。腹腔注射时,因吸收面积大和血流丰富,化学物吸收快而完全,吸收后主要进入门静脉循环而先抵达肝脏。在这一点上,腹腔注射的作用类似于从胃肠道吸收。皮下及肌内注射时,吸收稍慢,且易受局部供血情况和剂型的影响。

4.2.2.5　吸收途径的毒理意义

不同的吸收途径会影响化学物进入血中的速度和浓度以及毒效应。由于肺泡呼吸膜比皮肤和消化道黏膜薄,所以吸收的效率最高。消化道黏膜的吸收效率大于皮肤。

案例 4-1:2013 年 4 月发生的上海某高校医学院研究生投毒案让整个社会十分震惊,"感谢舍友不杀之恩"这句略带调侃的话也在全国各大高校迅速风靡起来。犯罪嫌疑人林某十分熟悉此次事件的致毒物质 N-二甲基亚硝胺,过去 3 年里,林先后将这种试剂注入数百只大鼠体内,制造肝脏纤维化的样本,然后处死它们以采集数据。而这次,毒药被注入寝室门边饮水机的水槽,致死的将不再是大鼠。被害人黄某病发入院后,作为实习医师,林还给黄某做了 B 超;黄某的父亲赶到上海后,在寝室留宿,与林共处一晚,他回忆,林神色自若;令人讽刺的是,林某在微博上还在责难自己无法解除病人痛苦的同时,另一名未来的医生却被他送上绝命之路。

在我们思考这次案件之余,把目光投向 N-二甲基亚硝胺这种有毒物质吧。

1. N-二甲基亚硝胺的概述

二甲基亚硝胺(NDMA)是环境中广泛存在的亚硝胺类化合物。中文名为 N-二甲基亚硝胺,外文名为 N-Nitrosodimethylamine,别名 N-亚硝基二甲胺,外观为浅黄色油状液体。遇热分解放出氮氧化物,可致中毒。是一种半挥发性有机化学品,气味与味道很弱,易溶于水、醇、醚等,是一种有毒物品,具有强肝脏毒性,对人类很可能有致癌性。主要用于火箭燃料、抗氧剂等制造。N-亚硝基二甲胺急性中毒可引起肝脏损伤、血液血小板计数下降、转氨酶浓度升高,还包括头痛,发烧,呕吐,腹痛,分散性皮下出血,嗜睡,恶心,腹泻等症状。较小剂量的长期暴露也可能增加肝癌风险。

2. N-二甲基亚硝胺的致毒机理

在一定的条件下,N-二甲基亚硝胺可能存在于室外空气,地表水(例如河流、湖泊)和土壤中。主要的人体暴露途径是饮用受污染的水(N-二甲基亚硝胺是氯胺消毒主要毒副产物)和食用受污染的食物(肉制品的加工,特别是腌制途径制作香肠和咸肉中会合成,N-二甲基亚硝胺,啤酒、鱼、奶酪等发酵食品中N-二甲基亚硝胺也被检出)(见图4-5)。

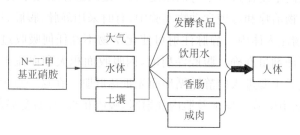

图4-5　人体摄入N-二甲基亚硝胺的主要途径

注:因为N-二甲基亚硝胺在空气中,易被阳光分解,因此我们忽略人体对空气中的N-二甲基亚硝胺的暴露水平。

NDMA主要在小肠上部吸收,在小肠下部吸收较慢,胃内吸收更慢。NDMA在小肠上部吸收的半衰期为3~5 min,胃内吸收的半衰期>60 min。大量试验表明NDMA在体内代谢速度很快,不可能在体内蓄积。

NDMA可以使蛋白质(包括组蛋白)和核酸烷基化,在DNA有十二个部位可以发生烷基化。它们是7-,O^6-,3-鸟嘌呤;3-,1-,7-腺嘌呤;O^2-,3-胞嘧啶和磷酸三酯。胞浆RNA和线粒DNA的烷基化速度略快于核的烷基化。DNA烷基化程度与NDMA剂量成正比,许多实验发现器官中的O^4-烷基鸟嘌呤含量与肿瘤发生相关。除了O^6-meG之外,O^4-烷基胸腺嘧啶和磷酸三酯的形成也能使在DNA合成过程中出现碱基配对错误。有实验结果表明DNA甲基化不是亚硝胺致癌的唯一途径。

亚硝胺致癌的器官特异性和种属特异性受6个重要因素的影响:

(1)致癌物在体内的分布。

(2)靶组织的代谢活性。

(3)DNA损伤的程度。

(4)DNA修复的能力。

(5)DNA聚合酶的精确性。

(6)细胞周转速度。

案例4-2:沙利度胺(反应停)和海豹肢畸形。

沙利度胺，又名酞咪脉啶酮、沙利窦迈、撒利多胺。沙利度胺是 1957 年首先在德国上市的，因它能治疗孕妇的妊娠呕吐，上市后不久就被推广到十几个国家。1961 年 10 月，三位德国医生在当时西德的妇产学科会议上报告了一些海豹肢畸形儿的病例，引起了大家的重视，以后其他地方也有报告。通过长时间的流行病学调查，证明这种畸形与患者的母亲在怀孕期间服用"反应停"有关。调查发现，该药在 17 个国家里共引起海豹肢畸形 1 万多人，仅当时的西德就有 6 000 多人，日本在 1981 年前发现 309 人。此外，该药还引起有时能威胁生命的多发性神经炎 1 300 多例。1959—1962 年的沙利度胺惨案，也是因当时主客观条件所限，未能进行完善的多种动物试验，引起万名婴儿畸形。

案例 4 - 3：拜斯亭事件。

2001 年 8 月 8 日，拜耳公司宣布：即日起从全球市场(除日本外)主动撤出其降低胆固醇药物拜斯亭(西立伐他汀)。拜耳公司做出这一决定的主要原因是因为有越来越多的报告证实，拜斯亭单用及与吉非罗齐联合使用时，导致肌肉无力和致死性横纹肌溶解的副反应。横纹肌溶解是一种罕见的潜在威胁生命的不良反应，开始的症状为肌肉无力、疼痛，严重的可能引起肾脏损害。

拜斯亭于 1997 年上市，1999 年进入中国市场。自拜斯亭推入市场后，全世界 80 多个国家有超过 600 万患者使用该药，美国 FDA 收到 31 例因拜斯亭引起横纹肌溶解导致死亡的报告，其中在 12 例报告中患者联合使用了吉非罗齐。全球共有 52 例因服用拜斯亭产生横纹肌溶解所致的死亡报告。据 FDA 资料记录，拜斯亭引起致死性横纹肌溶解反应显著多于已经上市的其他同类产品，且多发生在大剂量及与吉非罗齐等其他降脂药物的联合使用中。

4.2.3　生物体对污染物的分布与贮存

外源化学物被吸收进入血液或淋巴液后，随同血液或淋巴液分散到全身组织细胞的过程称为分布(distribution)。当化学物在血液和脏器组织的分配达到动态平衡时，就可认为分布过程结束。在分布过程中，被吸收进入血液或其他体液的外源化学物将离开血液或其他体液，透过多层生物膜进入全身的组织细胞。分布的去向可能包括：①在毒性作用部位表现毒性作用；②在某一组织器官储存；③运往代谢转化器官被降解以及被排泄。外源化学物在分布过程中的运载工具主要是血液，借助与血浆蛋白、特别是白蛋白的结合来完成。淋巴液也参与分布过程中转运，但所起的作用远较血液为小，因为淋巴液流动速度较血液缓慢。血红细胞亦承担外源化学物的转运，但所起的作用较小。

化学物分布到组织或器官中的速度主要取决于血流速度和从毛细血管扩散到靶器官、组织的速度。化学物的最后分布主要决定于不同的组织与毒物的亲和性。毒物进入组织的形式与吸收方式一样，也有被动和主动转运。

外源化学物在体内的分布受很多因素的影响,关键是与机体蛋白质的结合。此种结合可分为共价结合和非共价结合两种方式。通过共价结合可使机体的某些组成成分发生分子水平的变化,所形成的结合物不能再行离解,将对机体直接造成深刻的影响及变化。但事实上在分布过程中,共价结合只占极少部分,对外源化学物分布的意义不大。一般情况下,外源化学物与机体组织成分中蛋白质的结合主要是非共价结合。非共价结合可以多种形式进行,例如金属与蛋白质之间的电荷性不同的离子可以结合;蛋白质分子的氨基、羟基、羧基、咪唑基、甲酰基皆可与外源化学物形成氢键结合、范德华力结合以及疏水相互作用等。

外源化学物在体内并非均匀分布于全身组织细胞,而是一种不均匀分布。同一种外源化学物在不同组织器官中的分布情况并不一致,关键在于此种化合物与各种组织的亲合力以及组织细胞对此种化合物的处理情况。由于组织细胞与化学物的亲合力不同,可能出现两种情况:①一种是与组织细胞有高度亲合力的化学物、极易透过生物膜,浓集于组织细胞中,然后可根据组织细胞对此种化学物处理情况不同而迅速被代谢转化排出体外·或在该组织中储存而较长期停留。②另一种情况是化学物与某种特定组织细胞亲合力极低,不易进入该种组织细胞,甚至有些组织细胞具有一定屏障功能,可阻止或延缓特定化学物的进入。所以通过浓集、储存或沉积和屏障两类不同的现象造成外源化学物在机体形成不均匀的分布。由于不均匀的分布直接影响外源化学物的毒性作用,现将外源化学物在体内的储存沉积和机体的屏障作用进行阐述。

4.2.3.1 化合物在血中转运的形式

多数化学物通常以游离形式随血循环转运,水溶性化学物溶解于血浆的水性介质,脂溶性化学物溶解在血液中的乳糜滴或中性脂肪酸。化学物与血浆蛋白结合也是一种常见的形式,其中白蛋白是重要的结合成分,可与各种类型的化学物结合。α 和 β 球蛋白可与各种小分子物质、某些金属离子(铜、锌、铁)以及所有胶体物质结合。纤维蛋白原仅对极小的分子有亲和性。血浆脂蛋白也能运输脂溶性化学物。由于血浆蛋白的相对分子质量大,与之结合的化学物不能透过毛细血管壁,只有游离形式才能经被动扩散方式通过毛细血管壁。因此,如果化学物在血液中主要与血浆蛋白结合,就会影响其在器官中的分布。然而,化学物与血浆蛋白结合的形式(>90%)是非共价结合,常以氢键连接,结合疏松,在一定条件下结合的复合物可发生解离,使游离形式的化学物与结合形式的化学物在血液中保持动态平衡。

某些化学物可与血红蛋白结合,随血循环转运至全身。例如砷化氢、一氧化碳、氰化物等。某些化学物可吸附于红细胞表面并与膜上某些成分结合。例如,有机磷化合物吸附于红细胞膜与胆碱酯酶结合。外来化学物也可与血浆的有机酸(乳酸、谷氨酸、柠檬酸)形成复合物。有些金属离子(铁、铜)与某些特异性蛋白(转铁蛋白和血浆铜蓝蛋白)络合后被转运。

4.2.3.2　化合物在体内的分布规律

化学物吸收后,血中浓度达峰值,化学物在体内分布随时间推移而改变。在分配的开始阶段,器官或组织内的化学物浓度主要取决于血液供应量。血供量越丰富的器官,化学物分布越多。随后,血中化学物浓度逐渐降低,体内未排出的化学物按它与器官组织亲和力大小重新分布。最后,不能排出的化学物蓄积于某些脏器或组织,缓慢释放入血液并排出体外。因此,通过再分布后,化学物浓度较高的部位主要是代谢转化器官、靶器官、排泄器官及贮存库。

也就是说在分布后期化学物按其与器官的亲和力的大小,选择性地分布在某些器官,这就是毒理学中常提到的再分布(redistribution)过程。例如,铅吸收入血液后,首先在血浆与红细胞之间取得平衡,随即有部分转移到肝、肾等组织。随着时间的推移,这些早期定位于红细胞、肝、肾的铅,又重新分布并逐渐转移而定位于骨骼。

4.2.3.3　化学物在体内分布的影响因素

影响化学物分布的主要因素有:①器官组织的血流量;②化学物在血液中的存在状态及穿透生物膜的能力;③化学物与器官的亲和力以及组织提供的结合点的多少;④化学物进入器官和组织时是否有屏障。

1. 血流量和速度

到达血液循环的外源化学物随动脉运到各组织,向各组织流入的动脉血流量和血液中外源化学物的浓度就成为向组织转运的决定因素。肾脏、肝脏和脑的单位血流量大于皮肤、肌肉和脂肪组织,因此外源化学物向前者的分布较快,而向后者的分布就较迟缓。

2. 毛细血管的构造和血-器官屏障

不同器官内的毛细血管构造有所不同,其管壁内皮的排列可分为连续型、有孔型和不连续型三类。各种毛细血管构造上的差别使其通透性不同,有些器官组织具有特殊的屏障功能,对化学物的分布有重要影响。血-器官屏障就是以特异性的毛细血管壁为主的一种限制化学物分布的结构,以保护体内重要器官。较重要的特殊屏障有血脑屏障和胎盘屏障。

1) 血脑屏障

许多化学物不易进入脑组织或脑脊液,这是由于血脑之间存在着特殊的屏障膜,称血脑屏障(blood-brain barrier, BBB)。化学物不能快速进入中枢神经系统的主要解剖生理基础是由于中枢神经系统的毛细血管壁是由紧密融合在一起的扁平内皮细胞构成,内皮细胞间仅有少数或没有微孔,故穿透性差;大脑毛细血管内皮细胞含有一个 ATP 依赖型通道,其中的多毒物抑制蛋白可使一些化学物流回血液;毛细血管内皮细胞外周紧密包绕一层星状胶质细胞;血管内液体中的蛋白浓度比身体其他部分液体中的低。解离的分子由于不溶于脂质而几乎完全不能透过，蛋白质和水溶性分子也无法通过，只有脂溶性、未解离、未与蛋白结合的化学物才有可能透过。例如，氧化碳、乙醇、麻醉性药物、元素汞和烷基汞化合物能透过。解磷定不易进入脑，因此不能逆转有机磷酸酯杀虫剂所致脑胆碱酯酶的抑制；无机汞化合物以二价汞离子状态存在，易与血浆蛋白结合而不易通过 BBB。BBB 的效用在大脑的各个部位是不同的，如：大脑皮质、松果体、垂体后叶、丘脑下核比大脑其他部位易透过。

但是一些物质仍可借助特殊转运方式通过 BBB，如非脂溶性的葡萄糖可与分子载体结合经易扩散透过 BBB。

动物出生初期，血脑屏障发育尚不完全，因此有些化学物对新生动物或新生儿的毒性较成年动物或人的毒性更大。例如，吗啡对新生大鼠的毒性是成年大鼠的 3～10 倍。铅可进入新生大鼠脑中而引起脑病，但不致成年动物脑病。

2) 胎盘屏障

胎盘屏障是母体与胎儿血液循环的间隔，由多层细胞构成。胎盘屏障的细胞层数随动物种属妊娠阶段而异。猪和马最多，有 6 层细胞，称上皮绒膜胎盘；大鼠和豚鼠只有 1 层细胞，称血内皮胎盘；家兔在妊娠初期有 6 层细胞，到妊娠末期仅有 1 层；人和猴有 3 层细胞，称血绒膜胎盘。人和动物的胎盘结构不同，在应用实验动物的毒理学资料时，应予以注意。不同物种的胎盘屏障差异如表 4-1 所示。

表 4-1　胎盘屏障的物种差异

物种	屏障类型	母体组织			胎儿组织		
		内皮	结缔组织	上皮	滋养层	结缔组织	内皮
猪、马、驴	上皮绒膜	＋	＋	＋	＋	＋	＋
牛、羊	结织绒膜	＋	＋	－	＋	＋	＋
猫、犬	内皮绒膜	＋	－	－	＋	＋	＋
人、猴	血绒膜	－	－	－	＋	＋	＋
大鼠、豚鼠、兔	血内皮	－	－	－	＋	＋	－

注：＋代表屏障含有该组织；－代表屏障不含该组织。

胎儿通过胎盘与母体进行物质交换，凡胚胎发育所必需的物质主要通过消耗能量的主动转运系统透过胎盘。但大多数化学物是以被动扩散方式透过胎盘屏障的，脂-水分配系数在胎盘转运中起决定作用。例外的是一些在结构上与内源性嘌呤和嘧啶相似的抗新陈代谢物是靠主动转运的。胎盘屏障确能阻止某些化学物向胎儿转运，在一定程度上起着保护作用，对防止化学物引起的胚胎毒性和致畸作用具有重要意义。但是，甲基汞、二硫化碳等很易透过胎盘屏障作用于胎儿。

3）其他屏障

血-睾丸屏障和血-眼屏障分别在雄性生殖毒理学和眼毒理学中有重要意义。

4.2.3.4　结合与贮存

长期接触外来化学物时,如果吸收速度超过解毒和排泄速度,就会出现毒物在体内逐渐增多的现象,即蓄积作用。化学物在体内的蓄积作用(accumulation)有两种方式。①物质蓄积:这是指长期反复接触某化学物时,如果吸收速度超过消除速度(包括化学物的降解和排泄),就会出现该化学物在体内逐渐增多的现象。②功能蓄积(损伤蓄积):有些化学物在体内代谢和排出速度快,但引起的损伤恢复慢,在第一次造成的损伤尚未恢复之前又造成第二、第三次损伤,这样的残留损伤的累积称为功能蓄积。一般提及蓄积作用,往往是指物质蓄积。

毒物在体内的分布常表现为相对集中的形式。毒物对蓄积地点可有作用,也可无作用。当蓄积部位与靶器官一致时,则易于发生慢性中毒。例如,有机汞化合物蓄积于脑组织,易引起中枢神经系统病变;百草枯蓄积于肺可引起肺病变;CO集中蓄积于血红蛋白。当化学物的蓄积部位不是它的毒作用部位,或对蓄积部位相对无害时,这种器官或组织通常称为化学物的贮存库(storage depot)。生物体内某些生理"惰性"组织,特别是脂肪组织,它们可以作为某些毒物长期贮存而又不引起明显毒作用的部位。例如,DDT 就可在体脂中长期贮存而不会有明显的毒效应。

从毒理学的角度看,贮存库对机体具有双重意义。在库内的化学物多数处于无活性状态,能降低化学物对靶器官损伤的可能性,贮存库可看作是一种保护性机制。但在另一方面,贮存库又可能成为机体的一种隐患,在某种条件下库内化学物仍可大量释放入血循环成为潜在危害。例如,铅作业工人,过量吸收的铅 80～90％贮存于骨骼,但可缓慢释放入血液,引起慢性铅中毒;当机体过度劳累、紧张或饮酒后,骨骼中的铅则可大量释放,随之出现明显的急性铅中毒征象。

在生物体内,化学物的贮存库主要有:血浆蛋白、肝和肾、脂肪、骨骼等脏器和组织。

(1) 血浆蛋白贮存库:进入血液或淋巴液中的化学物,有部分离解,以离子状态存在;其中一些亲脂性有机酸和有机碱以及某些无机金属离子能与血浆蛋白特别是血清蛋白可逆性结合。与血浆蛋白结合的化学物不能通过毛细血管壁,只能分布于血液中。当化学物的游离部分分布到其他组织或被肾小球滤过,而使其在血液中的浓度降低,那么与血浆蛋白结合的化学物就逐渐游离出来。因此,游离部分与结合部分的化学物在血浆中呈动态平衡。由于绝大多数化学物与血浆蛋白结合是暂时的和可逆的,血浆蛋白可看作是某些化学物的暂时贮存库。

一些血浆蛋白可以结合毒物。如白蛋白是许多内源性、外源性化合物的储存和转运蛋白,例如长链脂肪酸和胆红素;转铁蛋白对体内的铁转运非常重要;血浆铜蓝蛋白可载运大量铜;脂蛋白不仅能转运脂溶性化合物如维生素、胆固醇、类固醇激素,也可转运毒物;球蛋白可与特异性的抗原结合;具有基本结构的毒物通常可与酸性糖蛋白结合。

不同种系的动物其血浆蛋白与毒物结合力的不同可以导致毒物的生物分布的不同。例如:降固醇酸与血浆蛋白的结合可以揭示小鼠、大鼠和人体内化学物半衰期的显著差别。这主要是因为不同种系的白蛋白浓度、蛋白的亲和力和毒物与内源性物质的竞争结合均不同。

(2)肝、肾贮存库:肝和肾中化学物的浓度可远高于血浆中的浓度。例如金属镉在肝脏的浓度可以是血浆中浓度的 $100 \sim 700$ 倍。这种强有力的富集能力,可能与生物膜的通透性、主动转运系统和细胞内蛋白结合能力有关。

化学物通过血窦膜进入肝组织,它是一种高度多孔性膜。任何小于蛋白分子的离子或分子都能从血液循环进入肝细胞外液。同时肝实质细胞膜的通透性也较其他细胞膜大。

在肝、肾细胞中含有一些特殊的结合蛋白,与毒物的亲和力很强。如锌、镉、汞、铅都能与含巯基的蛋白结合,形成的复合物称为金属巯蛋白(MT)。此种蛋白对体内的锌、镉、汞、铅具有调节或解毒作用。锌巯蛋白主要存在于肝细胞,镉、汞、铅巯蛋白主要存在于近端肾小管细胞内。当 MT 有足够的贮量时,可通过其与镉、汞、铅等的结合而保护肾小管细胞免受损害。

在肝细胞浆中,还有两种载体蛋白 γ 蛋白和 Z 蛋白。γ 蛋白(又称配位蛋白)不仅能和胆红素、有机酸结合,而且能与一些有机阴离子(如偶氮致癌物和皮质类固醇)结合进入肝细胞;Z 蛋白能与许多有机酸或金属离子结合。

(3)脂肪贮存库:某些化学物(如氯丹、多氯联苯等)可通过物理溶解作用而贮存在脂肪组织中,往往不具有生物活性。脂-水分配系数大的化学物可大量贮存在体脂中,使靶器官中该化学物浓度维持在较低水平,对机体具有一定的保护作用。但当饥饿时,脂肪迅速转移,使化学物在血液中的浓度急剧上升,成为潜在危害。

体型胖的人,脂肪可占体重的 50%;而瘦者仅占 20%。故在短期接触毒物中,胖子较瘦子具有更大的耐受性;但考虑到肥胖者可能使毒物在体内的生物半衰期延长,特别是当毒物对脂肪含量较多的组织有毒作用时,就可能带来危害。例如骨髓含大量脂肪,而苯的慢性毒作用点正是在骨髓,当吸收苯后,苯大量蓄积在体脂,以后重新释放出来,故肥胖者的血苯浓度下降速度较瘦人慢,因而较易出现慢性苯中毒。引起蓄积在脂肪内的毒物分布的种系不同的一个常见原因是哺乳动物不同的生长率。

(4)骨骼贮存库:相对而言,骨骼是一种代谢活性较低的组织,铅、钡、锶、镭等金属,甚至四环素等有机药物都能蓄积于骨质中。体内的铅贮存于骨质中。这些金属贮存的方式很可能是它们置换了骨质晶格中的钙的位置。除镭在骨骼中可能以其放射性影响近旁的骨髓和其他器官外,一般地说,这些有毒金属在骨中并不表现毒性,它们从骨骼中释出的速度缓慢。

当甲状旁腺功能亢进时,甲状旁腺激素分泌增多,可引起钙释出(溶骨作用),这时铅也可能加快释放;当血液酸度增加时,也可使骨铅释放,而发生铅的急性中毒。骨骼中还可贮存氟,引起氟骨症。

骨骼作为某些金属化学物的贮存库具有两重性。既有降低血中金属化合物的浓度,缓解毒作用一面,又包含重新释放化学物,导致慢性毒作用或急性发作潜在危害的一面。从预防医学的观点看,只要骨骼中化学物浓度超过正常范围,不论其有无毒作用表现,都应认为是一种不良影响。

4.3　水环境中污染物的毒性作用及机理

水环境是一个开放和动态的体系,其中生物与非生物环境是相互关联和相互作用的。由于不断输入维持生命所需要的太阳能,体系中发生着物理、化学及生命活动等各种复杂过程,并在系统内外广泛地进行着物质与能量的循环与交换。因此对污染物进入水域生态系统后的迁移转化进行研究可以大致定量地确定污染物在排放进入水环境后最终的残留量,对进一步的具体毒理分析具有十分重要的意义。

4.3.1　水域生态环境

水域生态环境的特点有:①水密度大,具有较大的浮力;②水体具有折射性,能将太阳光的一大部分反射到大气中,其长波辐射被吸收,水深处则以绿光为主;③水域中物质循环的速度比陆地快;④水域具有复杂的垂直分层和流动性;⑤浮游生物代谢率高,繁殖快。

4.3.1.1　水环境及水环境污染

1. 水环境

水环境是河流、湖泊、沼泽、水库、地下水、冰川和海洋等贮水体的总称,也称之为水体,在环境科学中,水体不仅包括水,还包括水中的悬浮物、底泥及水中生物等。

在环境科学中区分水与水体非常重要。例如,重金属元素容易从水中转移到底泥中,生成沉淀或被吸附和螯合。水中的重金属含量一般不是很高,水似乎未受到污染,但从水体来看,则很可能受到严重污染,沉积在底泥中的重金属将成为该水体的长期污染源。

2. 水环境污染

水环境污染是指由于人类活动排入水体的污染物在数量上超过该物质在水体

中的本底含量和水体的环境容量,从而导致水体的物理特征、化学特征和生物特征发生不良变化,破坏了水中固有的生态系统,破坏了水体的功能及其在经济发展和人民生活中的作用。

4.3.1.2 水域生态环境的组成

1. 非生物组成

天然水由下列成分组成:水及其主要离子、溶解性气体、微量元素、胶体和悬浮物质等。

2. 生物组成

1) 生产者

主要是个体很小的各种藻类(浮游植物),其生产力远比陆地植物高,而生物量显著地低于陆地植物。在小型水域或大型水域的浅水区,还生长着一些水生高等植物。通常浮游植物的生产量在系统的总初级生产量中占绝对优势。

2) 消费者

初级消费者主要是个体很小的浮游动物,其种类组成和数量分布通常随浮游植物而变。与陆地生态系统相比较,水体中初级消费者对光合作用产物的利用效率高,特别是在海洋和大型淡水水域中,浮游植物合成的物质几乎全部被浮游动物所消费。大型消费者(除了草食性浮游动物之外)还包括底栖动物和鱼类等。这些水生动物处于食物链(网)的不同环节,分布在水体的各个层次,其中不少种类是杂食性的,并且有很大的活动范围。同时,很多草食性或杂食性的水生动物,还以天然水域中大量存在的有机碎屑作为部分食物。

3) 分解者

水生态系统中的分解者分布范围很广,但是通常以水底沉积物表面的数量为最多,因为这里积累了大量的死亡有机物质。一般来说,天然水域中只有少数细菌和真菌会危害活的生物体,而绝大多数的种类都是在生物体死亡之后才开始侵袭的。

4.3.1.3 环境污染对水域生态系统的损害

就全球而言,第二次世界大战之后,大量环境污染物进入水体,环境公害事件不断发生,日益严重的重金属污染、有机污染、原油海上泄漏造成的石油污染和农药污染等对水域生态系统产生了严重的危害。生态后果表现为生物多样性锐减、近海赤潮频繁、湖泊富营养化严重、河流酸化和水质恶化以及污染事故经常发生。具体表现为:

1. 对水生生物的直接损害

污染严重时,藻类、浮游动物、鱼类和底栖生物的生长繁殖受到抑制甚至死亡。如中国四川盆地的母亲河——沱江,全长550 km,先后发生过16次阵发性死鱼事件,最严重的一次,至少有10 t鱼浮于水面。

2. 对水生生物群落结构与功能的影响

正常水体具有协调的群落结构和功能。水体受到污染时,敏感种类消失,耐污种类数量增加,物种多样性下降,群落结构改变或破坏,功能失调。例如,富营养化引起某种或几种藻类疯长,水中的非溶解性悬浮物是由藻类本身的高细胞密度组成的,水体中的有机负荷增加,水生生物快速增长,水体中溶解氧含量下降,当藻类和细菌最终死亡时,水质进一步恶化。

3. 对水生生态系统服务功能影响

水生生态系统不仅为人类提供食品、医药及其他生产生活原料,还创造和维持地球生命支持系统,为人类的生存提供必需的环境条件。水生生态系统服务功能包括:有机质的合成与生产、生物多样性保护、调节水循环、控制有害生物、净化环境和休闲娱乐。环境污染严重的水体丧失部分或全部服务功能价值,对人类生理和心理产生一定的影响。

4.3.2　生物对水体污染物的吸收与转化

4.3.2.1　生物对污染物的吸收

哺乳动物对外源污染物的吸收主要通过三种途径:经消化道吸收、经呼吸道吸收和经皮肤吸收。例如对于水生生物鱼类,其主要的吸收途径是通过鱼鳃,被动扩散是其主要机理。影响污染物进入鱼体的主要因素有:①换气速度(水通过鳃的速度);②通过鳃瓣的扩散速度;③血液流过鳃的速度;④水体中污水层的厚度与鳃的形状。

陆生植物可通过根和叶的表面吸收污染物,质体流(mass flow)是其主要的吸收途径,即污染物随蒸腾拉力在植物吸收水分时与水一起到达植物的根部,并随水向地上部分转运;另一吸收途径是通过叶表面扩散进入根部。水生植物对水中的污染物吸收主要通过根部,浮水和沉水植物与水接触面积较大,通过植物根、茎、叶的表面都可以吸收污染物。

植物的细胞壁是污染物进入植物体内的第一道屏障,植物细胞壁中的果胶成分为结合污染物提供了大量的交换位点。研究表明,当铅的浓度较低和吸收的开始阶段,铅被细胞壁吸附;当外界铅浓度相当大时,有部分细颗粒铅通过细胞壁,穿过质膜进入细胞质。

4.3.2.2　污染物在水体中的生物性转化

进入水体的污染物,特别是有机污染物,除能发生一般的化学转化外,还能发生光化学作用和生物化学作用。生物与生物化学作用是指污染物通过生物的生理生化作用及食物链的传递过程中发生的特有的生命作用过程,生化作用大致分为生物转化作用和生物放大作用。

物质在生物作用下经受的化学变化,称为生物转化或代谢(转化)。生物转化、化学转化和光化学转化构成了污染物质在环境中的三大主要转化类型。通过生物转化，污染物质的毒性也随之改变。对于污染物质在环境中的生物转化，微生物起着关键作用。这是因为它们大量存在于自然界中。生物转化呈多样性，又具有大的表面/体积比、繁殖非常迅速、对环境条件适应性强等特点。生物转化的结果既可能促进转化成毒性强的物质，也可能促进转化成毒性弱的物质，即有恶性转化（生物转化）和良性转化（生物解毒）两种作用。例如，无机汞化合物在微生物作用下，既能转化为毒性更大的有机汞，也可能在另一类微生物作用下还原成毒性较小的单质汞。

绝大多数的生物转化是在机体酶参与和控制下进行的。酶是一类由细胞制造和分泌的、以蛋白质为主要成分的、具有催化活性的生物催化剂。其中，在酶催化下发生转化的物质称为底物或基质；底物所发生的转化称为酶促反应。

有机物在生物体细胞内的氧化称作生物氧化，并伴随有能量释放。有机物通过生物氧化及其他生物转化，可以变成更小、更简单的分子，这一过程就是有机物的生物降解。如果有机物降解成 CO_2，H_2O 等简单无机物，则为完全降解，否则为不完全降解。通常，好氧微生物进行有氧氧化，厌氧微生物进行无氧氧化，兼性厌氧微生物视生存环境中氧含量的多少而进行有氧或无氧氧化。

生物放大或生物富集是属于生物积累的一种。其积累程度也与生物特征、营养等级、食物类型、发育阶段与接触时间、物质的性质及浓度等有关。化学性质稳定的脂溶性污染物 DDT，PCBs 等很容易在生物体内积累。许多有机氯农药和多氯联苯等都有明显生物放大现象。生物放大的结果使食物链上高营养级生物机体中这种物质的浓度显著地超过环境中的浓度。例如，通过下列食物链的传递过程：

$$水（0.1\ \mu g/L）\longrightarrow 浮游生物（1\sim 2\mu g/L）\longrightarrow 小鱼（0.2\sim 0.5\ mg/L）\longrightarrow 大鱼（1\sim 5\ mg/L）$$

可将水中痕量级的汞逐步浓缩到较高浓度，会使食鱼受到毒害甚至威胁人类健康。但是，生物放大并不是在所有条件下都能发生。有些物质只能沿食物链传递，但不能放大；有些物质既不沿食物链传递，也不能放大。这是因为影响生物放大的因素是多方面的。生物体通过非吞食方式，从周围环境吸收某种元素或难分解的化合物，在体内蓄积，使其浓度超过环境中浓度的现象，称为生物富集作用。其富集程度与环境中元素的种类和浓度、不同生物的生理特征以及环境因素有关。通常，重金属元素和许多难分解、脱溶性高的有机物具有较高的浓缩系数。

总之，生物积累、放大和富集可从不同侧面探讨环境污染物的迁移、转化及可能造成的危害。

水体中污染物质的转化是错综复杂的，影响因素也很多。例如，水文、水中微生物、水面上的氧气交换速度、水温、太阳辐射、污染物质的性质与浓度、水体的化学性质、时间等。

1. 水文

一般的污染物进入水体后,利用天然水体扩散加以分布。但这种扩散分布情况因每个水体的水文条件不同而异。这些水文条件包括水体的地理特征、形态、流速、流量、潮汐、海流等。

2. 水中微生物

水体中有机污染物的分解,主要是由于水中存在的各种微生物造成的生物化学好气性分解和嫌气性分解。也就是说,这种转化在很大程度上要受到水中微生物的数量和种类的支配。特别是对于特定的污染物质来说,存在着可使它特殊分解的微生物,具有重要意义。

3. 水面上的氧气交换速度

水中溶解的氧气量对自净作用有很大的关系,因而从空气通过水面的氧补给速度对自净作用很重要。气体交换速度本身受到各种因素支配,如大气及水中的氧气分压、温度、水面状态、水的流动方式。水中含有的物质本身有时也会影响气体交换。例如,洗涤剂在水面形成的泡沫或油膜覆盖水面,都会使气体交换速度大大降低。

4. 水温

水温不仅对参与污染物质分解的化学反应速度有影响,而且对微生物的活动力也有重要的影响。另一方面,水温高,水中溶解氧饱和量低。但当水温低至水面结冰时,空气与水面气体交换被隔绝,水中溶解氧因补给减少而降低。

5. 太阳辐射

光的条件与自净作用关系很大。有许多污染物在太阳辐射下(特别是紫外线下)能直接分解,如除草剂五氯酚(钠)等。浮游植物和水中植物与太阳辐射进行光合作用,产生大量氧气,供应有机物分解所需要的部分氧。此外,紫外线对某些分解污染物的微生物也有抑制作用。

6. 污染物的性质与浓度

不同的污染物质转化的速度有显著的差异。如碳水化合物、油脂的分解速度比六六六要快得多。有些污染物质在好气条件下易分解,有些在厌氧条件下易分解。当污染物低于某一浓度时,对微生物的活动有促进作用;当污染物浓度高于这一浓度时,微生物的活动就会受到抑制。

7. 水体的化学性质

水体的化学性质对污染物的转化有重要影响。酸、碱条件不但影响水体中微生物的活性,而且对污染物质的化学反应、迁移、沉淀都有重要作用。氧化还原电位的不同也能使某些金属发生价态变化,生成不同的化合物,影响迁移的性质。

8. 时间

污染物与水体的混合,水体对污染物的稀释以及微生物对有机物的生物化学分解,都需要时间。

4.3.3 水污染物的毒性作用和机理

4.3.3.1 分子水平的毒性效应

现阶段分子生物学技术的快速发展使得从分子水平探索污染物对水生生物和人体产生毒性作用的机制成为可能,从而使人们可以尽快确定环境污染物的早期检测终点(end point)并进行早期预测(early warning)。检测的指标包括:DNA 损伤、混合功能氧化酶和胆碱酯酶等。

美国伊利湖中的一种底栖动物(Perch fercaflavescens)因接触化学污染物而对其他不利环境因素(如低温、高盐等)的适应性显著降低,利用分子生物学技术研究表明,这种降低源于该类生物种群遗传变异性水平的降低。

鱼脑中乙酰胆碱酯酶(AchE)的活性下降可以反映出水中有机磷和氨基甲酸酯的污染程度。鱼血清中谷氨酸草酰乙酸转氨酶(S-GOT)升高,则指示水体中有机氯杀虫剂和汞污染严重、鱼体内肝脏受损。1978 年中国海河流域的蓟运河中,鲫鱼血清中转氨酶活性平均为正常值的 2~3 倍。1979—1980 年,河水污染得到控制,鲫鱼血清中转氨酶活性显著下降至正常水平。

4.3.3.2 细胞与亚细胞水平的毒性效应

植物在受到重金属或其他污染物的影响而尚未出现可见症状之前,在组织和细胞中已出现生理生化和亚细胞显微结构等微观方面的变化。主要表现在如下几个方面:

1. 对植物根、叶细胞核的影响

经镉 10 mg/kg 处理 5 天后,可观察到玉米根和叶细胞内核变形,外膜肿大,内腔扩大,严重的核膜内陷;叶细胞核受镉伤害程度明显低于根细胞。

2. 对植物根、叶线粒体等细胞器结构的影响

10 mg/kg 的镉处理玉米幼根 5 天后,线粒体表现为凝聚性线粒体,膜扩张,内腔中嵴突消失,出现颗粒状内含物,中心区出现空泡;当用 1 000 mg/kg 的铅处理 5 天后,线粒体肿胀成巨型线粒体,内腔中的各种物质已经解体成为空泡。叶绿体经镉 25 mg/kg 处理后,很多基粒片层消失,类囊体空泡化,基粒垛叠混乱,基质片层内出现许多大的脂类小球;当用铅 10 000 mg/kg 处理时,膜系统开始溃解,叶绿体呈球形皱缩。

3. 对植物根尖细胞分裂和染色体的影响

大麦根尖经重金属离子处理后,细胞有丝分裂指数不同程度下降。高浓度(1×10^{-2} mol/L)的 Hg^{2+},Cd^{2+} 和 Pb^{2+} 处理 48 小时后分裂指数已降为 0,说明重金属对根生长的抑制主要是由于抑制了细胞的有丝分裂。同时,重金属处理后的细胞中,有丝分裂出现异常,染色体畸变率与对照相比显著增高。总的来看,

Hg^{2+}，Cd^{2+} 的细胞学毒害作用最大，其次是 Pb^{2+} 和 Ni^{2+}，Cu^{2+} 和 Zn^{2+} 毒性最小。

4. 对植物核仁的影响

在重金属作用下，大麦细胞中核仁的结构和数量也发生很大变化。较高浓度的 Hg^{2+}，Ni^{2+} 和 Pb^{2+} 处理 24 小时和 Ni^{2+} 处理 48 小时后，根尖分生组织细胞内出现多核仁现象，核仁数目从 5 个至十几个不等。但新增核仁体积为主核的 1/3 左右。当处理时间超过 48 小时时，核仁颗粒从细胞核进入细胞质并分布在整个细胞中。核仁结构受到破坏势必影响其功能的正常发挥，并对细胞的生理生化过程产生严重影响。

4.3.3.3　个体水平的毒性效应

1. 对动、植物形态结构的影响

生物形态结构的变态可以作为污染受害的基本指标。如鳍、骨骼变形和肿瘤等鱼类疾病已在一些受污染环境系统中出现。在污染区内，鱼肝瘤和其他肝病变亦多有发生。防腐漆添加剂 TBT(三丁基锡)可引起软体动物的畸形。在法国的游艇停泊港附近，牡蛎的畸形很普遍。其贝壳非常厚，壳内动物体变小。畸形牡蛎体内的高含锡量说明是锡元素而不是其他同船舶活动有关的化学物质导致了这种畸形。

2. 对种子发芽率的影响

用含镉化合物处理蚕豆后，种子(F_1)的发芽率随着种子中镉积累量的增加而显著下降。由于种子中蛋白水解酶活性严重受抑制，贮藏蛋白质难以水解为简单氮化合物以满足幼胚发育的需要。种子中积累的镉(内源性镉)对种子萌发的抑制效应比外源性镉强得多。用含镉 250 mg/L 的溶液处理正常种子，其发芽率比对照降低 5%；而镉积累量为 5 mg/kg 的新一代种子发芽率与对照相比降低约 34%。当种子含镉 9.62 mg/kg 时，蛋白水解酶相对活性比对照组降低约 83%。

3. 对动物生长、繁殖的影响

水体中污染物对动物内脏的破坏作用极明显。农药对鱼类肝脏有明显破坏作用，如氯丹可使湖泊中鳟鱼的肝脏退化；浓度为 3.2×10^{-4} mg/L 的 DDT 可使鳟鱼鱼苗肝出现空泡。

有机氯农药对鱼类、水鸟、哺乳动物的繁殖有重要影响。鳟鱼卵 DDT 含量大于 0.4 mg/kg 时，幼鱼死亡率为 30%~90%；0.02~0.05 mg/kg 的 γ-六六六可使阔尾鳟鱼卵母细胞萎缩，抑制卵黄形成，抑制黄体生成素(LH)对排卵的诱导作用，使卵中胚胎发育受阻。有机氯农药还能使许多鸟类蛋壳变薄。巴伦支海与波的尼亚湾海豹(Pusa hisipda)繁殖率极低，在雌豹繁殖年龄的怀孕率只有 27%(正常是 80%~90%)时，检测发现其体内农药 PCB 含量较高。用 5 mg/kg 的 PCB 喂水貂，繁殖全部停止。

水污染对动物的行为产生严重影响。在含有一定浓度 DDT 的水中生长的鲑鱼

对低温非常敏感，它被迫改变产卵区，把卵产在温度偏高的鱼苗不能成活的水中。香鱼(Plecoglossus abtiuelis)对洗涤剂的回避值为 LAS(阴离子洗涤剂)1.51 μg/L，ABS(一种表面活性剂)11.0 μg/L，肥皂 31 μg/L。用亚致死剂量 5 μg/L 的 Zn 处理雌鱼 9 天，Zn 能破坏嗅觉和味觉上皮组织，从而影响后代繁殖。

4. 种群、群落水平的毒性效应

1) 种群效应

对于较高浓度污染物水生生物种群会在短时间内发生种群数量的减少甚至趋于灭亡，而较低浓度下长期接触污染物的生物种群可能对毒物产生耐性和抗性。不同种群对水污染的敏感性和耐性不同。瞬时耐性可能来源于如金属硫蛋白合成和混合功能氧化酶激活这种短期生理适应。敏感性和耐性亦可产生于遗传适应，由于污染环境的选择可导致具抗性基因型个体的增加，当这些生物体再放回清洁水中时，遗传耐性依然存在，能传给下一代。例如，蓝藻中的螺旋藻属(Spirulina)和小颤藻(Oscillatoria tenuis)可在污染严重的水体中生存，而硅藻中的等片藻(Diatoma hiemale)和绿藻中的凹顶鼓藻属(Euastrum)则喜欢在清洁的水体中生活。因此，不同种群可以作为监测生物来评价水体的污染状况。

就某一种群而言，以硝基芳烃类有机污染物对斜生栅藻(Scenedesmus obliquus)的毒性研究为例，对-硝基甲苯浓度为 2×10^{-4} mol/L 时，藻类生长阻碍率为 23.67%，此时，细胞的生长和繁殖受阻；浓度为 2.6×10^{-4} mol/L 时，藻类生长阻碍率为 57.14%，此时，细胞核和细胞器解体；浓度为 3.16×10^{-4} mol/L 时，藻类生长阻碍率为 73.97%，此时，细胞的原生质解体。

2) 群落效应

关于群落变化的研究多以大型底栖生物为对象，因为其种类和数量多，生活相对固定且易于采集。一般而言，在受到严重污染之后，底栖群落的变化是可见的。一些种类已不复存在，某些种类的种群明显减小，其他的种类具有很大的波动变化。这些变化可能包括如原油泄漏这种灾难性事件后某些幸存种类的种群突增。例如，长江河口南岸底栖生物共 30 种，主要由环节动物和软体动物组成，平均生物量为 80.93 g/m³，平均密度 4 098 个/m²。由于直接受上海市工业废水和生活污水的污染，不耐污的种类在消失，耐污种却大量滋生，结果是底栖生物群落遭到严重破坏。

单甲脒农药对藻类群落的影响较为明显。用不同浓度的单甲脒处理 2 周后，藻种类减少 50%～75%，多样性指数明显下降；藻类群落结构发生变化，绿藻比例增加，最多达 98.89%，硅藻、蓝藻、裸藻仅占 1.11%，隐藻、金藻、甲藻和黄藻全部消失。单甲脒对水生植物生长影响也非常明显，经过高浓度单甲脒农药处理 2 周后，水生植物受到严重伤害，全部下沉水底，不能正常挺立水层；浓度较高的处理组水生植物也逐步表现出受害症状，如叶片脱落、色素变黄等；而浓度较低的处理组水生植物未见明显变化。可见大型水生植物对单甲脒农药的抗性比藻类强。此外单甲脒还影响浮游甲壳动物,在高浓度单甲脒农药处理下,秀体蚤和低额蚤等很快死亡,耐性最强的盘肠蚤类也在 2 周内全部被杀灭。底栖动物除少量耐污的颤蚓外,大部分也于 2 周内死亡。处理组浮游动物种类及多样性指数有不同程度下降。比较各类生物群落的变化可见,藻类群落对单甲脒农药的反应最为敏感,浮游动物和水生植物其次,底栖动物较强,好氧异养菌耐性最强。

5. 生态系统水平的毒性效应

在水环境中,污染物影响水生生物种群和群落结构变化,使生态系统结构与功能受到损害。生态系统中的相互作用亦可使水生生物种类组成发生变化。当污染物在一定的时空范围内持续作用于水生生态系统时,生态系统物质流动和能量流动受阻,生态系统健康(ecosystem health)受到影响,逐步走向衰退。

长期环境污染对生态系统产生负面的生态效应表现在:①生物多样性的丧失,包括遗传多样性的丧失、物种多样性的丧失和生态系统多样性的丧失;②生态系统复杂性降低;③自我调控能力下降。例如,在 12.5~50.0 mg/L 的高浓度单甲脒农药作用下,藻类和水生植物严重受损或死亡,光合作用十分微弱甚至完全停止,导致产氧量急剧下降,生态系统的功能明显衰退,呼吸量大于产氧量,pH 值和溶解氧量也明显降低,引起一系列反应,使鱼类等消费者死亡率增加,生态系统受到严重损害。如果污染程度不变,随着时间增长,生态系统结构与功能受损严重,将不可恢复。

4.3.4　水体污染物对人体健康的影响

水是自然环境中化学物质迁移和循环的重要介质,与人类的衣、食、住、行关系密切。人类活动产生的污染物很大一部分以水溶液的形式排放。同时,其他类型的环境污染最终也常常通过各种途径进入水体。所以,环境污染物非常容易进入水体,对人体健康产生多种危害。常见的危害有:生物地球化学性疾病,急、慢性中毒,致突变、致癌变和致畸变作用,公害病以及介水传染病等。轻者对人类身体健康产生一定的影响和危害,重则引起严重疾病甚至导致死亡。

4.3.4.1　人体接触水体污染的途径

水是人们生产与生活中不可缺少的物质,水环境的质量将直接或间接影响人体的健康。

1. 饮用水污染

经饮用水传播的疾病,主要有霍乱、伤寒、痢疾、胃肠炎(可分别由致病性大肠杆菌、沙门氏菌、肠道病毒或寄生虫原虫等多种病原体引起)及肝炎等。饮水中的污染物质可分为三类,即有机物、无机物和放射性物质。饮用水经氯化物消毒而产生的副产物具有生殖毒性。例如,氯仿、2-氯酚和 2,4-二氯酚被母体摄入后,对胚胎和幼仔具有低毒性;卤乙氰对子宫具有毒性;其他的一些氯化副产物也有一定的致癌变作用。

居住在软水地区的人,一旦进入饮用水极硬的地区,可因一时的不适应而出现腹泻和消化不良等胃肠道功能紊乱症状和体征;皮肤敏感者沐浴后还可有不舒适感。另外,动物实验和现场调查结果揭示,硬水对泌尿系统结石的形成可能有一定影响。

2. 水环境污染

人类对自然资源的大规模开发和利用的同时也向水体排放大量的各类污染物,危害人类健康。如在工业(包括矿业)、农业和城镇生活排放的污水中,许多对人体健康有害的化合物(如有机污染物、重金属物质和病菌等)通过各种途径进入人类生活用水的水环境中,从而给人类健康带来严重的威胁。

3. 食用受污染的食品

水中的污染物通过食物链进入到人类每天都在食用的各种食品中,对人体健康产生严重的危害。例如,水体污染能直接引起水生生物中有害物质的积累,而对陆生生物的影响主要通过污灌(污水灌溉)的方式进入。污灌会引起农作物有害物质含量增加,许多国家禁止在干旱地区生食污灌作物,对烧煮后食用的作物在收获前 20～45 天停止污水灌溉等。从我国水污染的现状看,在水污染较为严重的地区,绝大部分污水未经处理就用于农田灌溉,灌溉水质不符合农田灌溉水质标准,污水中污染物超标,已达到影响食品的品质、进而危害人体健康的程度。抽样调查表明:中国辽宁省沈阳市张士灌区的 52 人尿镉含量为 0.05～3.83 $\mu g/kg$,平均为 0.42 $\mu g/kg$,明显高于对照区,污灌区镉已在人群体内积累;桂林阳朔镉污染区农民中已有类似病痛病早期和中期的症状和体征的病例,污染区居民日摄入镉量达 0.422 mg,是世界卫生组织规定的日摄入镉量的 6 倍。污灌区居民普遍反映,稻米的黏度降低,粮莱味道不好,蔬菜易腐烂不耐贮藏,土豆畸形、黑心等。沈阳和抚顺污灌区用高浓度石油废水灌溉水稻后,引起芳香烃在稻米中积累,米饭有异味。

4.3.4.2 水体污染物对人体健康的影响

1. 水生生物毒素对人体健康的危害

有毒的水生动物如爬行动物、两栖动物、鱼类、腔肠动物、螺类、贝类、棘皮动物、海龟类等对人体的毒性和作用机理各不相同。

以有毒鱼类和贝类为例,有毒鱼类的种类很多,可以分为豚毒鱼类、肉毒鱼类、胆毒鱼类、血毒鱼类和刺毒鱼类。以豚毒鱼类为例,河豚毒素可阻碍神经和肌肉的传导,使骨骼肌、横隔肌及呼吸神经中枢麻痹。人一般在食用后 10～45 分钟内出现眩晕、恶心呕吐、全身麻木、运动不协调甚至瘫痪等现象,严重时呼吸困难,血压下降,心律失常,最终因呼吸循环衰竭而死亡。有毒贝类包括软体动物门的海兔类、鲍类和蛤类,误食可引起中毒。例如,海兔的体内有毒腺,含一种海兔素,海兔的皮肤组织中含一种有毒性的挥发油,对神经系统有麻痹作用,接触海兔的局部可发生皮肤感觉障碍,有刺痛感及感觉异常。大量食用会引起腺体分泌增加、多汗、流泪、流涎不止、头痛、腹绞痛、腹泻、瞳孔缩小、呼吸困难等,严重时出现肌颤和全身痉挛,可因呼吸衰竭而死亡。

2. 赤潮和"水华"的毒性作用

赤潮(red tide)是海洋中某些微小(2～20 μm)的浮游藻类、原生动物或更小的细菌,在一定的条件下爆发性繁殖或突然性聚集,引起水体变色的一种现象。赤潮是海洋环境污染的一种危险信号。海洋中约有 4 000 余种浮游藻类,其中约 300 种是可导致海水变色的赤潮种。在 300 种赤潮种中约有 70 种能产生毒素,可通过食用鱼或贝类等对人类造成毒害,造成人类消化系统或神经系统中毒,严重的还可致死。此外,还可造成大量的养殖贝类、虾类、蟹类和鱼类中毒死亡,也有鳟鱼、海豚、海牛、海鸟、海狮和海鲸中毒死亡的报道。

"水华"(water blooms)是一种普遍发生的淡水污染现象。水华是由水中藻类引起的,如蓝藻、绿藻、硅藻等。"水华"发生时,水体呈蓝色或绿色。我国淡水富营养化"水华"频繁发生,面积逐年扩散,持续时间逐年延长。"水华"产生的藻毒素造成的最大危害是引起鱼类死亡,使饮用水源受到威胁并通过食物链影响人类的健康。蓝藻"水华"能损害肝脏,具有促癌效应,直接威胁人类的健康和生存。

例如,澳大利亚以铜绿微囊藻污染严重的水库为饮用水源的居民作为研究对象,发现引起血清中某些肝脏酶含量增高;在中国泰兴肝癌高发区,对不同饮水类型的人群进行比较研究后发现,长期饮用微囊藻毒素(其分子式见图 4-6)污染的水,导致乙型肝炎病毒感染标志物及血清丙氨酸氨基转移酶(ALT)及碱性磷酸酶(ALP)等指标显著高于对照组。

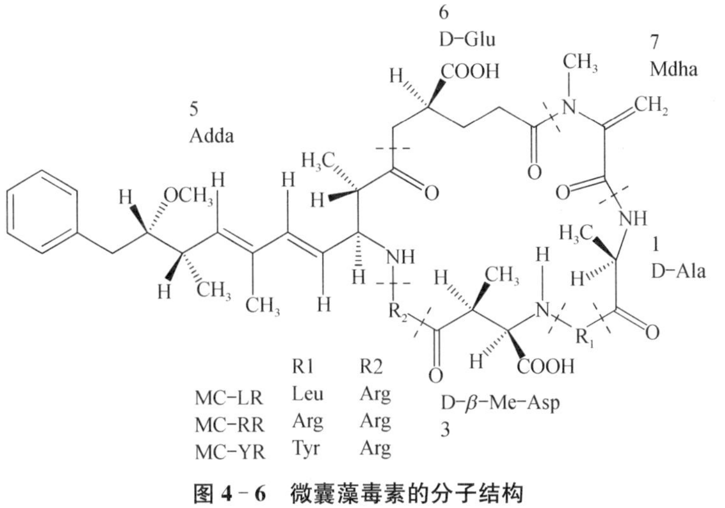

图 4-6　微囊藻毒素的分子结构

目前已从不同微囊藻菌株中分离、鉴定了 60 多种微囊藻毒素结构。已知存在最普遍、含量相对较多,毒性较大的主要是 MC-LR,MC-RR,MC-YR 等数种,其中 L,R,Y 分别代表 Leu(亮氨酸)、Arg(精氨酸)和 Tyr(酪氨酸)。

3. 水体污染对人的具体影响

水体中污染物进入人体的途径主要有两条:一是通过饮水途径直接进入人体;二是通过饮水进入其他生物的体内,再通过生物链最终进入人体。通过第 1 章的第 1.1 节可以了解一些污染物排放入水体中的总量,而污染物通过源头排入水体中后会发生扩散、迁移,迁移的过程中会发生各种物理、化学的转化,并与大气、底泥中的污染物形成平衡,通过第 2 章第 2.1 节污染物在水体中的迁移转化模型就可以计算出水体中某一个点区域的污染物浓度。

水体中污染物的浓度被确定后,就可以通过生物富集算出各种不同的水生生物种所含的污染物的量。污染物通过食物链的富集已经在第 3 章中进行介绍,而污染物通过饮水途径进入人体的暴露量的计算将在第 8 章中介绍,这里列举一些常见动物的饮水量(见表 4-2)[37]。

表 4-2　各种常见动物的日均饮水量

种类	饮水要求量(mL/24 h)	种类	饮水要求量(mL/24 h)
人	1.4~3.4 L,推荐 2.2 L	狗(4.5 kg)	25~35
猕猴	200~950(450)	猫(2~4 kg)	100~200
马	19~45.4 L	兔(1.36~2.26 kg)	60~140
牛	38~53 L	豚鼠	85~150
猪	3.8~5.7 L	大鼠	20~45
山羊	1~4 L	小鼠	4~7
绵羊	0.5~1.4 L		

例 4-1:某冶金工厂的电镀废水排入附近的河流中,研究的河段水流恒定,废水流量为 20 m^3/s,其中含有铜离子的浓度为 17 mg/L,河流的平均流速 1.5 m/s,平均河宽 50 m,平均河水深 2.5 m,河水中铜离子的浓度为 0.05 mg/L,若下游的居民以此河水为饮水源,则该处居民通过饮水摄入铜离子而带来的个人年风险有多大?(居民饮水平均为 2.2 L/d,铜离子通过饮水的 $RfD = 5.0 \times 10^{-3}$[mg·(kg·d)$^{-1}$],当地居民的平均体重为 60 kg。)

解:该处河流的流量为

$$Q = A \cdot u = 50 \times 2.5 \times 1.5 = 187.5 \ m^3/s$$

电镀废水的流量为

$$q = 20 \text{ m}^3/\text{s}$$

$$C_1 = 17 \text{ mg/L}, C_2 = 0.05 \text{ mg/L}$$

$$C = \frac{QC_1 + qC_2}{Q + q} = \frac{(187.5 \times 0.05 + 20 \times 17)}{187.5 + 20} = 1.68 \text{ mg/L},$$

则当地居民通过饮水途径的日均暴露量为

$$D_{ig} = [2.2 \times C]/60 = 2.2 \times 1.68/60 = 0.0616 \text{ mg/kg}$$

调整剂量 PAD_{ig} 为

$$PAD_{ig} = RfD_{ig}/ \text{安全因子} = 5.0 \times 10^{-3}/10 = 5.0 \times 10^{-4} \text{ mg} \cdot (\text{kg} \cdot \text{d})^{-1}$$

则当地居民的个人平均年风险为

$$R_{ig} = \frac{D_{ig} \times 10^{-6}}{PAD_{ig} \times 70} = \frac{0.0616 \times 10^{-6}}{5.0 \times 10^{-4} \times 70} = 1.76 \times 10^{-6} \text{ a}^{-1}$$

4.4　大气环境中污染物的毒性作用及机理

4.4.1　氮氧化物

氮氧化物(NO_x)是大气中常见的污染物,主要来自石油、煤、天然气等燃料的燃烧。在燃烧的高温条件下燃料中的含氮化合物与空气中的氧化合生成 NO_x。汽车排出的废气是城市大气中 NO_x 的重要污染源。硝酸厂、氮肥厂、硝基炸药厂、冶炼厂等工业生产过程中,也有 NO_x 排放,炉灶和吸烟是室内 NO_x 污染的主要来源。此外,空气中的氮与氧也可结合生成 NO_x。自然界的雷电、森林失火、土壤中硝酸盐的还原,也能产生 NO_x。据估计全世界每年人类的生产和生活活动向大气排出的 NO_x 量可达 5.3×10^6 t。

我国大气质量标准规定 NO_x 日平均浓度不允许超过的限值,一级标准为 0.05 mg/m^3,二级标准为 0.10 mg/m^3,三级标准为 0.15 mg/m^3。任何一次不允许超过的浓度限值,一级为 0.10 mg/m^3,二级为 0.15 mg/m^3,三级为 0.30 mg/m^3。居民区大气 NO_2 日平均浓度不允许超过 0.10 mg/m^3,一次排放不允许超过的最高浓度限值为 0.15 mg/m^3。

4.4.1.1　理化性质

氮氧化物(NO_x)作为大气污染物,通常是指一氧化氮(NO)和二氧化氮(NO_2)。大气中还有 N_2O,N_2O_3,N_2O_4,N_2O_5 等氮氧化物。N_2O(笑气)毒性甚低,曾用作吸入麻醉药。N_2O_3,N_2O_4,N_2O_5 易分解为 NO 和 NO_2,在毒理学上无重要意义。

NO 是无色、无味、无刺激性、难溶于水的气体,相对分子质量 30.01,熔点 $-163.6℃$,沸点 $-151.7℃$。在空气中能与氧或臭氧生成 NO_2。NO_2 是红棕色的、有刺激性、难溶于水的气体,相对分子质量为 46.01,沸点 $21℃$,熔点 $-11℃$。NO_2 一般较稳定,但在阳光紫外线的作用下能与 O_2 生成 NO 和 O_3。NO_X 和烃类大气污染物在强烈日光作用下,经一系列光化学反应可生成 O_3、过氧乙酰硝酸酯(PAN)、醛类等二次污染物,蓄积于大气中形成一种浅蓝色光化学烟雾。

4.4.1.2　吸收、分布和排泄

NO 与 NO_2 均难溶于水,故不易在上呼吸道吸收,容易进入下呼吸道直至肺的深部。当 NO_2 到达肺泡时,缓慢地溶于水液中,形成亚硝酸和硝酸及其盐类,以亚硝酸根和硝酸根离子的形式通过肺进入血液,在全身分布,引起肾、肝、心等脏器损伤,最后随尿排出。未经吸收转化的 NO_X 可经肺部呼出。

4.4.1.3　毒性作用

1) NO 的毒性作用

生理条件下产生的 NO 在中枢神经系统中参与信息传递和对细胞的保护作用,但内源性 NO 产生和释放过量或外源性供给过量均可诱导细胞凋亡,表现出很强的神经毒性作用。在极高 NO 浓度($3\,057\ mg/m^3$)下暴露几分钟可引起动物的麻痹和惊厥,甚至死亡。

目前已证实,NO 可能造成神经细胞损伤的重要原因之一,是启动了一个神经毒性级联反应,引起细胞内 Ca^{2+} 超载。在突触传递中,存在这样的机理:突触前膜释放的兴奋性氨基酸结合到突触后膜的 NMDA 受体和其他受体上,引起膜的去极化和随之而来的 Ca^{2+} 内流,Ca^{2+} 结合钙调蛋白,激活 NOS,催化 L-Arg 氧化产生 NO,NO 以自由扩散方式通过细胞膜,并激活邻近突触前和突触后部位的可溶性鸟苷酸环化酶,产生 cGMP,cGMP 又可使谷氨酸(Glu)释放增多,即存在 Glu-NMDA 受体 Ca^{2+}-NO-cGMP-Glu 正反馈。实验表明,NO 不仅参与 Glu-NMDA 受体 Ca^{2+} 途径使细胞内 Ca^{2+} 超载引起毒性作用,通过 NMDA-Ca^{2+}-NO 通路在 NMDA 神经毒性中起重要作用,还介导 NO-cGMP-Glu 所致的兴奋性氨基酸的兴奋性神经毒性。新近研究认为,在正常情况下神经元和胶质细胞的膜上有一种称为谷氨酸转运体(Glutamate transporter, GluTs)的蛋白质,能逆浓度梯度从胞外摄取谷氨酸(Glu)并转运至胞内,使细胞外谷氨酸保持在较低的浓度。维持突触间谷氨酸的正常传递,保护神经元不受谷氨酸兴奋性毒性的影响。在病理情况下 NO 可抑制谷氨酸转运体的功能,致使谷氨酸在神经元内滞留,这是对 NO 神经毒性作用的一种新见解,为治疗 NO 和谷氨酸所致的神经毒性损伤提供了一种新思路。

NO 还能和血红蛋白结合形成亚硝基血红蛋白,即高铁血蛋白。使血液中高铁血红蛋白含量增加,导致红细胞携氧能力下降。NO 对血红蛋白的亲和力为 CO

的 1 400 倍,为氧的 30 万倍。由于 NO 难溶于水,不易被吸收,故只有暴露在一定浓度下才能引起毒性作用。

2）NO_2 的毒性作用

NO_2 对上呼吸道及眼结膜的刺激作用较小,而主要是作用于深部呼吸道、细支气管及肺泡。当 NO_2 经上呼吸道到达肺泡时,溶于肺泡表面的水液中,形成亚硝酸和硝酸及其盐类,对肺组织产生强烈的刺激和腐蚀作用,引起毒性作用甚至肺水肿。

对呼吸道的毒性作用主要表现在两方面,一是形态学的损害。纤毛脱落、黏膜变性、细支气管及肺泡上皮细胞增上,分泌亢进,肺泡壁肿胀,肺腔扩大;二是功能的损害。增加气道阻力,纤毛运动减弱。

健康状态不同,对低浓度 NO_2 的敏感性是不同的,并且 NO_2 对呼吸道的毒性作用还与暴露时间的长短有关。如吸入高浓度 NO_2（$267 \sim 411 \ mg/m^3$）,起初表现为鼻和上呼吸道的轻度刺激症状,如头痛、咽喉不适、干咳。如此经过几小时或几十小时甚至几天后,才出现肺炎和肺水肿症状,表现为胸闷、呼吸短促、体温升高、呼吸困难、紫组、昏迷、甚至死亡。

此外,长期接触 NO_2 不仅可降低肺泡吞噬细胞和血液白细胞的吞噬能力,而且能够抑制血清中抗体的形成,从而影响机体的免疫功能,导致动物抗感染能力下降。当 NO_2 与 SO_2 共存时,对健康成人肺功能的损伤有相加作用。NO_2 与烃类共存时,在强烈日光照射下,可发生光化学反应,生成的光化学氧化物对机体产生危害。例如,NO_2 与多环芳烃（PAHs）共存时,可使 PAHs 发生硝基化作用,形成硝基 PAHs。如苯并（a）芘在 $1.0 \ mg/m^3$ 的 NO_2 和微量硝酸存在下暴露 8 小时,18% 的苯并（a）芘可转化成硝基苯并（a）芘。很多种类的硝基 PAHs 化合物有致突变、致癌变作用,如 1-硝基花、3-硝基荧蒽、6-硝基苯并（a）芘等。

4.4.2　二氧化硫

4.4.2.1　理化性质

SO_2 为无色、具辛辣及窒息性气味的气体,属中等毒性物质。沸点 $-10℃$。易溶于水（在水中溶解度 8.5%,25℃）形成亚硫酸。

SO_2 是大气中最常见的大气污染物。含硫石油、煤、天然气的燃烧,硫化矿石的熔炼和焙烧,及各种含硫原料的加工生产过程等均能产生 SO_2 而污染大气。由于煤和石油是主要能源,它燃烧产生的 SO_2 现占污染大气中的 70%。早在 1930 年代初期,世界上发生的多起大气污染事件,如伦敦烟雾事件、日本的四日市哮喘等即与 SO_2 对大气的污染有关。工业生产过程产生 SO_2 主要有有色金属冶炼、石油精制、硫酸制造、硫磺精制、造纸、硫化橡胶等。其中以有色金属冶炼和硫酸制造最为严重。

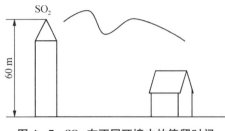

图 4‐7　SO₂ 在不同环境中的停留时间

4.4.2.2　吸收、分布和排泄

例 4‐2：如图 4‐7 所示，假设有某污染源由烟囱排入大气的 SO₂ 源强为 90 mg/s，有效源高为 60 m，烟囱出口的平均风速为 5 m/s，大气稳定度等级为 D。某人生活在该区域，其每天在不同环境中停留时间如下表所示：

表 4‐3　成人(儿童)在不同环境中停留时间

环境	位置(移动过程中取平均)	停留时间/h
家中	污染源正下风向 500 m	13
办公室(学校)	污染源正下风向 1 000 m	6
途中	污染源正下风向 800 m	1
其他	污染源正下风向 800 m	4

(另该人的呼吸速率以上题中成人的数据为准。)

试通过上述数据，求得这个人的 SO₂ 日暴露量。

解：正下风向，故 $z=0$，人的生活空间接近地面，故有 $y=0$。那么该人生活环境的 SO₂ 浓度满足下式：

$$c(x, 0, 0, He) = \frac{Q_A}{\pi \bar{\mu} \sigma_y \sigma_z} \exp\left(-\frac{He^2}{2\sigma_z^2}\right)$$

由上式可以计算得到各个环境的 SO₂ 浓度如下：

表 4‐4　各类环境中的 SO₂ 浓度

环境	家中	办公室/学校	途中	其他
SO₂ 浓度(10^{-5} mg/m³)	0.001 71	10.604	5.958	5.958

这样就把污染源的浓度数据转化为不同环境的浓度值，由此可以根据例 4‐1 中的方法计算日暴露量，结果如下：

表 4‐5　不同场所的 SO₂ 摄入量(mg)

环境	家中	办公室/学校	途中	其他	总量
摄入量/mg	0.001 71	10.604	5.958	5.958	22.522

所以通过计算可以得到一个人的 SO₂ 日暴露量为 22.522 mg。

SO₂ 主要由呼吸道进入。在呼吸道中主要是被鼻腔和口腔吸收。由于 SO₂ 易溶于水,易被湿润表面吸收而生成亚硫酸,一部分进而氧化为硫酸。SO₂ 被上呼吸道吸收以后,进入血液分布全身。其在气管、肺、肺门淋巴结和食道中含量最高,其次为肝、肾、脾等器官。进入血液后与蛋白结合,小部分与红细胞结合,主要分布在气管、肺、淋巴结、食道(含量最高),肝、肾、脾(其次)。SO₂ 进入体液立即以亚硫酸根离子和亚硫酸氢根离子的形式存在,在体内经过进一步代谢后,以硫酸盐的形式随尿排出。

4.4.2.3　人体的毒理作用

1) SO₂ 的致突变、致癌变作用

SO₂ 在一定浓度下对呼吸道,特别是对上呼吸道有刺激作用,并可影响呼吸功能。此外,SO₂ 对眼结膜也有刺激作用,并可引起炎症。但更引起人们注意的,是 SO₂ 的致突变、致癌变作用。

主要有以下两种机制:

(1) SO₂ 被机体吸收后产生的 SO_3^{2-},可与核酸分子中的尿嘧啶和胞嘧啶起加成反应,改变核酸结构,发生突变。

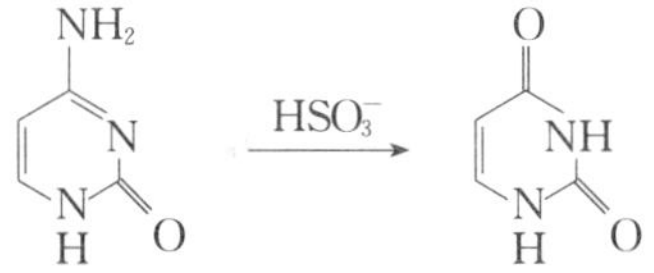

$$\text{（结构式）} \xrightarrow{\text{HSO}_3^-} \text{（结构式）}$$

图 4-8　SO₂ 致突变机制 I

(2) SO_3^{2-} 还可与 O_2 作用产生游离基 $SO_3 \cdot$ 与 $O_2 \cdot -$,诱发胞嘧啶的脱氨过程,导致 C-G 转换成 T-A,造成 DNA 损伤。

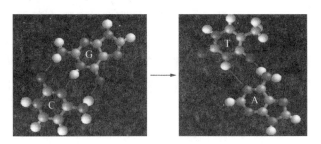

图 4-9　SO₂ 致突变机制 II

大多数流行病学调查表明,SO₂ 只有在高浓度下才有致突变作用,而且不是直接的致突变剂,可能是以辅助形式促进致突变剂的突变作用。动物实验表明单纯的 SO₂ 暴露也不能诱发动物肿瘤。有人报道,仅吸入对苯并(a)芘(BdP)诱发大鼠肺癌有促进作用。但在同样条件下,重复上述动物致癌试验,却发现 SO₂ 不能促

BaP 对大鼠的致癌作用。

最近研究还指出，SO_2 促进癌症还与其阻碍营养作用有关，SO_2 吸收紫外线，从而引起暴露人群维生素 D 缺乏。由于维生素 D 可减少大肠癌和乳腺癌的危险性，这样则间接增加了这种癌症的危险性。SO_2 可在锰、铁等金属离子的催化下进一步氧化生成 SO_3。SO_2 和风可溶于水生成硫酸、亚硫酸、重亚硫酸及各自的盐，并通过肺毛细血管进入血流。硫酸及其盐可通过尿排出体外，亚硫酸和重亚硫酸及其盐类可进一步自氧化，产生超氧阴离子自由基引起细胞及其遗传物质的损伤。近年来孟紫强等研究发现[38]，接触 SO_2 的工人，其外周血淋巴细胞染色体畸变（CA）、姊妹染色单体互换（SCE）及微核率（MN）增高，用 SO_2 体内衍生物亚硫酸盐和亚硫酸氢盐处理体外培养的人血淋巴细胞，也可使 CA、SCE、MN 增高。近年来他们的研究还发现，SO_2 体内衍生物亚硫酸氢钠可以引起中国仓鼠卵巢细胞的一个衍生株细胞（CHO - AS52）发生微弱的细胞突变，并能够引起该细胞某基因的完全缺失和移码突变。

值得注意的是，SO_2 只有在高浓度下才有上述作用。因此，在一般情况下，SO_2 对细胞的生物学作用不是直接引起细胞突变，而可能是以辅突变作用的形式促进致突变剂伪致突变作用。

2）SO_2 对机体的其他作用

SO_2 与血中维生素 B_1 结合。使体内维生素 C 的平衡失调，从而影响机体新陈代谢。SO_2 能抑制某些酶（如肺组织中的三磷破腺苷）的活性，使蛋白质和糖代谢发生紊乱。

研究发现，职业接触 SO_2 的工人，其外用血淋巴细胞分裂指数降低细胞周期迟缓。体外培养的人血淋巴细胞受到 SO_2 体内衍生物亚硫酸氢钠和亚硫酸铀处理后，其分裂指数减少和细胞分裂迟缓与剂量呈正相关。用亚硫酸氢钠处理体外培养的人类细胞株 HEp - 2 表明，SO_2 能减少细胞形成克隆的能力，且形成的克隆也较小，表明对细胞的生长有抑制作用。

有调查研究了城市郊区 SO_2 污染对水稻生长的影响，结果表明现污染较重的水稻分蘖数减少、千粒重偏轻、单位产量大幅度降低。同时，大气中 SO_2 污染对树木具有伤害作用，当空气中 SO_2 浓度达到 $0.001\%\sim0.01\%$ 时会导致桑树整株死亡。

3）酸雨的形成及危害

大气中酸性气体如 SO_2 和氮氧化物（NO_X）浓度增高，在大气颗粒物中所含的 Fe、Cu、Mn、V 等金属氧化物的催化下，SO_2 和 NO 分别氧化生成 SO_3 和 NO_2，可溶于雨雪生成亚硫酸、硫酸、亚硝酸和硝酸，pH 降低至 5.6 之下，使降水呈酸性，形成酸雨。目前我国大气总体 SO_2 污染比 NO_X 严重。因此，我国酸雨是以硫酸型为主，且主要来自 SO_2 和 SO_3 的云下洗脱。

酸雨可引起建筑物和衣物等的腐蚀和损坏。SO_2 及酸雨对各种钢材的腐蚀速度与 SO_2 浓度、润湿因子(降雨量与降雨次数乘积)，及钢材的种类有很大关系。

空气中的酸雾可被吸入肺部组织，引起肺部炎症、肺水肿。尤其对婴儿影响更大，甚至引起突发性婴儿死亡综合征。酸雨对呼吸道中起主要防御功能的细胞有重要损伤作用，会大大提高呼吸道感染和肿瘤的发生几率。

研究资料表明，酸雨对人类健康的危害，主要通过两种途径：①经皮肤沉积而吸收。这种危害虽然直接，但似乎很"浅显"，症状一般不重，典型的个例也很少，尤其不能像酸雨危害建筑物一样，能"凝固"一些症状。②经呼吸道吸入。主要是硫和氮的氧化物引起急性和慢性呼吸道损害，这方面的临床病例较多。

4.4.3　一氧化碳

4.4.3.1　理化性质

CO 是一种无色、无臭、无味、无刺激性的有毒气体，相对分子质量 28.01，沸点 $-20.05℃$，熔点 $-191.48℃$，相对密度 0.968。CO 在空气中很稳定，转变为 CO_2 的过程很缓慢，因而是室内外空气中常见的污染物。具有可燃性和还原性，在金属冶炼中有广泛应用。

4.4.3.2　吸收、分布和排泄

CO 经呼吸道吸入，再通过肺泡进入血液。其中大部分与红细胞内的血红蛋白结合生成碳氧血红蛋白(HhCO)，小部分(约 $10\%\sim15\%$)CO 和血管外的血红素蛋白如肌红蛋白、细胞色素氧化酶等结合。

CO 是一种非蓄积性毒物，其与血红蛋白的结合是紧密的，然而也是可逆的。脱离 CO 暴露后，血液内的 HBCO 发生解离，其含量随之下降，释放出的 CO 由呼气排出。在最初 $20\sim30$ 分钟内，HBCO 含量下降迅速，以后逐渐减缓。在常压空气下，HBCO 的半衰期为 4 小时左右；在海拔 1 600 m 的高原为 5.5 小时；如吸入 1 个大气压(101.325 kPa)的纯氧，CO 半衰期可缩短为 80 分钟左右；若吸入 3 个大气压(303.975 kPa)的纯氧，CO 的半衰期则只有 23 分钟左右。

CO 的吸收与排出主要取决于空气中 CO 的分压(浓度)、血液中 HBCO 的饱和度(即 HBCO 占血红蛋白总量的百分比)、接触时间及肺通气量。血液中 Hb-CO 在平衡状态(CO 吸收与排出量相等)下的饱和度与达到此饱和度的速度取决于空气中 CO 的浓度。浓度愈高，则 HBCO 的饱和度也愈高，达到此饱和度的时间也愈短。CO 浓度与 HBCO 水平之间呈明显的剂量—效应关系。如空气中 CO 为 0.01% 时，暴露 8 小时，HBCO 饱和度为 12.9%；但是当空气中 CO 浓度为 0.5% 时，只需 $20\sim30$ 分钟，HBCO 饱和度即可达 70% 左右。活动时肺通气量增大，形成的 HBCO 可比静止时高 3 倍。

4.4.3.3　毒性作用

1) CO 毒性作用机制

CO 与血红蛋白的亲和力比氧与血红蛋白的亲和力大 200～300 倍。因此 CO 进入机体后很快与血红蛋白结合生成碳氧血红蛋白(HBCO),而 HBCO 的解离速度比氧合血红蛋白(HbO_2)慢 3 600 倍,所以 CO 与血红蛋白结合减弱了红细胞携带和运输氧气的能力。加之,CO 还能抑制和减缓 HbO_2 正常解离释放氧的能力,加重组织缺氧,导致低氧血症。吸入高浓度 CO 时,还可与组织细胞内含铁呼吸酶(细胞色素酶、细胞色素氧化酶等)结合,直接抑制组织细胞的呼吸,其中以大脑皮质和苍白球等受到的影响最为严重。

CO 还可影响一些体内代谢酶的活性,如对大鼠肝苯并(a)芘羟化酶有抑制作用,还可与细胞色素 P - 450 结合,从而降低微粒体混合功能氧化酶的活性,影响环境化学物在体内的代谢转化。

2) CO 毒性作用

(1) CO 中毒:CO 中毒与血液中 HBCO 的浓度密切相关。HBCO 在血液中的含量在 5% 或以下时,人的视觉敏感度降低,行为和工作能力受到影响;7% 时,发生轻度头痛;12% 时,中度头痛、眩晕;25% 时,严重头痛、眩晕;45%～60% 时除上述症状外,还发生恶心呕吐、意识模糊、昏迷;90% 时死亡。为了评估 CO 中毒的程度,可用下式推算血中 HBCO 的浓度:

$$[\text{HBCO}](\%) = \frac{(0.8c)^{0.858} + t^{0.68}}{197} \tag{4-16}$$

式中:c——空气中 CO 的浓度,mg/m^3

t——接触时间,min。

正常人体内约含 0.1%～1% 的 HBCO,对健康不会产生明显影响。吸烟者血液中 HBCO 含量可达 4%～5%;司机、交通警察等接触汽车废气职业者,可达 3% 左右。CO 是非蓄积性毒物,长期接触低浓度 CO,是否可导致慢性中毒,目前尚无定论。WHO 工作组根据大量动物实验及流行病学调查资料,提出 2.5%～3% 的 HBCO 为一般居民暴露极限值,认为在此浓度下一般不会出现不良的主观感觉和病理改变。为了不超过这一限值,对非吸烟人群提出了 CO 暴露条件指标[39]。

表 4-6　非吸烟人群 CO 暴露条件指标

CO 浓度/(mg/m^3)	暴露时间	CO 浓度/(mg/m^3)	暴露时间
125(100×10^{-6})	不超过 15 min	16(13×10^{-6})	不超过 2 h
62.5(50×10^{-6})	不超过 30 min	12.5(10×10^{-6})	8～24 h
31(25×10^{-6})	不超过 1 h		

例 4 - 3:CO 吸收模型(非蓄积性毒物)

已知环境中 CO 浓度为 200 mg/m³,试求处于该环境的人经过多长时间开始出现 CO 中毒症状(视觉下降)。已知一氧化碳中毒症状与 HBCO 饱和度的关系如下:

表 4 - 7　HBCO 饱和度与 CO 中毒症状的相关性

HBCO(%)	5	7	12	25	45	90
症状	视觉下降	轻度头痛	中度头痛	眩晕	呕吐、昏迷	死亡

解:本题需应用公式 4 - 16。

由上式反推出达到某 HBCO 饱和度所需时间的表达式:

$$t = \left\{ \frac{[HBCO](\%) * 197}{(0.8c)^{0.858}} \right\}^{1/0.63}$$

即可求出在该环境中出现视觉下降症状所需时间为 56.19 min。所以由上式可以表达出在某 CO 浓度环境中的最大暴露时间。

一氧化碳(CO)是由于含碳物质不完全燃烧产生的。在人类生产和生活活动中燃烧煤、石油、植物茎叶等含碳物质时可以产生 CO。大气中 CO 污染主要来自工矿企业、交通运输、家庭炉灶、采暖锅炉、燃放烟花爆竹、木炭燃烧及吸烟等。汽车废气中含 CO 4%~7%,是城市大气 CO 污染的重要污染源。冬季燃煤取暖对居室内 CO 污染影响最大。此外,火山爆发、森林火灾、矿坑爆炸、地震等,也能造成局部地区 CO 浓度增高。

CO 对神经系统的影响最为明显,当空气中 CO 浓度引起血液中 HBCO 水平轻微升高时,可引起行为改变和工作能力下降。近年来研究发现,CO 能影响中枢神经系统内单胺类神经介质的含量及代谢过程,从而影响神经系统的调节功能,使行为发生改变。CO 还可加重心血管病患者的症状。当血液中 HBCO 含量达 15%时,大血管内膜对胆固醇的沉积量增加,导致原有动脉硬化症加重。因此,慢性心脏病患者、贫血者及肺病患者易发生 CO 中毒。

值得注意的是 CO 可经胎盘进入胎儿体内。正常胎儿血中 HBCO 浓度为0.7%~2.5%,比母体血中 HBCO 高 10%~15%。胎儿的 HBCO 半衰期较母体的长,在血液中达到平衡时的 CO 浓度较母体为高。胎儿对 CO 的毒性比母体更敏感。急性 CO 中毒后幸存的孕妇,其胎儿可以致死或于出生后遗留神经障碍。流行病学调查表明,吸烟孕妇的胎儿出生时体重减轻,并有智力发育迟缓的现象。

4.4.4　氟化物

氟是生物必需的微量元素,但当其量超过一定的临界水平时,即成为生物的有毒污染物。

氟是一种在自然界广泛存在的活泼的非金属元素，它能与其他元素结合形成稳定的氟化物，岩石及土壤中都含有氟化物。已知的含氟矿物很多，有萤石（CaF_2）、氟镁石（MgF_2）、氟盐（NaF）、冰晶石（Na_3AlF_6）和磷灰石$[Ca_5F(PO_4)_3]$等，以含氟矿物为主要原料或辅助原料的钢铁、铝、磷肥、水泥、砖瓦、陶瓷、玻璃等制造行业汲煤的燃烧都是主要的氟污染源。

4.4.4.1 理化性质

氟化物主要以气态四氟化硅（SiF_4）、氟化氢（HF）和含氟粉尘等形式进入大气。不同污染源排放的氟化物形态有所不同。如砖瓦厂以气态 HF 为主，而水泥厂以尘态氟化物为主。尘态氟化物粒径较大，不易通过气体进入植物体内；气态氟化物中 SiF_4 所占的比重较少，且其毒性较轻，对植物危害起主导作用的氟化物是 HF。HF 对植物的毒性比 SO_2 大，且比重比空气轻，扩散距离大，因而危害性强。

在我国，大气氟化物污染对农业生产构成了严重的危害，对农业生态系统的影响仅次于二氧化硫，它的排放量虽然没有二氧化硫那么多，但对植物的毒害作用比二氧化硫大 20～300 倍。此外，氟化物被植物吸收后能在体内转移和积累，并可通过食物链进入人和动物体内，引起人和动物氟中毒。江苏、浙江、广东、云南、海南等省曾多次发生过大面积的蚕柔和人、畜、植物的氟中毒事件，主要是由于大气氟化物污染造成的。因此，大气氟化物污染问题受到了人们的广泛关注。

4.4.4.2 氟化物的危害

氟化氢是常见的大气污染物之一，是无色有刺激性的气体，对空气的相对密度为 0.713，易溶于水。氟化氢的水溶液称氢氟酸，是无色的液体，有强烈的腐蚀性和毒性。长期饮用含氟高的水，可造成地方性氟中毒。

氟化氢对人体的危害比二氧化硫约大 20 倍，空气中氟化物含量超过 1 mg/m³ 时，就会对人的眼睛、皮肤和呼吸器官产生直接危害，引起鼻炎、气管炎，使肺部纤维组织增生。据报道，氟化氢质量浓度为 0.03～0.06 mg/m³ 时，发现儿童氟斑牙、尿氟量较对照区高 1～2 倍。在质量浓度为 2 mg/m³，甚至在 1 mg/m³ 时，也可引起慢性氟中毒；长期饮用含氟超过 1.5 mg/L 的水，可产生氟骨症。一般认为饮用水中含氟量以 0.5～1 mg/L 为宜。氟化物对人体危害，主要表现为肢体活动障碍，重者骨质疏散或变形，易自发性骨折。其次是牙齿脆弱，出现斑点、损害皮肤，出现疼痛、湿疹及各种皮炎。

近年来，氟化物对生殖系统的影响逐渐引起人们的关注，而且也在印度和世界上一些受氟中毒危害的人群中发现了广泛流行的不育症。高氟区不育症男子精液的含氟量、精子自毙率、精子密度及不育的总率均显著高于非高氟区。氟化物对生殖系统的影响是多方面的。首先，氟能使生殖器官的结构、超微结构及代谢等均受到损伤，致使生精功能、精子生存的内环境等发生改变，生殖内分泌功能紊乱，性激素、相关酶类等活性改变。作用于细胞染色体而使生殖细胞畸变,这就是氟化物所谓的"遗传毒性"。其次,氟化物能直接作用于精子或卵子使其形态和功能发生改变。所有上述诸因素均能使生育力下降,最终导致不孕或造成遗传疾病,其发病机制如何还有待于研究。但无论是从地方性氟中毒的防治,还是从优生优育,提高人类素质方面,深入研究氟化物的生殖毒性是非常必要的。

4.4.5 光化学烟雾

光化学烟雾是大气中的烃类、NO$_x$ 等污染物在强烈日光紫外线作用下,经一系列光化学反应生成的二次污染物蓄积于大气中形成的一种浅蓝色烟雾。

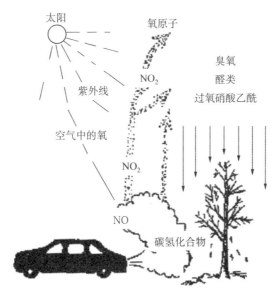

图 4-10 光化学烟雾的成因及危害示意图

光化学烟雾主要是 O$_3$、过氧乙酰硝酸酯(PAN)、醛类、酮类、过氧化氢,以及由硝酸盐、硫酸盐及某些高分子有机化合物所形成的气溶胶颗粒等。光化学烟雾具有特殊的气味,化学氧化性强,对眼和呼吸道有强烈刺激作用。这种光化学烟雾多在夏、秋季晴天在汽车众多的城市发生。光化学烟雾又称"氧化型烟雾"。因首先在美国的洛杉矶发现,故也称"洛杉矶烟雾"。近年来在日本的东京、大饭、川崎,澳大利亚的悉尼,意大利的热那亚,印度的孟买以及我国的兰州等城市也曾发生大气光化学烟雾污染。

4.4.5.1 光化学烟雾的形成

大气中 NO$_x$ 和烃类主要来自汽车废气;其次来自石油、化工、油漆、氮肥、硝酸制造等工业生产。形成光化学烟雾的光化学反应过程极为复杂,主要可归纳为以下几个过程：

1) 在日光下 NO$_2$ 吸收光能分解为 NO 和原子态 O，O 与 O$_2$ 形成 O$_3$

$$NO_2 + 光能(290 \sim 300 \text{ nm}) \longrightarrow NO + O$$
$$O + O_2 + M \longrightarrow O_3 + M$$

2) O$_3$ 与烃类化合物反应生成各种自由基，包括烷基、过氧烷基、酰基、过氧酰基等。

$$O_3 + RH \longrightarrow RCHO + ROO \cdot（氧酰基）$$
$$HONO + 光能(290 \sim 400 \text{ nm}) \longrightarrow HO \cdot + NO$$
$$HO \cdot + O_3 + O + RH \longrightarrow HOO \cdot + RCOOO \cdot（过氧烯基）$$
$$RCHO + hv \longrightarrow ROO \cdot + H_2O + CO$$

3) 自由基促使 NO 转变为 NO$_2$，NO$_2$ 转变为 O$_3$，循环反应。自由基与 O、NO、NO$_2$ 等反应生成醛酮醇酸、PANs（过氧酰基硝酸酯类化合物），反复循环，直至 NO 和 RH 消耗尽为止。

$$HO_2 \cdot + NO \longrightarrow NO_2 + OH$$
$$RO_2 \cdot + NO \longrightarrow NO_2 + RHO + HOO$$

PAN$_S$ 形成

$$RCOOO \cdot + NO_2 \longrightarrow RCOO_2NO_2（过氧酰基硝酸酯）$$
$$RCOOO \cdot + NO \longrightarrow RCOO \cdot + NO_2$$

光化学反应产生的 O$_3$、PANs（主要为过氧乙酰硝酸酯（PAN），其他还有过氧丙酰硝酸酪和氧苯酚硝酸酪等）、醛类以及过氧化氢等均具强氧化能力，统称为"光化学氧化剂"，其中 O$_3$ 约占 85％，PANs 占 10％左右，其他物质仅占很小比例。这些光化学氧化剂可由城市污染区扩散到 100～700 km 以外的地区。在早晨交通繁忙时间，一次污染物 NO 和烃类化合物达最大值；随着 NO 浓度的下降，NO$_2$ 浓度上升，而 O$_3$，PANs，醛类等二次污染物的浓度随阳光增强而增高，最大值出现在中午 14:00 前后；傍晚时，光化学烟雾污染物减少或消失。

光化学反应所产生的光化学产物，一般可在大气中扩散而浓度下降，不会形成烟雾。只有在以下条件下才能形成光化学烟雾：

(1) 在汽车众多或工业发达的大城市，大量汽车废气或工业废气向大气排放，使 NO$_X$ 和烃类化合物同时严重污染大气；

(2) 有足够的太阳辐射使 NO$_X$ 和烃类化合物能进行光化学反应；

(3) 具有不利污染物扩散的地理和气象条件，如地处山谷盆地、强逆温、微风或无风等。

4.4.5.2　臭氧及其他光化学烟雾成分的毒性

光化学烟雾对眼睛和呼吸道膜有较强的刺激作用,能引起眼睛红肿、干涩、流泪、畏光、头晕、头痛、喉痛、咳嗽、胸闷、气喘及呼吸困难等症状。

O_3 是光化学烟雾氧化剂的主要成分,占总氧化剂的 85%,其毒性效应是由其氧化性所致。O_3 可直接氧化细胞膜磷脂、蛋白质等产生有机自由基(RO· 或 RCOO·),也可直接氧化脂肪酸和多不饱和脂肪酸而形成有毒的过氧化物,从而损害膜的结构和功能,改变膜的通透性,导致细胞内酶的外漏,引起组织损伤。缺乏维生素 C 和维生素 E 的动物对 O_3 的敏感性增加,可能与这两种维生素的抗氧化作用有关。O_3 分别与 SO_2,NO_2,PAN 联合作用时,均能增加对肺的损伤作用。此外,在低浓度 O_3 长期暴露下,可损伤 T 淋巴细胞和 B 淋巴细胞的功能,使免疫功能下降、呼吸道对感染的敏感性增加,使潜在的感染如肺结核活动化,使存在的肿瘤进一步恶化。

过氧酰基硝酸酯类(PAN)和醛等氧化剂:对眼睛有强烈的刺激作用,是引起眼结膜炎的主要因素。PAN 是一种极强的催泪剂,毒性相当于甲醛的 2 000 倍。使光化学烟雾期间许多人患有眼结膜炎。醛类对皮肤和呼吸道也有刺激作用。光化学烟雾中的气溶胶颗粒主要是由硝酸盐、硫酸盐及某些高分子有机化合物所形成。它能吸附和凝集气体污染物,将其带入呼吸道深部,加重气体污染物的毒害作用。

4.4.6　大气颗粒物

大气颗粒物质(PM)是大气中固体和液体颗粒物的总称。按其粒径大小,直径≤100 μm 的颗粒物称为悬浮性颗粒物,能在大气中均匀分散并形成较稳定的悬浮体系,称为气溶胶;直径>100 μm 的颗粒物称为沉降性颗粒物,容易降落[40]。目前的研究中,将颗粒物分为总悬浮颗粒物、可吸入颗粒物及细颗粒物。总悬浮颗粒物(totd suspendedpaniculates,TSP)是指粒径≤100 μm 的液体、固体,或液体和固体结合存在并悬浮于空气介质中的颗粒物。可吸入颗粒物(inhalablepadiculates,PM10)是指大气动力学粒径≤10 μm、能被吸入人体呼吸道的颗粒物;细颗粒物(fine particudatee,PM2.5)是指大气动力学粒径≤2.5 μm、能被吸吸入人体下呼吸道深部直至肺泡的颗粒物。

可吸入颗粒物和细颗粒物成分较复杂,除含有严重危害健康的二氧化硅外,还含有许多重金属,并具有很强的吸附性,常吸附一些有害气体和具有致癌性的碳氢化合物,是多种有害物质的载体,对人体危害较大。其中,大部分有害元素和化合物都富集在细颗粒物上,而随着其粒径的减小,细颗粒物在大气中的存留时间和在呼吸系统的吸收率也随之增加,因此对人体健康的影响也越大;细颗粒物还能造成能见度下降,给城市景观带来不利影响,逐渐成为大气气溶胶研究的热点和前沿。故颗粒物是大气污染的指标,可用以评价大气污染的程度。

4.4.6.1 理化性质

颗粒物粒径越小,在大气中稳定程度越高,沉降速度越馒,被吸入呼吸道的几率就越大。一般粒径为 $100~\mu m$ 的颗粒物沉降到地面需要 $4\sim9$ 小时,而 $1~\mu m$ 的颗粒物需 $19\sim98$ 天,$0.4~\mu m$ 的颗粒需 $120\sim140$ 天,小于 $0.1~\mu m$ 的颗粒需 $5\sim10$ 年。国际放射性辐射防护委员会(ICRP)根据颗粒物在肺部的沉积和清除机理,将呼吸道分为鼻咽、气管支气管、肺泡三个区,不同粒径的颗粒物在各区的沉积百分率不同。按照 16sAlamos 标准,不同粒径颗粒物可到达肺部无纤毛区的比例:$>10~\mu m$ 为 0,$5~\mu m$ 为 25%,$3.5~\mu m$ 为 50%,$2.5~\mu m$ 为 75%,$2~\mu m$ 为 100%。

颗粒物的粒径与其化学成分密切相关,$60\%\sim90\%$ 的有害物质存在于可吸入颗粒物中。有毒元素如 Pb、Cd、Ni、Mn、V、Br、Zn 及 PAHs 等主要吸附在小于 $21~\mu m$ 颗粒物上,而这些小颗粒物易沉积于肺泡区。肺泡表面积大、毛细血管丰富,颗粒物成分容易被吸收。有人报道,沉积在肺泡区的她,其吸收效率达 70%,难溶的硫酸钡也可在几天内被吸收入血液。基于小颗粒在毒理学上的重要性,评价颗粒物对健康的危害时,除了掌握大气总颗粒物浓度外,还必须了解其粒度的分布状况。

颗粒物在空气中的浓度越大,毒性就越强。例如,英国伦敦 1952 年和 1962 年两次烟雾事件中可吸入颗粒物浓度分别为 $4.46~mg/m^3$ 和 $2.80~mg/m^3$,1962 年比 1952 年降低了近 50%。因此,1962 年 SO_2 浓度($4.1~mg/m^3$)虽比 1952 年($3.8~mg/m^3$)高,但由于颗粒物浓度的降低使死亡率显著下降,1952 年死亡人数增加 4 000 余人,而 1962 年只增加了 750 人。

颗粒物的毒性与其化学组分有密切关系,其化学组分多达数百种以上,可分为有机和无机两大类。有机组分包括碳氢化合物,羟基化合物,含氮、含氧、含硫有机化合物,有机金属化合物,有机卤素等。无机组分指元素及其化合物,如金属、金属氧化物、无机离子等。

颗粒物的化学组分与其来源有关。来自地壳风化、火山爆发等自然源颗粒物含无机组分较多,特别是亲石元素(如 Al,Ca,Fe,Si,Mg,Ba 等)较丰富,这些亲石性元素含量随粒径的减小而急剧下降,$70\%\sim90\%$ 分布于大于 $2~\mu m$ 的粗颗粒上。反之,煤、石油等燃料燃烧排放的颗粒物中有机组分含量高,排放的亲气性元素(如 As,Br,CM,Zn,Pb,F 等)可被吸附或凝集在颗粒物表面,这些元素的浓度随粒径减小而增加,$50\%\sim70\%$ 分布在粒径小于 $2~\mu m$ 的颗粒中。

PAHs 是有机物不完全燃烧的产物,90% 分布在可吸入颗粒物中。太原市大气颗粒物中 4 种 PAHs(苯并芘、苯并蒽、芘、芘)的浓度分析表明,$60\%\sim70\%$ 的 PAHs 富集在粒径小于 $2~\mu m$ 的颗粒物上。大气颗粒物中还含有多种硝基-PAHs,其由大气中的 PANS 与 NO_x 反应生成,也可在燃料燃烧中产生。硝基-PAHs 中的很多化合物有致癌变、致突变作用,从而增加了颗粒物的毒性作用。

4.4.6.2　颗粒物的一般毒性

颗粒物进入呼吸道后,能刺激和腐蚀呼吸道膜和肺细胞,降低呼吸道防御机能,使呼吸道发病率增高,甚至使死亡率增加。

1) 对呼吸道黏膜的刺激和腐蚀作用

颗粒物除含有潜在有毒物质外,其表面还吸附了有毒气体(如 SO_2,NO_x,HF,Cl_2 等)和大量有毒金属及其他化合物,可刺激和腐蚀呼吸道教膜。长期作用下,可使呼吸道防御机能降低,发生慢性支气管炎、支气管哮喘等疾病,使呼吸道发病率升高。

2) 对肺细胞的腐蚀和损伤

可以吸入并到达肺泡区的颗粒物,不仅含有多种有毒物质,而且其表面也吸附有多种有害气体、金属及其他化合物,可对肺泡细胞和其他种类的肺细胞产生刺激、腐蚀、甚至破坏作用,引起肺气肿、肺水肿等疾病。动物实验证明,一次大剂量(1.5 mg/kg 体重)注入城市颗粒物悬液即可引起肺细胞损伤,表现为肺部出现急性炎症(中性白细胞大量渗出);肺水肿和肺出血(肺泡壁内蛋白和红细胞大量渗出);肺巨噬细胞吞噬功能下降;各种脑浆酶(如乳酸脱氢酶)及溶酶体酶(β-N-乙烯葡萄糖酰酸酶、过氧化氢酶,及弹力蛋白酶)等活性增加,继而导致肺的防御功能下降,且易并发支气管炎。染毒剂量增大,动物可出现肺间质纤维组织轻度增生。按对肺细胞的毒性,从大到小为:燃煤烟尘＞城市颗粒物＞地面扬尘。

3) 诱发心血管病

粒径为 $0.01\sim5\ \mu m$ 的颗粒物对健康危害最大,它可以进入呼吸道深部,沉积于肺泡壁,引起慢性阻塞性肺部疾病(包括慢性支气管炎、支气管哮喘、弥漫性肺气肿和肺纤维性变)。由于肺深部的支气管、肺泡和肺泡壁没有清除微粒的熟液层和纤毛层,使微粒可长期腐蚀肺泡壁,导致纤维断裂而发生弥漫性肺气肿,并伴有局部肺纤维增生导致肺纤维性变。病人对感染的抵抗力下降,并发慢性支气管炎。因肺气肿而有大量的肺泡受损害,使氧在肺泡内失去弥散交换的功能,引起低氧血症,肺泡壁的纤维增生、变性,损害了肺泡壁上的微细血管,导致小动脉和小静脉狭窄阻塞,造成肺部血管阻力增加,使肺动脉压升高,进而使有心室肥大,最终导致肺性高血压和肺心病。

4) 免疫毒性

颗粒物具有免疫毒性,可引起抗体免疫功能下降。居民长期居住在颗粒物污染严重的地区,呼吸道患病率和呼吸道疾病有关症状如咳嗽、咳痰、气急的出现率增加。

动物实验也证明,颗粒物对局部淋巴结和巨噬细胞的吞噬功能有抑制作用,导致免疫功能下降;同时还可增加动物对细菌感染的敏感性,导致肺对感染的抵抗力减弱。颗粒物粒径愈小,其免疫毒性和肺毒性愈大:$2\ \mu m$ 的颗粒物毒性＞$10\ \mu m$

的颗粒物毒性＞总悬浮颗粒物的毒性。

5）间接毒性作用

颗粒物能吸收和散射太阳辐射，又是水汽发生凝结的核心，严重时往往形成雾，使阴天日数增多，减弱太阳辐射强度，$0.5\sim0.8\ \mu g/m^3$ 的颗粒物能降低太阳辐射 40% 左右。尤其能吸收紫外线，减少紫外线强度，当粒径$<10\ \mu m$ 的颗粒物浓度为 $100\ \mu g/m^3$ 时，紫外线减少 7.5%；$1\ 000\ \mu g/m^3$ 时，紫外线减少 71.3%；浓度为 $2\ 000\ \mu g/m^3$时，紫外线可损失如 90%。波长为 $290\sim315\ nm$ 的紫外线能使皮肤中的 7-脱氢胆固醇转变成维生素 D，有抗佝偻病作用。此外，紫外线还具有杀菌作用。故在污染严重的地区，儿童佝偻病和一些借空气传播的传染病（如扁桃体炎）的发病率增高。

4.4.6.3　颗粒物的致突变、致癌变作用

1. 致突变作用

大气颗粒物中含有间接和直接致突变物，间接致突变物加以苯并(a)芘为代表的多环芳烃类化合物（PAHs），直接致突变物如苯并(a)芘的氧化代谢产物及硝基-PAHs（如 1-硝基-芘、3-硝基荧蒽、6-硝基苯并(a)芘、3-硝基芘等）。大气 SO_2 和氟化物（HF，SiF_4）污染也可引起人和哺乳类动物细胞染色体异常。近年来，国内外对大气颗粒物的有机提取物和无机提取物的致突变作用进行了广泛的研究。

1）有机提取物的致突变作用

采用 Ames 试验对颗粒物有机提取物的致突变性研究甚多。不同国家和地区的颗粒物有机提取物不论是否加 S9，均有不同程度的致突变性，且以移码突变为主。表明颗粒物中既含有直接致突变物又含有间接致突变物。城区大气颗粒物的致突变活性强于郊区及乡镇，城区中又以工业区致突变性最强。颗粒物粒径愈小，致突变活性愈高。粒径小于 $1.19\ \mu m$ 的颗粒物的致突变活性最强，$2\ \mu m$ 和 $2\ \mu m$ 以下的颗粒物的致突变活性占总致突变活性的 $52\%\sim98\%$。

颗粒物有机化合物组成较复杂，已鉴定出 100 余种，根据提取方法，大致分为三部分：酸性部分主要含脂肪酸和芳香酸，中性部分含饱和脂肪烃、NHs 和极性含氧有机物，碱性部分主要是含氮化合物。何种组分或化合物在颗粒物致突变过程中起主要作用，不同作者的研究结果尚不一致。Teranishi 报道，酸性部分和芳香烃、含氧有机物在颗粒物致突变过程中起主要作用，占提取物总致突变活性的 50% 左右。Dehnen 认为颗粒物的主要活性存在于丙醇组分中（含有大量未知成分如氮杂环化合物），而不是 PAHs。Tokina 报告颗粒物的甲醇提取物中含有 PAHs 的中性组分致突变性最强，占致突变总活性的 48%，认为 NHs 在颗粒物致突变中起主要作用。

颗粒物中还含有硝基-PAHs 化合物，其中 1-硝基-芘、3-硝基荧蒽、6-硝基苯并(a)芘、3-硝基芘等等均有致突变性，甚至致癌性。

除了上述 Ames 试验之外,人们还采用多种方法对颗粒物有机抽提物的遗传毒性进行了研究。小鼠骨髓细胞染色体畸变试验、V79 和 CHO 细胞姊妹染色单体互换试验、非程序性 DNA 合成(UDS)试验、微核试验等都表明颗粒物具有遗传毒性,对染色体和 DNA 均有损伤作用。此外,有机提取物还可以引起细胞恶性转化,并能与 DNA 形成多种加合物等。

2) 无机提取物的致突变作用

近十年来,采用枯草杆菌试验、SOS 显色试验、小鼠骨髓细胞微核试验、DNA 单链断裂试验及 UDS 试验等方法对颗粒物无机提取物的致突变性进行了研究。结果一致表明,大气颗粒物的无机提取物也具有遗传毒性,可引起染色体断裂和 DNA 损伤。

2. 致癌变作用

大气颗粒物成分复杂,含有多种致癌物和促癌物。动物实验证明,皮肤涂抹或皮下注射颗粒物均可诱发局部肿瘤。流行病学调查表明,颗粒物污染与人的肺癌发病率可能有关。据某市调查资料显示,重污染区的吸入性颗粒物浓度为 2 330 $\mu g/m^3$,其肺癌死亡率为 30. 40/10 万,对照区为 650 $\mu g/m^3$;,其肺癌死亡率为 12.50/10万。不同学者对大气污染致癌作用流行病学调查资料的不一致性,可能与他们所调查地区的大气污染物中致癌物质的种类和浓度不同有关。

近年来,对人肺癌、肺癌旁组织、非肺癌组织的金属元素进行分析发现,某些金属元素(如 Zn, Cd, Cu, Pb, Mg, Se)在某些肺癌组织样品中的含量显著增加。肺癌的发生与吸入颗粒物中的金属元素有无关系值得进一步研究。

3. 其他毒害作用

在颗粒物污染严重的地区,居民肺功能下降,气道阻力增加,表现为肺活量减小和呼气时间延长。颗粒物还能刺激眼睛,使结膜炎等眼病的发病率增加。颗粒物降落在植物叶片上,还能抑制植物的光合作用,影响植物的生长发育,降低农作物产量,甚至颗粒物中的有毒有害物质被农作物吸收后可降低农产品质量。颗粒物还可通过饮食进入人体,造成对健康的危害。

颗粒物的严重污染还能恶化生活卫生条件,影响室内开窗换气和室外晾晒衣服。此外,颗粒物污染严重时,可使雾天日数增多,视程缩短,导致交通事故增多。

4.4.6.4　大气 PM2.5 的健康影响

1) PM2.5 的组成及来源

细颗粒物主要来源于燃料燃烧等人为活动,如能源工业部门煤炭的燃烧、机动车尾气的排放、金属冶炼过程中金属蒸汽的冷凝聚结、居民生活炉灶的燃烧。此外,排入大气中的二氧化硫、氮氧化物等气态污染物经化学反应后也可形成粒径较小的二次粒子。香烟烟雾颗粒的空气动力学直径也大多在 0.1~1.0 μm。PM2.5 的化学组成因地区及污染源的不同而差异较大,目前所知的主要成分为硫酸盐、硝酸盐、铵盐、含碳颗粒(包括元素碳和有机碳,元素碳主要产生于高温燃烧过程,有机碳主要来自相对低温的燃烧过程)、金属颗粒、矿物质等[40]。

2) PM2.5 的毒理学机制

目前对细颗粒物的毒性研究尚处于探索阶段,不少学者都提出了各自的假设。指出颗粒物的毒性与其形态、粒径及化学成分存在密切的关系,并推测一方面敏感人群可能对细颗粒物的吸入具有超常的反应,另一方面细颗粒物可能作为化学激惹物,刺激免疫细胞分泌大量的细胞因子,导致肺部弥漫性炎症,造成肺部损伤,或引起继发的血液学改变,影响心血管疾病的发病与死亡。

粒径 $0.5 \sim 2\ \mu m$ 的高密度颗粒物最易被吸入并在肺泡区沉着。PM2.5 沉积于肺泡区后,由于肺泡区表面积大,肺泡壁上有丰富的毛细血管网,可溶性部分很容易被吸收入血液,作用于全身。不溶性部分沉积于肺泡区,作为异物,势必引起免疫细胞反应。Seaton 指出,由于超细颗粒物较易进入户内,使得敏感人群具有更多的接触机会;并且粒径小于 $0.02\ \mu m$ 的亚微颗粒具有穿透肺泡壁进入肺间质的能力,可以被淋巴系统运送入血液,故堆测其可能在引发肺部炎症,造成机体严重病理损伤中起重要作用。动物实验显示,暴露于相同质量浓度、不同粒径的细颗粒物($0.25\ \mu m$ 和 $0.02\ \mu m$)的两组大鼠,后者发生了更为严重的肺泡炎症,肺间质滞留了更多的细颗粒物。另外,细颗粒物金属部分的毒性亦值得引起注意。由于金属具有氧化还原活性,能诱导催化化学反应,产生一系列自由基,具有引起机体细胞膜脂质过氧化损伤,诱发或加重炎症的能力。研究表明,超细颗粒物表面结合的铁复合物会产生羟基自由基,对肺脏产生氧化性损伤,当除去这部分铁复合物后,损伤效应减弱。

临床试验表明 PM2.5 的吸入可造成 HRV 的减少,提示迷走神经张力的降低,副交感神经对心脏的正常控制作用减弱,使机体发生严重心律失常的危险增高。而对其作用机制存在两种假设:一是由于肺部炎症时肺内的迷走神经受体受到刺激后引起自主神经系统功能紊乱而波及心脏;二是炎症介质和颗粒物随血液循环到达心脏而发生直接毒作用。究竟何种机制引发心血管意外,尚有待进一步探讨。

对大气细颗粒物的健康效应研究正日渐成为国内外关注的热点。随着研究的不断深入,人类一定能够更好地揭示大气 PM2.5,对健康的潜在危害,并有效地控制它。

4.4.7 室内空气污染

20 世纪中期,尤其是近 20 年来,人们逐渐认识到室内空气污染对健康影响的严重性。本书中讨论的"室内"主要是指居室内,广义的"室内"包括办公、学习、医疗、娱乐、体育、交通工具等人们工作和活动的密闭场所。

由于人在室内活动时间长,污染物来源广、种类多也更为复杂,室内具有空气流通差,污染物不易扩散等特点,室内空气污染已成为目前关注的环境问题之一,其对人体健康损伤效应及防护的研究成为大气环境毒理学的一个重要组成部分。

室内空气污染物的来源广、种类多。如图 4-11 所示,随着人们生活水平的提高,不同家用燃料的消耗和菜肴烹调的增加,能够挥发有害物质的各种建筑和装饰材料进入室内,使室内有害物质的种类和数量逐渐增多。据统计,至今已发现室内空气污染物 300 余种,常见的如甲醛、氡、NO_2、烟、石棉等对人体健康有严重危害。

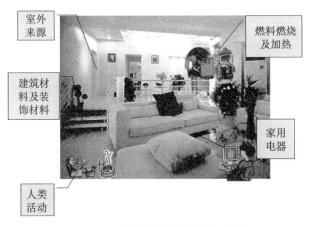

图 4-11　室内空气污染的主要来源

人们对室内环境的接触远比室外环境更密切、更频繁、更长久。据统计,人们每天在室外环境大约 1~2 小时,在室内约为 22~23 小时,且室内时间的 46% 是在工作环境中度过的,与室内空气污染物的接触时间远多于室外。据测量,在室内接触空气污染物量比室外接触量大。

室内空间有限且密闭程度较大。室内的排放物包括从墙壁表面、地毯、家具、油漆、衣物、加热、烹调、洗涤等排放出的化学物质,其浓度除与这些污染源对污染物的排放率有关外,还与室内空间大小、通气状况密切相关。有限的室内空间和密闭程度的增加造成室内污染物不能及时排出室外,室外的氧气也不能正常进入室内,致使室内氧气含量偏低,污染物大量聚积。

例 4-4:空气中 POPs 及粉尘中重金属的吸收模型(蓄积性毒物)

目前居室中空气质量日渐受到人们重视,尤其是房屋装修导致的各种有机致癌污染物对人们的身体健康有很大危害,根据下表中所列出的正常成人和儿童的生活指标,分别计算出成人和儿童各自的甲醛日暴露量。

相关数据:

表 4-8　成人(儿童)在不同环境中停留时间

环境	停留时间/h	占全天时间/%	环境	停留时间/h	占全天时间/%
家中	13	54	途中	1	4
办公室/学校	6	25	其他	4	17

表 4-9　各类环境中的甲醛浓度

环境	家中	办公室/学校	途中	其他
甲醛浓度(mg/m³)	0.22	0.057	0.029	0.029

表 4-10　成人(儿童)在各类环境中的呼吸速率($m^3 \cdot h^{-1}$)

	环境	呼吸速率		环境	呼吸速率
成人	居室家中	0.5	儿童	居室家中	0.4
	办公室	1		学校	1
	途中	1.6		途中	1.2
	其他	1.6		其他	1.2

解: 本题中需要求出日暴露量也就是求出一个人在一天中摄入的甲醛的总量,由于不同环境中甲醛含量不同,所以应该分别求出各个场所中呼吸的气量,进而得到每个场所的甲醛摄入值,最后再做加和即可。

现以成人在居室家中的甲醛摄入量为例进行计算。

成人在居室家中总的呼吸气量为 $V = 0.5 \times 13 = 6.5 \text{ m}^3$,进而求得该场所的甲醛摄入量为

$$m = cV = 0.22 \times 6.5 = 1.43 \text{ mg}。$$

同理可得下表中的数据:

表 4-11　不同场所的甲醛摄入量(mg)

环境	家中	办公室/学校	途中	其他	总量
成人	1.65	0.342	0.046 4	0.185 6	2.224
儿童	1.144	0.342	0.034 8	0.139 2	1.66

所以成人的甲醛日暴露量为 2.224 mg/d,儿童为 1.66 mg/d。

第 5 章　生物转化与生物毒性评价

　　污染物进入环境后,对生物的危害与一般中毒有所不同。总体来说,环境污染物的作用范围广,可经大气、水体、土壤、食物等多种途径作用于生物体;污染物浓度一般不高,但作用时间长,可同时有几种污染物作用于生物体;受影响的生物数量大、种类多,但受害的程度不等,因此环境污染常打乱生物群体内部的数量比例;污染物在生物体内可能解毒,也可能增毒,还可被生物浓缩并经食物链造成间接危害。

　　外来污染物在一定剂量、一定接触时间和接触方式下对试验动物产生的综合毒效应称为一般毒性作用(general toxicity),又称基础毒性(basic toxicity)。

　　因此研究外来污染物的一般毒性作用及其评价方法有利于我们加深对污染物毒性作用机理的认识,同时对一定剂量的污染物作进一步的定量危害分析具有重要意义。

5.1　生物转化

5.1.1　生物转化的意义

　　环境化学物在生物体内经过一系列生物化学变化并形成其衍生物的过程称为生物转化(biotransformation)或代谢转化(metabolictransformation),所形成的衍生物又称代谢物。

　　生物转化具有双重性。大多数外来化学物具有高亲脂性,不易从机体排出,通过生物转化可代谢为极性较强的水溶性物质,易于排出体外,同时也使化学物透过生物膜进入细胞的能力减弱,与组织成分的亲和力降低,从而限止其生物活性或使之灭活,这一过程称生物解毒或灭活。有些化学物母体的毒性较小或基本无毒,但它们在生物体内经生物转化产生的代谢物,具有活泼的化学性质,生物活性明显增加,常与体内组织细胞的各种大分子发生不可逆的反应,破坏其化学结构和生理生化功能,导致组织细胞死亡或癌变,这一过程称生物活化。因此,化学物的生物转化在毒理学上具有灭活和活化两重意义,生物转化结果对其产生毒效应,它在体内的去向和排出有重要影响。

环境化学物的生物转化过程是酶促过程,需特定的酶类催化才能进行。肝脏是生物转化作用的主要器官,在肝细胞微粒体、胞液、线粒体等部位均存在有关生物转化的酶类,此外在肺、肾、胃肠道、胎盘、血液、睾丸及皮肤中也有一些较弱的代谢转化过程,称为肝外代谢过程。

5.1.2 生物转化过程

5.1.2.1 有机物质生物转化方式

烃类物质,包括脂肪烃和芳香烃,及蛋白质类等有机物质进入生物体后,先转化成脂肪酸或糖类,再经 β 循环和三羧酸循环最终生成二氧化碳和水,如图 5-1 所示。

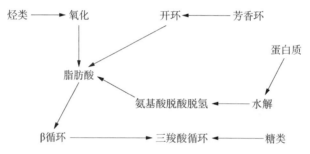

图 5-1 有机物质生物转化方式

如图 5-2 所示,脂酰 CoA 进入线粒体基质后,在脂肪酸 β 氧化酶系催化下,进行脱氢、加水,再脱氢及硫解 4 步连续反应,最后使脂酰基断裂生成一分子乙酰 CoA 和一分子比原来少了两个碳原子的脂酰 CoA。因反应均在脂酰 CoA 烃链的 α,β 碳原子间进行,最后 β 碳被氧化成酰基,故称为 β 氧化。①脱氢:脂酰 CoA 在脂酰基 CoA 脱氢酶的催化下,其烃链的 α、β 位碳上各脱去一个氢原子,生成 α、β 烯酯酰 CoA(trans-y-enoyl CoA),脱下的两个氢原子由该酶的辅酶 FAD 接受生成 FAD. 2H。后者经电子传递链传递给氧而生成水,同时伴有两分子 ATP 的生成;②水化:α、β 烯酯酰 CoA 在烯酰 CoA 水合酶的催化下,加水生成 β-羟脂酰 CoA(βhydroxy acyl CoA);③再脱氢:β-羟脂酰 CoA 在 β-羟脂酰 CoA 脱氢酶(L-βhydroxy acyl CoAdehydrogenase)催化下,脱去 β 碳上的 2 个氢原子生成 β-酮脂酰 CoA,脱下的氢由该酶的辅酶 NAD^+ 接受,生成 $NADH+H^+$。后者经电子传递链氧化生成水及 3 分子 ATP;④硫解:β-酮脂酰 CoA 在硫解酶(β-ketoacyl CoA thiolase)催化下,加一分子 CoA SH 使碳链断裂,产生乙酰 CoA 和一个比原来少两个碳原子的脂酰 CoA。

三羧酸循环在线粒体中进行,因为在这个循环中几个主要的中间代谢物是含

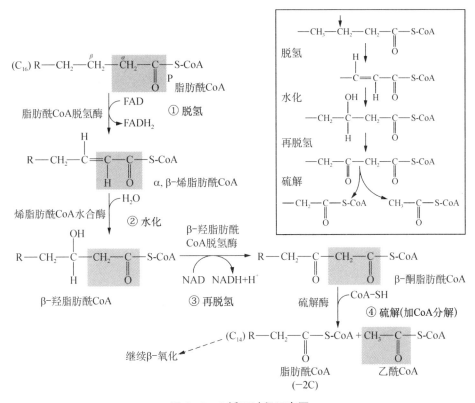

图 5-2　β循环过程示意图

有三个羧基的有机酸(柠檬酸),所以叫做三羧酸循环,又称为柠檬酸循环。如图 5-3所示,主要过程为:①乙酰 CoA 与草酰乙酸结合,生成 6 碳的柠檬酸,放出 CoA;②柠檬酸先失去一个 H_2O 而成顺乌头酸,再结合一个 H_2O 转化为异柠檬酸;③异柠檬酸发生脱氢、脱羧反应,生成 5 碳的 α-酮戊二酸,放出一个 CO_2,生成一个 $NADH+H^+$;④α-酮戊二酸发生脱氢、脱羧反应,并和 CoA 结合,生成含高能硫键的 4 碳琥珀酰 CoA,放出一个 CO_2,生成一个 $NADH+H^+$;⑤琥珀酰 CoA 脱去 CoA 和高能硫键,生成琥珀酸,放出的能量通过 GTP 转入 ATP;⑥琥珀酸脱氢生成延胡索酸,生成 1 分子 $FADH_2$;⑦延胡索酸和水化合而成苹果酸;⑧苹果酸氧化脱氢,生成草酰乙酸,生成 1 分子 $NADH+H^+$。

5.1.2.2　生物转化反应

Williams 把生物转化分为Ⅰ相和Ⅱ相反应两种主要类型。多数化学物的生物转化需经过两相反应:①Ⅰ相反应,即降解反应(degradation reaction)包括氧化、还原和水解。可直接改变物质的基团使之分解,并使之增加新的功能基因而增加极性。②Ⅱ相反应,即结合反应(conjugation reaction)。一些强极性基团如葡萄糖、硫酸等与之结合,水溶性增加,有利于排出。因此,结合反应是一种重要的解毒方式。

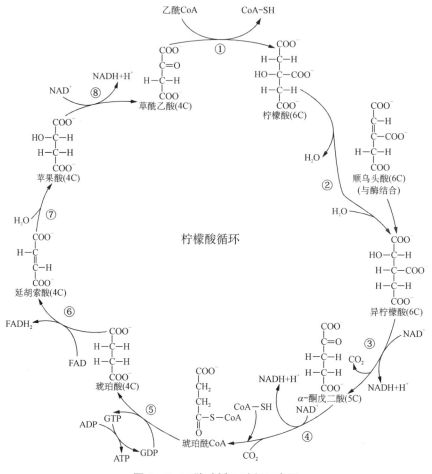

图 5-3　三羧酸循环过程示意图

这两相反应可以在细胞的微粒体、线粒体及胞液中进行,但以微粒体为主。生物转化过程的反应性质较为复杂多样,常见的反应类型如下。

1. 氧化反应(oxidative reaction)

外来化合物在体内的氧化反应大致可分为微粒体混合功能氧化酶催化的反应和非微粒体混合功能氧化酶催化的反应。

1) 微粒体混合功能氧化酶(microsomal mixed function oxidase system,MFOS)催化的反应

MFOS 催化的氧化反应是使被氧化的化合物分子中增加一个氧原子,故也称单加氧酶。在这一过程中还需要 NADPH 提供电子,使细胞色素 P-450 还原,并与底物形成复合物,才能完成这一反应过程。反应式如下:

$$RH + NADPH + H^+ + O_2 \rightarrow ROH + H_2O + NADP^+$$

其中：RH——底物；

NADPH——还原型辅酶Ⅱ；

ROH——氧化产物。

此类反应主要包括羟化反应、环氧化反应、脱烷基反应、氧化脱硫或硫氧化反应等。

(1) 羟化反应。

主要在细胞微粒体内进行，其氧化性质有脂族羟化、芳族羟化及 N-羟化。脂族羟化是脂肪族化合物的侧链(R)末端倒数第 1 或第 2 个碳原于发生氧化，形成羟基。芳族羟化是芳香族化合物的芳香环上的氢被氧化，形成羟基。N-羟化是芳香类化合物的氮原子被氧化，形成羟氨基。芳香族羟化后的产物毒性与羟化部位密切相关，如 2-萘胺通过芳香族羟化生成 α-羟基-β-萘胺，可清除毒性便于排出；而 N-羟化产物 β-萘胺-N-氧化物则可致癌。

$$CH_3CH_2CH_2CH_3 \longrightarrow CH_3CH_2CH_2CH_2OH$$

正丁烷　　　　正丁醇

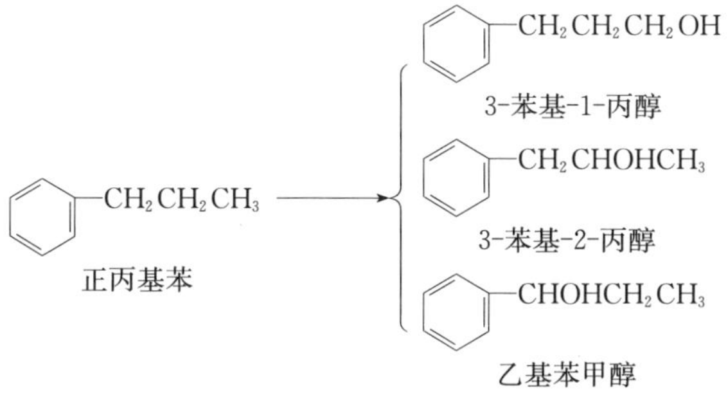

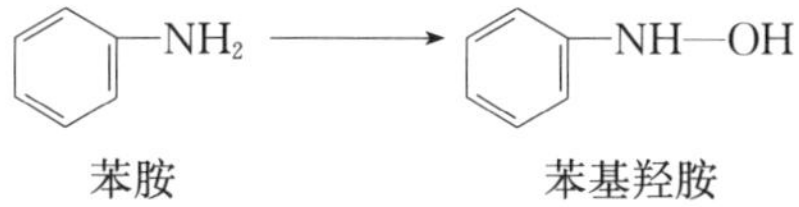

苯胺　　　　苯基羟胺

(2) 环氧化反应。

芳香烃类或烯烃类化合物的不饱和键上，直接加氧生成不稳定的环氧化物。如果苯环上有卤族元素取代或是多环芳烃氧化时，则能形成较为稳定的环氧化物。环氧化物是一种亲电子的活性中间代谢物，其毒性远大于母体化学物，可与生物大分子共价结合，是一种遗传毒物可导致癌瘤。例如，苯、溴苯、氯乙烯、3,4-苯并芘等均可代谢转化产生环氧化物。

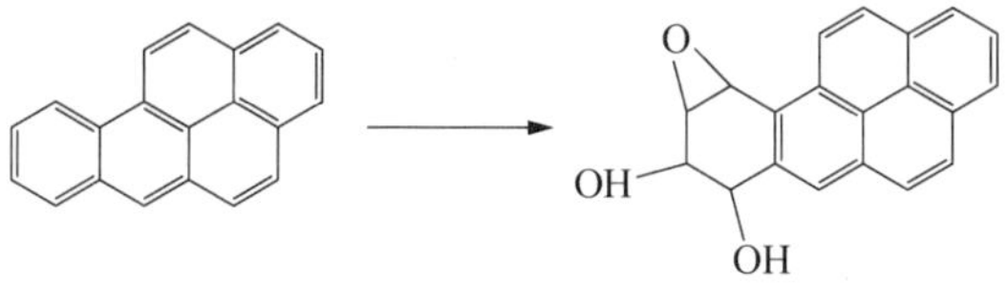

苯并芘　　　　二羟环氧苯并芘

（3）脱烷基反应。

某些有机化学物在 O，N，S 原子上带有烷基，在氧化过程中易被羟化，进而脱去烷基，生成醛或酮或脱烷基产物，称脱烷基反应。N-脱烷基，如二甲基亚硝胺进行 N-脱甲基反应，脱下的甲基生成甲醛，其余部分可进一步转化释放出游离的 CH_3^+，能使生物大分子发生烷化作用，引起突变和致癌。O-脱烷基，如农药甲基对硫磷经 O-脱烷基反应生成一甲基对硫磷而解除毒性。S-脱烷基，主要见于一些醚类化合物，如甲硫醇嘌呤脱烷基后生成 6-巯基硫代嘌呤。某些金属烷亦出现脱烷基反应，如四乙基铅脱烷基后生成三乙基铅，其毒性增强。

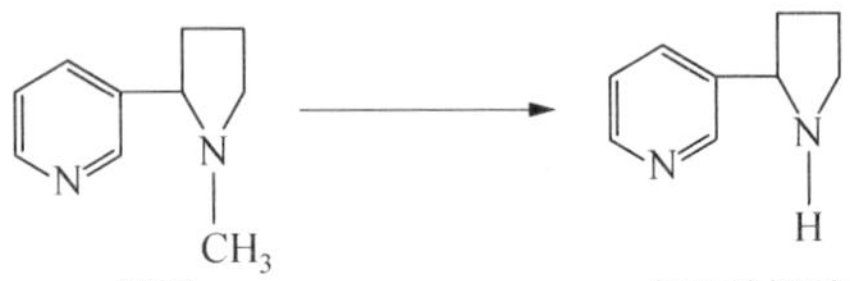

烟碱 → 去甲基烟碱

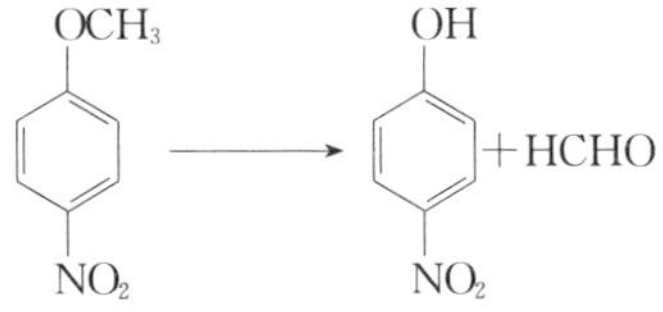

对硝基茴香醚 → 对硝基酚 甲醛

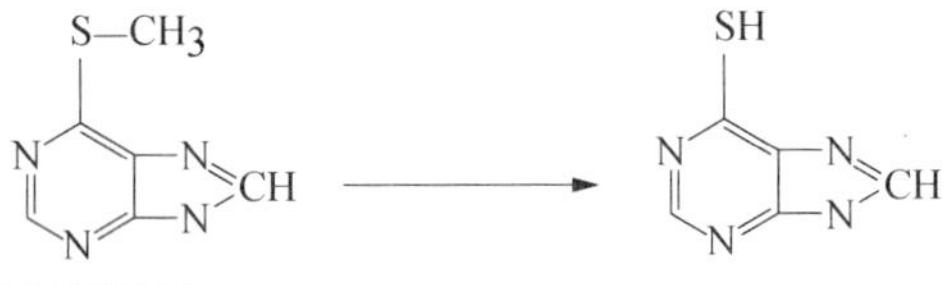

甲硫醇嘌呤 → 6-巯基硫代嘌呤

（4）氧化脱硫或硫氧化反应。

含硫化合物的氧化有两种，一种是硫醚类在氧化过程中生成亚砜与砜类；另一种是硫被氧取代，故又称为脱硫作用，这是硫代磷酸酯类杀虫剂的重要的氧化反应。例如，农药内吸磷经硫氧化生成亚砜型内吸磷，毒性比母体增加 5～10 倍；农药对硫磷经氧化脱硫反应生成对氧磷，其毒性增强若干倍。

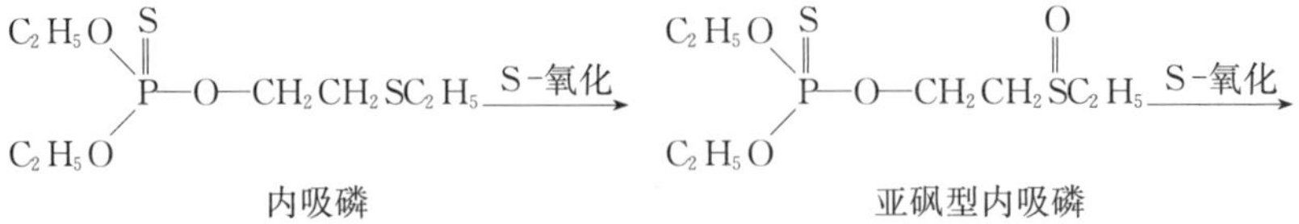

内吸磷 S-氧化 → 亚砜型内吸磷 S-氧化 →

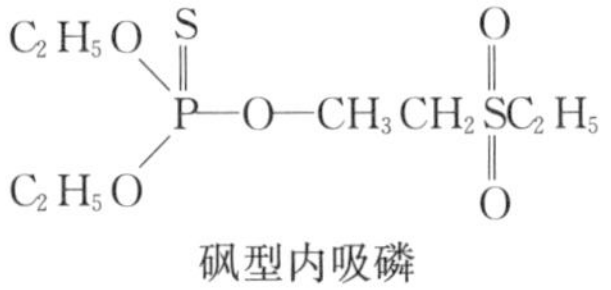

砜型内吸磷

（5）脱氨基反应。

伯胺类或卤代烃类化学物,在邻近氮原子或卤族元素的碳原子上进行氧化,脱去氨基或卤素,形成醛类化合物。1,1-双(对氯苯基)-2,2-二氯乙烯(DDE)是双对氯苯基三氯乙烷(DDT)消除氯化氢后形成的化合物,是一种内分泌干扰物。

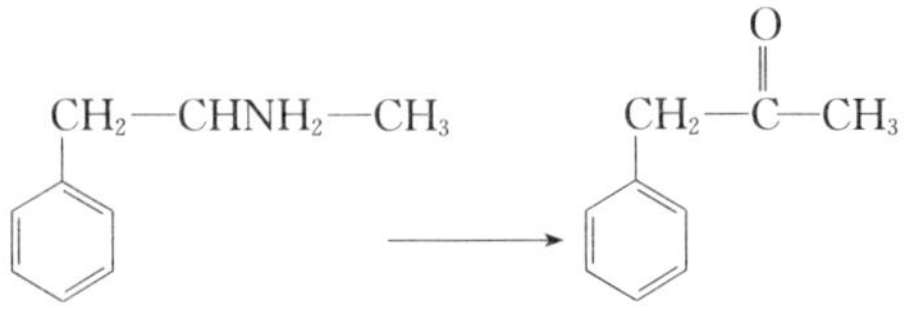

苯丙胺　　　　　　　苯丙酮

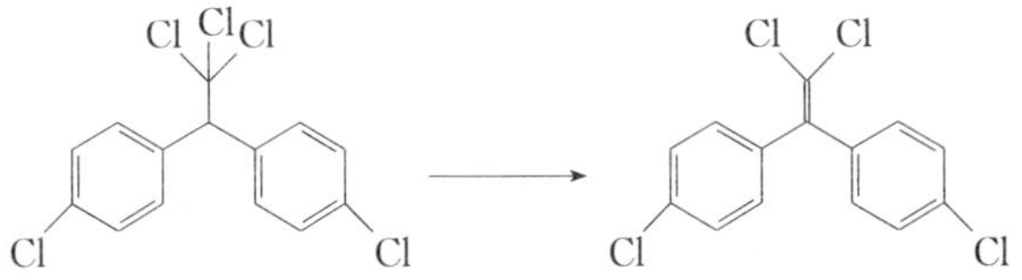

DDT　　　　　　　　DDE

2) 非微粒体酶催化的氧化反应

这类酶主要催化具有醇、醛、酮基团的环境污染物的氧化反应。

（1）醇和醛类脱氢反应。

此类反应主要在细胞液中进行,经醇脱氢酶、醛脱氢酶等催化,使醇和醛类脱氢氧化,最后生成 CO_2。这些基团的氧化反应具有解毒意义,但某些中间代谢物也有毒性。例如,乙醇经氧化脱氢的中间代谢物为乙醛;甲醛和乙二醇生物转化的最终产物为甲酸及草酸,它们的毒性大于母体。

$$RCHO \xrightarrow{NAD} RCOOH$$

（2）胺氧化酶,主要存在于线粒体,可催化单胺类和双胺类氧化反应形成醛类。

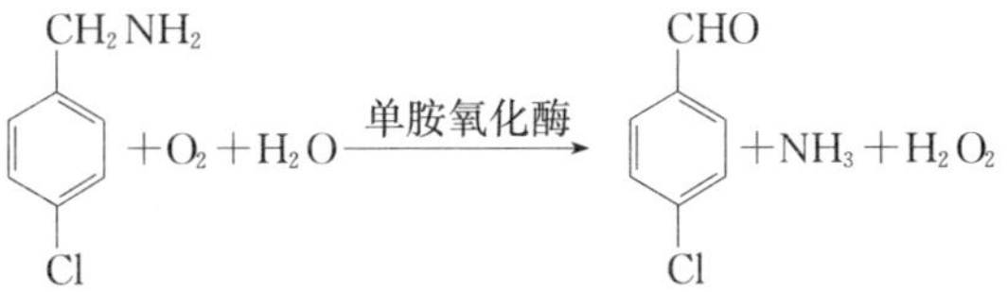

对氯苄胺　　　　　　　对氯苯甲醛

$$H_2N(CH_2)_5NH_2+O_2+H_2O \xrightarrow{双胺氧化酶} H_2N(CH_2)_4CHO+NH_3+H_2O_2$$
尸胺

一般而言,外来化合物的氧化需要 NADPH 和 NADH 的参与,而在有些过氧化物酶的作用下,情况就有所不同。某些氢过氧化物和脂质过氧化物在过氧化物酶的作用下,同时氧化一些外来化合物,这一过程叫做共氧化。

体内存在多种可以促使外来化合物发生共氧化的过氧化物酶。例如存在于肾髓质细胞、血管内皮细胞、膀胱上皮细胞，以及胎盘、脑、肺等组织的前列腺素合酶，在前列腺素的生物合成中催化2步反应：第1步，催化花生四烯酸，氧化成前列腺素G2(PGG2)；第2步，催化氧化为前列腺素PGG2为H2(PGH2)。确切而言，第1步反应由环加氧酶催化，第2步由过氧化物酶催化。这两种酶都属于前列腺素合酶。

在第2步反应过程中，有些外来化合物可同时被氧化，即发生共氧化反应。其他如氨基比林的N-脱甲基反应、对乙酰氨基酚的脱氢反应等都可以在前列腺素合酶中的过氧化物酶催化下，通过过氧化作用而完成。前列腺素合酶也位于内质网膜以及微粒体上，根据目前初步研究认为这些酶在外来化合物的生物转化过程中具有一定的重要性特别是某些组织中，微粒体细胞色素P450氧化酶和FAD-单加氧酶含量少，但含有较多的前列腺素合酶，如精囊组织中该酶含量较高。

2. 还原反应(reductive reaction)

含有硝基、偶氮基和羰基的外来化合物以及二硫化物、亚砜化合物在体内均可被还原，例如硝基苯和偶氮苯都可被还原成苯胺。但目前还不能确定这种还原作用是微粒体酶类催化的反应还是非酶促反应。

在组织供氧充分的条件下，化学物在哺乳动物组织内的还原反应，实际上较难进行，只有在无氧条件下易于发生。而肠道细菌和肠壁细胞的还原酶活性较高，当某些化学物进入肠道或化学物在肝内结合反应后的代谢物随胆汁排出时，在肠道可被还原。常见的还原反应如下。

1) 硝基还原

芳香族硝基化合物的-NO被还原成-NH，多数反应是在厌氧条件下进行的。例如，硝基苯→亚硝基苯→羟氨基苯→苯胺；三硝基甲苯2，4，6位置上的硝基，均可还原为氨基，产生多种氨基类代谢物。

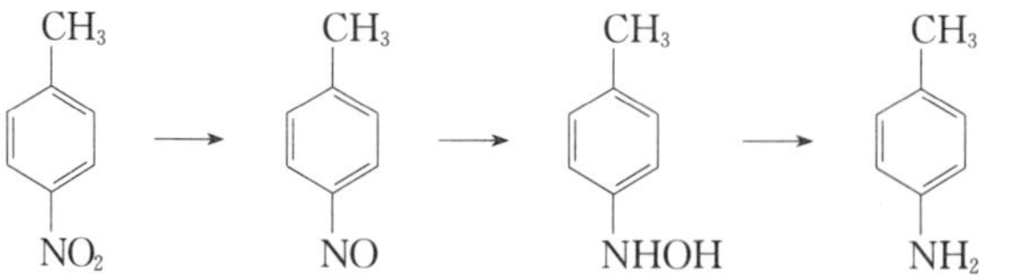

| 对硝基甲苯 | 对亚硝基甲苯 | 对甲基苯羟胺 | 对甲基苯胺 |

2) 偶氮还原

各种偶氮化合物可经偶氮还原反应，形成氢偶氮复合物，最后生成胺，反应可在有氧条件下进行。例如，偶氮苯→苯肼→苯胺。

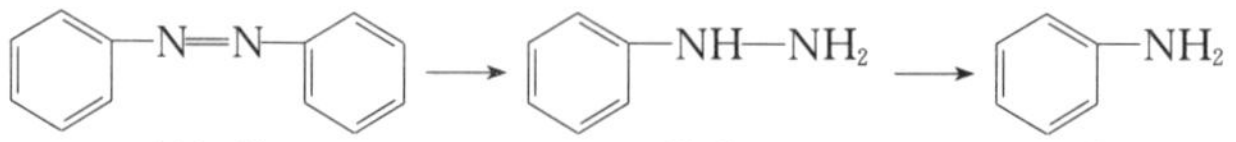

| 偶氮苯 | 苯肼 | 苯胺 |

3）还原脱卤

许多卤代烃化合物可经微粒体酶的催化,发生还原脱卤反应。例如,四氯化碳在体内经还原脱卤形成三氯甲基自由基和二氯碳烯(CCl_2)。

$$CF_3\text{—}\underset{Br}{\overset{Cl}{CH}} \longrightarrow CF_3\text{—}\overset{Cl}{CH}\cdot \longrightarrow CF_3\text{—}\overset{Cl}{CH_2}$$

三氟溴氯乙烷　　　1,1,1-三氟-2-氯乙基自由基　　1,1,1-三氟-2-氯乙烷

4）羰基还原

在醇脱氢酶和羰基还原酶的作用下,醛类和酮类化合物可以水解成醇。羰基还原酶是一类 NADPH 依赖酶,它多位于血液、肝、肾、脑等组织。

$$\text{D-木酮糖} + NADPH + H^+ \longrightarrow CH_2OH\text{—}(CHOH)_3\text{—}CH_2OH + NAPD^+$$

D-木酮糖　　　　　　　　　　　　木糖醇

从酶的类型来看,硝基还原和偶氮还原属于微粒体还原,而羰基还原属于非微粒体还原。

5）无机化合物的还原

典型的例子如五价砷化合物可以在体内还原为毒性作用更强的三价砷化合物。但一般情况下,在生物体内以三价砷化合物氧化为五价砷化合物为主。

3. 水解反应(hydrolization reaction)

水解是指化学物的 1 个分子加上 1 个水分子使之裂解成 2 个分子,环氧化物、类酰胺类等在体内易被水解。在哺乳动物组织中(包括血浆),含有大量不具特异性的酯酶和酰胺酶,可参与水解反应。酯酶通常位于细胞的可溶性部分,并可按作用底物分为 4 大类:芳香烃酯酶,水解芳香族酯类;羧酸酯酶,水解脂肪族酯类;胆碱酯酶,水解醇部分为胆碱的酯类;乙酰酯酶,水解酸部分为醋酸的酯类。不同于酯酶,酰胺酶无法按底物的特异性分类,而且酰胺类酶水解作用比酯类缓慢得多,这可能与其缺乏底物特异性有关。水解反应是有机磷酸酯农药在哺乳动物体内的重要代谢方式。常见的水解反应如下。

1）环氧化物水解

主要是将芳香族和脂肪族环氧化物水解为二氢二醇。一般认为,多数环氧化物经水解形成的代谢物活性降低,但也有一些代谢物的生物活性增高。例如,3,4-苯并芘经氧化代谢形成多种环氧化物,其中苯并芘 7,8-环氧化物,通过水解生成的 7,8-二氢二醇,可进一步被混合功能氧化酶氧化为 7,8-二氢二醇-9,10-环氧化物,是一种强致癌物。

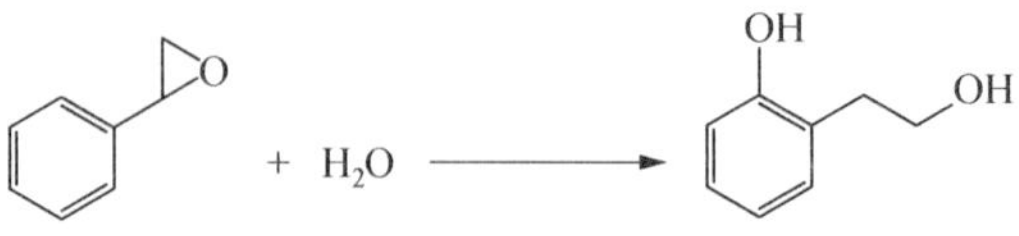

苯乙烯7,8氧化物　　　　　7,8苯乙二醇

2）酯类和酰胺类水解

酯类化合物经水解形成羟基团和醇、酰胺类化合物经水解形成酰胺和酸，这些羟基、醇和酰胺基可以接受各种结合反应。例如，有机磷酸酯，敌敌畏、对硫磷、乐果和马拉硫磷等，经水解反应产生的代谢物，其生物活性降低或消失。

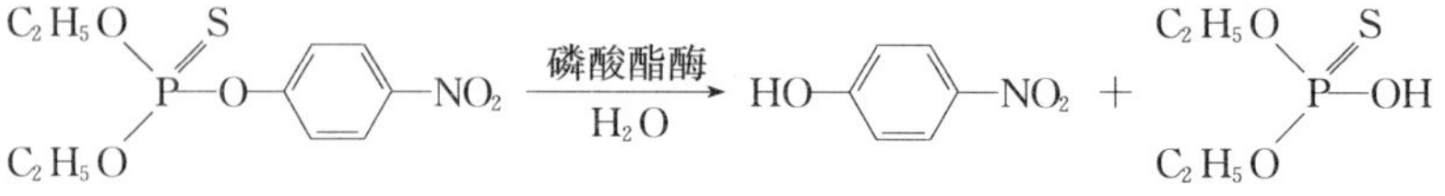

对硫磷　　　　　　　　　　　　　二乙基硫代磷酸

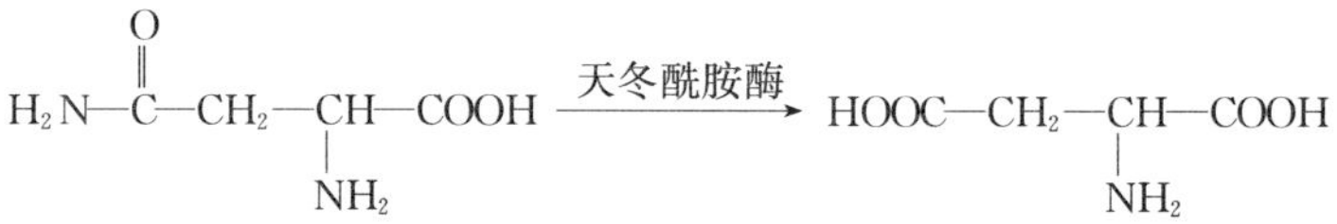

天冬酰胺　　　　　　　　　　　天冬氨酸

3）水解脱卤反应

DDT 在生物转化过程中形成 DDE，是典型的水解脱卤反应。DDT-脱氯化氢酶可催化 DDT 和 DDD 转化为 DDE。在此催化过程中，需要谷胱甘肽的存在，以维持酶的结构。

4. 结合反应（conjugation reaction）

结合反应是进入体内的外源化学物在代谢过程中与某些其他内源性化学物或基团发生的生物合成反应，形成的产物称结合物。特别是具有极性基团的物质，不论是否经过氧化、还原及水解反应，大多要与体内其他化合物或基团相结合，从而遮盖了药物或毒物分子中的某些功能基团，使它们的生物活性、分子大小以及溶解度等发生改变。参加结合反应的内源化学物或基团是体内正常代谢过程中的产物，而直接由体外输入则不能参与反应。结合反应主要发生在肝脏，其次是肾脏，在肺、肠、脾、脑中也可进行。

大多数外源化学物及其代谢产物均需经过结合反应再排出体外。外源化学物可直接发生结合反应，也可经第一相反应后再发生结合反应（第二相反应）。结合反应的产物其生物毒性也呈现出两重性。经过第一相反应，外源化学物分子中出现了极性基团，极性增强，水溶性增高，易于排出体外，同时其原有生物活性或毒性也进一步减弱或消失。然而，近年来也发现有些外源化学物经过结合反应可形成终致癌物或近致癌物，毒性反而增强。有些外源化学物经结合反应后脂溶性增高，水溶性降低,不易排出体外。尤多发生在属于酸类或醇类的外源化学物,酸类可与甘油或胆固醇结合,醇类可与脂肪酸结合,形成亲脂性较强的结合物,不易溶于水而排出体外。根据与外源化学物结合的结合剂的不同,可将结合反应分为以下几种类型:

1) 葡萄糖醛酸结合

糖类代谢产生二磷酸尿苷葡萄糖(UDPG),进一步氧化生成二磷酸尿苷葡萄糖醛酸(UDPGA)。葡萄糖醛酸基转移酶以 UDPGA 为供体,催化葡萄糖醛酸基转移到多种含有极性基团的化合物上,如酚、醇、胺和羧酸等,生成 β-葡萄糖醛酸苷衍生物。这个过程增大了化合物在水中的溶解度,是肝脏生物转化作用中最普遍的一种结合反应。许多外源化学物如醇类、酚类、羧酸类、硫醇类和胺类等均可进行此类反应。几乎所有的哺乳动物和大多数脊椎动物体内均可发生此类结合反应。

$$\text{尿苷二磷酸}+\text{葡萄糖-1-磷酸} \xrightarrow{\text{UDPG 焦磷酸化酶}} \text{UDPG}+\text{焦磷酸盐}$$

$$\text{UDPG}+2\text{NAD} \xrightarrow{\text{UDPG 脱氢酶}} \text{UDPGA}+2\text{NADH}_2$$
$$\text{辅酶I} \qquad\qquad\qquad\qquad\quad \text{还原辅酶I}$$

此类结合反应主要在肝微粒体中进行,肾、肠黏膜和皮肤中也可发生。结合物可随胆汁进入肠道,在肠菌群的 β-葡萄糖醛酸苷酶作用下发生水解,再被重吸收,进入肠肝循环。

2) 硫酸结合

外源化学物及其代谢物中的醇类、酚类或胺类化合物可与内源性硫酸的活性供体,3-磷酸腺苷-5-磷酸硫酸(PAPS)在磺基转移酶的催化下结合生成硫酸酯。雌酮即由此形成硫酸酯而灭活。

$$\text{SO}_4^{2-}+\text{ATP} \xrightarrow{\text{硫酸化酶}} 5'-\text{磷酰硫酸腺苷(APS)}+\text{焦磷酸(PPi)}$$

$$\text{APS}+\text{ATP} \xrightarrow{\text{APS 激酶}} \text{PAPS}+\text{ADP}$$

硫酸结合反应多在肝、肾、胃肠等组织中进行。由于体内硫酸来源有限,故此类反应较葡萄糖醛酸结合反应少。大鼠、小鼠和狗体内均有硫酸结合反应;有些动物肝内缺乏磺基转移酶,则无法进行此反应。硫酸结合反应一般可使外源化学物毒性降低或丧失;但有的外源化学物经此类反应后,毒性反而增高,例如,芳香胺类的一种致癌物 2-乙酰氨基芴在体内经 N-羟化反应后,其羟基可与硫酸结合形成致癌作用更强的硫酸酯。

3)谷胱甘肽结合

在谷胱甘肽-S-转移酶的催化下,环氧化物卤代芳香烃、不饱和脂肪烃类及有毒金属等均能与谷胱甘肽结合而解毒,且生成谷胱甘肽结合物。谷胱甘肽-S-转移酶(glutathione S-transferase,GST)主要存在于肝、肾细胞的微粒体和胞液中。许多外源化学物在生物转化第 I 相反应中形成某些对机体可造成损害的生物活性中间产物,谷胱甘肽与其结合后,可降低其毒性并易于排出体外。因此,GST 与环氧化物的结合反应非常重要。然而,GST 在体内的含量有一定的限度,如短时间内形成大量环氧化物,会导致 GST 耗竭,引起严重损害。

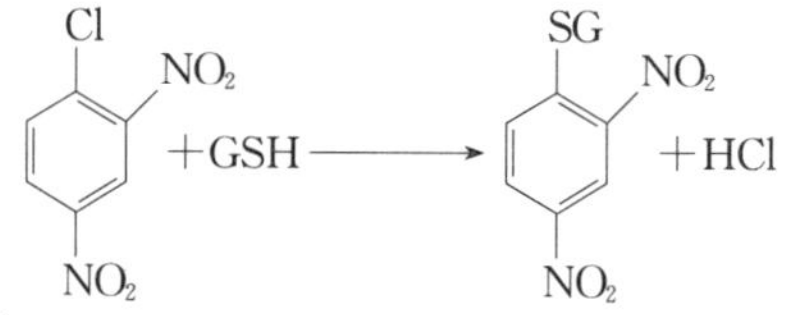

1-氯-2,4-二硝基苯

4)乙酰结合

在 N-乙酰转移酶的催化下,芳香伯胺、肼、酰肼、磺胺类和一些脂肪胺类化学物可与乙酰辅酶 A 作用,生成乙酰衍生物。如抗结核药异烟肼即在肝内经乙酰化而失去作用。乙酰辅酶 A 是糖、脂肪和蛋白质的代谢产物。N-乙酰转移酶主要分布在肝及肠胃黏膜细胞中,肺、脾中也有存在。许多动物体内具有乙酰结合能力,例如,兔、鼠、豚鼠、猫、马、猴及鱼类。

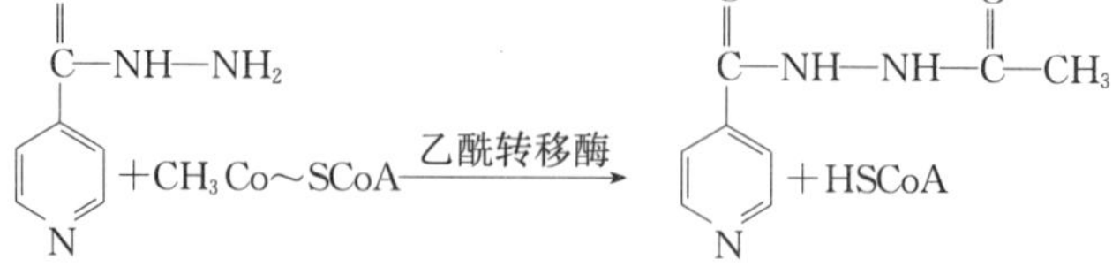

异烟肼　乙酰辅酶A　　　　　　　　乙酰化异烟肼

5)氨基酸结合

含有羧基的外源化学物(如有机酸)可与氨基酸结合,反应的本质是肽式结合,以甘氨酸结合最多见。

6) 甲基结合

酚类(特别是多羟基酚)、硫醇类、胺类及氮杂环化合物(如吡啶、喹啉、异吡唑等)在体内可与甲基结合,也称甲基化。甲基主要由 S-腺苷蛋氨酸提供,也可由 N-甲基四氢叶酸衍生物和 B12(甲基类咕啉)衍生物提供。蛋氨酸的甲基经 ATP 活化,成为 S-腺苷蛋氨酸,再由甲基转移酶催化,发生甲基化反应。

甲基化一般是一种解毒反应,是体内生物胺失活的主要方式。但是,除叔胺外,甲基化产物的水溶性均比母体化合物低。

此外,金属元素的生物甲基化普遍存在,尤其在微生物中发生较多。如汞、铅、锡、铂、铊、金以及类金属如砷、硒、碲和硫等,都能在生物体内发生甲基化。金属生物甲基化的甲基供体是 S-腺苷蛋氨酸和 B12(甲基类咕啉)衍生物。

$$Hg^{2+} \longrightarrow CH_3Hg^+ \longrightarrow (CH_3)_2Hg$$

上述 Ⅱ 相结合反应可按其亲和力的高、中、低加以分类。各种结合反应的能力为葡萄糖醛酸结合＞氨基酸结合＞硫酸结合和谷胱肽结合,乙酰化反应在人群中有变异。

Ⅱ 相结合反应最终都需要 ATP 供能,例如合成高能协同因子葡萄糖醛酸和 PAPS 供体,活化外来化合物与谷胱甘肽或氨基酸结合等。在合成 1 分子协同因子时往往消耗几分子的 ATP,因此这一功能过程是极为低效的。那么,ATP 能否直接作为Ⅱ相反应的能源而供能呢? 目前认为外来化合物不能直接磷酸化,其原因可能是:首先,如果外来化合物可以直接磷酸化,一旦细胞内某种化合物的浓度很高,势必直接消耗细胞内大量 ATP,而损害细胞功能,而细胞内 UDP-葡萄糖醛酸和 PAPS 即使消耗殆尽也不会使细胞死亡。其次,许多内源性物质(如葡萄糖)的磷酸化是其进入细胞被利用的一个重要机制。因为细胞膜的双脂质层阻止极性分子进入细胞,同时也无法使磷酸化的物质转运出细胞,如果外来化合物能循此途径转化,显然是不合理的。另外,小分子物质和蛋白质的磷酸化在细胞和细胞核内的信号系统中占重要地位。如果有些外来化合物能直接磷酸化,那么它们将可能干扰细胞内正常信号系统。所有这些都使得外来化合物直接与磷酸结合是不可能的。

5.1.3 影响生物转化的因素

多种因素可影响外源化学物的生物转化过程,其实质是这些因素能对催化生物转化过程的各种酶类的功能和活力产生影响,使外源化学物生物转化的途径和速度发生变化,导致其对机体的生物学作用和机体对该化学物的反应等发生改变。因此,研究代谢酶的变化是研究各种因素对生物转化影响的关键所在。

影响外源性化学物质的生物转化过程的因素。可分为内因和外因,内因包括物种、品系和个体差异的遗传因素以及年龄、性别等生理因素;外因包括机体营养状况及与机体接触的其他外源性化学物质等。

1. 物种、品系和个体差异等遗传因素

不同的物种、品系由于遗传背景不同,代谢酶的含量和活力有很大差异,如细胞色素在不同的物种肝脏中的含量有较大差异:大鼠为 0.70 nmol/mg 蛋白,豚鼠为 0.49 nmol/mg 蛋白,兔为 1.20 nmol/mg 蛋白,人为 0.28 nmol/mg 蛋白;环己巴比妥氧化酶活力 wistar 品系大鼠高于 SD 品系大鼠。这种代谢酶的差异可能是造成同一外源性化学物质生物转化的速度在不同动物的较大差异的原因,例如苯胺在小鼠体内的生物半减期为 35 min,狗为 167 min,安替比林在大鼠体内的生物半减期为 140 min,在人为 600 min。

由于不同的物种品系的代谢酶种类不同,同一外源性化学物质在不同物种动物体内的代谢途径也有不同。酚摄入机体后在人和大鼠以硫酸结合为主,约占总量的 70% 左右,葡萄糖醛酸结合为 25% 左右;而豚鼠与此相反,硫酸结合仅占 20% 左右,80% 左右为葡萄糖醛酸结合。由于同一外源性化学物质在不同物种动物体内的代谢途径不同,在不同物种动物体内呈现不同的生物学效应。如前所述,N-2-乙酰氨基芴在大鼠、小鼠和狗体内可进行 N-羟化并再与硫酸结合成为硫酸酯,呈现强烈致癌作用;而在豚鼠体内一般不发生 N-羟化,因此不能结合成为硫酸酯,也无致癌作用或致癌作用极弱。还有些动物肝中缺乏硫酸转移酶,无法形成硫酸酯,因此也不致癌。

个体间存在遗传因素的差异,在代谢转化过程中表现为某些参与代谢的酶类在各个体间活力具有差异,使外源性化学物质在体内生物转化存在着明显个体差异,例如异烟肼在机体代谢,异烟肼进入机体后经乙酰转移酶催化,发生乙酰化反应,形成乙酰异烟肼,并继续转化为异烟酸而排出体外。由于乙酰转移酶具有多态性,乙酰化形成乙酰异烟肼反应呈现个体差异,有的人乙酰化反应速度较为迅速,有的较为缓慢,而且乙酰化反应存在种族差异,欧洲和北美白人中快反应型和慢反应型比例相当,爱斯基摩人和东方人 80～90% 为快反应型,而非洲人 80% 以上为慢反应型。

2. 年龄、性别等生理因素

年龄对外源性化学物质代谢转化过程的影响,表现在肝微粒体酶功能在初出生和未成年机体尚未发育成熟,老年后又开始衰退,其功能皆低于成年,对外源性化学物质的代谢以及解毒能力较弱,例如大鼠出生后 30 d,肝微粒体混合功能氧化

酶才达到成年水平,250 d 后又开始下降。葡萄糖醛酸结合反应在老年动物减弱,但大鼠的单胺氧化酶活力随年龄而增强。在一般情况下,幼年及老年机体对外源性化学物质代谢转化能力较成年为弱,所以外源性化学物质的损害作用也较强。

雌雄两性哺乳动物对外源性化学物质代谢转化能力的差别,在青春发育期即开始,并持续整个成年期。一般雄性成年大鼠对许多外源性化学物质的代谢转化能力高于雌性,例如环己巴比妥羟化反应、氨基比林脱甲基化反应以及芳基化合物谷胱甘肽结合等。此种雌雄差异与性激素有关。

激素对外源化学物的生物转化有明显影响,上述雌雄个体在生物转化上的差异主要是由雌、雄激素所决定。此外,性激素对生物转化的影响还表现在:妊娠可使肝微粒体单加氧酶、甲基转移酶、单胺氧化酶等活力降低。有些酶活力的降低出现在妊娠后期,如妊娠大鼠直到妊娠 19～20 d 时,葡萄糖醛酸基转移酶和某些羟化酶活力才显著降低,孕酮和孕二醇的浓度增高对葡萄糖醛酸基转移酶的活力有抑制作用。妊娠豚鼠的硫酸结合反应能力减弱。孕妇对镇痛药哌替啶(度冷丁)、安定药丙嗪的代谢转化减慢。

此外,甲状腺素可使大鼠微粒体 NADPH -细胞色素 P - 450 -还原酶活力增强,而使肝脏单胺氧化酶活力下降;肾上腺皮质激素可的松可使肝微粒体酶活力增强;胰岛素可使糖尿病(四氧嘧啶诱发)大鼠已降低的葡萄糖醛酸结合反应恢复。

机体在每日中不同时间的生物转化能力有高低差异,一般认为这与内分泌功能的昼夜节律有关。例如,大鼠在一日的黑暗阶段对外源化学物的生物转化速度较高,在照明阶段则逐渐下降。细胞色素 P - 450 -单加氧酶的活力也呈现昼夜差异。如在每日 12 h 黑暗和 12 h 照明的条件下饲养动物,生物转化的昼夜节律就更加明显。

3. 营养状况

蛋白质和维生素的营养状况都可影响微粒体混合功能氧化酶的活力。在动物试验中如蛋白质供给不足,则微粒体酶活力降低。当维生素缺乏时,苯胺的羟化反应减弱,可使偶氮类化合物还原酶活力降低,增强致癌物奶油黄的致癌作用。上述酶活力降低,可能造成外源性化学物质转化过程减弱或减慢。

4. 代谢酶的抑制和诱导

在实际生产生活环境中,与机体同时接触的外源性化学物质并不止一种,往往是多种化学物质同时接触,与某种外源性化学物质同时进入机体的其他化学物质可明显影响该外源性化学物质的生物转化过程,可引起外源性化学物质对机体生物学作用以及毒性作用的改变。这种影响的关键是对生物转化过程有关酶类活力的改变,表现为抑制或诱导。

1) 代谢酶的抑制

一种外源性化学物质使生物转化过程减弱或速度减慢的现象称为抑制作用。

具有抑制作用的化学物质称为抑制物。抑制作用的关键是生物转化过程中有关催化酶的活力受到抑制物的抑制,表现为酶的活力降低。很多外源性化学物质都具有抑制作用。

抑制作用可分为以下几种类型:

(1) 抑制物与酶的活性中心发生可逆或不可逆结合。例如 SKF-525A 可与细胞色素 P450 结合,使其活力降低。对氧磷能抑制羧酸酯酶,以致马拉硫磷水解速度减慢,因马拉硫磷水解过程系由羧酸酯酶催化。因此,如将马拉硫磷混入对硫磷,后者代谢物对氧磷可通过对羧酸酯酶的抑制而加强马拉硫磷的生物学作用,对昆虫表现为杀虫效果增强,对人畜则为毒性增高。

(2) 两种不同外源性化学物质在同一酶的活性中心出现竞争性抑制如亚乙基二醇和甲醇中毒,都是经醇脱氢酶催化而表现毒性作用,临床给予乙醇治疗,因乙醇与此酶有更大的亲合力,故可降低二者的毒性。

(3) 破坏酶,如四氯化碳、氯乙烯、肼等代谢产物可与细胞色素共价结合,破坏其结构和功能。

(4) 减少酶的合成,如氯化钴抑制血红素的合成,同时又增加血红素氧化酶的活力,使肝内 P450 含量降低。

(5) 变构作用,如一氧化碳可与 P450 结合,引起变构作用,阻碍其与氧结合。

(6) 缺乏辅因子,如马来酸二乙酯可耗净 GSH,抑制其他外源性化合物经结合代谢。

2) 代谢酶的诱导

有些外源性化学物质可使某些代谢过程催化酶系活力增强或酶的含量增加,此种现象称为酶的诱导。凡具有诱导效应的化合物称为诱导物。诱导的结果可促进其他外源性化学物质的生物转化过程,使其增强或加速。在细胞色素 P450 酶诱导过程中,还观察到滑面内质网增生。酶活力增强以及对其他化学物质代谢转化的促进等均与此有关。

有许多外源性化学物质在机体内对细胞色素 P450 酶具有诱导作用,使其活力增强或含量增加。诱导物可分为 3 种类型:

(1) 巴比妥类型:以苯巴比妥为代表,诱导 2B1/2,2A,3A1/2;此外,有机氯杀虫剂,例如氯丹也具有诱导作用。表现为滑面内质网增生和细胞色素 P450 活力增强,磷脂合成和微粒体酶蛋白质合成增加。苯巴比妥类诱导物,如苯巴比妥主要对联苯羟化反应中 4-羟化反应的酶具有诱导作用,代谢反应增强。

(2) 多环芳烃类型甲基胆蒽为代表,包括 TCDD 和苯并芘等,诱导 1A1/2。多环芳烃类诱导物可增强多环芳烃羟化酶的活力,催化苯并芘等多环芳烃类化合物的羟化反应。在诱导过程中,细胞色素含量增加,实际是细胞色素 P450 的一种同工酶,即细胞色素 P488 增加,但磷脂合成和滑面内质网增生都不明显;

（3）其他类型诱导物：如多氯联苯类诱导物则具有上述两种诱导物的特点，既可诱导细胞色素 P450 酶类，又可诱导细胞色素 P488 酶类。有关酶诱导的机制目前尚未完全清楚。

5. 代谢饱和状态

外源性化学物质浓度和剂量对其代谢有很大影响，开始接触时，随外源性化学物质在体内增多，外源性化学物质的代谢产物也随之增加，但当外源性化学物质达到一定浓度时，代谢过程所需的基质可能被耗净或酶的催化能力不能满足需要，单位时间内代谢产物量不再随之增加，这种代谢途径被饱和的现象称为代谢饱和。机体代谢的饱和状态对其代谢情况有相当的影响，代谢饱和时，正常的代谢途径可能发生改变，并因此影响其毒性作用，例如溴化苯在体内首先转化成为具有肝脏毒作用的溴化苯环氧化物；如果接触剂量较小，少有的溴化苯环氧化物可转变成为谷胱甘肽结合物，并以溴苯基硫醚氨酸的形式排出；但如机体进入较大剂量，则仅有部分可按上述形式排泄。当剂量过大时，因谷胱甘肽的量不足，甚至出现谷胱甘肽耗竭，结合反应有所降低，因而未经结合的溴苯环氧化物与 DNA 或 RNA 以及蛋白质的反应增强，呈现毒性作用。

5.2　化学毒物的一般毒性作用与机理

5.2.1　相关概念

毒物（toxicant）是指在一定条件下，以较小剂量给予时，可与生物体相互作用，引起生物体功能性或器质性损害的化学品质。但即使是较安全的药物，甚至食物中的某些重要的营养成分，在过量给予时也会引起毒效应。因此，毒物与非毒物之间并不存在绝对的界限，而只能以引起中毒的剂量大小相对地加以区别。

据估计，目前常用的化学品质有 6 万～7 万种，人工合成的约有 500 多万种，其中不少种类的产量和用量都相当大。根据其化学性质一般可分为挥发性毒物、金属毒物、农药兽药残留、鼠药、药物、有毒动植物、真菌毒素及其他化学污染物等。按作用于机体的主要部位可分为：神经系统、免疫系统、心血管系统、造血系统、呼吸系统、肝、肾、眼睛和皮肤的毒物等。按作用性质可分为：窒息性、刺激性、腐蚀性、致敏、致突变、致畸、致癌等毒物。各类危害人体健康的污染物作用于机体，都会引起一系列病理改变，呈现一定的中毒症状，甚至危及生命造成死亡。

5.2.1.1　毒性和毒性作用

外来化学品引起生物体损害的能力称为毒性（toxicity），毒物毒性的大小可通过所产生损害的性质和程度表现出来。所产生的损害称为毒作用或毒效应。

在一定的条件下，外来化合物对机体的毒性作用存在一定的选择性。一种外来化合物只对某一种生物有损害,而对其他的种类的生物不具有损害作用,或者只对生物体内某一组织器官产生毒性,而对其他组织器官无毒性作用,这种外来化合物对生物体的毒性作用称为选择毒性。受到损害的生物或者组织器官称为靶生物或者靶器官,外来化合物在靶器官中的浓度并不一定是机体中浓度最高的部位。例如,甲基汞的靶器官是中枢神经系统,但甲基汞在脑组织中的浓度却远低于肝和肾。

一般毒性是与特殊毒性相对而言的,根据接触毒物的时间长短又可分为急性毒性、亚慢性毒性和慢性毒性。相应的试验称为急性毒性试验、亚慢性毒性试验和慢性毒性试验。一般毒性试验的方法如图 5-4 所示:

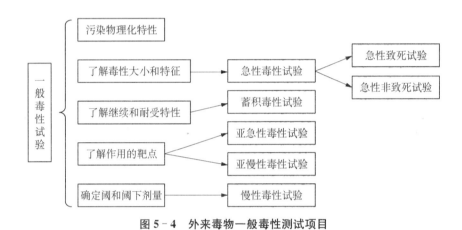

图 5-4 外来毒物一般毒性测试项目

而特殊毒性则主要指致癌作用、致突变作用、生殖和发育毒性等。

毒性作用是指外来化合物进入机体后所引起的生物学效应,其中包括损害作用和非损害作用。损害作用是外来化合物毒性作用的具体表现。毒理学研究的重点就是外来化合物的损害作用。

(1)非损害作用:指不引起机体功能、形态、生长发育和寿命改变的作用。此时,机体发生的一切生物学变化都是可逆的。当机体停止接触该物质后,通过解剖学、生理学、生物化学或行为学等方面的各项指标观测,机体维持体内稳态的能力和应激代偿能力不应降低,对其他环境不利因素影响的易感性不应增高。

(2)损害作用:指机体的功能、形态、生长发育过程受到严重的影响,寿命亦将缩短,此时,机体发生的一切生物学变化都是不可逆的,机体维持体内稳态的能力和应激代偿能力降低,对其他环境不利因素影响的易感性增高。

5.2.1.2 毒性作用的类型

1. 速发和迟发作用

有些毒物经一次接触后,短期内引起的毒作用称为速发作用。例如一氧化碳和氰化物的急性中毒。有些毒物经过长期接触或间隔一段时间后,才呈现的毒作用称为迟发作用。例如,致癌物在与人接触后,常常 10～20 年才出现致癌作用;又如许多有机磷农药,具有迟发性神经毒作用。

2. 局部和全身作用

有些化合物可以引起机体直接接触部位的损伤,称局部作用。例如,腐蚀物质作用于皮肤和肠胃道或刺激性气体作用于呼吸道,均可直接引起局部正常细胞的损害。毒物被吸收后,随血液循环分布全身所呈现的毒作用称为全身作用。受损害或发生改变的可能是个别器官或系统,则称这些受损的器官为靶器官。例如四氯化碳急性中毒作用于中枢神经系统,而慢性中毒主要影响肝脏,严重中毒时,也会影响到肾脏。

3. 可逆和不可逆作用

在停止接触毒物后机体所受的损害可逐渐恢复的毒作用称为毒物的可逆作用。相反,不可逆作用是指在停止接触毒物后,毒作用继续存在,甚至进一步发展。如有些化合物引起的肝硬化。致癌、致畸、致突变作用就是不可逆作用。

4. 功能和形态改变

功能改变是组织的可逆改变,形态改变是肉眼或显微镜下所能观察到的组织形态学的变化,这种改变不可逆者居多。例如四氯化碳急性轻度中毒,仅使得血清 ALT 活性升高,属于功能性改变,而严重中毒则出现肝脏脂肪变性或坏死,属于形态改变。

5. 变态反应

变态反应又称为过敏反应,是由于曾受到过毒物或其他类似的化学品质的致敏作用所致。这种外源性化学品作为一种半抗原,进入机体后,与内源性蛋白质结合成抗原,然后再进一步激发抗体产生。当再次接触该化合物时,将产生抗原—抗体反应,引起典型过敏反应,即变态反应症。变态反应与通常的毒性作用是不同的,但它是机体不需要的一种有害反应,从毒性角度也视为一种损害作用。

6. 过敏体质反应

这是一种由遗传决定的异常反应。如某些体内缺乏 NADH(还原型辅酶 I)高铁血红蛋白还原酶的人,就对亚硝酸盐和其他能引起高铁血红蛋白症的化学品质异常敏感。又如血清中含有的血清胆碱酯酶能迅速分解肌肉松弛剂丁二酰胆碱,所以,一般情况下丁二酰胆碱造成的肌肉松弛时间较短;而缺乏这种酶的病人,在一个标准剂量下则可能出现长时间肌肉松弛甚至呼吸暂停。

5.2.2　化学毒物一般毒性作用的机理

所有化学品质所产生的毒性效应,是由于正常细胞生物化学和生理学改变的结果。理解特定化学品作用的生化和分子部位的模式,是毒理学的基本组成部分。

虽然细胞死亡也是化学品质引起损伤的一种常见结局，并可产生严重后果，但是，组织损伤到什么程度，可否危及生命是各不相同的，决定于组织种类和该组织损害的出现率。例如，上皮细胞和肝细胞再生能力很强，而神经细胞死亡后就不能再生。还应该认识到，多数器官的功能容量是有储备的，当毒性损害某器官时，该器官可超常发挥其在正常稳态下的功能，使机体得以存活。例如，仅存一只肾脏，切除一部分肺或正常人一半量的血红蛋白，人仍能有效地发挥余下部分的功能。

除毒性反应细胞死亡和功能丧失外，化学品质引起的毒性效应还可表达为体细胞非致死性遗传学改变，干扰正常的生化或生理过程。下面是一些化学品质的毒性作用及其机制。

5.2.2.1 受体—配体的相互作用与化学品的立体选择性作用

受体是组织的大分子成分，它与配体相互作用，产生特征性生物学效应。化学品配对与受体间的结合，通常是可逆的，可简单地用下式表示：

$$R + L \underset{k_2}{\overset{k_1}{\rightleftharpoons}} RL \qquad (5-1)$$

游离常数

$$k_d = k_1/k_2 = [L][R]/[LR] \qquad (5-2)$$

式中：$[L]$——化学品浓度；

$[R]$——未结合受体浓度；

$[LR]$——结合受体浓度。

化学品质可以是内源性物质，与受体相互作用产生正常生理反应，也可以是外源性物质活化或阻断此反应。可利用于结合的受体总数为

$$[R]_T = [R] + [LR] \qquad (5-3)$$

因此，$[R] = [R]_T - [LR]$，以此代入离解常数公式，得到

$$\frac{[LR]}{[R]_T} = \frac{[L]}{k_d[LR]} \qquad (5-4)$$

$[LR]/[R]_T$ 是受体在化学品质配体 L 浓度下，已被占有的部分。因此，来自化学品质配体与受体相互作用的效应 E，就决定于被化学品质配体占有受体的部分，所以反应的程度用下式描述：

$$E = [S]/(k_d + [S]) \qquad (5-5)$$

该式表示的是双曲线函数，基于 Michaelis Menten 动力学描述的酶—底物相互作用。

受体—化学品配体的相互作用，通常有立体特异性，化学结构的微小变化就可

急剧减少甚至消除化学品的生物效应。但在毒理学反应中不能过分强调立体选择性的意义。因为活性差别不仅可延伸到结构不同的化学品和几何异构体,还决定于那些具有手性的(chirality)、可能存在着立体异构体的外消旋化合物的混合物。合成化学品均有手性中心,通常含有两个对映体(eutomer),比例通常为 1∶1。然而许多物质仅有一个具有生物活性的多个对映体。在毒理学研究中,非活性或弱活性的对映体(distomer)应看作是一种杂质,常可混淆我们对研究结果的解释。事实上,在某些物质中,非活性异构体可产生并非期望的效应。例如,paclotu-trazol 的 2R,3R 对映体具有很高的抗真菌作用,很小的除草作用;但是它的 2S,3S 对映体的生物作用却相反。这是因为外源性化学品在体内生物转化时,所需酶的反应也有其空间特异性。立体选择性犹如照镜子,镜子中的右手而是实际上的左手,而受体有生理学定位,就像手套,左、右手套看似一样,但是,在定位时,左、右手则完全不等。

研究表明,许多化学品的有害作用直接与干扰受体—化学品相互作用的能力有关。最突出的例子是神经性毒物。众所周知,神经系统功能很大程度上决定于受体—化学品的相互作用,或与这些受体的结合,或阻断这些受体,均可产生有害作用。

5.2.2.2　干扰细胞功能

许多化合物产生的有害作用可以干扰细胞能量的产生,即通过干扰碳水化合物的氧化作用以产生三磷酸腺苷(ATP)。这种干扰又可通过阻断氧向组织的输送而出现。例如,铁在血红蛋白中的化学性氧化作用,由于亚硝酸盐形成的高铁血红蛋白而不能有效地与氧结合。氧在组织中的利用,也可被一些化学品阻断,如氰化物、硫化氢和叠氮化物等,因为这些化学品与细胞色素氧化酶的亲和性高。经碳水化合物氧化而最终形成 ATP 的作用也可被阻断在其他点上。例如,鱼藤酮和抗霉素 A 可干扰在电子转运链的特殊酶,硝基苯酚使氧化磷酸化作用解偶联(uncoupling),氟乙酰钠可抑制三羧酸循环。由于 ATP 的耗尽,可产生许多后果,如干扰膜的完整性、离子泵和蛋白质的合成。能量的显著耗尽不可避免地会导致细胞功能丧失,甚至引起细胞死亡。

此外,易兴奋细胞膜的维持与稳定是正常生理的基本条件。化学品可以多种方式干扰易兴奋细胞膜的功能。例如,越过神经轴突的离子流可被离子通道阻断剂一类化学品所阻断。海产毒素和蛤蚌毒素可通过在易兴奋细胞上阻断钠通道而产生麻痹效应。又如河豚毒素在结构上与蛤蚌毒素完全不同,但是有相似的毒性效应。杀虫剂 DDT 是通过干扰钠通道的关闭,从而改变了易兴奋细胞膜的重极化而产生神经毒作用,有机溶剂通过改变膜的流动性引起对中枢神经系统的抑制作用。以上实例说明有些毒物是通过对膜的干扰而产生毒性作用。

环境化学品可以通过干扰细胞内钙稳态而引起细胞损伤和死亡。各种细胞毒物如硝基酚、酯、过氧化物、醛类、二噁英类、卤化链烷、链烯和 Cd^{2+}、Pb^{2+}、Hg^{2+} 等重金属离子均能干扰细胞内钙稳态。正常情况下细胞内的钙浓度较低（$10^{-8}\sim10^{-7}$ mol/L），细胞外浓度较高（10^{-3} mol/L），内外浓度相差 $10^3\sim10^4$ 倍。钙作为细胞的第二信使，在调节细胞内功能方面起着关键性作用。例如，非生理性地增加细胞内钙浓度可激活磷脂酶而促进膜磷脂分解，引起细胞损伤和死亡。增加细胞内的 Ca^{2+}，还可激活非溶酶体蛋白酶而作用于细胞骨架蛋白，引起细胞损伤。使用 Ca^{2+} 激活蛋白酶的抑制剂可延缓或消除细胞毒作用。Ca^{2+} 也能激活某些可引起 DNA 链断裂和染色质浓缩的核酸内切酶，某些环境化学品可能通过这一途径引起细胞损伤甚至死亡。

5.2.2.3 自由基作用

自由基（free radical）是指具有奇数电子的分子或者化合物的共价键发生均裂而产生的具有奇数电子的产物。有些环境化学品本身具有自由基性质，如 NO_2；有的环境化学品化学性质活泼，与多不饱和脂肪酸作用后可形成自由基，如 O_3 和单线态氧（$\cdot O_2$）；有的化合物可经代谢形成自由基，如卤代烷烃 CCl_4，CCl_3Br，$CHCl_3$ 及 $CFCl_3$ 等。

自由基的共性为顺磁性、化学活性极高和生物半衰期极短（仅为 10^{-6} s）。自由基与膜脂质接触，攻击多不饱和脂肪酸并从其碳链的亚甲基键（$-CH_2-$）中夺取一个氢原子，形成脂质自由基（L·），后者与分子氧反应形成脂质过氧自由基（LO_2·），从而使细胞膜和细胞器膜发生脂质过氧化（lipid peroxidation）。LO_2· 又可从邻近的脂肪酸分子中夺取氢原子，一方面使脂质过氧化过程继续进行下去，另一方面 LO_2· 夺取氢后生成脂质过氧化物（LOOH）。LO_2· 和自由基也可从氢供体（如抗氧化剂）中夺取氢，从而防止脂质过氧化的发生。LOOH 可再氧化为 LO_2·，也可还原为 RO·，后者又可从另一不饱和脂肪酸中夺取氢原子，再次启动脂质过氧化作用，其中 LO_2· 与夺取的氢可形成醇（LOH）。LOOH 和 LO_2· 经过一系列断裂反应生成小分子终产物，如丙二醛（MDA）和其他醛、酮、醚、醇和烃类。

5.2.2.4 化学毒物与生物大分子结合学说

环境化学品与生物大分子的结合可分为非共价结合和共价结合。共价结合可改变生物大分子的结构与功能，引发一系列生物学变化。

1. 核酸

直接与 DNA 结合的烷化剂很少，大多是以其活性代谢物与 DNA 结合。烷化剂是带有烷化功能基团的化合物，常见的烷化剂可分为 4 类：烷基硫酸酯类（如甲基磺酸甲酯）、N-亚硝基化合物（如二甲基亚硝胺）、环状烷化剂（如氮芥与硫芥）及卤代亚硝基脲类（如 1，3-双（2-氯乙基）-1-亚硝基脲）。核酸的碱基、核糖或脱氧核糖和磷酸均可能受到这类化合物及其代谢产物的攻击，其中对碱基的攻击最具毒理学意义。亲电子活性代谢产物的主要攻击位点是鸟嘌呤的 N-7，C-8 与 C-6 所连的 O 和氨基，腺嘌呤的 N-1 和 N-3，胞嘧啶的氨基。亲核活性代谢产物主要攻击胞嘧啶的 C-6 和胸腺嘧啶的 C-8 等。

亲电子活性代谢产物可攻击 DNA 上的亲核中心，与碱基发生共价结合，生成加合物（adduct），可引起 DNA 链的局部扭曲和二级结构异常，导致 DNA 在复制中碱基排列顺序的改变，产生基因突变甚至癌变、畸变。近来发现这也与动脉粥样硬化、糖尿病及衰老有关。如生殖细胞基因发生改变，可影响后代，甚至累及人类基因库。

RNA 也有亲核部位，也可与亲电子化合物结合，影响 RNA 的功能和蛋白质的合成。

2. 蛋白质和酶

许多环境化学品与酶或蛋白质的活性部位结合而显示毒性作用。例如，溴苯的代谢产物溴苯环氧化物可与肝细胞蛋白质共价结合而引起肝细胞坏死；一氧化碳与血红蛋白中的 Fe^{2+} 和细胞色素 a_3 中的 Fe^{3+} 紧密结合，使组织缺氧；许多有毒金属如铅、汞、镉、砷等可与酶或蛋白质的巯基结合，使之失去活力而产生毒性。许多重要的细胞酶分子中的还原型巯基（-SH）往往是其活性中心。外源化学品的亲电子代谢产物不仅可引起脂质过氧化，还可与细胞内其他亲核部分如谷胱甘肽（GSH）、蛋白质和酶的巯基结合，当 GSH 耗竭时，可导致蛋白质巯基氧化形成二硫化物键，使酶活性丧失。

3. 脂质

脂质过氧化是导致细胞损伤和死亡的关键步骤。外源化学品可通过生物转化形成有活性的亲电子中间产物，通常为自由基。核酸、蛋白质和脂质均是自由基攻击的主要目标。自由基还可导致膜外不饱和脂肪酸过氧化，使膜的完整性丧失甚至膜破裂，产生一系列病理反应，甚至组织坏死。

综上所述，环境化学品的毒性作用机理往往是复杂多样的，只通过一种机理实现其全部毒性作用的化学品极为少见。例如，氰化物既可与酶结合（类似受体—配体相互作用），又可抑制酶的活性并干扰能量贮存，还可引起氧化应激反应和改变细胞内钙稳态。虽然目前已查明少数化学品作用的"靶分子"，但对大部分化学品毒性作用的特殊机理和作用部位还了解甚少。

5.3　环境致突变作用

5.3.1　致突变作用的基本概念

遗传是所有生物生命活动的基本特征之一。作为遗传信息载体的 DNA，通过正常的代谢和稳定的复制而保持生物的种族特性及正常的生命活动。如果生物体的遗传机构发生改变,就可能导致生物体遗传性状的改变或影响机体的正常生命活动。

DNA 分子由两条多聚脱氧核糖核苷酸链(简称 DNA 单链)组成。两条链沿着同一根轴平行盘绕,形成右手双螺旋结构。螺旋中的两条链方向相反,即其中一条链的方向为 $5'{\rightarrow}3'$,而另一条链的方向为 $3'{\rightarrow}5'$(见图 5 - 5)。

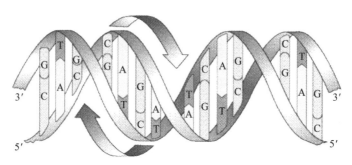

图 5 - 5　DNA 分子结构图

两条 DNA 链相互结合以及形成双螺旋的力是链间的碱基对所形成的氢键。碱基的相互结合具有严格的配对规律,即腺嘌呤(A)与胸腺嘧啶(T)结合,鸟嘌呤(G)与胞嘧啶(C)结合,这种配对关系,称为碱基互补。A 和 T 之间形成两个氢键,G 与 C 之间形成三个氢键。在 DNA 分子中,嘌呤碱基的总数与嘧啶碱基的总数相等。

DNA(或 mRNA)中的核苷酸序列与蛋白质中氨基酸序列之间的对应关系称为遗传密码。mRNA 上每 3 个相邻的核苷酸编码蛋白质多肽链中的一个氨基酸,这三个核苷酸就称为一个密码子或三联体密码。在 64 个三联体中有 61 个是各种氨基酸的密码。每种氨基酸可以有一个或几个密码。另外还有三个密码:UAA、UAG 和 UGA,不决定任何氨基酸,在蛋白质合成过程中,如 mRNA 上出现这三个密码中的任何一个时,肽链的合成即行停止,所以又称这三个密码为终止密码。几乎所有的生物都使用同样的遗传密码(见图 5 - 6)。

生物的遗传信息从 DNA 传递给 mRNA 的过程称为转录。根据 mRNA 链上的遗传信息合成蛋白质的过程,被称为翻译和表达。1958 年 Crick 将生物遗传信息的这种传递方式称为中心法则(见图 5 - 7)。

遗传物质发生的可改变生殖细胞或体细胞中的遗传信息并产生新的表型效应的变化称为突变(mutation)。突变可在自然条件下发生,称为自发突变(spontaneous mutation)。自发突变的发生率极低,它是生物界中必然发生的基本遗传过程,以达尔文的进化论观点,突变是生物进化的基础。突变也可人为地或由

Second letter

		U		C		A		G	
U		UUU UUC	苯丙氨酸	UCU UCC UCA UCG	丝氨酸	UAU UAC	酪氨酸	UGU UGC	半胱氨酸	U C A G
		UUA UUG	亮氨酸			UAA UAG	终止密码子	UGA	终止密码子	
								UGG	色氨酸	
C		CUU CUC CUA CUG	亮氨酸	CCU CCC CCA CCG	脯氨酸	CAU CAC	组氨酸	CGU CGC CGA CGG	精氨酸	U C A G
						CAA CAG	谷氨酸盐			
A		AUU AUC AUA	异亮氨酸	ACU ACC ACA ACG	苏氨酸	AAU AAC	天冬酰胺	AGU AGC	丝氨酸	U C A G
		AUG	蛋氨酸起始 密码子			AAA AAG	赖氨酸	AGA AGG	精氨酸	
G		GUU GUC GUA GUG	缬氨酸	GCU GCC GCA GCG	丙氨酸	GAU GAC	天冬氨酸	GGU GGC GGA GGG	甘氨酸	U C A G
						GAA GAG	谷氨酸			

First letter

图 5-6 遗传密码

各种因素诱发产生,称为诱发突变(induced mutation)。环境因素引起生物体发生突变的作用及过程称为环境致突变作用或环境诱变作用(environmental mutagenesis)。环境中存在的可诱发突变的因素很多,包括化学因素(各种化学品质)、物理因素(如电离辐射、高温、低温等)和生物因素(如病毒感染),其中化学因素存在最广泛,人们接触机会最多,在环境致突变作用中占有最重要的地位。凡具有致突变作用

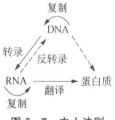

图 5-7 中心法则

的化学品称为化学诱变剂(chemical mutagen)。有些化学品具有很高的化学活性,其原型或化学水解产物就可以引起生物体的突变,这些物质被称为直接诱变剂(direct-acting mutagen);有些化学品本身不能引起突变,必须在生物体内经过代谢活化才具有致突变作用,这类物质被称为间接诱变剂(indirect-acting mutagen)。环境化学诱变物的种类繁多,包括药品、农药、工业生产中应用和产生的污染物及自然界存在的化学品等。环境中常见的诱变剂有亚硝胺类、多环芳烃类、甲醛、苯、砷、铅、烷基汞化合物、甲基对硫磷、敌敌畏、谷硫磷、百草枯、黄曲霉毒素等。

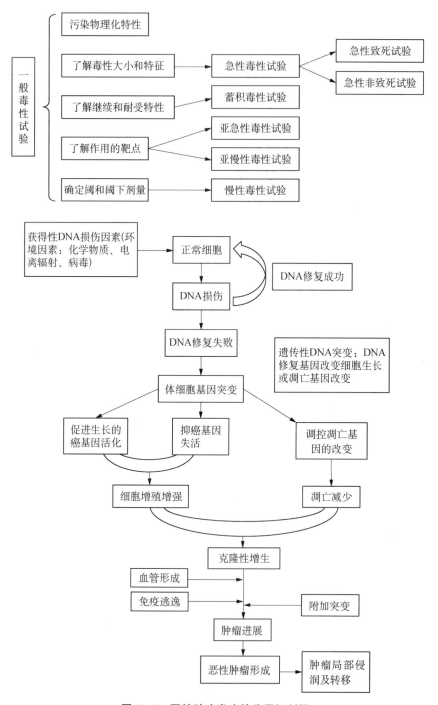

图 5-8　恶性肿瘤发病的分子机制图

图 5-8[41]是恶性肿瘤发病的分子机制图。多数化学致癌物自身没有直接致癌作用,但目前已知化学致突变物有数百种,常见的可分为以下几类[42]:

(1) 天然致突变物如:黄曲霉毒素、杂曲霉毒素、多环芳烃等。

(2) 合成化学品:①食品添加剂,如发色剂亚硝酸盐及亚硝胺类、芥子油、奶油黄等;②农药,如艾氏剂、杀虫双、除草剂等;③药物,如灰黄霉素、环磷酰胺、阿霉素等;④工业毒物,如甲醛、氯乙烯、苯乙烯、多种偶氮染料、联苯胺、六价铬、苯等;⑤化妆品中的某些染发剂等。

(3) 环境污染物:废气、废水、废渣中的某些污染物,如漂尘提取物、烟草焦油等。

5.3.2　致突变作用的分类和后果

5.3.2.1　致突变作用的类型

根据 DNA 改变范围的大小,可以将遗传损伤分为三大类,基因突变、染色体突变和基因组突变。

基因突变(gene mutation)指在基因中 DNA 序列的改变。由于这种改变一般仅仅涉及一个碱基对,所以又称为点突变(point mutation)。基因突变是分子水平的变化,在光学显微镜下无法观察到,一般是以表型(如生长、生化指标、形态等)的改变为基础进行检测,也可通过核酸杂交技术、DNA 单链构象多态分析及 DNA 测序等方法来确定。基因突变可分为碱基置换、移码突变、整码突变、片断突变等基本类型。碱基置换指序列上的某个碱基被其他碱基所取代。分子中碱基发生置换后,会引起 mRNA 密码子的改变,导致编码氨基酸信息的变化,引起蛋白质结构及功能的变化,从而表现出表型的改变。碱基置换又可分为转换和颠换两种,转换是指嘌呤与嘌呤碱基、嘧啶与嘧啶碱基之间的置换,而颠换则指嘌呤与嘧啶碱基之间的置换。其后果取决于碱基置换是否在蛋白质合成过程中引起编码氨基酸的错误。移码突变是指改变 mRNA 到蛋白质翻译过程中遗传密码子读码顺序的突变,通常涉及在基因中增加或缺失一个或几个碱基对。一处基因发生突变,会使其后的三联密码子都发生改变。整码突变,又称为密码子的插入或缺失,指 DNA 链中增加或者减少的碱基对为一个或几个密码子,对之后的氨基酸序列无改变。片段突变指基因中某些小片段核苷酸序列发生改变,可跨越两个或数个基因,涉及数以千计的核苷酸,主要包括核苷酸片段的缺失、重复、重组和重排等。

染色体突变也称为染色体畸变(chromosomal mutation),是指染色体结构的改变。染色体畸变牵涉的遗传物质改变的范围比较大,一般可通过在光学显微镜下观察细胞有丝分裂(见图 5-9)中期相来检测。染色体结构可以发生多种多样的损伤,基本损伤是断裂。能诱发染色体断裂的物质称为断裂剂(clastogen)。染色体畸变可分为染色单体型畸变(chromatid-type aberration)和染色体型畸变

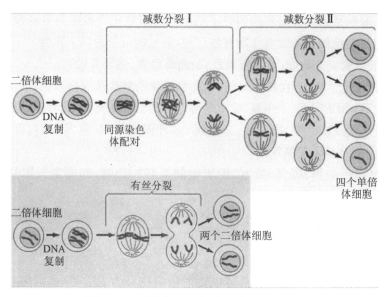

图 5-9 减数分裂和有丝分裂过程示意图

(chromosome-type aberration),前者是指组成染色体的两条染色单体中仅一条受损,后者指两条染色单体均受损。

基因组突变(genomic mutation)指基因组中染色体数目的改变,也称染色体数目畸变。每一种属的机体中各种体细胞所具有的染色体数目是一致的,而且成双成对,即具有两套完整的染色体组(或基因组),称为二倍体(diploid)。生殖细胞在减数分裂后,染色体数目减半,仅具有一套完整的染色体组,称为单倍体(haploid)。有丝分裂(mitosis)是真核细胞分裂产生体细胞的过程,将细胞核中的染色体分配到两个子核当中;两性细胞则通过性母细胞减数分裂(meiosis)产生,在该过程中DNA 复制一次,细胞连续分裂两次,使细胞内染色体减半。在细胞分裂过程中,如果染色体复制出现异常或分离出现障碍,就会导致细胞染色体数目的异常。染色体数目异常包括非整倍体和整倍体。

1. 非整倍体

非整倍体(aneuploid)指细胞丢失或增加一条或几条染色体。缺失一条染色体时称为单体(monosome),增加一条染色体时称为三体(trisome)。非整倍体的形成是细胞在减数分裂或有丝分裂过程中,在诱变剂作用下染色体无规律分离的结果。染色体数目的改变会导致基因平衡的失调,可能影响细胞的生存或造成细胞形态及功能上的异常。如 21 三体(多了一条 21 号染色体)可导致 Down 氏综合征。

2. 整倍体

整倍体(euploid)指染色体数目的异常是以染色体组为单位的增减,如形成三倍体(t6P105d)、四倍体(tetroploid)等。在人体中,$3n$ 为 69 条染色体,$4n$ 为 92 条染色体。染色体分离障碍或细胞核分裂与细胞分裂不同步都可能形成多倍体。在正常人及动物的肝细胞中可见到多倍体的存在,肿瘤细胞及人类自然流产的胎儿细胞中可有三倍体细胞存在,但若生殖细胞发生了整倍体改变,则几乎都是致死性的。

5.3.2.2　致突变作用的危害

突变后对机体产生的不良后果主要取决于作用的靶细胞类型。如果突变发生在体细胞,变异的遗传物质只能通过无性繁殖传递给子细胞,可引起接触诱变物的个体发生肿瘤、畸胎及其他疾病,但损伤效应不会遗传给下一代;如果突变发生在性细胞,形成带有突变的配子,则突变可通过有性生殖传给后代,引起显性致死性突变或可遗传性的改变。

1. 体细胞突变与癌变

癌变的多阶段学说认为,癌变过程的启动阶段实质就是体细胞的突变,诱变剂、染色体断裂剂可作为引发剂而引起癌变。大量研究资料表明,化学品的诱变作用与其致病作用存在着很大的相关性,在 DNA 损伤修复缺陷的人群中,癌症发病率明显要高。肿瘤细胞遗传学分析发现,在许多人的癌症,如白血病、淋巴肉瘤及其他实体瘤中,存在有缺失、易位、倒位等染色体畸变,在一些肿瘤细胞中有特异的非整倍性改变。癌症发生的癌基因学说的提出,进一步说明了突变在癌变过程中的重要作用。原癌基因可通过基因突变、染色体畸变及非整倍体改变而被活化为癌基因。突变还可使肿瘤抑制基因失活或缺失。

2. 体细胞突变与致畸

诱变剂可通过胎盘直接作用于胚胎的体细胞而引起突变,干扰胚胎的正常生长、发育过程,使胎儿出现形态、结构的异常或生长发育迟缓,也可能导致流产和死胎。诱变剂作用于胚胎体细胞引起的畸变与作用于生殖细胞引起的畸变不同,前者不可遗传,后者则为可遗传的改变。

3. 体细胞突变的其他不良后果

有人认为体细胞突变可能与动脉粥样硬化的发生有关。粥样硬化的斑块是由单个突变了的平滑肌细胞增生而来,属良性平滑肌瘤。近年来的研究还表明,生物体的衰老与突变也有关系,由此提出了衰老的体细胞突变学说。

诱变物引起生殖细胞的突变可以是致死性的,这种突变不具有遗传性,而是造成配子死亡、死胎和自发流产等。

生殖细胞的非致死性突变会影响后代,表现为先天畸形等遗传性疾病、胚胎发育迟滞或导致遗传易感性改变等。发生于常染色体的基因突变可以是显性的,也可以是隐性的。显性突变若引起早期死亡或阻碍生殖,则不会传递给后代,但非致死性的突变将会遗传给后代,且会在下一代表现出来。隐性突变处于杂合子状态时不会表达,只有形成纯合子时才表达,所以隐性突变要在隔代甚至数代后才表现出来。人群中显性突变的发生可直接反映亲代配子的突变情况,而人群中隐性突变的发生率则反映在纯合子形成前的几代中突变的累积情况。生物个体生殖细胞发生突变或染色体畸变后,有些可能会通过世代传递、选择过程而在人群中固定下来,增加人类的遗传负荷。

5.4 影响致毒作用的因素

人群中每一个个体的遗传素质、生理状况、生活环境、劳动环境均有不同,群体间的生活与生存环境也有很大差异,这就决定了一个外来化合物对每个个体之间、不同群体之间的毒性危害的差别。现今随着工业的飞速发展,人体所接触的外来化合物种类繁多,接触方式也是多种途径的,因此研究外来化合物对人体的毒性和毒作用效应,就应当有多因素及多元效应的观点。然而,多因素(或称联合因素)的毒理学研究在理论上和方法上还有很多问题有待探索。

从毒理学角度论述,决定和影响外来化合物毒性与毒效应的因素,大体上分为四个方面。

5.4.1 环境毒物的化学结构和理化性质

外来化合物在进入机体之后发挥的毒性效应,可以说是由于外来化合物和机体内某种生物大分子(如酶与受体)的相互作用,或者化合物改变了生物大分子所在的微环境(如一些脂溶性化合物溶于或渗入膜脂质,从而使细胞膜镶嵌蛋白活性所依赖的脂环境改变),进而使正常信息传递系统紊乱,结果发生中毒效应。现已知外来化合物的上述过程是与化合物的化学结构和理化性质密切相关的。所以说外来化合物的化学结构决定了该物质的物理、化学性质,而其理化性质又决定了该物质的生物活性(毒性)。

5.4.1.1 外来化合物的结构和毒性效应

研究外来化合物的化学结构和毒效应之间的关系,找出其一般性规律,在毒理学研究中是有重要意义的。其主要意义是:①可以通过比较预测新的同系外来化合物的生物活性;②推测新化合物的毒作用机理;③预先估计新化合物的安全限量标准的范围。虽然如此,但是迄今为止在这个领域的研究工作尚处于发展阶段,已为人们所认识的规律还不完备。

目前在药理学中研究药物结构与效应的定量构效关系(quantitative structure-activity relationships,简称 QSAR)完全可用于毒物的构效关系研究。QSAR 使用最多的方法目前是 Hansch 分析,它是一种数学模型。Hansch 认为药物(毒物)到达受体表面的浓度是与其在体内的生物转运有关,也就是化合物的生物活性(毒性)与其理化性质相关。Hansch 依据 Hammett 方程式,采用与化合物自由能有关的母体化合物衍生物取代基物理化学参数的线性组合描述化合物的结构与生物活性(毒性)之间的定量关系式：

$$\log 1/C = a\pi + b\sigma + cEs + d \qquad (5-6)$$

式中：$\log 1/C$——化合物定量生物活性；

π——化合物衍生物取代基疏水性参数；

σ——Hammett 取代基电子效应常数；

Es——Taft 取代基立体效应常数；

a, b, c, d——常数。

上式也可看出毒性化合物在体内的随机转运(如穿透细胞膜或血脑屏障等膜结构)是与该化合物的脂水分配系数或疏水作用取代基疏水参数密切相关。表 5-1 列出了部分开链化合物取代基的各种参数，可作为参考。定量构效关系的研究详见本章第 6 节。

表 5-1　开链化合物的取代基的各种参数[43]

取代基	π	σ	Es
H	0.00	0.49	0.32
CH_3	0.50	0.00	0.00
$CHCl_2$	1.15	1.92	-2.15
CF_3	1.07	2.76	-2.98
CH_2OH	-0.66	0.56	—
C_2H_6	1.00	-0.10	-0.38
C_6H_6	2.13	0.60	—
$CH(CH_3)_2$	1.30	-0.19	-1.08
$C(CH_3)_3$	1.98	-0.30	-2.46

一般讲化合物生物活性(毒性)与脂水分配系数之间并没有简单的直线关系。Hansch 发现化合物生物活性与脂水分配系数 $\log P$ 呈抛物线关系：

$$\log 1/C = a\log P - b(\log P)^2 + c \qquad (5-7)$$

式中：P——脂水分配系数。

$$P = \frac{脂相化合物浓度}{水相化合物浓度} \qquad (5-8)$$

以脂肪族烃类为例，这类化合物是非电解质化合物，已知其毒性多具有麻醉作用。其直链饱和烃从丙烷起(甲烷、乙烷例外，这两个化合物是惰性气体，主要引起窒息作用)随着碳原子数增多，起麻醉作用(毒性)增强。但是它有限度，达到 9 个碳原子之后,却又随着碳原子数增多,麻醉作用反而减弱。其所以如此,是由于这类非电离化合物,伴随着碳原子数增加其脂溶性增大,水溶性则相应减弱,即是其脂/水分配系数增大。而脂溶性增大有利于在机体内经代谢失活(生物活性减弱);且极亲脂化合物,由于不利于通过水相转运,其在机体内可被阻滞于吸收过程中第一次遇到的脂肪组织中,自然不易穿透生物膜(包括血脑屏障),转运到靶器官。

此外,脂肪族烃类的一些基团或一些氢基如被其他基团取代,则其毒性或毒效应也改变。例如,直链碳氢化合物中的某个氢原子被烷基取代成侧链时,毒性发生变化(如异庚烷毒性比正庚烷毒性低);又如直链形成环状时,立体结构变化,毒性也有改变(环己烷毒性大于正己烷);再如甲烷中的氢原子为氯原子取代,毒性增大,毒效应改变,并且随着氯原子取代氢原子的增多,对肝脏的毒效应增强(依次为:甲烷<一氯甲烷<二氯甲烷<三氯甲烷<四氯甲烷);当烃变成烯或炔时毒性也有变化(如乙烷为窒息作用,乙烯和乙炔就成为麻醉作用)。

5.4.1.2 外来化合物的理化性质和毒性效应

毒物理化性质,如分子量、熔点、沸点、溶解度、折射、键能等,都与其毒性有关。现就目前讨论较多的几项作些介绍。

1. 脂水分配系数

毒物在脂(油)相和水相的溶解分配率,即毒物的水溶性与脂(油)溶性间的平衡,也就是毒物对水相与脂(油)相的亲和力的总和,其平衡常数称之为脂水分配系数(lipid/water partition coefficient),或称油水分配系数(oil/water partition coefficient)。一个毒物的脂水分配系数大,表明其易溶于脂,反之表明易溶于水。凡易溶于脂的物质,在机体内就呈现亲脂现象或疏水性,而易溶于水则呈现疏脂现象或叫亲水性。

毒物的脂水分配系数与其毒性有密切关系,它涉及毒物的吸收、转运、排泄和代谢。例如,由于皮肤的结构特点,就决定了具有脂水分配系数适宜的化合物才可以经皮肤吸收进入机体(一般认为脂水分配系数接近1的化学品质最易经皮肤吸收)。一个毒物若是亲脂性的,即脂水分配系数大者,就容易穿透生物膜,但是经体液转运困难。相反,脂水分配系数小的化合物,虽然在体液中易于转运,但是不易穿透生物膜,且易于经肾排出体外。如有机氯农药可长期蓄积在脂肪组织中,易对神经系统发挥毒性。如 As_2S_3(雄黄)水溶性较 As_2O_3(砒霜)小 3 万倍,前者毒性远小于后者。某些有害气体的水溶性不同,在呼吸道的作用部位也不同。如氯气、氨、氟化氢等易溶于水,主要引起上呼吸道的刺激症状;而不易溶于水的 NO_2 则可深入至肺泡,引起肺水肿。

2. 解离度

即化学毒物的 pKa 值。对于弱酸性或弱碱性的有机化合物,只有在 pH 条件适宜,使其维持最大限度成为非离子态时,才易于吸收。若化学毒物在一定 pH 条件下呈离子态的比例较高,虽易溶于水,但难于吸收,且易随尿排出。

3. 挥发度和蒸气压

在常温下易于挥发的化学毒物,容易形成较大蒸气压而迅速经呼吸道吸收。

有些有机溶剂的 LD_{50} 值相似,即其绝对毒性相当,但由于各自的挥发度不同,所以实际毒性可以相差较大。如苯与苯乙烯的 LC_{50} 值均为 45 mg/L,即其绝对毒性相同。但苯很易挥发,而苯乙烯的挥发度仅及苯的 1/11,所以苯乙烯在空气中形成高浓度就较困难,实际上比苯的危害性为低。将化学毒物的挥发度估计在内的毒性指数称为相对毒性。相对毒性指数对于有机溶剂来说,更能反映其经呼吸道吸收的危害程度。

4. 分散度

烟、雾、粉尘等气溶胶物质的毒性与分散度有关。分散度越大,表示其颗粒越小,比表面积越大,生物活性也越强。分散度影响颗粒物质在呼吸道的滞留部位。5～10 μm 者可达到呼吸道深处,<1 μm 者可沉积于肺泡内。

5.4.1.3　杂质

通常述及的化学毒物的毒性系指纯品的毒性,但实际上,在生产和生活环境中接触的化学品质常含有一定数量的杂质,而且某些杂质的毒性比该物质本身还大。如除草剂 2,4,5-三氯苯氧乙酸(2,4,5-T)中混有的 TCDD 毒性极大,对雌性大鼠的经口 LD_{50} 为 2,4,5-T 的 400 万倍,可明显影响 2,4,5-T 的毒性。2,4,5-T 的胚胎毒性是由 TCDD 所致,而与 2,4,5-T 本身无关。此外,汽油、电焊烟尘、燃煤烟尘、香烟烟雾等本身就是成分复杂的混合物,各种成分的比例改变,其毒性也会有一定的差别。

5.4.1.4　接触条件

1. 接触途径

化学毒物与机体接触的途径不同,首先到达的组织器官以及吸收速度和吸收率也不同,故引起的毒作用性质和强度会有差异。一般认为,接触化学毒物吸收速度和毒性大小的顺序为:静脉注射>腹腔注射≥肌内注射>经口>经皮。

2. 溶剂和助溶剂

在毒理学试验中,受试的化学毒物经常需要先用溶剂溶解或稀释,有时还要用助溶剂。使用溶剂和助溶剂时必须慎重,因为有的溶剂和助溶剂可改变受试物的理化性质和生物活性,影响其生物转运和转化过程。选择溶剂和助溶剂的条件是:无毒;与受试物不发生理化反应。这样才能保证受试物在溶解或稀释后维持性质稳定。

常用的溶剂有水(蒸馏水或去离子水)、植物油(玉米油、葵花子油、橄榄油、豆油等)。最常用的助溶剂为吐温 80(Tween～80)。

某些化学毒物经溶液稀释后,由于稀释度不同也会影响其毒性。一般在同等剂量下,浓溶液较稀溶液毒作用强。

3. 交叉接触

在毒理学实验中,要注意防止受试物的交叉接触问题。进行易挥发物质的涂皮染毒时,要防止其蒸汽经呼吸道吸收或被动物舔食后经消化道吸收。经呼吸道染毒时,应防止气态受试物的经皮吸收。

5.4.2 外在环境因素

5.4.2.1 气温、气湿、气压

1. 气温

在正常生理情况下,高气温使机体毛细血管扩张、血液循环加快、呼吸加速。凡可经皮肤或呼吸道吸收的化学毒物,吸收速度将加快。如对硫磷经皮肤接触,吸收量随环境气温升高增加,尤其在30℃以上。另一方面,高温时多汗,随汗液排出氯化钠等物质增多。胃液分泌减少、胃酸降低,影响化学毒物经胃肠吸收。同时排汗增多,尿量减少,易于造成经肾脏随尿排出的化学毒物或其代谢产物在体内存留时间延长。

2. 湿度

高湿度,尤其是伴随高气温的高气湿环境,可使经皮肤接触吸收的化学毒物吸收速度加快。因为高气湿环境汗液蒸发困难,皮肤角质层的水合作用加强,脂水分配系数较低的化学毒物也相对易于吸收。此外化学毒物也易于粘着在皮肤表面,延长接触时间。

3. 气压

高气压与低气压环境条件下,接触化学毒物可使其毒性发生改变。例如在低气压(如高原)环境下士的宁的毒性降低,但氨基丙苯毒性增强。

5.4.2.2 季节和昼夜节律

季节的变化可影响机体的生理功能,这可能是生物体依光周期循环为信号,适应环境变化的一种能力。季节变化也可改变化学毒物的毒性。如在一年的四个季节中,均给大鼠注射一定量的巴比妥钠,结果入睡时间和睡眠时间都表现出季节差别:春季入睡时间最短,睡眠时间最长;而秋季入睡时间最长,睡眠时间最短。

机体对化学毒物的敏感性还随着昼夜节律发生变化。如给大鼠注射相同剂量的苯丙胺,凌晨3时染毒动物死亡率为78%,而上午8时染毒死亡率只有7%。

以上讨论了毒作用的主要影响因素。此外,在进行动物毒性试验时,为了取得可靠的实验结果,还必须严格控制好相同的试验条件,如染毒剂量、染毒途径、染毒时机和方式,以及毒物的溶剂、助溶剂等。动物的饲养、居住(单笼或群饲)、笼子的种类以及铺垫物等亦是毒作用的重要影响因素,这里不再赘述。

5.4.3　内在机体因素

5.4.3.1　种属、品系

不同种属的动物由于其解剖、生理、遗传、代谢等方面的差别,从而对特定化学毒物的毒性表现出不同的敏感性。据 154 种化学毒物的毒性实验结果,对小鼠敏感者有 38 种,家兔敏感者有 28 种,狗敏感者有 44 种。人对化学毒物的作用一般比动物敏感。据 260 种化学毒物对人与动物致死剂量的比较,大多数毒物对动物的致死剂量比人高 1～10 倍,约 3% 高 25～450 倍,仅有 8% 左右对人的致死剂量高于动物。

种属差异除表现在对化学毒物量(中毒剂量)的差别外,也可表现为质(毒性效应)的差别。通常是由于代谢转化方式不同或反应类型的缺陷而产生不同的代谢产物,表现出不同的毒作用。如苯胺在猪、狗体内代谢转化为毒性较强的邻位氨基苯酚,在兔体内则形成毒性较低的对位氨基苯酚。2-乙酰氨基芴在大鼠、小鼠和狗体内可进行 N-羟化,进而与硫酸结合形成硫酸酯呈现强致癌性;但在豚鼠体内则不发生 N-羟化,故没有致癌作用。

同一种属动物品系不同,也表现为对化学品质毒性的差异。如对 stock 小鼠腹腔注射丙烯腈,LD_{50} 为 15 mg/kg,而对 NR 小鼠,则为 40 mg/kg。

5.4.3.2　性别、年龄

同一种属同一品系的动物接触相同化学毒物可表现雌雄两性的毒性敏感性差异。这种差异表现在实验动物性发育成熟开始,直至老年期,可见性激素的性质和水平起了关键性作用。据研究,雄性激素能促进细胞色素 P-450 的活力。故一般情况下,经该酶系代谢解毒的化学毒物对雌性动物表现的毒性大,而经该酶系代谢活化的化学毒物对雄性动物的毒性小。

年龄不同的动物对化学毒物的敏感性常不同。一般情况,年幼动物对毒性作用的反应要比成年动物敏感。如新生大鼠对于多数化学毒物的致死效应的敏感性比成鼠高出 0.1～20 倍。这是由于代谢速度、解毒能力、皮肤和黏膜的通透性及肾脏清除率等方面的差异造成的。新生动物的血脑屏障未发育完善,故对某些神经毒物更为敏感。老年动物由于多个组织器官的功能衰退,对许多化学毒物的毒性反应与幼年动物类似。

5.4.3.3　生理状态和病理状态

妊娠常可导致动物对化学毒物的敏感性发生改变。孕激素能抑制肝微粒体细胞色素 P-450 催化的氧化反应,还能使葡萄糖醛酸结合能力降低,故可明显增加动物对某些毒物(如农药)的敏感性。哺乳期动物对重金属的毒性反应增强。

机体处于病理状态或有先天性遗传缺陷者往往可加剧化学毒物的毒作用。如皮肤损伤有利于化学毒物的经皮吸收。肝、肾病变对化学毒物的代谢、排泄能力降低。病理状态下的组织器官功能低下,抵御毒物所致损伤作用的能力下降。患有先天性遗传缺陷者对某些化学毒物尤为敏感。如血清 a1-抗胰蛋白酶缺乏症患者,由于不能及时清除肺内因吞噬外源性颗粒物质而聚集的巨噬细胞和白细胞,致使其发生死亡自溶,释放蛋白水解酶破坏自身组织,故易于罹患慢性阻塞性肺疾患。具有着色性干皮病、共济失调性毛细血管扩张病、Bloom 综合征和先天性全血细胞减少症等疾病的杂合子的个体,表面看来完全健康,但对于紫外线、烷化剂及某些致癌物的敏感性远高于正常人。

5.4.3.4　营养状态

机体的营养状态可影响化学毒物的代谢、贮存,进而影响其毒性作用。饮食中蛋白质缺乏使酶蛋白合成减少而影响代谢酶的活力,化学毒物的生物转化速度减慢,机体解毒能力降低。蛋白质摄入不足还可导致血浆蛋白水平下降,结合化学毒物的能力降低,使处于游离态的化学毒物浓度增加,有利于其发挥毒作用。磷脂是生物膜的重要组成成分。如食物中亚油酸和胆碱供应不足,则会影响磷脂的合成,导致生物膜的结构和功能发生改变,微粒体代谢酶系的活力降低。维生素类为机体维持正常功能所必需。维生素 A 缺乏可影响内质网的结构及细胞色素 P-450 的活力;维生素 B_2 是黄素酶的辅基,与多种化学毒物的代谢过程有关;维生素 C 参与细胞色素 P-450 的催化功能。故这些维生素的缺乏均可使化学毒物的作用增强。

5.4.4　联合毒性作用的类型与评定

两种或两种以上的化学品同时或短期内先后作用于机体所产生的综合毒性作用,称为化学品的联合毒性作用(joint toxic effect 或 combined toxic effect)。多种化学品同时作用于人体时,往往呈现十分复杂的交互作用,影响彼此的吸收、分布、代谢转化与毒性效应。

5.4.4.1　联合毒性作用的类型

根据多种化学品同时作用于机体时所产生的毒性效应,可将化学品的联合作用分为以下几类:

1. 相加作用(additional joint action 或 additive effect)

多种化学毒物混合后产生的生物学作用强度是各种化学毒物分别产生的作用的总和,这种作用称为相加作用。化学结构相似的化学品或同系物、毒作用靶器官、靶分子相同的化学品以及作用机理类似的化学品同时存在时,往往发生相加作用。大部分刺激性气体的刺激作用可相加;具有麻醉作用的化合物对机体的作用一般也呈相加作用;两种有机磷农药对胆碱酯酶的抑制作用也常为相加作用。若以死亡为指标,某两种毒作用的死亡率分别为 M_1 和 M_2,则相加作用的死亡率为:

$$M = M_1 + M_2。$$

2. 协同作用(synergisic joint action 或 synergism 或 synergistic effect)

两种或两种以上环境化学品同时作用于机体所产生的生物学作用的强度远远超过各化学品单独作用强度的总和,这种作用称为协同作用。这可能与化合物之间促进吸收、延缓排出、干扰体内代谢过程等作用有关。如马拉硫磷与苯硫磷的协同作用,是由于苯硫磷对促进肝脏降解马拉硫磷的酯酶有抑制作用之故。若以死亡为指标,某两种毒作用的死亡率分别为 M_1 和 M_2,则协同作用的死亡率为: $M > M_1 + M_2$。

3. 增强作用(potentiation)

一种环境化学品本身对机体并无毒性,但能使与其同时进入机体的另一种环境化学品的毒性增强,这种作用称为增强作用或增效作用。例如,异丙醇对肝脏无毒,但与四氯化碳同时进入机体时,可使四氯化碳的毒性大于其单独作用时的毒性。有人将增强作用归于协同作用。

4. 拮抗作用(antagonistic joint action 或 antagonism 或 antagonistic effect)

两种环境化学品同时作用于机体时,其中一种化学品可干扰另一种化学品的生物学作用,或两种化学品相互干扰,使混合物的毒作用强度低于各自单独作用的强度之和,这种作用称为拮抗作用。凡能使另一种化学品的生物学作用减弱的化学品称为拮抗物或拮抗剂(antagonist),毒理学和药理学中所指的解毒剂(antidote)即属此类。拮抗作用可以有不同的形式,如巴比妥可引起血压下降,如果同时静脉注射血管增压剂正肾上腺素,则产生功能拮抗,使血压下降减小。又如硫代硫酸钠与氰化物混合发生化学反应,生成毒性较小的硫氰酸盐,这是一种化学拮抗。两种化学品同时竞争同一受体,被称为受体拮抗,如氧气对 CO 中毒的拮抗作用。又如活性炭阻止化学品的吸收、利尿剂增加化学品的排泄、微粒体酶诱导剂和抑制剂通过改变化学品的代谢而降低其毒性等被称为配置拮抗(disposition antagonism)。若以死亡为指标,某两种毒作用的死亡率分别为 M_1 和 M_2,则拮抗作用的死亡率为: $M < M_1 + M_2$。

5. 独立作用(independent joint action)

两种或两种以上的环境化合物作用于机体,各自的作用方式、途径、受体和部位不同,彼此无影响,仅表现为各自的毒作用,称为独立作用。独立作用与相加作用的区别往往很难发现。例如乙醇与氯乙烯的联合作用使肝匀浆脂质过氧化作用增加,呈明确的相加作用。但亚细胞水平的研究发现,乙醇引起线粒体脂质过氧化,而氯乙烯引起微粒体脂质过氧化,彼此无明显影响,应为独立作用。若以死亡为指标,某两种毒作用的死亡率分别为 M_1 和 M_2,则独立作用的死亡率为

$$M = M_1 + M_2(1 - M_1) \text{ 或 } M = 1 - (1 - M_1)(1 - M_2)$$

5.4.4.2 联合毒性作用类型的评定

评定各外来化合物联合作用的类型,常用两种方法。

1. 联合作用系数法

联合作用系数(K)法是在先求出各化合物的LD_{50}值基础上,从各化合物的联合作用是相加作用的假设出发,计算出混合化合物的预期LD_{50}值。其公式如下:

$$\frac{1}{混合物的预期LD_{50}} = \frac{a}{A\ 的\ LD_{50}} + \frac{b}{B\ 的\ LD_{50}} + \cdots + \frac{n}{N\ 的\ LD_{50}} \quad (5-9)$$

式中:A、B⋯,N 代表参加联合作用的各化合物;

a、b⋯,n 分别为各化合物在混合物中所占的重量比例,所以 $a + b + \cdots + n = 1$。

根据实测混合物的LD_{50},再求混合物的预期LD_{50}与实测混合物LD_{50}的比值(预期LD_{50}/实测LD_{50}),此毒性比值即为 K 值。如果各化合物呈相加作用,则预期LD_{50}/实测LD_{50}的毒性比值(K)应等于1,$K > 1$ 时为协同作用,$K < 1$ 时为拮抗作用。但因通常测定LD_{50}值有一定波动范围,所以提出两种评定方法(见表5-2):

表 5-2 联合作用系数(K)与联合作用类型

评定方法	拮抗作用	相加作用	协同作用
Smyth 法	<0.40	0.4~2.7	>2.7
Keplinger 法	<0.57	0.57~1.75	>1.75

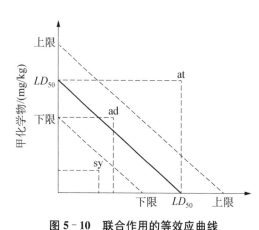

图 5-10 联合作用的等效应曲线

ad 为相加作用,at 为拮抗作用,sy 为协同作用

2. 等效应线图法

本法只能评定两种化合物的联合作用,其原理是在试验条件和接触途径相同的情况下分别求出受试的甲、乙两种化合物的LD_{50}及95%可信限。将甲化合物的LD_{50}值及95%可信限的上、下限值点绘在纵坐标上,将乙化合物LD_{50}值及95%可信限的上、下限值点绘在横坐标上,再将两个化合物的LD_{50}和95%可信限的上、下限剂量点相应连接,形成3条直线(LD_{50}线、95%可信限上限线和下限线)(见图5-10),即等效应线。

然后在相同条件下取甲、乙化合物的等毒性剂量(如各取 $0.5\ LD_{50}$ 剂量)制成混合物,给动物染毒,求出此混合物的LD_{50}。将混合物LD_{50}值中甲、乙两化合物各自的实际剂量分别标在坐标图上,过这两个剂量点分别作垂直线,两垂直线延长相交,以相交点的位置来评价联合作用的类型。如交点落在两化合物95%可信限的上、下限连线之间,表示为相加作用;如交点落在 95% 可信限的下限线以下,表示为协同作用;如交点落在 95% 可信限上限线以上,表示为拮抗作用。

同联合作用系数法一样,等效应线图法也有一些不足之处,更为科学可靠的判断联合作用类型的方法还有待于进一步探索。

此外,在人类实际生活中不仅可以同时接触到多种外来化合物,而且往往还同时接触到化合物和物理因素。虽然化合物与物理因素对机体的联合交互作用已经开始引起毒理学者的重视,但其研究方法与评定方法还有待探讨。

5.5　临床医学检查

临床医学可能首先涉及环境污染对人体健康的影响问题。一些与环境因素有关疾病的患者必然首先去医疗机构就诊,而且,历史上多次公害事件和公害病的研究都是由于临床学家发现和报告了一些原因不明的疾病,引起社会的关注,开始进行流行病学调查和毒理学实验研究,最后才确定其环境病因[42]。

临床医师在诊治疾病时应该想到,一些原因不明的疾病可能为环境污染物中毒,而且,环境污染也可引起一些常见病的发病率和病死率增高。环境污染也可引起一般疾病或成为很多常见病的危险因素。环境污染物中毒与环境因素有密切的关系,而临床表现又往往缺乏明显的特异性,因而确定中毒(特别是慢性中毒的诊断)和确定或排除环境危险因素,存在一定的困难。环境污染物中毒的诊断原则虽与内科一般疾病的相同,但除深入、细致地进行临床观察外,还必须详细询问毒物接触史及进行现场调查,询问毒物接触史及进行现场调查是中毒诊断的重要内容之一。

5.5.1　毒物接触史

对任何中毒都要详细了解发病的现场情况及寻找毒物存在证据,以确定患者有无中毒的可能性,这是诊断的基本依据。毒物接触史可向患者或其同事亲友了解。毒物根据来源和用途可分为工业性毒物、药物、农药和有毒动植物。

应详细了解患者居住环境、居住年限,附近有无污染源(包括排放"三废"的工矿企业和农药化肥的施用等),污染物种类和排放途径,有无事故性排放。周围居民过去和现在有无类似的疾病发生,必要时向有关部门了解环境监测的资料。

还应了解患者的职业史,包括工龄、工种及接触毒物种类、接触时间、剂量和方式,以及防护措施。怀疑生活性中毒时,应了解患者的生活情况、精神状态、患者既往疾病史及服药史。有报道约 3/4 的成人中毒是由于服药不当引起的。如有可能为食物中毒时,应了解同餐进食者有无同样症状发生。

由于大气、水源和食物污染往往造成地区流行性中毒,可能同时或先后有较多的症状类似的患者就诊,应引起重视并会同有关部门进行流行病学调查,以了解疾病流行的程度和范围,并可对处于潜伏期及轻症患者予以必要的处理。

5.5.2 临床表现

化学性中毒的临床表现是诊断的重要依据,中毒的临床特点主要有:

(1) 某些毒物中毒在临床上有较特异的症状和体征,如急性有机磷农药中毒常见的有瞳孔缩小、心率减慢、大汗流涎、肌肉纤维性颤动等烟碱样和毒蕈碱样症状。但是某些毒物中毒的临床表现与其他非化学性中毒的病变无明显差异,如慢性苯中毒所致再生障碍性贫血的临床表现与其他原因所致再生障碍性贫血很难区分。

(2) 中毒的临床过程往往有特殊的发展规律,例如急性光气和有机氟中毒引起的肺水肿,在吸入毒物后有 12～24 h 的潜伏期,无任何不适或仅有轻微的呼吸道刺激症状。急性羰基镍中毒后可立即出现头晕、流泪、涸干等症状,这些症状可很快消失,但于数小时至 36 h 后,又出现化学性肺炎和肺水肿。这些中毒性肺水肿与其他原因引起的肺水肿临床经过不同。

(3) 中毒常是多系统器官的损害,例如慢性铅中毒可引起胃肠、神经、血液、心血管系统的损害。

(4) 毒物的急性中毒和慢性中毒症状可能不一致。如急性苯中毒以神经系统症状为主,而慢性苯中毒以造血系统受损最突出;急性氧化镉中毒主要引起急性肺水肿或化学性肺炎,而慢性镉中毒则主要累及肾脏和骨骼。

对于突然出现的紫绀、呕吐、昏迷、惊厥、呼吸困难、休克、尿闭,而原因不明者,应考虑急性中毒的可能性。对原因不明的贫血、白细胞降低、震颤、周围神经病、肝病的病人,也要考虑慢性中毒的可能性。

化学性中毒的主要临床表现简述如下:

1. 神经系统

一些毒物可直接侵犯神经组织或造成中枢神经系统缺氧而引起中毒性脑病、周围神经病、中毒性精神障碍及神经衰弱症候群。重要的症状有:① 昏迷:常见于安眠药、麻醉药、安定药等中毒;有机溶剂中毒;窒息性毒物如一氧化碳、硫化氢、氰化物等中毒;高铁血红蛋白生成性毒物中毒;农药中毒,如有机磷农药、有机汞农药、有机氯农药、有机氟农药、溴甲烷等中毒;② 抽搐:肌纤维颤动见于有机磷农药、氨基甲酸酯农药中毒;惊厥见于有机氯农药、氟乙酰胺、异烟肼等中毒以及窒息性药物中毒;③ 震颤:见于汞、锰、一氧化碳中毒;④ 瘫痪:见于一氧化碳、有机汞农药、可溶性钡盐、箭毒、蛇毒等中毒。

2. 呼吸系统

吸入刺激性气体可引起上呼吸道刺激,急、慢性呼吸道炎症,中毒性肺炎和中毒性肺水肿。某些毒物对呼吸道黏膜的原发刺激及致敏作用可引起哮喘发作,如甲苯二异氰酸酯。呼吸道毒物的长期作用可形成肺纤维化及肺水肿,某些毒物如有机氟和铍中毒以肺纤维化为特征。重要症状有:①窒息:见于氨、硫酸二甲酯、二氧化硫等急性中毒引起喉痉挛和声门水肿,或支气管黏膜大片剥脱麻痹性毒物抑制呼吸中枢或毒物影响神经递质引起呼吸肌瘫痪也可导致窒息;②呼吸加快:引起酸中毒的毒物,如水杨酸、甲酸等可兴奋呼吸中枢,使呼吸加快。刺激性气体引起肺水肿时,呼吸加快;③呼吸减慢:见于安眠药、吗啡中毒,也见于中毒性脑水肿。呼吸中枢过度抑制可导致呼吸麻痹;④肺水肿:刺激性气体、安妥、磷化锌、有机磷农药及百草枯等可引起肺水肿;⑤呼吸气味:有机溶剂挥发性强,而且有特殊气味,如乙醇的酒味;氰化物有苦杏仁味;有机磷农药、黄磷、铊等常有蒜味;苯酚、来苏有苯酚味。

3. 循环系统

中毒性心肌损害可导致心律失常、猝死、心力衰竭及休克。主要症状有:①心律失常,见于阿托品、拟肾上腺素药物、洋地黄、夹竹桃、乌头、蟾酥等药物中毒,以及锑、砷、磷、三氯乙烯、四氯化碳、汽油、苯等毒物中毒;②心脏骤停:可能由于锑剂、洋地黄、奎尼丁、吐根碱、河豚鱼、汽油苯、氯仿、氟乙酸、氟代烃等毒物直接损害心肌;窒息性毒物如一氧化碳,引起缺氧,可溶性钡盐、氯化高汞、棉子等中毒引起低钾血症;③休克:铬、酚、氯酚类、丙烯醛、有机氟、三氧化二砷、吐根碱等严重中毒时,可因剧烈吐泻或化学灼伤,血浆渗出而致血容量减少;毒物抑制血管舒缩中枢,引起周围血管扩张,有效血容量不足;毒物直接损害心肌等导致休克。

4. 消化系统

(1)急性胃肠炎:出现呕吐、腹泻。可能由于消化系统食入强酸、强碱、砷及金属盐类等造成胃肠黏膜刺激;有机磷农药、毒蕈、乌头、蟾酥等中毒造成副交感神经兴奋。

(2)肝脏损害:临床表现与病毒性肝炎相似,常见的肝脏毒物有黄磷、四氯化碳、二硝基氯苯、氯苯、丙烯醛、三硝基甲苯、烷化剂和抗代谢性抗癌药、对氨基水杨酸等。

5. 泌尿系统

中毒性肾病可表现为急性肾功能衰竭、肾病综合征及慢性肾炎型。常见毒物有氯化高汞、有机汞、铅、镉铋、铀、无机砷和砷化氢、四氯化碳、乙二醇、酚、有机氯农药、对硫磷、磺胺、先锋霉素、蛇毒、生鱼胆、斑蝥等。

6. 血液系统

(1)溶血性贫血:中毒后红细胞破坏加快,可发生贫血和黄疸,急性血管内溶血严重时可发生血红蛋白尿症和急性肾功能衰竭,见于亚硝酸盐、氯酸盐、苯醌、芳香族氨基和硝基化合物、苯肼、非那西汀等引起的高铁血蛋白血症、硫血红蛋白血症、赫恩小体溶血性贫血,以及砷氢、铜及硫酸中毒等。

(2) 再生障碍性及粒细胞减少,可见于苯、三硝基甲苯、二硝基酚、砷、重金属、四氯化碳、有机氯及有机磷农药等,以及氯霉素、磺胺、保泰松等药物中毒。铅、严重酒精中毒、氯霉素、异烟肼、硫唑嘌呤等可引起铁粒幼细胞性贫血。

(3) 出血,见于由阿司匹林、氯霉素、双氢氯噻嗪、某些抗癌药、苯、铅、砷等中毒引起血小板质或量的异常;肝素、双香豆素,水杨酸制剂、敌鼠、蛇毒引起的血液凝固障碍。

7. 其他

(1) 骨骼病变:见于氟中毒引起的氟骨症,镉、铍可引起骨质疏松,氯乙烯引起的指端溶骨症,磷引起的下颌骨坏死。

(2) 烟尘热:吸入锌、铜等金属烟,可引起金属烟尘热。吸入聚四氟乙烯热解物可引起聚合物烟尘热。

5.5.3 实验室检查

实验室一般检查包括临床的血常规、尿常规及粪常规等化验及肝、肾功能等血液生物化学检查,主要用于确定病变性质和范围。

针对毒物中毒的特殊检查,发展和检测有关的生物学标志对诊断是十分重要的,在某些情况下成为诊断的关键性手段。检查的内容包括下列两方面:

(1) 测定组织和体液等生物标本内毒物及其代谢产物的含量,以反映机体的毒物吸收。常用的人体生物标本有体液(如血液)、分泌液(唾液、人乳等)、排泄物(尿、粪便)、机体组织(如发、指甲、骨、牙及内脏),其他还有呼出气及呕吐物等。一般适用于金属或某些有机金属,以及在体内代谢、排泄较慢的有机化合物,如铅、汞、砷、有机氯农药、多氯联苯等。最为实用的是尿中毒物测定,其次是血液和毛发中的毒物测定。标本的选择主要要参考毒物在体内的分布和排泄情况,例如对甲基汞,测定血汞含量较尿汞更有意义,因为甲基汞主要与红细胞结合,血汞可反映体内汞负荷程度。生物材料中毒物的代谢产物其含量取决于毒物的吸收量和机体的代谢能力,通常用于有机毒物中毒。在生物材料中毒物及其代谢产物含量高于正常参考值时,表示有该毒物的吸收,并不一定表示中毒,也不一定与中毒的程度平行,但对中毒的诊断及治疗评价,可有参考价值。

(2) 生物化学或细胞学检查。毒物进入人体后,对正常的生理功能和生化代谢的干扰和影响,必然会引起一些敏感性指标变化,如有机磷农药引起红细胞胆碱酯酶活性下降等,血、尿常规、肝、肾功能及某些酶活性改变,这些指标有助于反映人体组织器官的损害及其程度,故为效应性生物学标志。此外,致敏性毒物引起人体的变态反应,可通过各种免疫学检查方法来加以证明。

5.5.4　其他检查

包括 X 线、心电图、脑电图、肌电图、肺功能，脑、肝、肾血流图，肌肉神经传导速度及同位素检查等。有些对肯定诊断有一定价值，如铍肺、氟骨症等的线检查；也有些可协助发现病变，但心电图和脑电图检查等特异性诊断意义较差。

综合以上各方面进行分析，才能得到正确的诊断，进而才能给患者以及时和适当的治疗。限于篇幅，环境污染物中毒患者的治疗问题在此不再赘述了。

临床医学检查还用于流行病学调查时检查和评定每个个体的健康状况，因此在流行病学调查时，常常需要临床医师参加，将个体诊断和群体诊断结合起来。在人群健康水平的现况调查时，除了进行的常规病史询问及体格检查外，还要根据所研究的污染物选用一些敏感的或特异性检查指标来发现污染物对健康的影响。例如：在研究二氧化硫、飘尘等大气污染物对人群健康影响时，可进行鼻、咽和喉部的检查，通气功能检查、胸部 X 线检查等；对一氯化碳污染可测定血中碳氧血红蛋白浓度；对铅、砷、汞等污染物，测定人体生物材料中的浓度是很有意义的。研究证明，群体生物组织中毒物浓度与环境中毒物浓度有一定相关，前者可以确切地反映群体接触毒物的程度。此外，对于一些尚无特异性指标或低浓度水平的毒物，还可选用唾液溶菌酶，白细胞吞噬指数，血清免疫球蛋白等免疫学指标。而在死因回顾分析或病因研究的流行病学调查中，死亡病因及病例的明确诊断是保证调查结果正确性的关键，需要结合临床表现、各种实验室诊断或特殊检查，其至需要病理学检查以肯定诊断。群体是由个体组成的，只有以对个体健康状况的正确评价作为基础，才可能正确地评价环境污染对人群健康的影响。

5.6　生物毒性评价的方法

5.6.1　剂量－效应、反应关系曲线

剂量是决定外源化学品对机体造成损害作用最主要的因素。同一种化学品，不同剂量对机体作用的性质和程度也不同。因此研究剂量—效应反应的关系对外源化学品的毒性作用研究具有重要意义。

5.6.1.1　相关概念

剂量的概念较广泛，既可指给予机体的或机体接触的外源化学品的数量，又可指外来化学品被吸收进入机体的数量，还可指外源化学品在关键组织器官和体液中的浓度或含量。由于外源化学品被吸收的量或在体内组织中的浓度或含量不易准确测定，所以剂量（dose）的一般概念是指给予机体的或机体接触的外来化学品的数量。

剂量通常以单位体重的机体接触的外源化学品数量（mg/kg 体重）或机体生存环境中化学品的浓度（mg/m³ 空气，mg/L 水）来表示。

1. 致死剂量

致死剂量（Lethal dose，LD）指以机体死亡为观察指标而确定的外源化学品剂量。按照引起机体死亡率的不同，有以下几种致死剂量：

（1）绝对致死量（absolute lethal dose，LD_{100}）：指能引起所观察个体全部死亡的最低剂量，或在实验中可引起实验动物全部死亡的最低剂量。

（2）半数致死量（half lethal dose，LD_{50}）：又称致死中量（median lethal dose），指引起一群个体 50% 死亡所需剂量。半数致死浓度（LC_{50}），即能引起一群个体 50% 死亡所需的浓度，一般以 mg/m³（空气）和 mg/L（水）来表示。用 LC_{50} 表示外源化学品经呼吸道与机体接触后产生的毒性作用时，是指使一群动物接触化学品一定时间（2～4 h）后，在一定观察期限内（一般为 14 d）死亡 50% 所需浓度。

半数耐受限量（median tolerance limit，TLm），也称半数存活浓度，是指在一段时间内一群水生生物中 50% 的个体能够耐受的某种环境污染物在水中的浓度，单位为 mg/L，一般用 TLm_{48} 表示在一定浓度（mg/L）下，经 48 h 50% 的鱼可以耐受，即有 50% 的鱼死亡。如经 96 h，即为 TLm_{96}。

（3）最小致死量（minimum lethal dose，MLD 或 LD_{min} 或 LD_{01}）：指引起一群个体中个别个体死亡的最低剂量。低于此剂量则不能导致机体死亡。

（4）最大耐受量（madian effective dose，MTD 或 LD_0）：指引起一群个体中不引起死亡的某化学品的最高剂量。

2. 半数效应剂量（median effective dose，ED_{50}）

半数效应剂量指外源化学品引起机体某项生物效应发生 50% 改变时所需的剂量。例如以某种酶的活性作为效应指标，整体实验可测得抑制酶活性 50% 时的剂量。离体实验可测得抑制该酶活性 50% 时的化学品浓度，称为半数抑制浓度（median inhibition concentration，IC_{50}）。

3. 最小有作用剂量（minimal effect level，MEL）

最小有作用剂量也称中毒阈剂量（toxic threshold level）或中毒阈值（toxic threshold value），指外源化学品按一定方式或途径与机体接触时，在一定时间内，使某项灵敏的观察指标开始出现异常变化或机体开始出现损害所需的最低剂量。最小有作用浓度则指环境中某种化学品能引起机体开始出现某种损害作用所需的最低浓度。

严格地说，MEL 不是"有作用"剂量或浓度，而应被称为观察到的最低作用剂量（lowest observed effect level，LOEL）或观察到的最低有害作用剂量（lowest observed adverse effect level，LOAEL）。同一项观察指标所测到的剂量或浓度，随观察方法的不同而不同。因此最小有作用剂量和浓度有一定的相对性。

4. 最大无作用剂量(maximal no-effect level，MNEL)

最大无作用剂量又称未观察到作用剂量(no observed effect level，NOEL)，指外源化学品在一定时间内按一定方式或途径与机体接触后，采用目前最为灵敏的方法和观察指标而未能观察到任何对机体损害作用的最高剂量。对于环境中的外源化学品则称为最大无作用浓度。

最大无作用剂量或浓度是根据慢性或亚慢性毒性试验的结果确定的，是评定外源化学品对机体损害的主要依据，也是制定每日容许摄入量(acceptable daily intake，ADI)和最高容许浓度(maximal allowable concentration，MAC)的主要依据。ADI 是指人类终生每日随同食物、饮水和空气摄入的某一外源化学品不引起任何损害作用的剂量。MAC 是指环境中某种外源化学品对人体不造成任何损害作用的浓度。由于人类生活与生产活动的情况不同，同一外源化学品在生活环境和生产环境中的 MAC 也不相同。

5. 毒作用带(toxic effect zone)

毒作用带是一种依据毒性和毒性作用特点综合评价外来化合物危险性的指标。常用的有急性毒性作用带(acute-toxic effect zone)和慢性毒理作用带(chronic toxic effect zone)。

$$急性毒理作用带 = \frac{半数致死量}{急性毒性最小有作用量}$$

此比值越大，则此种外来化学品质引起死亡的危险性就越小，反之，比值越小，则引起死亡的危险性就越大。

$$慢性毒理作用带 = \frac{急性毒性最小有作用量}{慢性毒性最小有作用量}$$

此比值越大，表明引起慢性毒性中毒的可能性越大；反之，比值越小，引起慢性中毒的可能性越小，而引起急性中毒危险性则相对较大。此种方法也可用于亚慢性毒性作用(亚慢性毒作用带)。

效应(effect)指一定剂量的外源化学品与机体接触后所引起的机体的生物学变化。此种变化的程度大多可用计量单位表示。例如，某种有机磷化合物可使血液中胆碱酯酶的活力降低若干单位。又如，一定剂量的苯被机体吸收后可使每立方毫米血液中白细胞减少若干个等。由于这类效应存在有定量关系，可称为量效应(quantity effect)。还有一类效应不能用某种测定的定量数值来表示，只能以"有或无""阴性或阳性"表示，这类效应称为质效应(quality effect)。通过统计学方法的处理，量效应和质效应可以相互转换。

反应(response)指机体与一定剂量的外源化学品接触后，呈现某种效应并达到一定程度的比率，或产生效应的个体数在某一群体中所占的比例。一般以百分率或比值表示,如死亡率、发病率、反应率、肿瘤发生率等。

5.6.1.2 剂量—效应、反应关系及其曲线类型

1. 剂量—效应、反应关系

剂量—效应关系(dose-effect relationship)是指不同剂量的外源化学品与其在个体或群体中引起的量效应大小之间的相关关系。剂量—反应关系(dose-response relationship)是指不同剂量的外源化学品与其引起的效应发生率之间的关系。机体内出现的某种损害作用,如果是由某种外源化学品所引起的,则必须存在明确的剂量—效应或剂量—反应关系,否则不能肯定。值得注意的是,机体的过敏性反应虽然也是由外源化学品引起的损害作用,但涉及免疫系统,与一般的中毒反应不同,往往不存在明显的剂量—反应关系,小剂量便可引起剧烈的甚至致死性的全身症状或反应。

2. 剂量—效应关系和剂量—反应关系曲线

剂量—效应关系和剂量—反应关系均可用曲线表示,即以表示效应强度的计量单位或表示反应的百分率或比值为纵坐标,以剂量为横坐标绘制散点图所得曲线。不同的外源化学品在不同条件下,其剂量与效应或反应的相关关系也不同,可呈现不同类型的曲线,主要有以下几种基本类型:

(1) 直线型。效应或反应强度与剂量呈线性关系,即随剂量增加,效应或反应强度也增加,且二者成正比。在生物体内,这种直线型曲线较少见,仅在某些体外实验中,可在一定剂量范围内存在,如图 5-11(a)所示。

(2) 抛物线型。剂量与效应或反应强度呈非线性关系,即随着剂量的增加,效应或反应强度也增加,但最初增加急速,继之变为缓慢,以致曲线呈先陡峭后平缓的抛物线形,如图 5-11(b)所示。如将剂量换成对数值,则成直线,以便于在低剂量与高剂量,低反应强度与高反应强度之间进行相互推算。

(3) S形曲线。在外源化学品的剂量与反应关系中较为常见,部分剂量与效应关系中也有出现。这种曲线的特点是:在低剂量范围内,反应或效应强度随剂量增加较为缓慢;当剂量较大时,反应和效应强度随剂量的加大而急速增加;但当剂量继续增加时,反应或效应强度的增加又趋向缓慢。曲线开始平缓,继之陡峭,然后又趋平缓,呈不甚规则的"S"形。曲线的中间部分(即反应率50%左右)斜率最大,剂量略有变动时,反应即有较大的增减。S形反应曲线分为对称与非对称两种。非对称S形曲线两端不对称,一端较长,另一端较短。如将非对称S形曲线的横坐标(剂量)用对数表示,则成为对称S形曲线,如图 5-11(c)所示;若再将反应率转换成概率单位(probit),则成直线,如图 5-11(d)所示。

(4) 指数曲线。在剂量反应关系曲线中,当剂量增大,反应率就随之增高得越快。这就是指数曲线形式的剂量反应关系曲线。如将剂量或反应率两者中之一变换为对数值,则指数曲线即可直线化,其回归方程的一般形式为

$$\lg y = a + bx \text{ 或 } y = a + b\lg x$$

式中:y 为反应率,x 为剂量,a 与 b 为常数,下同。

(5) 双曲线。随剂量增加而反应率增加类似指数曲线,但为双曲线。此时如将剂量与反应率均变换为对数值,即可将曲线化直,其回归方程为:

$$\lg y = a + b\lg x$$

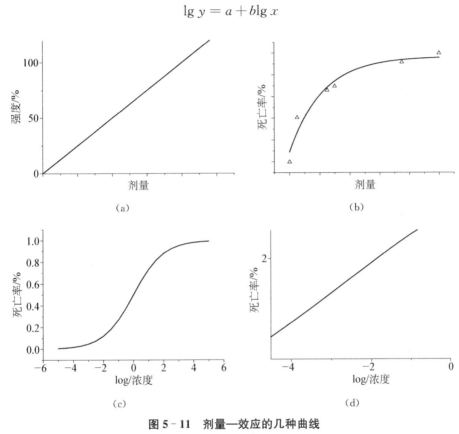

图 5-11　剂量—效应的几种曲线

(a) 直线型　(b) 抛物线性线　(c) S 型曲线　(d) 概率曲线

5.6.2　急性毒性的概念及其评价方法

根据接触环境污染物时间的长短,可将产生的一般毒性作用分为急性毒性、亚慢性毒性和慢性毒性。其中急性毒性试验是最基础和最初始的毒理学研究工作。主要包括:①求出受试物的致死剂量,通常用 LD_{50} 表示,并据此进行急性毒性分级(classification)和标记(labeling);②观察动物的中毒表现、作用强度和死亡情况,初步了解受试物的毒效应特征,估计可能的靶器官、毒作用机制及对人体的潜在危害;③为亚慢性、慢性毒性试验及其他毒理学试验提供选择接触剂量和观察指标的依据,为毒作用机制研究提供线索。

急性毒性(acute toxicity)是指机体 1 次接触或 24 h 内多次接触环境污染物后,在短期内所产生的毒性效应。

1 次经口接触是指以灌胃或吞咽胶囊的方式瞬间接触。1 次经吸入或经皮肤接触是指在规定的时间内持续接触。短时间内多次接触是指 24 h 内分次给予,一般分 2~3 次,每次间隔 3 h 左右。急性毒性效应是指给药后即刻、数分钟、数小时或数天后出现的中毒表现。中毒效应的强度不一,包括行为活动、进食、毛色、粪便和体重的改变,不同程度的中毒体征,直至动物死亡及尸体解剖所见的脏器病变等。

5.6.2.1　急性毒性评价方法

评价化学品急性毒性的方法是急性毒性试验。不同的化学品如食品、药品、农药、兽药、化妆品、消杀产品、工业毒物等,分别有不同的程序和规范。但其原则和要点基本相同或相似。主要包括实验动物、染毒剂量、途径设计、毒性观察、LD_{50}(LC_{50})计算、毒性评价和试验报告等。

1. 实验动物及处置

实验动物的选择原则已如前述。环境毒理学研究最常用的是大鼠和小鼠,同时也可使用鱼类、鸟类、家禽、蜜蜂、蚯蚓等非靶生物。一般受试动物应是雌、雄各半,若两种性别的动物对受试物毒作用的敏感程度有显著差异,应分别求出各自的 LD_{50} 及其 95% 可信限。除特殊要求外,急性毒性试验一般要求选用健康成年的实验动物,过大、过小都不适宜,雌性应为未曾交配和受孕的。在合格的饲养条件下,小动物的年龄与体重相关性较好,所以往往按体重来选择和购买。成年动物的体重,大鼠 180~240 g,小鼠 18~25 g,家兔 2~2.5 kg,beagle 狗 4~6 kg。同 1 次试验同一批实验动物体重变异范围不应超过该批动物平均体重的 20%。实验动物应采用随机方法分组,以保证各组之间的均衡性。

实验动物给药前应先进行检疫观察。一般大鼠、小鼠、豚鼠、家兔的检疫期为 1 周,狗、猴等适当延长至 2~3 周。设定检疫期的目的:一是让购入的实验动物在本试验条件下适应一段时间,减少环境和生理条件变化对试验结果可能产生的影响;二是筛检不符合试验要求的动物。在检疫期内出现临床异常者应予弃用。狗、猴等大动物还应检查或补做疫苗接种和驱虫等检疫工作。检疫期内雌、雄必须注意分笼饲养,防止交配和受孕。如发现动物生病,小动物一般不做治疗,直接处死弃去;大动物可做适当治疗,痊愈后可继续用于试验。

2. 染毒剂量及途径

染毒剂量的设计可参考受试物的化学结构、分子量、纯度、杂质成分及含量、溶解度、挥发度、酸碱度等理化性质,也可以借鉴受试物的相关文献资料。但大多数都需要经过预试验,探索合适的剂量范围。如能查到受试物或其类似物对同种动物的 LD_{50},可以此为参考中值,以较大的剂量间隔,先用少量动物(啮齿类一般每组 2~3 只)进行预试验,找出 10%~90%(或 0~100%)的致死剂量范围,然后设计正式试验的剂量和分组。不同的 LD_{50} 计算方法,对剂量组数和每组动物数有不同的要求。经典的急性致死性毒性试验一般要求大鼠、小鼠等小动物每组每种性别 5~10 只,犬等大动物 4~6 只。试验组数一般 4~6 组。如霍恩氏法设 4 个组,改良寇氏法和概率单位法 5~6 组。组间剂量间隔一般采用等比(几何级数)设计,组间距(i)一般为 0.8~1.3,也可按下式计算:

$$i = (\lg LD_{90} - \lg LD_{10})/(n-1)$$
$$或:i = (\lg LD_{100} - \lg LD_0)/(n-1) \tag{5-10}$$

式中:i——组距(相邻的两个剂量组对数剂量之差);

n—设计的剂量组数。

求得 i 值后,以最低剂量值(LD_0 或 LD_{10})的对数剂量加上一个 i 值,即是第二个剂量组的对数剂量,以此类推直至最高剂量组,查各自的反对数即可得出各组的剂量值。

有的化学品毒性很小,在急性毒性试验中给以很高剂量时,实验动物仍无明显中毒体征,或虽有毒性表现,但无死亡,此时一般可不再求 LD_{50},而采用限量试验。限量试验的动物数稍有增加,一般大鼠或小鼠 20 只,雌、雄各半。如受试动物无死亡或仅个别动物死亡,则可认为 LD_{50} 大于限量。具体的限量值依据不同的规范要求而定。如经济合作与发展组织(OECD)以前要求一般化学品大鼠和小鼠经口限量 5 g/kg,近年来降为 2 g/kg。

必要时,急性毒性试验也可设立正常和溶剂对照组。目前国内只有新药急性毒性试验对此有明确要求。

染毒途径应与人们实际接触的途径一致。具体要根据不同化学品相应的毒性试验规范决定。采用经口途径染毒时,动物胃肠道内食物存留量对受试物的毒性可产生较明显的干扰,因此,在试验给药前应做禁食处理。大鼠主要在夜间进食,所以,要求染毒前隔夜进食(12~16 h)。小鼠和大鼠基本类似。但由于其消化吸收和代谢速度较快,可隔夜禁食,也可禁食 4 h 以上。禁食期间应正常给予饮水。染毒 2 h 后再提供饲料。经口多次染毒时,后几次染毒前可不禁食。

3. 毒效应观察

急性毒性试验主要观察动物染毒后出现的急性中毒表现。有些受试物染毒后迅速出现中毒体征及死亡。如某些有机磷农药染毒后可在数分钟至数小时内死亡。但有些受试物中毒体征发展迟缓,甚至出现暂时缓解,然后再发生严重体征和迟发性死亡。如羰基镍染毒早期先出现上呼吸道症状,很快可以缓解,但 2~3 d 后,甚至更迟些又出现明显的中毒体征,表现为严重的肺水肿、呼吸困难,然后死亡。因此,染毒后要立即开始观察,染毒当天应该密切观察,一般 1~2 h 观察 1

次,24 h后至少每天观察1～2次,观察时间一般持续14 d。有些化学品对不同个体的毒作用存在明显差异。如小鼠腹腔注射过氧化二碳酸二环己酯后,同一剂量组的动物最早在染毒后7 h死亡,最迟的可在染毒后150 h死亡。

在实际工作中,对速杀型化学毒物可以仅计算24 h的死亡率求其LD_{50}。某些速杀型化学毒物的24 h LD_{50}与14 d的LD_{50}值往往没有明显差别,但在试验报告中应注明为24 h的LD_{50},以便在进行毒性比较时有共同的基础。

急性毒性试验不应简单地理解为LD_{50}测定,因此,要全面观察,并记录动物染毒后可能发生的中毒现象,至少应该观察以下几方面的内容:

(1)动物死亡情况:包括各组死亡动物数和死亡出现的时间,最好能判断死因。

(2)动物体重变化情况:分别于染毒前、染毒后每周至少1次,观察期结束时或发现死亡时测定体重。

(3)中毒体征:应详细观察动物出现的中毒体征及其发生时间和发展经过,并用规范术语进行记录。

(4)病理学改变:观察期间发现死亡或处于濒死状态的动物人道处死后要及时进行大体解剖,肉眼观察大体病理变化,如脏器外观、大小、色泽,有无充血、出血、水肿或其他改变,如有改变须取材做组织病理学检查。存活动物在观察期结束时进行大体病理检查,必要时做组织病理学检查。染毒24 h内死亡的动物一般来不及引起脏器病变,往往不做脏器解剖。

在急性毒性试验中,根据需要也可以进一步扩大观察项目,如体温、心电图、某些血液学和生化指标的测定。

4. LD_{50}(LC_{50})计算

LD_{50}(LC_{50})的计算方法很多,其中比较常用的有霍恩法、改良寇氏法、序贯法和Bliss法。不同的试验规范中会说明建议或允许使用哪些方法。如我国《农药登记毒理学实验方法》中规定的有霍恩法、概率单位—对数图解法和寇氏法。

(1)霍恩(Horn)法。

是利用剂量对数与死亡率的转换数(即概率单位)呈直线关系而设计的方法,又称平均移动法(moving average method)。该法使用动物数较少,结果可直接查表求出LD_{50}及其95%可信限,使用简便。但其LD_{50}的95%可信区间范围较大,方法精确度不够。

霍恩法推荐使用4个染毒剂量组,要求每组动物数相等,一般用4只或5只,剂量按等比级数排列。该方法在设计剂量时,可根据化学毒物致死剂量范围的宽窄考虑2个染毒剂量系列:

系列Ⅰ. 剂量组距为2.15倍,剂量系列为1×10^t、2.15×10^t、4.64×10^t……,t可为0、± 1、± 2、± 3……。

系列 Ⅱ 。剂量组距为 3.16 倍,剂量系列为 1×10^t 、3.16×10^t 、$6.32 \times 10^t \cdots\cdots t$ 可为 0 、± 1 、± 2 、$\pm 3 \cdots\cdots$ 。

依据每组动物数、组距和每组动物死亡数,查表即可求出受试化学毒物的 LD_{50} 及其 95% 可信限。

(2) 改良寇氏法。

是利用剂量对数与死亡率呈 S 形曲线而设计的方法;又称平均致死量法。该法计算简便,准确率高,是较为常用的方法。本法要求每个染毒剂量组动物数相同,各剂量组组距呈等比级数,死亡率呈正态分布,最低剂量组死亡率最好为 $0 \sim 20\%$,最高剂量组死亡率最好为 $100\%(>80\%)$ 。其计算公式如下:

$$m = X_k - i(\sum p - 0.5) \tag{5-11}$$

$$S_m = i\sqrt{\sum \frac{pq}{n}} \tag{5-12}$$

式中:m ——$\lg LD_{50}$;

I ——相邻两剂量组之对数剂量差值;

X_k ——最大剂量的对数值;

Q ——存活率($q = 1 - p$);

$\sum p$ ——各剂量组死亡率综合;

n ——每组动物数。

例 5-1:小鼠经口给予某种受试物染毒,剂量和死亡动物数如表 5-3 所示。

表 5-3 小鼠经口染毒某化学品后死亡情况

组别	剂量/(mg·kg⁻¹)	剂量对数	动物数 n	死亡数/只	死亡率 p	存活率 q	$p \times q$
1	15.0	1.176 1	10	0	0	1.0	0
2	18.0	1.256 1	10	2	0.2	0.8	0.16
3	21.7	1.336 1	10	5	0.5	0.5	0.25
4	26.1	1.416 1	10	7	0.7	0.3	0.21
5	31.3	1.496 1	10	9	0.9	0.1	0.09
	$i = 0.08$		$\sum p = 2.3$				

按公式计算得

$$\lg LD_{50} = 1.496\,1 - 0.08(2.3 - 0.5) = 1.352\,1$$

$$S_m = 0.08\sqrt{\frac{0.16 + 0.25 + 0.21 + 0.09}{10}} = 0.021\,3$$

$\lg LD_{50}$ 及其 95% 可信限为

$$1.352\ 1 \pm 1.96 \times 0.021\ 3 = 1.352\ 1 \pm 0.041\ 7$$

$$LD_{50} = 10^{1.352\ 1} \text{mg/kg} = 22.50\ \text{mg/kg}$$

其 95% 可信区间范围为

$$10^{1.352\ 1 - 0.041\ 7} \sim 10^{1.352\ 1 + 0.041\ 7} \text{mg/kg}$$

即 20.44~24.76 mg/kg。

（3）直接回归法。

假定不同染毒剂量下死亡频率呈正态分布，如果以染毒剂量的对数为横坐标，死亡频率为纵坐标，则死亡率随剂量的增加而变化的曲线为典型的"钟罩"型；当死亡频率转化成累积死亡频率时，反应曲线呈 S 形；将累积死亡率转换为概率单位时，反应曲线呈直线，与概率单位 5（反应率 50%）对应的对数剂量即为 $\lg LD_{50}$。直接回归法就是将剂量对数值与死亡率（概率单位）进行直线回归，用最小二乘法求得回归方程 $Y = a + bX$，进而求得受试化学品的 LD_{50} 及其 95% 可信区间。计算式如下：

$$\lg LD_{50} = \overline{X} + \frac{5 - \overline{Y}}{b} \tag{5-13}$$

$$\sigma_m = \sqrt{n2(\lg LD_{50} - \overline{X})^2 + D/(nb^2 D)} \tag{5-14}$$

式中：$\overline{X}$——对数剂量的平均值，$\overline{X} = \frac{1}{n} \sum X$；

$\overline{Y}$——各剂量组动物死亡概率单位的平均值，$\overline{Y} \frac{1}{n} \sum Y$；

b——Y 依 X 的回归系数，$b = (n \sum XY - \sum X \sum Y)/D$；

σ_m——标准误差；

n——剂量组数；

D——$n \sum X - (\sum X)^2$

回归法求 LD_{50} 较为准确，不要求每个剂量组动物数相等，剂量组距可设计为等差级数。

5.6.2.2 急性毒性试验的其他方法

急性毒性研究是化学品安全性评价中最基本的工作，急性毒性研究的结果对于化学品毒性的分级和其他毒性研究中染毒剂量及观察指标的选择等起到不可或缺的作用。但经典的急性毒性试验（LD_{50} 测定）消耗的动物数量巨大，一种化学品一种染毒途径的急性毒性试验一般需要 100 只动物（含预试验）。据估计，全世界每年单用于测定 LD_{50} 的动物就达 500 万~1 000 万只。另外通过经典的急性毒性试验获得的信息是有限的，LD_{50} 所表征的仅是实验动物 50% 存活与 50% 死亡的点剂量,它不能等同于急性毒性,死亡仅仅是评价急性毒性的许多观察终点之一。此外,测得的 LD_{50} 实际上也仅是个近似值,1977 年欧洲共同体组织 13 个国家的 100 个实验室,统一主要的实验条件对 5 种化学品的 LD_{50} 进行测定,根据收集到的 80 个实验室的数据分析,结果仍然存在相当大的差异,可达 2.44～8.38 倍。所以,有人认为在化学品安全性评价中,不必准确地测定 LD_{50},只需了解其近似致死量和详细观察、记录中毒表现即可。为此,发展经典急性毒性研究方法的替代法是毒理学研究者所关注的问题。近几年来,联合国经济发展组织(OECD)等组织的科学家对此进行了专门的研究,并已提出了多种替代的方法。下面介绍主要的几种。

1. 固定剂量法(flxed dose procedure)

该方法由英国毒理学会 1984 年提出,OECD 于 1992 年正式采用。利用一系列固定的剂量(5,50 和 500 mg/kg,最高限量 2 000 mg/kg)染毒,观察染毒动物的死亡情况及毒性反应,并依此对化学品的毒性进行分类和分级。首先以 50 mg/kg 的剂量给 10 只实验动物(雌、雄各半)染毒,如果存活率低于 100%,再选择一组动物以 5 mg/kg 的剂量染毒;如存活率仍低于 100%,将该受试物归于"高毒"类,反之归于"有毒"类。如果以 50 mg/kg 的剂量染毒,动物存活率为 100%,但有中毒表现,则不需进一步试验,将其归于"有害"类。如果以 50 mg/kg 的剂量染毒后存活率为 100%,而且动物没有中毒表现,则继续以 500 mg/kg 的剂量给另外一组动物染毒;如果存活率仍为 100%,而且没有中毒表现,则以 2 000 mg/kg 的剂量染毒;如果仍然 100% 存活,将受试物归于"无严重急性中毒的危险性"类。

2. 急性毒性分级法(acute toxic class method)

该法由 OECD(1996 年)提出,开始采用 25、200、2 000 mg/kg 三个固定剂量,2001 年修订后,改用 5、50、300、2 000 mg/kg 四个固定的剂量。也采用分级试验,但每次只用一种性别 3 只大鼠,用四种剂量中的一种开始进行试验,根据死亡动物数(0～1 只或 2～3 只),决定下一个剂量的试验和分级。从每一种剂量开始都有相应的方案,具体可参考 OECD 化学品试验规范:急性毒性试验—急性毒性分级法(OECD TG 423,2001)。

3. 上、下移动法(up/down method)

也称阶梯法。先选一个剂量对第一只动物染毒,如果动物死亡,则以下一个较小剂量对下一只动物染毒,如果动物存活则以较大的上一个剂量染毒,依此类推。实验需要选择一个比较合适的剂量范围,使大部分动物的染毒剂量在 LD_{50} 的上下。用下式求得 LD_{50} 及其标准误差:

$$LD_{50} = \frac{1}{n}\sum xf \tag{5-15}$$

$$S = \left[\frac{D}{n^2(n-1)}\right]^{\frac{1}{2}} \qquad (5-16)$$

式中：n——使用动物总数；

x——每个剂量组的剂量；

f——每个剂量组使用动物数；

D——$n\sum x^2 f - (\sum xf)^2$。

此方法节省实验动物，一般 $12\sim14$ 只左右动物即可，但只适用于快速发生中毒反应及死亡的化学品。

5.6.2.3 急性毒性评价

目前国际上对化学品急性毒性的分级主要根据急性毒性试验的 $LD_{50}(LC_{50})$。随着急性毒性试验方法的改进，以非死亡为观察终点的评价指标也可能被用做急性毒性分级的依据。这方面已经有一些文献报道，但尚未被官方机构所采用。

国内外不同的组织和机构针对不同的化学品制订了各自的急性毒性分级标准。它们之间虽然各有特点，但基本上大同小异。如联合国世界卫生组织（WHO）推荐了化学品急性毒性的五级分级标准（见表 $5-4$），我国 1995 年颁布实施的《农药登记毒理学试验方法》提出农药急性毒性的四级分级标准，消毒剂、普通化学品以及食品等也有相应的分级标准。

表 $5-4$ 外源化学品急性毒性分级（WHO）[44]

毒性分级	大鼠一次经口 $LD_{50}/(\mathrm{mg \cdot kg^{-1}})$	6 只大鼠吸入 4 h，死亡 2~4 只的浓度/ $(\mathrm{mg \cdot m^{-3}})$	兔经皮 $LD_{50}/$ $(\mathrm{mg \cdot kg^{-1}})$	对人可能致死的估计量	
				单位体重 $(\mathrm{g \cdot kg^{-1}})$	总量 $(\mathrm{g \cdot 60\ kg^{-1}})$
剧毒	<1	<10	<5	<0.05	0.1
高毒	$1\sim50$	$10\sim100$	$5\sim44$	$0.05\sim0.5$	3
中等毒	$50\sim500$	$100\sim1\ 000$	$44\sim350$	$0.5\sim5$	30
低毒	$500\sim5\ 000$	$1\ 000\sim10\ 000$	$350\sim2\ 180$	$5\sim15$	250
无毒	$\geqslant5\ 000$	$\geqslant10\ 000$	$\geqslant2\ 180$	$\geqslant15$	$\geqslant1\ 000$

以 $LD_{50}(LC_{50})$ 为基础的急性毒性分级标准评价环境污染物急性毒性的大小只是一种粗略的估计，而且它不能反映全面的毒性特征，如致死剂量范围、剂量—反应（效应）关系、引起死亡的时间、引起非死亡毒性的剂量、毒性表现、靶器官、损伤的可逆性等。因此，还应结合其他毒性参数，如急性毒作用带或剂量—死亡曲线的斜率等，并详细描述受试动物的中毒体征及其出现和消失的时间、死亡出现的时间和剂量分布、存活动物的体重变化和恢复情况、死亡动物的病理改变等

表 5 - 5　我国消毒剂急性毒性分级标准(2002)[45]

级别	大鼠一次经口 LD_{50}/(mg·kg^{-1})	大鼠 LC_{50}(2 h)/(mg·m^{-3})
剧毒	<1	<10
高毒	1～50	10～100
中等毒	51～500	101～1 000
低毒	501～5 000	1 001～10 000
无毒	≥5 000	≥10 000

5.6.3　慢性毒性和亚慢性毒性的概念及其评价方法

除意外事故等特殊情况外,人们在工作和生活环境中不太可能 1 次大量接触环境污染物,大多数情况是长期相对低剂量地接触。因此,亚慢性和慢性毒性试验对于环境污染物的安全性和危险度评价比急性毒性试验更有意义。亚慢性和慢性毒性试验也叫重复染毒的毒性试验,在实验设计和方法上比较相似,因此一起介绍。

5.6.3.1　亚慢性和慢性毒性的概念

亚慢性毒性(subchronic toxicity)是指机体连续多日接触外源化学品所引起的毒性效应。毒理学亚慢性毒性试验中一般是连续染毒 1～3 个月。慢性毒性(chronic toxicity)是指机体长期接触外源化学品所引起的毒性效应。毒理学慢性毒性试验中一般是连续染毒 6 个月至 2 年,甚至终生染毒。

由于人体接触外源化学品往往是较低剂量的长期接触,在评价外源化合物对人体的危害时,亚慢性、慢性毒性试验的结果更有价值。由于慢性毒性试验耗费较多的人力、物力和时间,亚慢性毒性试验常作为慢性毒性试验的预备或筛选试验,在必要时才进行慢性毒性试验。染毒期达 2 年,甚至终生染毒的慢性毒性试验常和致癌试验合并进行。

各种实验动物的预期寿命不同,相同的染毒期限占其本身寿命的百分数或相当于人的寿命期限也不同(见表 5 - 6)。

表 5 - 6　实验动物染毒期限相当于人的寿命期限

物种	染毒期限/月				
	1	3	6	12	24
	相当于本身寿命的百分数/%				
大鼠	4.1	12.0	25.0	49.0	99.0
兔	1.5	4.5	9.0	18.0	36.0

（续表）

物种	染毒期限/月				
	1	3	6	12	24
	相当于本身寿命的百分数/%				
狗	0.82	2.5	4.9	9.8	20.0
猪	0.82	2.5	4.9	9.8	20.0
猴	0.55	1.6	3.3	6.6	13.0
	相当于人/月				
大鼠	34	101	202	404	808
兔	12	36	72	145	289
狗	6.5	20	40	81	162
猪	6.5	20	40	81	162
猴	4.5	13	27	61	107

5.6.3.2　亚慢性和慢性毒性试验的目的

1）亚慢性毒性研究的目的

（1）分析长期接触条件下化学品的毒作用特征及可能的毒作用靶器官，求出亚慢性毒性的阈剂量或 NOAEL，在无慢性毒性的资料时，依此进行受试化学品的危险度评价。

（2）为慢性毒性研究选择剂量及筛选观察指标提供依据。

2）慢性毒性研究的目的

（1）确定受试化学品观察到有害作用的最低剂量（LOAEL）和未观察到有害作用的剂量（NOAEL），依此进行受试化学品的危险度评价，并为制定人接触该化学品的安全限量（卫生标准）提供毒理学依据。

（2）确定受试物慢性毒作用的特征和靶器官以及慢性毒性损害的可逆性等。

5.6.3.3　亚慢性和慢性毒性的评价方法

1）实验动物及处置

一般要求选择两种实验动物，一种是啮齿类，一种是非啮齿类，以便全面了解和比较受试物的毒性。啮齿类首选大鼠，常用封闭群的 Wistar 或 Sprague-Dawley 大鼠，有条件也可用近交系纯种大鼠；非啮齿类首选犬，一般用 Beagle 犬；经皮亚慢性毒性试验也可选豚鼠或家兔。亚慢性毒性试验应选 6～8 周龄大鼠（体重 80～100 g），或 4～6 月龄犬（体重 6～8 kg）；慢性毒性试验选用动物的年龄应略低于亚慢性毒性试验，一般选初断奶的大鼠或小鼠。每个剂量组的动物数应满足试验结束时数据统计学处理的要求。亚慢性毒性试验一般每个剂量组至少 20 只大鼠，

6～8 只犬;慢性毒性试验要求每组大鼠 40～60 只,犬 8～10 只。如在试验过程中需要分批处死部分动物,则应适当增加每组的动物数。除某些特殊情况外,一般要求选用两种性别,雌、雄各半。

动物给药前也应先进行检疫观察。对犬等大动物,在染毒前应进行 2 次以上血液学、尿液、血液生化学检查,还要进行眼科学检查。

2) 染毒方法

进行亚慢性和慢性毒性试验所用的染毒途径应尽量与人实际接触受试物的方式相同或相似,且亚慢性毒性试验和慢性毒性试验的染毒途径应该一致。环境毒理学常用的染毒途径是经胃肠道、呼吸道和皮肤染毒。经胃肠道染毒时最好采用喂饲法,如受试物有异味或不稳定时,也可以灌胃。犬和猴等大动物因喂饲染毒受试物的消耗量过大,往往采用吞咽胶囊或插胃管染毒法。

染毒频率通常每日 1 次,连续给予。也可每周染毒 6 天,但有研究表明,每周染毒 5 天的毒性反应与每周染毒 7 天可能不一致。经呼吸道吸入染毒时,每天吸入的时间根据实验要求而定。亚慢性毒性试验工业毒理学研究每天可吸入 1～4 h,环境毒理学研究每天要求吸入 4～6 h;慢性毒性试验工业毒理学研究要求每天吸入 4～6 h,环境毒理学研究每天要求吸入 8 h。

染毒期限应根据受试物的种类和试验动物生命期的长短而定。工业污染物的染毒期限可相对短一些,如亚慢性毒性试验染毒 1～3 个月,慢性毒性试验染毒 6 个月;环境污染物的染毒期要相对长一些,如亚慢性毒性试验染毒 3～6 个月,慢性毒性试验染毒 1～2 年。慢性毒性试验常与致癌试验结合进行,此时染毒期限最好等于或接近动物的预期寿命。一般为大鼠 2 年,小鼠 1 年半。近年来,一些学者通过比较发现,大部分受试物在 3 个月的染毒期内即可出现毒性效应,延长染毒期不一定出现新的毒性效应。因此,一些规范要求的染毒期限有逐渐缩短的趋势。

为了观察受试物对实验动物是否有迟发毒性作用以及毒性损害是否可以恢复,可在染毒期结束后,各组留部分动物继续饲养 1～2 个月,在此期间不再染毒,观察各项指标的恢复情况。

3) 剂量分组

染毒剂量的选择是亚慢性和慢性毒性试验最关键的问题之一。为了得出明确的剂量—反应关系,一般至少应设 3 个染毒剂量组和 1 个阴性(溶剂)对照组。高剂量组应能引起明显的毒性效应,但不引起动物死亡或只引起少量动物死亡(少于 10%)。低剂量组应无中毒反应,相当于未观察到有害作用剂量(NOAEL)。高、低剂量组之间设 1 个中剂量组,比较理想的中剂量组最好出现轻微的毒性效应,相当于观察到有害作用的最低剂量(LOAEL)。

在亚慢性毒性试验中,通常选择同一动物品系、相同染毒途径急性毒性试验的

阈剂量或 $1/5 \sim 1/20\ LD_{50}$ 剂量为高剂量,以此确定中、低剂量组的染毒剂量,组距可以在 $2 \sim 10$ 倍之间,一般 $2 \sim 3$ 倍。必要时,应通过用少量动物、较短染毒时间的预试验,确定剂量范围。

慢性定性试验一般以亚慢性毒性试验的阈剂量(NOAEL)或其 $1/5 \sim 1/2$ 为高剂量,以 $1/50 \sim 1/10$ 亚慢性 NOAEL 为中剂量,以 $1/100$ 亚慢性 NOAEL 为低剂量。在没有亚慢性试验资料的情况下,也可以参照 LD_{50} 值设计剂量组,以 $1/10\ LD_{50}$ 为最高剂量,以 $1/100\ LD_{50}$ 为中剂量,$1/1\ 000\ LD_{50}$ 为低剂量。各染毒剂量组之间的剂量间距应当大一些,以 $5 \sim 10$ 倍为宜,最低不小于 2 倍。

4)毒效应观察

合理地选择观察指标和采用灵敏、精确的检测手段是正确评价环境污染物对机体毒效应的关键。一般来说,亚慢性毒性试验观察指标的选择应比较广泛,具有筛选性。可以根据急性毒性试验、蓄积试验提供的信息,以及有关文献资料或同系物毒性资料进行选择。慢性毒性试验观察指标的选择应以亚慢性毒性试验所提供的毒效应和靶器官为基础,重点观察在亚慢性毒性试验中已经显现的阳性指标。

亚慢性和慢性毒性试验通常包括一般性指标和某些特异性指标。

一般性指标:

(1)动物体重。

实验动物在生长发育期体重的增长情况是综合反映动物健康状况最基本的灵敏指标之一。实验动物体重增长的抑制或体重减轻受到多种毒效应的影响,包括食欲、消化功能、代谢和能量消耗变化等。一般在试验过程中应至少每周称重1 次。

(2)食物利用率。

试验期间应观察并记录动物每日的饲料消耗量,在此基础上计算食物利用率,即动物每摄入 $100\ g$ 饲料所增长的体重克数(g 体重/$100\ g$ 饲料)。比较染毒组与对照组动物的食物利用率,有助于了解受试物的毒性效应,区分是影响食欲还是干扰食物的吸收或代谢。

(3)中毒体征。

染毒期间应每日观察实验动物出现的行为改变和客观征象的异常,详细记录各体征出现的时间和先后次序、严重程度和恢复情况。

实验室检查:

(1)血液学检查。

包括红细胞计数、血红蛋白含量、白细胞计数与分类、血小板计数、网织红细胞计数、出血时间、凝血酶原时间测定等。

(2)尿液检查。

包括外观、比重、pH、糖、蛋白质、酮体、胆红素、潜血以及尿沉淀物镜检等。

（3）血液理化检查。

包括血清天门冬氨酸转氨酶（AST）、丙氨酸转氨酶（ALT）、碱性磷酸酶（ALP）、γ-谷氨酰转肽酶（GGT）、总蛋白（TP）、白蛋白（ALB）、白蛋白/球蛋白（A/G）、总胆红素（T-Bil）、总胆固醇（T-CHO）、肌酐（Crea）、尿素氮（BUN）等。

（4）其他检查。

一般应进行眼科检查，大动物应进行心电图、血压检查，必要时还可进行电介质、微量元素分析、神经反射检查、骨髓检查等。

病理学检查：

病理学检查可以发现受试物毒作用的靶器官，判断损害的性质和程度，推测可能的毒作用机制，是亚慢性和慢性毒性试验的重要指标。在试验过程中发现死亡或濒死的动物，应及时进行解剖检查；染毒结束、恢复期结束及必要时在染毒中间处死的动物都应进行检查。检查内容包括大体观察、脏器重量及脏器系数、病理组织学检查。

（1）大体观察。

所有受试动物发现死亡或人为处死之后，都应进行完整的系统解剖和仔细的肉眼观察。

（2）脏器重量及脏器系数。

指某个脏器的湿重与单位体重的比值，又称脏体比，通常是每 100 g 体重中某脏器所占的质量，表示为脏器质量（g）/体重（100 g）。该指标适用于肝、肾、脑、心、脾、肾上腺、甲状腺、睾丸、卵巢等实质性脏器，反映脏器的肿大或缩小，如增生、充血、水肿、萎缩等变化。应用时既要注意称重前洗净脏器表面血污，用滤纸吸干表面水分，也要防止脏器风干失水，还需注意去净结缔组织。

（3）病理组织血检查。

检查的脏器包括心、肝、脾、肺、肾、肾上腺、脑、垂体、视神经、胰腺、胃、十二指肠、回肠、结肠、睾丸、卵巢、子宫、前列腺、膀胱、甲状腺、胸腺、淋巴结、骨和骨髓等。经吸入染毒还需检查整个呼吸道，包括鼻腔、咽、喉、气管、支气管和肺。经皮染毒应取涂敷受试物部位及相邻部位的皮肤进行检查。一般可先检查对照组、高剂量组全部脏器和其他剂量组在大体解剖时发现或怀疑有病变的器官和组织。一般先用 HE 染色，光镜下观察，必要时也可进行其他特殊染色，如脂肪染色、胶原纤维染色、神经组织染色等，还可进行免疫组织化学检查以及电镜检查。

特异性指标观察：

某些特异性指标相当于效应生物标志物，可以反映受试物的中毒特征，也有助于了解中毒机制的有关线索。如有机磷化合物可以测定全血、血清或红细胞胆碱酯酶。但对于大多数缺乏参考资料的受试物，很难事先确定这类指标。

5.7 有机化合物结构与活性

5.7.1 概述

定量构效关系研究是应用统计模型方法或模式识别方法描述有机物的活性和结构的关系的方法。这里,结构和活性都是广义概念[47]。结构包括化合物分子中原子的结合方式、官能团、分子碎片等在结构方面的各种特征,且以结构参数或物理化学参数表示。活性是指化合物的生物活性,如毒性和药效性,还可以指化合物的理化性质,如水溶性、挥发性、分配、吸附、水解、光解、生物降解性等[48]。因此,定量构效关系一般可以分为定量结构活性相关(Quantitative Structure-Activity Relationships,QSAR)和定量结构性质相关(Quantitative Structure-Property Relationships,QSPR),其任务是研究和分析分子或原子中的基本结构特征与相应的从实验中反映出的一些性质(或生物活性)的关系并建立定量的预测模型[49],以总结这些性质的发生、发展规律,进一步预测新分子或原子相应的性质。定量构效关系研究已经成为现代化学基础研究的重要内容,并得到了越来越多的化学、生物学、环境科学及药学研究者的重视。

物质的性质取决于物质的结构,一旦结构确定了,其基本性质也随之而定。分子性质与结构的关系分为两种[50]:一种称为加和性,即分子的性质等于分子中各个组成部分相应性质的加和,如原子化热、分子量、摩尔折射率等;另一种称为结构性质,即分子的性质主要取决于分子内原子的排列顺序以及键的性质,如有机物的熔点、沸点和溶解度。一方面,可以根据实验测定的物质性质来推测和获取分子结构方面的信息,因为性质是结构的反映;另一方面,人们也探索、寻找结构与性质之间隐含的定性和定量关系,并期望能通过改变分子内部结构来达到改变分子性质的目的。

尽管定量构效关系研究的对象种类繁多,方法形式多样,但都依据大致相同的思路,都以下面几点为前提:

(1)假定化合物的结构和生物活性之间存在一定的关系;

(2)化合物结构可用适当的结构描述符来表示;

(3)根据已知化合物结构和活性数据建立的函数可以外推至新的化合物。

因此,定量构效关系研究实际上涉及的是化学学科的一个根本性问题——如何从物质的化学成分与结构预测其化学特性。其中要解决的两个最根本的问题是如何准确有效地定量表征分子的结构特征和如何建立能有效预测新化合物相应性质的定量构效关系模型。

5.7.2 分子结构的定量描述

化合物分子结构是一个多用途的概念。它可以包含如下信息:对各种性质有贡献的特殊功能基的存在；分子中原子的空间位置和相互联系；化合物的电子结构和物理化学性质等。无论是化合物的局部结构特征（特殊功能基，一定的取代常数等），还是总体特征（分配系数，偶极矩，电离势等），对于表达化学结构都十分有用。上述参数可以通过实验测定，也可用具有不同精度的计算方法进行确定。当然，在表达结构时应尽量做到全面和精确，但也应满足简便易行的条件。总之，考察结构特征最好的方法是进行严格的理论计算（量子化学法，构象法等），或针对特殊化合物设计特异的实验。某些粗略参数也可以通过结构式的简单处理和对经验数据的概括而获得。

分子结构可以通过结构参数——分子结构描述子来表征。结构参数可以是不连续的，如结构碎片；也可以是数值化的（连续的），如物理化学参数[51]。目前，QSAR 研究中常用的结构描述子主要来自两个方面[52-54]：实验的和计算的。

5.7.2.1　实验性分子结构参数

由实验得来的分子结构参数是最早在定量构效关系研究中使用的参数。由于实验测定困难，这类参数的应用受到限制。特别是大量可以通过理论计算得到的分子结构描述子的出现，使得实验性参数的应用日益减少。但是，这类参数由实验测定得到，可以准确地反映分子性质的发生机理，特别是在 QSAR 研究中有着不可替代的作用。另外，目前也有很多方法可以近似计算这些实验性参数。

1. 疏水性参数

在 QSAR 研究中获得广泛应用的分子结构描述子是疏水性参数，比分子的立体参数和电性参数的应用都早。Overton 和 Meyer 最早应用麻醉剂的分配系数研究局部麻醉学[55]。Hansch 首次用辛醇/水分配系数表征化合物的疏水性[56]。从此，分子的疏水性参数开始在 QSAR 研究中得到更加广泛的应用。在 1988 年，QSAR 的研究论文中有 40% 是应用疏水性参数进行的，到了 1998 年，这一比例上升到 50%[57]。

疏水性参数 π 是从母体化合物及其取代物的辛醇/水分配系数[58]（$\log P$）导出的取代常数

$$\pi_X = \log P_X - \log P_H \qquad (5-17)$$

其中 $\log P_X$ 是取代基为 X 时化合物的辛醇/水分配系数。可见，取代基疏水性大于氢原子时，π 为正值；否则，π 为负值。

但是，在应用中很快发现由于忽略了电子作用，同一取代基在不同的母体上表现为不同的 π 值，这种 π 值在不同的母体系列之间加和性很差。分子整体的或碎片的 $\log P$ 的应用在一定程度上弥补了这一不足。碎片是在准确测定的分配系数基础上划分的，同时结合一套校正因子，就可以由为数不多的碎片相当准确地计算大部分化合物的疏水性参数。这类方法通称为 Hansch 分析法。

表 5 - 7　八种不同体系中部分取代基的疏水性参数[59]

官能团	苯氧基乙酸	苯乙酸	苯甲酸	苯甲醇	酚类	苯胺类	硝基苯	苯
H	0	0	0	0	0	0	0	0
2 - F	0.01±0.01	0.04±0.2		0.25±0.1		0.14±0.2		
3 - F	0.13±0.3	0.19±0.2	0.2±.01	0.47±0.1	0.40±0.2			
4 - F	0.15±0.1	0.14±0.1	0.19±0.1	0.31±0.1	0.25±0.2			
2 - Cl	0.59±0.3				0.69±0.1			
3 - Cl	0.76±0.2	0.68±0.3	0.83±0.2	0.84±0.3	1.04±0.1	0.98±0.2	0.61±0.3	0.71±0.3
4 - Cl	0.70±0.3	0.70±0.4	0.87±0.1	0.86±0.2	0.93±0.1		0.54±0.3	
2 - Br	0.75±0.6				0.89±0.1			
3 - Br	0.94±0.1	0.91±0.03	0.99±0.1	0.50±0.2	1.17±0.1		0.79±0.2	0.86±0.2
4 - Br	1.02±0.5	0.90±0.1	0.98±0.1	0.48±0.3	1.13±0.1			
2 - I	0.92±0.1				1.19±0.1			
3 - I	1.15±0.1	1.22±0.2	1.28±0.1		1.47±0.1			
4 - I	1.26±0.3	1.23±0.3	1.14±0.1		1.45±0.1			
3 - CH₃	0.51±0.1	0.49±0.3	0.52±0.2		0.56±0.1	0.50±0.2	0.57±0.3	0.56±0.2
4 - CH₃	0.52±0.5	0.45±0.3	0.42±0.3		0.48±0.1	0.49±0.2	0.52±0.2	
3 - Et	0.97±0.1				0.94±0.1			
3 - CF₃	1.07±0.2	1.16±0.3	1.07±0.1		1.49±0.1			
3 - CH₂OH					-1.02±0.3	-0.95±0.2	-0.65±0.2	-1.03±0.2
3 - CH₂COOH					-0.61±.02		-0.40±.02	-0.72±.03
3 - COOH	-0.15±0.1	-0.32±0.2	-0.19±0.1		0.04±0.1		-0.02±0.2	-0.28±0.2

（续表）

官能团	苯氧基乙酸	苯乙酸	苯甲酸	苯甲醇	酚类	苯胺类	硝基苯	苯
4-COOH					0.12±0.1		0.03±0.3	
3-COOCH$_3$			−0.05±0.3					−0.01±0.3
3-COCH$_3$	−0.28±0.1				−0.07±0.1		−0.43±0.2	
4-COCH$_3$	−0.37±0.2				−0.11±0.1		−0.36±0.2	−0.55±0.2
3-CN	−0.30±0.1	−0.28±0.6	−0.37±0.1	−0.24±0.1	−0.68±0.2	−0.57±0.2		
2-OH		−0.54±0.2						
3-OH	−0.49±0.1	−0.52±0.2	−0.38±0.1	−0.61±0.2	−0.66±0.1	−0.73±0.4	0.15±0.3	
4-OH	−0.61±.01		−0.30±.01	−0.85±.04	−0.87±0.03	−1.07±0.02	0.11±0.2	−0.67±0.1
2-OCH$_3$	−0.33±0.1							
3-OCH$_3$	0.12±0.1	0.04±0.2	0.14±0.1	0.00±0.2	0.12±0.1	0.03±0.2	0.31±0.2	−0.02±0.2
4-OCH$_3$	−0.04±0.1	−0.01±0.2	0.08±0.1		−0.12±0.1		0.18±0.2	
3-OCH$_2$COOH	−0.69±0.1	−0.70±0.2	−0.48±0.2					
4-OCH$_2$COOH		−0.81±0.2	−0.52±0.2	−0.86±0.2				
3-NH$_2$	−1.15±0.2	−1.29±0.3		−0.48±0.2	−1.23±0.2			
4-NH$_2$		−1.63±0.2		−0.46±0.2				
2-NO$_2$	−0.23±0.5				0.33±0.1			
3-NO$_2$	0.11±0.1	−0.01±0.2	−0.05±0.1	0.11±0.2	0.54±0.2	0.47±0.2	−0.36±0.2	−0.28±0.2
4-NO$_2$	0.24±0.3	−0.04±0.2	0.02±0.1	0.16±0.2	0.50±0.1	0.49±0.2	−0.39±0.1	
3-NHCOCH$_3$	−0.79±0.1							−0.97±0.2
4-N=NC$_6$H$_5$	1.71±0.4							1.69±0.4

当同一骨架上由数个(i 个)取代基时,各取代基疏水性参数之和的定义为

$$\sum \pi = \lg P_i - \lg P_H \tag{5-18}$$

这种使用分子中各部分的疏水性的加和代替完整结构的疏水性的方法取得了空前的成功,并实现了化合物的分配系数计算的程序化,为疏水性参数的推广应用和 QSAR 研究的发展做出了极大的贡献。

一般地,化合物的疏水性增加,其通过生物膜的能力也随之增强,活性增大。但当疏水性过大时,化合物在生物体液中的溶解度降低,且其传输也受到阻碍,不容易到达生物受体部位或到达生物受体部位的浓度很低,活性反而减小。显然,疏水效应显著影响着药物分子和靶体活性位点间的相互作用,以及化合物在生物系统中的分布特性,因此,分配系数和 π 值与生物活性有着很好的相关性,不管是简单的蛋白质分子的键合作用,还是动物和人体的活体效应都证实了这一点。分配系数已经成为一个广泛接受的用于预测多种生物活性的分子结构描述子。

Hansch 分析法的缺点是要求被研究的分子所显示的活性具有相同的作用机理,因此 Hansch 分析法只能适用于同系物。其他还有包括统计真实性问题,参数值的适当范围问题等。即便如此,该方法目前仍然在 QSAR 分析中得到了广泛的应用,几乎已经成为 QSAR 的象征。

2. 立体参数

最早使用的立体参数是 Taft 取代常数(E_s)[60]。随后,Hancock 等人用分子中所含羟基的数目修正了 E_s 的值[50],Fujita 等用他们提出的结构碎片的加权和表示 Taft 取代常数[51]。

Taft 取代常数(E_s)是反映脂肪族化合物中未构成共轭体系的取代基团极性效应的量度。该参数的定义以酯的水解为基础,其计算基于这样一个事实:碱性和酸性水解均对立体效应较敏感,且其影响是相同的,但只有碱性水解受极性效应的影响,因此、只要在碱性项中减去酸性项,就能表示分子的极性效应。E_s 反映了分子或基团的电子效应和立体效应。

Taft 立体参数可通过实验求得,即

$$E_S = \lg\left(\frac{k}{k_0}\right)_A \tag{5-19}$$

式中,$(k/k_0)_A$ 是酸催化下取代乙酸甲酯水解速率常数(k)与原酯水解速率常数(k_0)的比值。

表 5-8 一些官能团的 E_s、v 和 V^a 值[61]

基团	E_s	v	$V^a \times 10^2$	基团	E_s	v	$V^a \times 10^2$
H	0	0		Cyclohexyl	−2.03	0.87	6.25
F	0.46	0.27	1.22	i-Bu	−2.17	0.98	5.26
CN	0.51			s-Bu	−2.37	1.02	6.21
OH	−0.55			CF_3	−2.40	0.91	3.54
OMe	−0.55		3.39	t-Bu	−2.78	1.24	7.16
NH_2	−0.61			NMe_3^+	−2.84		
Cl	−0.97	0.55	2.54	新戊基	−2.98	1.34	5.75
Me	−1.24	0.52	2.84	CCl_3	−3.30	1.38	6.43
Et	−1.31	0.56	4.31	CBr_3	−3.67	1.56	7.29
I	−1.40	0.78	4.08	$(Me_3CCH)_2CH_2$	−4.42	2.03	
Pr	−1.60	0.68	4.78	Et_3C	−5.04	2.38	
i-Pr	−1.71	0.76	5.74	Ph_3C	−5.92	2.92	

E_s 值与官能团的尺寸高度相关。CH_2X、CHX_2 和 CX_3 等取代基的 E_s 值与该取代基团的范德华半径成线性关系。此外,还有两个不依赖于任何动力学数据的位阻参数。Charton 的 v 由范德华半径得到,Meyer 的 V^a 是由距反应中心 0.3 nm 以内那部分取代基的体积确定的。

另一个常用的立体参数是分子或取代基的摩尔折射率(M_R)[62]

$$M_R = \frac{n^2 - 1}{n^2 + 1} \times \frac{M}{\rho} \qquad (5-20)$$

式中,n、M 和 ρ 分别为取代基的折射率、摩尔质量和密度。

摩尔折射率也是一种分子的加和性质,可以通过基团或碎片的摩尔折射率求出整个分子的摩尔折射率。很多碎片和基团的摩尔折射率已经被计算出来并建立了数据库。目前,可以用计算机软件(如 CLOP)很容易地计算出分子的 M_R。摩尔折射率不仅和分子的体积和大小相关,而且和分子的极性相关,因此,它已经成为表征分子的范德华体积、表面张力加权摩尔体积和碎片体积的有效参数。在分子模型软件中,也用基于原子的碎片常数的方法计算分子摩尔折射率。

Taft 取代常数和摩尔折射率的一个缺陷是无法区分不同构型的取代基,Verloop 等提出用基于标准键长和键角的 STERIMOL 参数部分地解决了这一问题。这些工作为解决 QSAR 中处理构型问题的困难做出了积极的探索。

3. 电子效应参数

Hammett 取代常数是较早用来表征分子中电子效应的参数[49]，并首先用于平衡常数及化学反应速率常数的预测。当一个吸电子基团与苯甲酸上的苯环相连后，其羧基的酸性会加强，基团的吸电子能力越强，酸性增加越多。于是，可以选用基团取代常数(σ_X)来表示取代基对苯甲酸酸性的影响：

$$\log K_X - \log K_H = \rho \sigma_X \qquad (5-21)$$

式中：K_X——带有取代基 X 的母体（如苯甲酸）的离解常数；

K_H——母体的离解常数；

σ_X——取代常数，表征的是将苯环上的氢以给定的间位或对位取代基取代时的极性效应，原则上与反应温度、溶剂介质等因素无关；

ρ——反应常数，是取代效应灵敏程度的量度，受反应条件的影响。

Hammett 选择苯甲酸 25℃ 时在水中的电离作为参比反应，定义 $\rho = 1.0$，并定义

$$\sigma_X = \lg \frac{K_a}{K_a^0} \qquad (5-22)$$

式中：K_a^0 为苯甲酸本身的离解常数；

K_a 则是取代基为 X 时取代苯甲酸的离解常数。

因此，各种取代基的 Hammett 取代常数可以通过测定取代苯甲酸的离解常数来计算。

Hammett 方程是一个线性的自由能关系式。当取代基为 X 的化合物的反应达到热力学平衡时，平衡常数 K 与反应的自由能变化有以下关系式：

$$\lg K_X = -\Delta G_X/(2.303RT) \qquad (5-23)$$

而未发生取代时的情况可以表示为

$$\lg K_H = -\Delta G_H/(2.303RT) \qquad (5-24)$$

将以上两式代入 Hammett 方程得

$$\frac{-\Delta G_X}{2.303RT} + \frac{\Delta G_H}{2.303RT} = \sigma\rho \qquad (5-25)$$

从而

$$-\Delta G_X = 2.303RT\sigma\rho - \Delta G_H \qquad (5-26)$$

对于给定条件下的特定反应，ρ、R、T 和 ΔG_H 都是常数，则 σ 与 ΔG_X 线性相关。

因为平衡常数的对数和自由能成线性相关,所以,Hammett 方程(5－22)也被称为线性自由能关系(LFER)。从而也说明为什么在 QSAR 研究中要使用生物学参数的对数形式。

和其他取代常数一样,Hammett 取代常数也受到母体类型、取代基类型和取代位置的影响,有一定的应用范围。它只适用于同系的芳香取代物,且只能表示间位或对位上侧链基的影响。另一方面,在 QSAR 研究中,有越来越多的非同系物体系需要研究,仅仅依靠各种取代常数已经无法满足需要。因此,各种实验测定的、计算得到的或理论推导的描述分子整体性质的参数不断涌现。表 5－9 列出了部分常见官能团的 σ、σ^+ 和 σ^- 值。

表 5－9　部分常见官能团的 σ、σ^+ 和 σ^- 值

基团	σ_p	σ_m	σ_p^+	σ_m^+	σ_p^-	基团	σ_p	σ_m	σ_p^+	σ_m^+	σ_p^-
O$^-$	−0.81	−0.47	−4.27	−1.15		I	0.28	0.34	0.14	0.36	
NMe$_2$	−0.63	10.10	−1.7			N=NPh	0.34	0.28	0.17		
NH$_2$	−0.57	−0.09	−1.3	−0.16		COOH	0.44	0.35	0.42	0.32	0.73
OH	−0.38	0.13	−0.29			COOR	0.44	0.35	0.48	0.37	0.68
OMe	−0.28	0.10	−0.78	0.05		COMe	0.47	0.36			0.87
CMe$_3$	−0.15	−0.09	−0.26	−0.06		CF$_3$	0.53	0.46		0.57	
Me	−0.14	−0.06	−0.31	−0.10		NH$_3^+$	0.60	0.86			
H	0	0	0	0	0	CN	0.70	0.62	0.66	0.56	1.00
Ph	0.05	0.05	−0.18	0		SO$_2$Me	0.73	0.46			
COO−	0.11	0.02	−0.14	−0.10		NO$_2$	0.81	0.71	0.79	0.73	1.27
F	0.15	0.34	−0.07	0.35		NMe$_3^+$	0.82	0.88	0.41	0.36	
Cl	0.24	0.37	0.11	0.40		N$_2^+$	1.93	1.65	1.88		3
Br	0.26	0.37	0.15	0.41							

4. 其他基于实验的分子结构描述

(1) 有很多已知的实验测定的物理化学性质也被广泛用于解释分子的生物活性。比如在化合物毒性及其溶解度之间就存在着显著的相关性其他诸如熔点[63]、化学位移、红外或 Raman 振动频率[64]、与 4-硝基苯酚的反应性等实验测定的分子特性,甚至分子在老鼠血浆中的水解速率等都被用来进行 QSAR 研究。这些分子结构描述子可以由实验方法准确测定和预测,但是这些分子特性的主要缺陷是对分子生物活性的预测能力不强。

(2) 氢键在药物受体分子中广泛存在,对于解释生物活性的机理有着特殊的

重要性。关于氢键配体和受体的研究在 60 年代就开始了。Fujita 等使用指示变量来考虑氢键的作用,发现二氮杂草的抗变应性能力与氢键的形成有相关性。小分子穿透血脑屏障(blood-brain barrier, BBB)的能力与它们形成氢键的能力有关,而且可以通过测量分配系数的差值和摩尔体积来估计分子形成氢键的能力。尽管氢键在 QSAR 研究中有着如此重要的价值,但至今还没有一套可以广泛接受的配体或受体的氢键数据,一个可能的原因是氢键的作用能部分地被分配系数所解释,而且所建立的模型也是可以接受的。

(3) 线性溶剂化能相关(LSER)是通过描述溶剂—溶质间相互作用来解释分子的生物活性的方法,是由 Kamlet 等提出的。已经有很多溶剂化色谱参数被用来表征多种溶质—溶剂相关性质。Abraham 等报道了一组用气相色谱法测定的溶剂化色谱参数。Kamlet 等用这些溶剂化色谱参数成功地解释了分子的很多生物学性质。但是,溶剂化色谱参数和其他基于实验测定的参数一样,如果没有可供查阅的表值则难以应用。为此,有人提出了利用分子的体积、电荷和轨道能量等参数计算溶剂化色谱参数的理论方法——理论线性溶剂能相关(TLSER)。实践表明,TLSER 的理论计算值和实验测定值之间有良好的相关性,对于解决溶剂化色谱参数实验数据的缺乏是一个比较可取的途径。

5.7.2.2 分子结构的量化表示

分子的取代常数在早期的 QSAR 研究中发挥了重要的作用,这主要是有两个方面的原因造成的。其一,QSAR 研究是由药物设计开始的,而药物设计是物理有机化学的延伸,因而,作为物理有机化学的重要研究成果的分子取代常数被顺理成章地应用到对化合物性质的研究;其二,药物分子的设计与合成比较关注同系物分子体系,而分子的取代常数可以较好地描述同系物性质的变化规律,能够满足药效分析与药物设计的需要。随着 QSAR 研究扩展到生物学、环境科学等新的领域,越来越多的非同系物体系成为人们的研究对象,仅仅依靠这些传统的取代常数已经不能满足 QSAR 研究的需要。另外,取代常数可用数据的不完备性也使人们将目光逐步转向直接把分子结构量化表示的研究。与此同时,计算机技术的飞速发展也为分子结构的量化表示提供了条件。

1. 分子的拓扑指数

分子的拓扑指数是基于图论量化分子结构的成果。分子是由原子通过化学键构成的。分子结构就像由结点(原子)和边(化学键)组成的图,因此,可以用图论的处理方法来表示分子结构。自从德国化学家 Kopp 用邻接矩阵(或叫拓扑矩阵)来表征分子的物理化学性质以来,在邻接矩阵的基础上化学家们提出了很多种分子拓扑指数。根据 Trinajstic 等人的统计,到 1986 年已经有 39 种不同的拓扑指数,而 Balaban 在一篇评论中指出,大约存在一百多种分子拓扑指数。

1) Wiener 指数

最早的拓扑指数是 Wiener 指数。其定义为分子中所有不同碳原子之间的距离的总和。后来又被拓广至所有不同的非氢原子之间的距离。Wiener 指数在一定程度上反映了分子的特性,它和饱和脂肪烃的沸点有着良好的相关性。Randic 等和 Balaban 等对它的修正使得 Wiener 指数的适用性更广。

2) 分子的分枝指数和连接性指数

另一个应用广泛的分子拓扑指数是分子连接性指数,是在 Randic 分枝指数的基础上扩充和发展得来的。Randic 分枝指数($^1\chi$)的定义如下:

$$^1\chi = \sum (1/\sqrt{m})(1/\sqrt{n}) \qquad (5-27)$$

式中,m、n 分别是分子中化学键所连接的两个原子的连接度。

求和包括分子中所有的化学键。$^1\chi$ 可以定量反映开链饱和烷烃的多种物理性质,但是它不适用于不饱和化合物、环状化合物以及含有杂原子的化合物。为此,Kier 和 Hall 提出了分子连接性指数。

Kier 和 Hall 首先做了两个基本假设:①表示化合物分子结构和它们的若干性质之间的定量关系所需要的结构信息包含在化合物分子的隐氢图中;②化合物分子的性质和隐氢图的连接性指数之间存在某种函数关系,可以用连接函数来反映性质。分子连接性指数 $^m\chi_t$ 的计算方法如下:

$$^m\chi_t = \sum \prod_{i=1}^{m+1} \frac{1}{\sqrt{\delta_i}} \qquad (5-28)$$

式中:t——子图的类型;

　　m——图中的边的数目;

　　δ_i——第 i 个原子的连接度。

求和包括分子中所有包括边的数目相同的同类型子图。子图类型如图 5-12 所示。

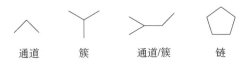

通道　　　簇　　　通道/簇　　　链

图 5-12　分子结构子图的类型

通道(path):由节点度不大于 2 的节点组成的子图。这里,节点度是节点在子图中连接的边的数目,与原子的连接度无关;

簇(cluster):至少包含一个最大节点度为 3 的节点的子图;

通道/簇(path/cluster):通道和簇相连的子图;

链(chain):包含一个闭合回路(环)的子图。

之后,分子连接性指数又经过不断的修正补充,不仅使得它的表达能力不断提高,而且适用范围也越来越广。分子连接性指数可以很好地表征不饱和化合物,如烯烃、炔烃、苯等,对含有杂原子的分子的一些性质也有良好的相关性。

除此之外,还有很多分子拓扑指数被不断应用到 QSAR 研究中来。如Balaban 指数、ID 指数、电拓扑指数、AM 指数、苏尔兹拓扑指数[51]和距离边数矢量等。分子拓扑指数以分子结构为基础,计算方法简单、快速、容易掌握,而且具有较强的灵活性,能处理含杂原子、不饱和键、环及芳香类化合物等特殊分子,在一般情况下不需引入附加的新参数,这样避免了计算和处理上的许多困难。拓扑法还可以借鉴量子力学的某些指数,和分子轨道法相结合表达一些分子的三维信息[53]。分子拓扑指数已经成为 QSAR 研究中一类重要的分子结构描述子。

2. 量子化学参数

QSAR 中应用的很多分子结构描述子来自量子力学计算的结果。如最高分子空轨道能(HOMO)、最低分子占据轨道能(LUMO)、分子的电子势(MEP)、分子或原子的电荷密度、极化率、超离域能、偶极矩等。更可贵的是,量子力学计算还可以提供很多分子三维结构的信息。

事实上,量子力学计算将是彻底了解结构与性质关系本质的最好方法。只要给出一个原子集合(分子)的原子数目、种类及其结合形式,通过求解 Schrodinger方程,原则上可以计算出反映能量和电子分布的本征值和本征矢量,用该方法算出的最低能量反映了分子中原子的最稳定的结合态。同时,分子的其他性质也可以从波函数和能量来推得。

但是,量子力学的计算不仅需要牢固的数学基础,而且比较繁杂、费时。在实际工作中,并不是都要追求这种数学或微观的精确性。因此,QSAR 中使用的量子化学参数大都是采用经过简化的经验或半经验的计算方法得到的结果。虽然精度有一定的降低,但基本可以满足解释生物活性规律的需要。

5.7.3　QSAR/QSPR 的变量选择和建模方法

QSAR 研究的目的在于将分子的结构信息,包括上述各种化合物结构表征方法得到的分子结构描述子,和化合物的性质或生物活性联系起来,建立一种具有预测能力的定量关系式。QSAR 常用的建模方法包括回归分析、聚类分析、判别分析、因子分析、模式识别、人工神经网络等。

在 QSAR 研究的早期,可用的分子结构描述子不多,往往使用一元回归或多元回归分析以得到需要的定量构效关系模型。但是,随着分子结构定量表征技术的发展,特别是大量分子拓扑指数的出现,很容易得到远远地超过待研究分子数目的描述子,所以变量的选择已经成为建模过程的第一步也是最关键的一步。现代建模方法的研究可以说就是变量选择方法的研究。

5.7.3.1　逐步回归分析

经典的变量选择方法是逐步回归方法[65]。有正向的逐步添加法和反向的逐步删除法，以及两者结合的逐步回归法。正向逐步回归分析是根据每个变量的重要性大小，每次选一个变量进入回归方程，直到再没有显著的变量。而在反向逐步回归分析中不论变量是否都重要，先一律归入方程，然后逐一检查自变量，每次删除一个最不显著的变量，再重建方程，如此继续下去直至方程中所有变量都显著为止。

对于偏回归方程

$$\hat{y} = b_0 + b_1 x_1 + \cdots + b_l x_l \tag{5-29}$$

式中，x_1，x_2，$\cdots$，x_l 为原变量集中的 l 个变量，其回归平方和为

$$RES = \sum_{i=1}^{l} (\hat{y}_i - \overline{y})^2 = \sum_{i=1}^{l} b_i s_{iy} \tag{5-30}$$

$$s_{yy} = \sum_{i=1}^{l} (y_i - \overline{y})^2 \tag{5-31}$$

其剩余平方和为

$$Q = s_{yy} - RES = s_{yy} - \sum_{i=1}^{l} b_i s_{iy} \tag{5-32}$$

从 l 个变量中删除变量 x_j，新回归方程包含 $l-1$ 个变量，则新的回归平方和与剩余平方和分别为

$$RES^- = \sum_{i=1}^{l} b_i s_{iy} (i \neq j) \text{ 和 } Q^- = s_{yy} - \sum_{i=1}^{l} b_i s_{iy} (i \neq j) \tag{5-33}$$

可以证明 $Q \leqslant Q^-$，令 $Q_j = Q^- - Q$ 表示由于删除变量 x_j 后剩余平方和的增加量（或回归平方和的减少量），称为变量 x_j 对 y 的方差贡献。方差贡献不仅与变量本身有关，而且还与当时参与回归的所有变量有关。因此可以采用 Q_j/Q 作为评价 x_j 对 y 作用大小的度量。

因子显著性检验过程为：

首先选择 l 个变量中方差贡献最小的变量 x_j 作假设，$H_0: b_j = 0$，若检验结果拒绝该假设，说明模型中所有变量都显著，不必删除。否则，若检验结果接受该假设，则从回归方程中删除变量 x_j。

$$F = \frac{Q_j}{Q} (n - l - 1) \tag{5-34}$$

给定置信度 α，由 F 表可得临界值 $F_a(n-l-1)$（n 为样本数），若 $F > F_a(n-l-1)$，说明 x_j 对 y 的方程贡献大，拒绝 H_0，应保留 x_j；否则，删除 x_j。

在考虑选入新变量时,与考虑删除时类似。可以假定 x_{l+1} 是所有不在模型中的变量中方差贡献最大的变量,然后对 x_{l+1} 进行 F 检验。

正向的逐步添加法和反向的逐步删除法都存在着明显的缺陷。正向的逐步添加法中变量一旦进入了方程便不会被删除,而反向的逐步删除法中,一个变量一旦被从模型中删除掉就没有机会再进入方程。但是由于变量之间的相互作用,方程中的变量在一个新的变量进入方程后可能变得不再显著,而被删除的变量也可能由于另一个变量的删除显著性重新提高。所以,只有两者结合的逐步回归方法才能得到更加显著的回归方程。

5.7.3.2 遗传算法

变量选择的过程就是寻找最佳变量子集、优化 QSAR 模型的过程,而遗传算法是近年来受到普遍欢迎的全局优化算法[66]。遗传算法利用简单的编码技术和繁殖机制,可以解决非常困难的问题,而且不受搜索空间的限制性假设的约束,不必要求评价函数的连续性、可微性和单调性等假设,以及它固有的并行性,使它在化学中得到了广泛的应用。

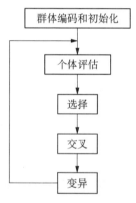

图 5 - 13 遗传算法流程图

遗传算法是具有"生成＋检测"的迭代过程的搜索算法。由图 5 - 13 可见,遗传算法是一种群体(population)型操作,该操作以群体中的所有个体(individual)为对象。选择(selection)、交叉(crossover)和变异(mutation)是遗传算法的 3 个主要操作算子,它们构成了所谓的遗传操作,使遗传算法具有了其他传统算法所没有的特性。

遗传算法主要包含 5 个基本步骤:①参数编码;②初始群体的设定;③适应度函数的设计;④遗传操作设计;⑤控制参数设定。这 5 个要素构成了遗传算法的核心内容。其中,适应度函数的设计是和具体问题关系最为密切的环节。

应用于 QSPR 研究中变量选择的遗传算法的编码方式为二进制编码,每一位代表一个变量,被选中者值为 1,否则为 0。

两个染色体的单点交叉:
$$\left.\begin{array}{l}00101010010010\\01001110000000\end{array}\right\} \xrightarrow{\text{crossover}} \left.\begin{array}{l}00101010000000\\01001110010010\end{array}\right\}$$

染色体的变异:00101010010010 $\xrightarrow{\text{mutation}}$ 00101010110010

随机产生初始群体,群体规模一般为 30 个个体。根据具体问题的需要,对个体中值为 1 的位数加以限制。一般地,在定量构效关系模型中变量的个数不宜超过分子个数的 20%;另一方面,通过限制个体中为 1 的位数,还可以达到建立含有指定数目变量的模型,以方便定量构效关系研究。同时为了避免变量之间的共线性,对于入选的变量首先考察其相关性,相关系数大于 0.95 的变量只保留其中一个。

构建算法的重点是适应度函数的设计。为了保证所建 QSPR 模型的预测能力,一般以所得模型留出一法交互校验(LOOCV)的预测值和实验测定值的相关系数(R^2_{CV})为评价函数。LOOCV 是指建模时将样品集中的一个样本留出来不参加建模,然后用所建模型预测该样本,这样反复进行,直至样本集中所有样本都被预测,最后计算预测值和实验测定值的相关系数。这种方法常常用来评价模型的预测能力。

在进行选择操作时,采用“精英”个体保留策略,即每一代的最佳个体总是被无条件保留下来。这样做可以加快收敛速度,当然也会有一定的过早收敛的风险,但可以通过适度的群体规模和适当的提高变异概率加以克服。交叉操作是指将两个染色体进行部分交换组成两个新染色体的过程,有单点交叉和多点交叉两种方式。交叉概率一般设为 0.1～0.5 之间。变异是指染色体的某一位点随机的反转,由‘0’变为‘1’。变异概率应设置较低的值(<0.05),避免算法陷入震荡不收敛的情况。

应用遗传算法进行变量选择,得到的是解的群体,其中不仅有最优解,同时还可以根据具体问题,选择最佳解。

5.7.3.3　人工神经网络

人工神经网络有很强的自组织、自学习能力,不仅是一个良好的非线性建模方法,而且也可以有效地进行变量选择。Tetko 和 Livingstone 等应用人工神经网络做了一系列 QSAR 研究工作,他们通过不断地修正网络的拓扑结构,逐步得到表达所研究的化合物性质的最佳变量子集。Agrafiotis 等利用网络集合(Neural Network Ensembles)的形式,成功地建立了用于变量子集优化的算法。Dieterle 等提出的动态生长网络(Growing neural networks)算法,从空的网络结构(零节点)开始,通过不断地扩充、优化,实现了对制冷剂 R22 和 R134 的 QSPR 研究。Lucic 等比较、总结多种神经网络模型的性能,发现人工神经网络对于大的参数集优势比较明显。

5.7.3.4　随机共振法

在以前的定量构效关系(QSAR)研究中,科学家们不仅通过多种途径设计了数量众多的分子结构描述子,而且还探索了许多用来建模的方法。但是,不管是实验测定的抑或是理论计算的描述子,都是在一定条件下,经过一些简化和近似而得到的,因此,其中都包含着一定的误差干扰,从而对定量构效关系模型的预测能力造成一定程度的影响。令人遗憾的是,在以往的众多建模方法研究中对这类误差造成的影响却很少论及。导致这种情况的原因可能是多方面的,但毫无疑问,缺乏合适的方法是其中最主要的原因之一。

　　显然,定量构效关系中的分子描述子也可以视为是一类信号,建模的过程就是提取有用信息的过程。但是,它和分析化学中其他种类的信号又有着很大的区别。它是离散的,没有明确规律的信号,变量不同的排列方式都会对其性质产生很大的影响。同时,它不仅含有变量误差形成的内部噪声,信息量极少的诸多变量的共存也是一种干扰,会形成其强度与信号强度相当的外噪声。因此,相对于强烈的噪声干扰而言,建模时要提取的信号又是极其微弱的。对于这种微弱的、不确定的和极度复杂的信号,现有的分析方法很难应用。

　　随机共振是近年来发展起来的一种新型算法,在处理噪声(误差)对信号的影响方面不仅方法是独特的,而且效果也是显著的。将随机共振算法应用于 QSAR/QSPR 研究,有可能实现对定量构效关系研究中误差的处理。

　　随机共振(Stochastic resonance, SR)是近 30 年来发现的一种十分特异的现象。在这一现象中,噪声不是一般认为的起干扰作用,而是反过来帮助弱信号的检测与传递。在很多领域,这种现象都已经受到人们的广泛关注,已经逐步发展成为一种新的在强噪声干扰下的检测微弱信号的方法。

　　随机共振模型都包含 3 个不可缺少的要素:具有双稳(或多稳)态的非线性系统,弱信号和适当强度的噪声。最简单的双稳系统可以用 $x' = \mu x - x^3$, $\mu > 0$ 来描述,最简单的信号和噪声分别为 $A\cos(\Omega t)$ 和白噪声 $\Gamma(t)$。白噪声的统计性质为 $\langle \Gamma(t) \rangle = 0$, $\langle \Gamma(t)\Gamma(t') \rangle = 2D\delta(t - t')$,即其功率谱与频率无关,这种时间关联函数为 δ 函数的噪声称为白噪声。事实上,真正的白噪声是不存在的,因为它需要无穷大的功率才能产生出来。随机力总有一定的相关时间,具有非零相关时间的噪声叫做色噪声。但是,如果色噪声的相关时间 $\tau_0 \to 0$,那么这种色噪声的作用可以用白噪声来近似代替。所以,用白噪声研究问题是有实际意义的。理论上解释随机共振现象最简单的模型为 Langevin 方程(LE)表示的一维双稳系统:

$$x' = \mu x - x^3 + A\cos \Omega t + \Gamma(t) \tag{5-35}$$

式中,$\mu > 0$,在 $A = D = 0$ 时,系统在 $x = \pm\sqrt{\mu}$ 处有两个稳态。在 $D = 0$ 时存在临界值 $A_c \approx 2\sqrt{3}\mu^{5/2}/9$。当 $A < A_c$ 时,运动轨道将在 $x = \pm\sqrt{\mu}$ 附近进行局域的周期运动,只有在 $A > A_c$ 时轨道才能在这两个定态解附近作大范围的运动。然而,当引入噪声后,即使在 $A < A_c$,甚至在 $A \ll A_c = O(1)$ 时,系统仍然可以在两个定态之间跃迁。这种现象就是随机共振。可以设想存在一个过阻尼的粒子在具有双稳态的势阱中运动,如图 5-14 所示,系统存在两个最小势能稳定点 x_1、x_2 和一个不稳定点 $x_0 = 0$,分隔两稳定点的势垒高度为 $\Delta U = \mu^2/4$。在没有外界力存在时,粒子(图中小球)很难从一个稳定区域越过势垒 ΔU 跃迁到另一个稳定区域。当有适当强度的噪声存在时,粒子则可以获得能量,在两势阱之间有规律地运动。

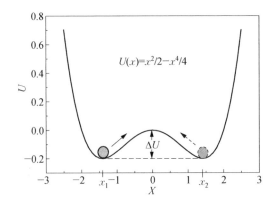

图 5‑14　经典双稳系统中热粒子的运动

LE 处理的是随机变量的轨道,其目的是预言这些轨道的统计性质,但是很难解决非线性问题,这时,用处理随机变量的分布函数的 Fokker-Planck 方程(FPE)代替 LE 可以达到同样的目的:

$$\frac{\partial \rho(x,\ t)}{\partial t} = -\frac{\partial}{\partial x}\big[(\mu x - x^3 + A\cos(\Omega t))\rho(x,\ t)\big] + D\frac{\partial^2}{\partial x^2}\rho(x,\ t)$$

$$(5-36)$$

随机共振算法的基本步骤如下:

(1) 首先,将定量构效关系研究中的分子描述子按照化合物顺序连接起来,构成一维的分析信号并进行归一化;一个由 n 个化合物,m 个分子描述子组成的数据集,可以构成如下一维信号:

$$\underbrace{x_1,\ x_2,\ \cdots,\ x_m}_{\text{Sample 1}},\underbrace{x_1,\ x_2,\ \cdots,\ x_m}_{\text{Sample 2}},\cdots,\underbrace{x_1,\ x_2,\ \cdots,\ x_m}_{\text{Sample }i},\cdots,\underbrace{x_1,\ x_2,\ \cdots,\ x_m}_{\text{Sample }n}$$

图 5‑15　原始信号的构筑

(2) 应用随机共振算法处理经过步骤(1)得到的信号。

(3) 将随机共振处理过的信号重新转换成矩阵的形式,用合适的方法建立定量构效关系模型。

(4) 评价得到的 QSAR 模型。为了得到具有预测能力的模型,仍然采用留出一交互校验(LOOCV)的方法进行模型评价。以预测值和观测值之间的相关系数 Q^2 作为评价函数,它同时也是遗传算法的适应度函数。函数值的计算按照下式进行:

$$Q^2 = 1 - \frac{\sum_{i=1}^{n}(y_i - \hat{y}_i)^2}{\sum_{i=1}^{n}(y_i - \bar{y})^2} \qquad (5-37)$$

式中，y_i 和 $\hat{y}_i$ 分别为第 i 个化合物活性（性质）的实验观测值和 LOOCV 的预测值；$\bar{y}$ 是全体化合物性质的平均值。显然，Q^2 值越大，模型的预测能力越强。

（5）如果定量构效关系模型的预测能力已经达到了预先设定的标准，则算法结束；否则，继续优化算法参数，重复步骤（1）～（4）。

除了上述介绍的几种建模方法，还有很多方法应用于 QSAR/QSPR 研究中，如演化（Evolutionary Programming）算法，人工蚁群克隆（Artificial Ant Colony Systems）算法，二进粒子群体（Binary Particle Swarms）算法，快速多模型回归分析和基于最小预测误差的全模型回归（VSMP）方法等，这些变量选择（或建模）方法都在各自领域的 QSAR 研究中发挥了积极的作用，为 QSAR 技术的发展作出了贡献。

第6章 化学污染物的环境风险评价

人们在生活和生产活动中接触和使用大量的化学物质。据统计,目前登记在册的化学物质大约有700万种,其中常用化学物质有7万种,并且每年还有10 000多种新化学物质问世。这些化学物质在给人类生活带来方便的同时,也对生态环境及人类健康构成了严重的威胁。环境中的化学物可通过多种途径在环境中迁移、转化,在一定条件下可对人体产生危害,如目前使用的一些化学物质被证实对人有致癌、致畸作用,还有一些对人和动物的内分泌系统有干扰作用等。因此,对化学物进行安全性评价是环境毒理学的重要任务之一。

6.1 安全性评价

安全(safe)是指某种化学物在规定的使用方式和用量条件下,对机体不产生任何损害(包括急性毒性、慢性毒性以及致癌、致畸等远期或潜在危害)。安全性(safety)则是一个相对的概念,指化学物在一定的暴露下无危险或危险度很低,其危险度可被社会所接受。

与可接受的危险度相对应的暴露剂量称为实际安全剂量(Virtual Safe Dose,VSD)。例如,在终生致癌试验中,引起肿瘤发生率接近或相当于可接受的危险度的化学物剂量即可作为这种化学物致癌作用的实际安全剂量。

安全性评价(Safety Evaluation)是指通过规定的毒理学试验程序和方法以及对人群效应的观察,评价某种化学物的毒性及其潜在危害,进而提出在通常的暴露条件下该物质对人体健康是否安全及其安全接触限量。安全性评价的目的是确保该化学物在生产和使用中产生最大效益,同时使其对生态环境和人类健康的危害降至最低。

安全性评价主要包括四方面的内容:

1. 准备工作

在对受试化学物进行安全性评价前,应了解该物质的基本特性和相关数据,如化学结构式、纯度、杂质含量、沸点、蒸气压、溶解性、pH 等理化数据和有关参数。此外,还应了解该化学物可能的用途、使用范围和使用方式,人体暴露的途径以及可能的摄入量等。例如,对于环境污染物,应了解其在水、空气或土壤中的含量;对于工业毒物,则应考虑其在空气中的最大浓度。一般来说,安全性评价的受试物应采用工业品或市售商品,而不是纯化学品,以反映人体实际接触的情况。在整个试验过程中所使用的受试物必须是规格、纯度完全一致的产品。当需要确定该化学品的毒性来源于化学物质还是其所含杂质时,通常采用纯品和应用品分别试验,并将其结果进行比较。例如,我国农药登记条例规定,农药的急性毒性试验(包括经口、经皮和经呼吸道染毒)应包括农药原药和制剂的毒性试验。

2. 安全性评价的程序

安全性评价首先是对化学物进行毒性鉴定,通过一系列的毒理学试验测试该化学物对实验动物的毒作用(包括特殊毒性作用),从而评价和预测该化学物对人体可能造成的危害。我国对化学品的毒理学安全性评价通常分为 4 个阶段:

1) 急性毒性试验

主要根据人体可能的暴露途径,选择经口、经皮、经呼吸道的染毒方式进行急性毒性试验,确定 LD_{50} 或 LC_{50}。农药等有可能与皮肤或眼接触的化学物需进行皮肤刺激试验、眼刺激试验和皮肤变态反应试验。对呼吸道有刺激作用的化学物还应进行吸入刺激阈浓度试验。通过急性毒性试验,可对化学物的毒性进行初步的估计并确定其急性毒作用特征,为急性毒性定级、进一步试验的剂量设计和毒性判定指标的选择提供依据。

2) 致突变试验

一般包括:①原核细胞基因突变试验,如 Ames 试验、大肠杆菌试验或枯草杆菌试验;②真核细胞染色体畸变试验(如微核试验或骨髓细胞染色体畸变分析),如试验结果为阳性,可在 DNA 修复合成试验、显性致死试验、果蝇伴性隐性致死试验和体外细胞转化等试验中再选两项进行最后的综合评价。通过致突变试验,可对受试物的潜在遗传危害性进行评价并预测其致癌性。

3) 亚慢性毒性试验、致畸试验、生殖试验和代谢试验

亚慢性毒性试验用于了解较长期反复染毒受试化学物后对动物的毒作用性质和靶器官,评估对人体健康可能引起的潜在危害,估计最大无作用剂量,并为慢性毒试验和致癌性试验设计提供参考依据。一般要求进行 90 天亚慢性毒性试验。

致畸试验用于确定受试物的胚胎毒作用以及对胎仔的致畸作用。生殖试验一般要求进行两代,以判断受试物对生殖过程的影响。代谢试验用于了解化学物在体内的吸收、分布和排泄特点,有无蓄积性以及毒作用的可能靶器官和组织。

4) 慢性毒性试验和致癌试验

这两项试验常结合进行。慢性毒性试验的目的在于确定化学物的最大无作用剂量,并综合上述试验的结果对受试物的安全性做出评价,进而确定对人体安全的摄入量水平。致癌试验用于确定受试物对试验动物的致癌性。

3. 安全性评价试验的选用原则

在进行毒理学安全性评价时，需根据受试物质的种类来选择进行相应的毒理学试验，对不同的化学物，选择的试验不同。我国对不同类型的化学物规定有相应的安全性评价程序，对需要进行的试验种类做出了规定。例如，我国的《工业化学品毒性鉴定规范》中规定：①新工业化学品一般应进行上述四个阶段的试验。②引进国外的生产技术，生产国外已登记生产和应用的工业化学品，国内的生产单位证明所生产的产品的理化性质、纯度、主要杂质成分及含量均与国外同类产品一致时，可先进行第一阶段和第二阶段的有关试验；如试验结果与国外同类产品一致时，可以不再继续进行第三、第四阶段试验。③凡将两种以上已生产和使用的化学品混配成新的制剂时，一般应先进行急性联合毒性试验，如果有明显的协同作用，则根据具体情况再进行其他必要的毒性试验。④如动物急性经口染毒剂量达5 000 mg/kg(体重)而未出现死亡，就不要再进行更高剂量的试验。⑤如动物急性经皮肤涂敷剂量达4 000 mg/kg(体重)而未出现死亡，就不要再进行更高剂量的试验。⑥如果以10 mg/L的剂量染毒2 h，或由于被鉴定化学品的理化性质，不可能达到如此大的浓度急性吸入，可用能达到的最大浓度进行试验。在上述浓度，试验动物没有出现与受试物有关的死亡，就不再进行高浓度试验。⑦急性皮肤和眼黏膜刺激试验，如被鉴定的工业化学品为pH<2的强酸或者pH>11的强碱，均提示为强烈的腐蚀剂，则不应再进行皮肤和黏膜的刺激试验。⑧在致畸试验和繁殖毒性试验中，被鉴定工业化学品剂量达1 000 mg/kg(体重)而动物没有出现任何效应时，可免去进一步试验。

4. 安全性评价结果评价时应注意的问题

由于种属以及实验设计等方面的差异，在对毒理学安全性评价的结果进行解释时，应尽可能考虑多方面的影响因素，以便做出客观的结论。

由于种属的差异，人和动物可能对化学物的一般毒性或特殊毒性存在易感性的差异。为安全起见，在无确切资料的情况下，一般常把人看作最敏感的种属。动物毒性试验一般采用高于人类实际暴露水平的剂量进行，因此在安全性评价时往往需要将动物实验的结果由高剂量向低剂量外推。这种外推存在不确定性，如资料显示，采用不同数学模式推导出的同一化学物低剂量暴露下的预期肿瘤发生率竟相差 7×10^4 倍。

在进行安全性评价时，不仅要了解每项毒理试验所能说明的问题，还应该了解试验的局限性或难以说明的问题。为弥补动物实验的结果在预测化学物对人体健康的危害时存在的一些不确定性，在化学物的安全性评价过程中应尽可能地收集受试化学物对人体毒作用的资料，包括志愿者的试验结果、中毒事故的调查记录、职业暴露人群的健康体检记录以及人群流行病学的调查结果等。人体资料对于评价化学物对人体的危害是最直接和可靠的依据。

6.2 环境健康危险度评价

6.2.1 概念的提出及发展历史

人们在日常生活中自觉或不自觉地通过食物、空气和水等接触各种物理性、化学性或生物性的有害因子,因此很想知道这些因子是否会对健康造成危害,如果有危害,其严重性和发生的概率如何,环境健康危险度评价就是为满足这些需求而产生的。

人类很早就认识到环境受到污染后可能会影响健康,但真正开始注意到有害因素与健康效应之间的关系是在资本主义工业发展萌芽的 16 世纪至 18 世纪。这一时期概率论也得到了一定的发展,可以说初步奠定了 20 世纪初爆发的产业革命对现环境健康危险度评价的基础。在推动大工业化进程的同时也带来了一系列的职业卫生问题。之后,欧美各国开始重视采取措施保护人群免遭生活和生产环境中有害物质的危害。20 世纪 30 年代,人们认识到污染物的毒性和暴露程度与人群的健康效应有密切的关系,并据此提出可接受浓度的概念,开始制定作业环境的容许浓度。第二次世界大战结束后,石油、化工工业发展迅猛,环境化学物质污染及其健康危害的问题日益突出。

20 世纪 50 年代,健康危险度评价的安全系数法首次提出,即用动物实验求得未观察到效应的剂量水平(No Observed Effect Level,NOEL)或未观察到有害效应的剂量水平(No Obserded Adverse Effect Level,NOAEL),将这些值除以安全系数(Safety Factor),估计人的可接受摄入量。20 世纪 60 年代以后,关于致癌物有无阈值以及致癌物的危险度评价方法成为研究者关注的课题。一些学者提出用实际安全剂量(Virtually Safe Dose,VSD)来估计致癌物的实际危险度。以后,人们逐渐使用一些数学模型在动物实验剂量—反应关系曲线的基础上估计人终生得癌的超额危险度。利用模型预测得癌的超额危险度的可能上限值是环境健康危险评价和管理的一个重要转折点。美国 EPA 也于 1976 年公布了采用上述方法的致癌物危险度评价指南。

进入 20 世纪 80 年代后,随着毒理学及相关学科研究的深入,对化学物质危害性的评价逐渐由定性向定量发展,环境健康危险度评价作为联系环境毒理学、环境流行病学与卫生政策以及科学家与卫生管理者之间的纽带,其作用日益受到重视。美国国家科学院和国家研究委员会经过反复研究认为,健康危险度评价是保护公众免受化学物质危害并为危险管理提供重要科学依据的最合适的方法,并于 1983 年提出了环境健康危险度定量评价的危害鉴定、剂量—反应关系评定、暴露评价和危险特征分析四步模式。这个模式已广泛应用于致癌物的健康危险度评价,而且非致癌物的健康危险度评价目前也基本遵循这样的评价步骤。然而,由于各国制定的危险管理法律规定不同,一些国际组织制定的环境健康危险度评价原则又有所差异,因此,目前不同国家或国际组织采用的环境健康危险度评价方法仍存在一定的差别。比如在致癌物的健康危险度评价方面,美国环保局目前采用无阈的概率法对已知或可能的致癌物进行健康危险度评价,英国则采用根据现有的证据,对致癌物的健康危险度经专家分析判断后个例判定的方法。

鉴于以上原因,1992 年在巴西里约热内卢召开的联合国环境与发展大会(UNCED)的政府首脑会议后提出的 21 世纪行动日程中,特别指出环境健康危险度评价方法的国际标准化是实施化学物质有效安全管理的必要措施。之后,一些国家和国际组织对已有的方法进行了比较研究和评价,并且加速开发研制一些新的方法。国际化品安全机构(IPCS)从 1993 年起已召开了多次专门会议,探讨致癌物健康危险度评价方法的国际标准化问题。最终初步达成共识,将上述四步模式作为将来标准化的基本框架。今后应在评价方法的透明性、用语的规范性、如何选择评价依据、评价方法的可操作性以及如何更好地与公众进行危险度交流(risk communication)等方面做进一步的努力。

我国的环境健康危险度评价工作实际上是在新中国成立以后才得以起步的。当时借鉴苏联的经验,制定了一系列的环境卫生标准,为以后的环境健康危险度评价工作打下了良好的基础。改革开放以来,随着国际交往的增多,我国的环境健康危险度评价工作也逐步朝着与国际接轨的方向发展。20 世纪 80 年代末之后,一些大学、科研院所陆续组织翻译和编写了一些介绍健康危险度评价的书籍,对推动我国的健康危险度评价工作起了重要的作用。近年来,一些学者采用健康危险度评价的方法对严重危害人民健康的环境化学物质的危害性进行了定量评估,取得了良好的成果,部分还为政府有关部门的决策提供了可靠的科学依据。环境健康危险度评价工作的综合性很强,需要有各类专业人员和管理人员的参与。我国的现代环境健康危险度评价工作还有待进一步发展。随着我国环境危险管理制度规范化进程的加速,环境健康危险度评价将会在国民经济建设中发挥更大的作用。

6.2.2　环境健康危险度评价的基本步骤

6.2.2.1　危害鉴定

危害鉴定(Hazard Identification)属于定性的危险度评价,它要回答是否有证据表明受评化学物质会对暴露人群的健康产生危害的问题。流行病学研究、病例报告、临床研究以及动物实验研究可提供这方面的信息。暴露于不同剂量的化学物质后,机体会出现从死亡到轻微的生化、生理或病理改变等不同程度和类型的毒性反应。在进行定性危险度评价时,应重点评价能给出最低 NOAEL 的效应,但对受评化学物质的所有毒性数据都应予以考虑。

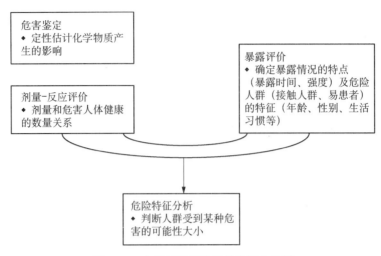

图 6-1　人类健康风险评价的基本步骤

　　流行病学研究的资料可直接反映人群暴露后所产生的有害影响特征,是危害鉴定中最有说服力的证据。然而,由于流行病学研究本身的一些局限性,使其资料在健康危险度评价中的实际应用受到了一定的限制。首先,流行病学研究很难得到准确的暴露信息,如化学物质的种类和实际浓度等。当混合暴露存在时,它很难从中确定原因物质。其次,现有的资料往往来源于职业流行病学的研究,所得的结果有时很难用于预测化学物对一般人群的影响。职业流行病学的研究对象多数为成年男性,他们对污染物的反应比一般人群要小得多。另外,由于流行病学研究一般需要在疾病发病率与对照或本底水平相比有两倍以上的增加时,才能进行统计学分析,因而对于一些发病率很低的疾病,常常需要调查大样本的人群。一个理想的流行病学资料应有明确的研究目的,研究设计周密,对人群的选择条件有必要的描述,对重要的混杂因素(如吸烟、年龄、性别等)有必要的说明。此外,它还应对研究的背景资料和数据的统计处理方法有明确的说明。

　　与流行病学研究相比,动物实验研究可在较好的控制条件下进行暴露和健康效应的测定。对于一些缺乏流行病学研究资料的化学物质或尚未投入市场的新型化学物质,动物实验研究的资料就成了惟一的选择。理想的动物实验资料应具备以下条件:受试动物对化学物的代谢反应与人相近;对实验动物的各种情况(品系、年龄、性别、数量等)以及染毒条件应有明确的说明;效应指标明确并有可靠的定量方法;对照组有可比性;有足够的剂量分组等。当然,动物实验研究也存在着一些局限性,如由于种属差异而在向人外推和由高剂量向人群实际暴露水平外报时产生的不确定性,实验动物的饲养环境和固有的遗传因素造成动物实验研究结果的差异可能明显小于人群中实际出现的差异等。

　　鉴定一个化学物质是否有致癌性,除了需要考虑上述流行病学和长期动物实验的资料外,该物质的理化特性和构效关系资料以及遗传毒性、非遗传毒性和毒物代谢动力学的体外试验结果等也有重要的参考价值。不同机构的致癌物分类方法有所不同,表 6-1[45] 比较了 EPA、IARC 与 EEC 对致癌物的分类标准。

表 6-1 EPA, IARC 与 EEC 对致癌物的分类比较

机构	分级	定 义	说 明
美国环境保护署(EPA)	A	人类致癌物	流行病学证据充分
	B1	很可能的人类致癌物	流行病学证据有限
	B2	很可能的人类致癌物	动物实验证据充分
	C	可能的人类致癌物	动物实验证据有限
	D	难以分级	流行病学或动物实验证据不足或很少
	E	无致癌性	无致癌证据
国际癌症研究机构(IARC)	1	人类致癌物	流行病学证据充分
	2A	很可能的人类致癌物	动物实验证据充分而流行病学证据有限
	2B	可能的人类致癌物	动物实验证据充分而流行病学证据不足或流行病学证据有限但动物实验证据不足
	3	难以分级	致癌性的证据不足
	4	无致癌性	无致癌证据
欧洲经济共同体(EEC)	1	人类致癌物	流行病学证据充分
	2	被认为可能对人致癌	动物实验证据充分
	3	可疑的致癌物	致癌性的证据不足

一般来说,一个受评化学物质在定性分析中被认为是人类致癌物或很可能的人类致癌物后,应继续对其进行剂量—反应关系评定以及危险特征分析等定量危险度评价。对于可能的人类致癌物,要根据实际情况确定是否进行定量危险度评价。

6.2.2.2 剂量—反应评定

剂量—反应评定(dose-response assessment)是通过人群研究或动物实验的资料,确定适合于人的剂量—反应曲线,并由此计算出评估危险人群在某种暴露剂量下的危险度的基准值。非致癌和非致突变物的剂量—反应评定一般采用 NOAEL 法推导出参考剂量或可接受的日摄入量,而致癌物的剂量—反应评定的关键是通过一些数学模型外推低剂量范围内的剂量反应关系,并由此推算出终生暴露于一个单位剂量的化学物质中导致的超额危险度。

1. 非致癌物的剂量反应评定

非致癌物的剂量反应评定,一般采用不确定系数法推导出可接受的安全水平

(acceptable Safety Level，ASL)。因管理目的和内容的不同，ASL 在不同的管理部门被称作参考剂量(Reference Dose，RfD)、实际的安全剂量(Virtually Safe Dose，VSD)、可接受的日摄入量(Acceptable Daily Intake，ADI)、最大容许浓度(Maximum Allowable Concentration，MAC)或估计的人群效应阈值(Estimated Population Threshold for Human，EPT‐H)等。美国 EPA 将 RfD 定义为：人群(包括敏感亚群)终生暴露后不会产生可预测的有害效应的日平均暴露水平估计值。RfD 的推导过程一般可分为两个步骤。首先，在充分收集现有的动物实验研究和人群流行病学研究资料的基础上，选择可用于剂量反应评定的关键性研究(critical study)，从中确定 NOAEL 或观察到有害效应的最低剂量水平(Lowest Observed Adverse Effect Level，LOAEL)。将这些值除以相应的不确定系数(Uncertainty Factor，UF)和修正系数(Modifying Factor，MF)，即可计算出 RfD。RfD 的计算公式如下：

$$RfD = \frac{NOAEL\ 或\ LOAEL}{UF \times MF} \qquad (6‐1)$$

UF(s)包括的内容有：①人群中的个体差异，一般取 10；②动物长期实验的资料向人的外推，一般取 10；③由亚慢性实验资料推导慢性实验结果，一般取 10；④用 LOAEL 代替 NOAEL 时，一般取 10；⑤实验资料不完整时，一般取 10。MF 用于毒性实验的资料存在严重缺陷，会增加外推的不确定性时，取值最大为 10。

由于许多情况下可利用的人群流行病学资料不足或缺乏，因而用于计算 RfD 的关键研究常常是动物实验研究。但这些研究中使用的动物应在一定程度上代表人的实际情况或是对受评化学物质最敏感的种属。从关键研究的数据应能推导出引起统计学或生物学上有意义的有害效应增加的最低暴露水平，而且这种有害效应是最敏感的并有可能在人群中发生。RfD 作为一个参考点去估计化学物质在其他剂量时可能产生的效应。通常，低于 RfD 的暴露剂量产生有害效应的可能性很小。而当暴露剂量超过 RfD 时，在人群中产生有害效应的概率就会增加。但是，不应绝对地认为低于 RfD 的剂量是可接受的或无危险的；相反，高于 RfD 的剂量也不是不可接受的或一定会产生有害效应。

2. 致癌物的剂量反应评定

致癌物的剂量反应评定一般包括：①选取合适的资料；②利用高剂量向低剂量的外推模型推导低剂量暴露下可能的危险度估计值；③将由动物实验资料得出的危险度估计值转换为人的相应值。

在剂量反应关系资料的选择上，除了要求资料的数据本身有较高的可信度外，还应注意尽量可能地选择人群流行病学的资料。人群资料缺乏时，可首选在一些生物反应如代谢等方面与人最接近的动物的实验资料。如获得这类资料困难时，可选择对该物质最敏感的种属、种系或性别的动物资料。动物实验的染毒途径应尽可能地与人的实际暴露相近,否则应对其可能产生的不确定性加以说明。如果动物的肿瘤发生是多部位的话,应按带瘤动物数计算反应率。此外,良性肿瘤如无可解释的理由也按癌瘤计算。

一般认为,致癌物在低剂量范围的剂量反应关系曲线可能有三种类型,即线形(1inear)、超线形(superalinear)和次线形(sublinear)。由高剂量向低剂量外推的模型很多,但其多对同一实验所得的数据组的拟合度很好,但在外推低剂量时所得到的值有时差别很大,甚至可达几个数量级。因此,在选择外推模型时,应依据致癌机理等生物学证据和统计方面的证据,而不是根据模型对实验剂量—反应数据的拟合程度。如有致癌机理等方面的生物学证据,则应选用与该证据一致的模型。

致癌物的危险度估计值可以用单位危险度、相对应于某一危险度的环境浓度值、个体危险度以及人群危险度等方式表示。美国 EPA 的致癌物剂量反应关系评定过程中的一个重要参数是斜率系数(slope factor,SF)。它是指一个个体终生(70 年)暴露于某一致癌物后发生癌症的概率的 95% 上限估计值,其单位为 mg/(kg. d)。此值越大,则单位剂量致癌物的致癌概率越高,故又称为致癌强度系数(carcinogenic potency index)。美国•EPA 已对数百种致癌物进行了评估,它们的致癌强度系数可从 EPA 的综合危险信息系统(Integrated Risk Information System,IRIS)数据库中查到。其中所列的斜率系数是指零剂量时的致癌危险度可信上限与产生 1% 超额危险度可信上限的剂量间直线的斜率。需要指出的是,致癌强度系数可因其暴露途径不同而异,选用或参考时应加以注意。

如果是以动物实验资料为基础进行外推,那么还需计算在相应剂量时人的危险度估计值。美国 EPA 采用的假定是如果单位体表面积吸收同样剂量的话,不同种属对化学物质毒效应的敏感程度是一样的。由于体表面积不易测量,且它与体重的 2/3 次方呈正比,因此实际上通过体表面积与体重的换算。

6.2.2.3　暴露评价

1. 暴露量和剂量

这是危险评价的重要组成,没有暴露就没有危险。剂量决定物质的毒性也是毒理学一条规律。暴露量在相当程度上决定危险人群健康危害的结局,关系到危险评价的准确性及科学性。

暴露评价的目的是确定暴露情况的特点(有害物质性质,暴露时间、频度、强度等)及危险人群(患者、接触人群、易患者)的特征(年龄、性别、职业、生活习惯、行为等),其中重点是人群暴露水平(均值及范围、峰值)。危险评价的剂量—反应关系要求的是"剂量",故暴露水平通常以剂量表示。剂量常以剂量率表示,或每日每单位体重物质的剂量(mg/kg · day)。

暴露量就是在机体可视交换界面(口、鼻、皮肤或损伤表面)的接触量(1992,US,EPA)。

人体与外环境接触都要通过可视交换界面(口、鼻、皮肤或损伤表面)。凡在交换界面以外的,在口、鼻、皮肤处的接触量就是暴露量;凡通过口、鼻及皮肤界面被吸收,并进入界面以内的暴露即称为内剂量。

多数时间,外来物质都是通过环境介质(空气、水、土壤、消费品、食品等)与机体的外界面接触,在环境介质中物质的浓度即称之为暴露浓度(exposure concentration)。经过口腔食入或经过鼻腔吸入及皮肤上应用的物质量,称之为潜在剂量(potential dose),指可能被吸收,但实际尚未被吸收的量,大体相当于摄入量。内剂量(internal dose)指物质已被吸收,进入人体,并准备与重要生物受体作用的量。外来物质一旦被吸收,它在体内可能经历代谢、贮存、传送、进入靶组织及排除等过程。被传送到个别脏器、组织或体液中的量,即称为传递量(delivered dose),这个量可能仅仅是总内剂量的一小部分。生物有效剂量(biologically effect dose)是真正到达作用部位(脏器或组织)的量,是与细胞大分子作用并可改变其生理功能的量。

2. 暴露量/剂量的计算

通常假设,人群短期暴露于高浓度致癌物与终身持续暴露于低浓度致癌物的危害后果是相同的。又假设,该物质在环境介质中的浓度是恒定的。故可以一生中平均每日暴露量表示,即终身日均剂量(Life average daily dose,LADD),以 g 或 mg/kg·day 表达。需要的参数如下:

环境介质(水、气、食物)浓度,(C)(μg/L, mg/m^3, g/kg)

环境介质(水、气、食物)的摄入量(L/day, m^3/day, kg/day)

暴露(或接触)持续时间(day)

吸收率(如无,可假设为1)

平均体重(kg)

平均预期寿命(day)

计算公式如下:

(1) 某化学物污染了饮用水,则被污染水(a)经口的终身日均暴露量如下:

$$LADD(经消化道) = \frac{C \times CR \times ED \times AF}{BW \times TL} \qquad (6-2)$$

式中:LADD——终身日均剂量(mg/kg/day);

C——水中污染物的浓度(mg/L);

CR——饮水消费量(L/day);

ED——持续摄入时间(day);

AF——吸收率,暂时代替值为1;

BM——体重(kg);

TL——平均寿命(day)。

（2）某物质颗粒物污染空气，经呼吸道的终身日均暴露量如下：

$$LADD（经呼吸道）= \frac{C \times PC \times IR \times RF \times EL \times ED \times AF \times 10^{-6}}{BW \times TL} \quad (6-3)$$

式中：$LADD$——终身日均剂量（mg/kg/day）；

　　C——颗粒物上的污染物浓度（mg/kg）；

　　PC——空气中颗粒物的浓度（mg/m³）；

　　IR——吸入率（m³/hr）；

　　RF——颗粒物可吸入率；

　　EL——暴露时间（h/day）；

　　AF——吸收率，暂时代替值为 1；

　　ED——持续暴露时限（day）；

　　10^{-6}——kg 到 mg 的转换系数；

　　BW——体重（kg）；

　　TL——平均寿命（day）。

（3）被污染饮用水（如沐浴用水）经皮肤接触的终身日均暴露量，应考虑皮肤接触的特点，增加必要的参数，

$$LADD（经皮肤接触）= \frac{C \times SA \times AR \times EL \times ED \times SV \times 10^{-9}}{BW \times TL} \quad (6-4)$$

式中：$LADD$——终身日均剂量（mg/kg/day）

　　C——水中污染物浓度（mg/L）；

　　SA——暴露皮肤的体表面积（cm²）；

　　EL——暴露时间（min/day）；

　　AR——吸收率（mg/cm²/min），暂时代替值为 1；

　　SV——特定水容量（L/kg）；

　　ED——暴露时限（day）；

　　10^{-9}——从 kg 到 μg 的转换系数；

　　BW——体重（kg）；

　　TL——平均寿命（day）。

（4）皮肤接触了被污染土壤的终身日均暴露量

$$LADD（经土壤接触）= \frac{C \times SA \times BF \times FC \times SDF \times ED \times 10^{-6}}{BW \times TL} \quad (6-5)$$

式中：$LADD$——终身日均剂量（mg/kg/day）；

　　C——土壤污染浓度（mg/kg）；

　　SA——暴露皮肤的表面积（cm²）；

BF——每日吸收百分比；

FC——来自土壤源总土壤部分；

SDF——土壤沉积系数,每单位皮肤面积的沉积量($mg/cm^2/day$)；

ED——暴露时限(day)；

BW——体重(kg)；

TL——平均寿命(day)；

10^{-6}——转换系数。

人体暴露的环境有区域地理环境,城市乡镇环境,职业环境,生活环境,消费娱乐环境等。特殊职业人群还有特殊环境。环境暴露的途径也是多种多样的,如空气、水、土壤、尘、工业化学物、消费品、药品、化妆品等。外来物质可能通过单一或多种环境介质进入人体,也可以多种物质通过多种介质进入人体。现场的暴露情况是千变万化的,故暴露量的调查与实施应从现场实际情况出发,对通用的计算公式作必要的修正,具体情况见表 6-2,表 6-3 和表 6-4。

表 6-2　人的体重与各类物质摄入量(ICRP, 1974)

体重/kg		成年男子	70
		成年女子	58
		平均	64
每日流体摄入量(牛奶、饮用水、其他饮料)/(ml/day)	正常情况	成年男子	1 950
		成年女子	1 400
		儿童(10 岁)	1 400
	平均高气温(32℃)情况下	成人	2 840～3 410
		中等成人活动	3 700
呼吸量	8 小时呼吸量/L(休息状态)	成年男子	3 600
		成年女子	2 900
		儿童(10 岁)	2 300
	8 小时呼吸量/L(轻度活动,非职业活动)	成年男子	9 600
		成年女子	9 100
		儿童(10 岁)	6 240
	每日吸入量/m³	成年男子	23	8 小时休息,16 小时轻度活动或非职业性活动
		成年女子	21	
		儿童(10 岁)	15	
		平均	22	

（续表）

室内活动时间/(h/day)		20
土壤摄入(消化道)量/(mg/day)		20
每日食品摄入量/(g/day)	谷类	323
	块根类淀粉	225
	糖	72(包括粗制糖、不包括糖浆及蜜)
	硬果类	33(包括可可豆)
	蔬菜、水果	325(鲜重)
	肉类	125
	蛋类	19
	鱼类	23
	牛奶、奶制品	360(不包括黄油)
	脂肪、食油类	31(缺脂肪量)

注：a. 按体重 60 kg 计算，每日可接受摄入量及水质(见 WHO 1987 年大纲)；
   b. 按每人每日饮水消费量 2 L 计算水质(见 WHO 1993 年大纲)；
   c. 摘自加拿大《Health and Welfare Canade》杂志(1992)；
   d. 引自七个地理地区的平均估计值(ICRP, 1974)。
来源：EHC 170/(WHO,1992)。

表 6-3 成人游泳或洗澡的暴露面积与时间

暴露的皮肤表面积/m²	典型成人	0.2	
	最差个体	0.53	
	游泳或洗澡	1.94(男)	1.69(女)
淋浴/min	平均时间	7	一个 5 min 淋浴估计用水 40 gal
	90%的人所用时间	12	

来源：US EPA(1989)摘录

表 6-4 估计身体各部分面积的九分法

头、颈部	8%	躯干后面	18%
上肢(每侧各 9%)	18%	会阴部	1%
下肢(每侧各 18%)	36%	手背手指	1%
躯干前面	18%		

6.2.2.4 危险特征分析

危险特征分析(risk characterization)是定量危险度评价的最后一步，也是危险管理的第一步。它通过综合暴露评价和剂量—反应关系评定的结果，分析判断人群受到某种危害的可能性大小,并对其可信程度或不确定性加以阐述,最终以正规的文件形式提供给危险管理人员,作为他们进行管理决策的依据。危险特征分析可包括对前三阶段的结果进行综合分析、危险度分析以及评定结果的书面总结等步骤。

1. 对前三阶段的结果进行综合分析

对前三阶段的结果进行综合分析并作出判断是危险特征分析的第一步。危险度评价者应判断各阶段的实验动物资料与人有无关联,各阶段之间是否协调一致,有无矛盾之处。还应对暴露评价和剂量反应关系评定阶段得出的许多估计值的假设进行总结和讨论。健康危险度评价每一阶段可信度的大小直接关系到最终评价结果的可信程度。表 6-5 列出了影响危险度评价的一些因素,在整个危险度评价过程中应对这些因素进行充分的分析和考虑。一项高质量的健康危险度评价工作,应以人和动物两方面的资料为基础,并以受评化学物质多种效应终点的剂量—反应关系资料为依据。在分析过程中,应注意一些重要资料或数据是否充足,依据是否可靠,如观察到的效应的性质以及发生这些效应的条件,化学物的剂量—反应关系曲线的形状和斜率,确定 RfD 的依据,人暴露的途径、持续时间和类型,有关的毒代动力学资料以及暴露人群的数量和特点等。

表 6-5　影响健康危险度评价的一些因素

因素	说　　明
低剂量外推	外推过程中产生的不确定因素很多,是影响健康危险度评价的主要环节
人群变异	使用标准的暴露参数会低估对易感人群的实际危险度,而过分考虑易感人群会高估人群整体的危险度
多种暴露的同时存在	一般危险度评价往往只针对一种暴露因子,很少考虑同时存在的其他暴露因子
种属差异	一般假定人是最敏感的种属,因此会高估实际的危险度
统计学处理	统计学上有意义并不意味着有生物学意义,反之亦然

2. 危险度分析

定量危险度分析可以针对一种或多种化学物质进行,有时还需要对暴露人群总的危险作出评估。在致癌物的危险度评价中,常常要将不同长短的暴露期间转换为终生暴露时间后再进行评估。对于非致癌物的短期暴露影响,可采用将短期暴露量与 RfD 进行比较的方法。如果二者的比值小于 1,可以认为该化学物质的危险度较小。对于化学物质某种途径暴露的危险度评价,一般最好采用来源于同一暴露途径的资料。如果受评化学物质是系统毒物且不同途径的吸收是可比的，那么不同途径的外推也是可行的。

致癌危险度一般表示为人一生中得癌的超额危险度。EPA 采用的多阶段模型中假定斜率系数在低剂量段呈线形，这样致癌危险度直接与受评化学物质的摄入量有关。一个人一生中得癌的概率是通过斜率系数（slope factor，SF）和长期日摄入量（chronic daily intakes，CDI，$mg \cdot kg^{-1} \cdot d^{-1}$）来估计。由于采用了 SF 的上限估计值，因此这种估计是相当保守的，实际的危险性可能更小。当计算的致癌危险度超过 10^{-2} 时，可采用下面的式子估计致癌危险度：

$$致癌危险度 = 1 - e^{(-CDI \times SF)}$$

对于非致癌物，可将暴露量除以相应的 RfD，得出的值称为非致病危险商值（non-cancer hazard guotient，NCHQ），用它来估计危险度。此方法假定低于 RfD 的暴露水平不会产生有害的效应。

人在生活或工作中常常同时暴露于多种化学物质。目前对于多种化学物质的综合危险度评估，一般采用的是将每种化学物质的危险度相加的简单方法。致癌物与非致癌物的评价方法有所不同。致癌物的作用被认为是相互独立的。因此，多种致癌物的综合危险度就是每个致癌物危险度的简单相加，而不考虑种属差异、癌症的类型以及致癌的机理等。非致癌物的评估一般采用危害指数（harzad index，HI）法。此方法假定同时暴露于阈下浓度的几种化学物质可产生一种有害效应，其大小和各物质的暴露量（E）与 RfD 之比的和成比例。HI 可按下式进行计算：

$$HI = E_1/RfD_1 + E_2/RfD_2 + \cdots + E_n/RfD_n$$

当 HI 大于 1 时，可以认为有一定的危险度存在。

上述的简单方法有严重的局限性和不确定性。各个 RfD 的精确度不同且可能不是基于同一种毒效应，因而各部分相加得出的 HI 也许反映的是具有不同毒理意义的效应的和。实际上，剂量相加的方法只适用于通过相同的机理引起同样毒效应的多种化学物质的综合危险度评估。对于有不同机制或产生不同毒效应的化学物质，应根据毒效应和作用器官进行分类，每一类的非致癌危险商值相加得出一个初步的 HI 值。在有关机理和联合作用的资料具备后再计算出更为科学的 HI。

3. 评定结果的书面总结

环境健康危险度评价的结果最终以书面报告的形式交给危险管理者。在书面报告中，特别要对作出估计的依据及有关材料进行详细的分析，并指出评估中的不足之处。在报告中还可采用一些危险度的表示方法以便于危险管理者做出判断。

例如,可将通过实测或计算得到的估计暴露量(estimated exposure dose,EED)与 RfD 进行比较。当 EED 小于 RfD 时,说明危险人群发生某种特定有害效应的可能性很小,因此危险管理的必要性也就很小。也可采用暴露界限值(margin of exposure,MOE)进行分析。MOE 是 NOAEL 与 EED 的比值,即 MOE = NOAEL/EED。在报告 MOE 时,应同时注明导出各有关值所依据的资料的特点,如毒性和暴露资料的完整性、试验用动物种类、剂量—反应关系、暴露途径等。对 MOE 值的判断一般以推导 RfD 时所用的不确定系数×修正系数来衡量。MOE=不确定系数×修正系数,则说明危险人群发生某种特定有害效应的可能性很小。对于已知或可疑的致癌物,EPA 提出终生得癌的超额危险度为 $10^{-4} \sim 10^{-6}$ 时的浓度或剂量为可接受的暴露水平。通常超额危险度低于 10^{-6} 时,危险管理的必要性不大;而当超额危险度大于 10^{-4} 时,就必须采取必要的危险管理措施。有大量文献为依据且经周密分析的总结报告将有助于危险管理者做出更为正确的决策,使最终的管理措施不仅可行有效,而且公众接受性也较强。

6.3 风险评价模型

6.3.1 非致癌物所致健康危害的风险模型

$$R_{ig}^n = (D_{ig} \times 10^{-6})/(PAD_{ig} \times 70) \tag{6-6}$$

式中:R_{ig}^n——非致癌物 i 经各种途径所致健康危险的个人平均年风险(a^{-1});

  n——采样点数量;

  D_{ig}——通过各种途径暴露的日均暴露剂量[$\mathrm{mg \cdot (kg \cdot d)^{-1}}$];

  PAD_{ig}——非致癌物 i 经各种食入途径的调整剂量[$\mathrm{mg \cdot (kg \cdot d)^{-1}}$];

  70——人类平均寿命(单位:a)。

  如果只考虑饮水途径暴露的日均暴露剂量,则 D_{ig} 可以按下式进行计算:

$$D_{ig} = [2.2 \times \Delta\rho(x)]/70 \tag{6-7}$$

式中:2.2——成人每日平均饮水量(单位:L);

  $\Delta\rho(x)$——污染物平均年质量浓度增量(单位:mg/L);

  70——人的平均体重(单位:kg)。

  调整剂量 PAD_{ig} 可以按照下式计算:

$$PAD_{ig} = RfD_{ig} / 安全因子 \tag{6-8}$$

式中,RfD_{ig} 为非致癌污染物 i 的食入途径参考剂量[$\mathrm{mg \cdot (kg \cdot d)^{-1}}$],本模型中安全因子取值为 10。

表 6 - 6　一些非致癌物模型参数 RfD_{ig} 值

非化学致癌物	饮水途径 RfD_{ig} /mg · (kg · d)$^{-1}$	非化学致癌物	饮水途径 RfD_{ig} /mg · (kg · d)$^{-1}$
Fe	0.8	Cu	5.0×10^{-3}
Zn	3.0×10^{-4}		

表 6 - 7　宁波市各城区饮用水中 Fe、Zn 和 Cu 的平均质量浓度(mg · L^{-1})

项目	天一家园	邱隘	鼓楼	七塔市	宁波港客运站	轻纺城	江东区	路林市场	龙港小区	外事学院	赛德广场
n	3	5	3	3	3	3	5	3	2	3	3
Fe	0.781	0.809	0.169	0.312	0.082	0.066	0.138	0.063	0.035	0.122	0.043
Zn	0.052	1.147	0.603	0.712	0.099	0.142	0.707	0.546	0.066	0.051	0.065
Cu	0.016	0.044	0.014	0.018	0.017	0.052	0.098	0.021	0.019	0.017	0.069

6.3.2　基因毒物质风险评价模型

基因毒物质可分为放射性污染物和化学致癌物。这里首先介绍化学致癌物的风险评价模型。

6.3.2.1　化学致癌物的风险评价模型

$$Rc = \sum_{i=1}^{k} R_i^c \tag{6-9}$$

$$R_i^c = [1 - \exp(-D_i \times SF)]/70 \tag{6-10}$$

式中:R_i^c——化学致癌物 i 通过食入途径致癌的个人平均年风险,1/a;

D_i——致癌物质 i 通过食入途径的单位体重日均暴露剂量,[mg · (kg · d)$^{-1}$];

SF——致癌物质通过食入途径的致癌强度系数[(kg · d)/mg],70 为人类平均寿命,我国可以考虑的平均寿命为 60,a。

其中,饮用水途径暴露剂量率的计算公式为

$$E = \frac{C \cdot IR_w \cdot EF \cdot ED}{BW \cdot AT} \tag{6-11}$$

式中:E——暴露剂量率[mg/(kg · d)]

C——水体中化学致癌物的浓度(mg/L);

IR_w——饮水率,L/d, U.S. EPA 建议值:2 L/d;

EF——暴露频率,d/a,一般取 365 d/a;

ED——暴露历时,a,U.S. EPA 建议值:30 a;

BW——平均人体体重,kg,我国宜采用 60 kg;

AT——平均时间,d,致癌为 70 a$\times$365 d/a;非致癌为 $ED\times$365 d/a。

致癌物质的作用被认为是相互独立的。因此,多种致癌物的综合危险度就是每个致癌物危险度的简单相加,而不考虑种属差异、癌症的类型以及致癌的机理等。但在计算致癌物质的风险评价时应注意以下两点:

(1) 同种致癌物质由呼吸道吸入途径和食入途径对应的致癌强度系数 SF 是不同的,因此不能像非致癌物质的风险评价模型那样先把总的暴露量 D_i 算出再进行计算。计算呼吸道吸入途径的风险评价和食入途径类似,只需要找到对应的致癌强度系数即可,暴露量按吸入的量计算,算出吸入途径的平均年风险后和食入途径的平均年风险进行加和即可。

(2) 致癌的化学物质在致癌的同时,也可能具有非致癌的毒性影响,那么非致癌部分的风险评价按非致癌物质的风险评价模型进行计算。

表 6-8 为一些化合物吸入途径的致癌强度系数(SF_{oral}),由口食入的致癌强度系数(SF_{inhal})以及由吸入途径和由口食入途径的无毒性反应剂量(no observed adverse effect level,NOAEL)[68]。

表 6-8 一些化合物的 SF 和 $NOAEL$

污染物	SF_{oral}/ mg $\cdot$ (kg $\cdot$ d)$^{-1}$	SF_{inhal}/ mg $\cdot$ (kg $\cdot$ d)$^{-1}$	$NOAEL_{oral}$/ mg $\cdot$ (kg $\cdot$ d)$^{-1}$	$NOAEL_{inhal}$/ mg $\cdot$ (kg $\cdot$ d)$^{-1}$
三氯甲烷		—	2.50×10^2	1.21×10^3
CFC	—		2.73×10^2	—
丁二烯		1.8		2.80×10^3
四氯代苯	1.50×10^4	1.50×10^4	9.00×10^{-8}	—
二硝基甲苯	0.68	—	0.2	
PAH	—		50	
丙酮	—		100	
氨			34	40
As	1.5	50	8.00×10^{-4}	—
Ba	—		0.21	
苯	0.055	0.029	1.0	1.15
Cd	—	6.1	5.00×10^{-3}	—
氯仿	$6.10\times10^{-0.3}$	8.10×10^{-2}		
Hg$^+$,Hg^{2+}				6.00×10^{-3}

(续表)

污染物	SF_{oral} / mg · (kg · d)$^{-1}$	SF_{inhal} / mg · (kg · d)$^{-1}$	$NOAEL_{oral}$ / mg · (kg · d)$^{-1}$	$NOAEL_{inhal}$ / mg · (kg · d)$^{-1}$
Mn	—		0.14	—
Zn	—		0.9	—
呋喃类	1.50×10^4	1.50×10^4		
苯并[a]芘	7.3	3.1		
苯并[g, h, i]二萘	0.73	0.31		
苯并[b, j, k]荧蒽	0.71	0.31		
氯苯			12.5	377
Cr	41		2.5	
Cu			5.30×10^{-1}	
异苯丙基			154	537
氰			10.8	
氯甲烷	7.50×10^{-3}	1.62	155	796
二溴乙烷	85	7.6×10^{-1}		
二氯乙烷	9.10×10^{-2}	9.10×10^{-2}	18	221
甲醛		4.55×10^{-2}	15	0.6
氯甲烷	1.3×10^{-2}	6.3×10^{-3}		1 138.4
甲肼	3	17.2		
Ni			5	
NO$_2$			1.6	
苯乙烯			100	565
二氧化硫				0.104
三氯乙烯	1.1×10^{-2}	6.00×10^{-3}	24	586.6
氯乙烯	1.4	3.08×10^{-2}		6.98×10^4

6.4　实例分析：POPs 和铀的风险评价模型

6.4.1　三峡库区重庆段江水中 POPs 健康风险评价

6.4.1.1　背景描述

常规水质监测表明,三峡水库蓄水前库区水体符合地表水Ⅱ类水体标准,水质总体情况良好。但是对有毒有机污染物的初步调查发现,库区重庆段江水中已存在上百种持久性有机污染物。这些衡量有毒有机污染物对诸如化学需氧量等常规水质监测指标的贡献极小,但是对人体健康危害却非常大,多数具有"三致"效应(致癌、致畸和致突变),并且由于其具有生物富集性,致使 POPs 经由食物链传播进入人体后的浓度往往是其在水体中浓度的数十甚至上千倍。而这些毒性物质几乎都是经过食鱼和饮水两条途径暴露的。本案例将对其中的 7 种 POPs 进过食鱼和饮水两途径的健康风险进行评价。

6.4.1.2 分析计算

三峡水库重庆段江水中,检出率比较高的物质主要有磷苯二甲酸二甲酯(DMP)、磷苯二甲酸二乙酯(DEP)、磷苯二甲酸二丁酯(DBP)、磷苯二甲酸二(2-乙基己基)酯(DEHP)、萤蒽(Fluoranthene)、芘(Pyrene)和菲(Phenanthrene)。上述 7 种有机污染物中的前 4 种属于酞酸酯类 PAEs,具有类雌激素效应,可以干扰人体正常的内分泌活动,进而影响生殖健康;后 3 种属于多环芳烃类 PAHs,可以引起人体免疫抑制反应,且大多具有致癌性、胚胎毒性和光毒性。在两期水样中平均检出浓度如表 6-9 所示。

表 6-9　7 种高检出率 POPS 的平均检出浓度/(mg/L)

POPS 种类	和尚山	大溪沟	寸滩	清溪场	晒网坝	开县消落带	巫峡口	平均
DMP	2.60×10^{-5}	3.30×10^{-5}	3.45×10^{-5}	3.05×10^{-5}	4.10×10^{-5}	2.70×10^{-5}	5.30×10^{-5}	3.50×10^{-5}
DEP	8.75×10^{-5}	1.05×10^{-4}	1.14×10^{-4}	1.22×10^{-4}	1.23×10^{-4}	1.13×10^{-4}	1.26×10^{-4}	1.13×10^{-4}
DBP	8.26×10^{-4}	1.45×10^{-3}	2.11×10^{-3}	2.21×10^{-3}	1.69×10^{-3}	1.59×10^{-3}	1.46×10^{-3}	1.62×10^{-3}
DEHP	9.24×10^{-4}	6.61×10^{-4}	3.60×10^{-3}	2.47×10^{-3}	1.44×10^{-3}	2.04×10^{-3}	1.32×10^{-3}	1.78×10^{-3}
萤蒽	1.29×10^{-4}	11.18×10^{-4}	2.09×10^{-4}	1.13×10^{-4}	1.25×10^{-4}	1.16×10^{-4}	1.41×10^{-4}	1.36×10^{-4}
芘	3.90×10^{-5}	1.07×10^{-4}	1.73×10^{-4}	1.59×10^{-4}	1.19×10^{-4}	1.06×10^{-4}	1.21×10^{-4}	1.18×10^{-4}
菲	1.44×10^{-4}	8.80×10^{-5}	2.05×10^{-4}	2.78×10^{-4}	5.10×10^{-5}	7.80×10^{-5}	2.95×10^{-5}	11.25×10^{-4}

这些毒性物质几乎都是经过食鱼和饮水两条途径暴露的。

进食鱼类等水产品途径暴露剂量率的计算为

$$E = \frac{C \cdot IRf \cdot BF \cdot ED}{BW \cdot AT} \qquad (6-12)$$

式中:BF——鱼类生物富集因子(L/g);

IRf——鱼类等水产品的进食率(kg/a);其他符号意义同前。

此外,根据重庆市的人口数量和鱼类等水产品的消费量推算出目前重庆市人均年鱼类消费量为 13 kg。

致癌风险评价

$$R = SF \times E \qquad R < 0.01 \qquad (6-13)$$

$$R = 1 - \exp(-SF \times E) \quad R \geqslant 0.01 \qquad (6-14)$$

式中：R——致癌风险；

$\quad SF$——化学致癌物的致癌斜率系数$[(mg \cdot kg \cdot d)^{-1}]$，表示人体终生暴露于剂量为每日每千克体重 1 mg 化学致癌物时的终生超额患癌风险度；

$\quad E$——暴露剂量率$[mg \cdot (kg \cdot d)^{-1}]$。

非致癌慢性毒性评价，化学污染物对人体的非致癌慢性毒害通常用参考剂量（Reference Dose，简称 RfD）来表示暴露剂量与人群健康效应间的定量关系：

暴露水平高于参考剂量者为可能有危险者；暴露水平等于或低于参考剂量者为不大可能有危险者。通常用危害指数来表示：

$$HI = \frac{E}{RfD} \qquad (6-15)$$

式中：RfD 为参考剂量$[mg \cdot (kg \cdot d)^{-1}]$，暴露剂量率的计算同式（6-11）和式（6-12）。

7 种 POPs 的斜率系数、参考剂量和鱼类富集因子来源于美国能源部（U. S. Department of Energy，简称 USDOE）下属的 OJLK RIDGE 国家实验室（简称 ORNL）建立的风险评估信息系统（Risk Assessment Information System，简称 RAIS），具体数据如表 6-10 所示。

表 6-10　几种 POPs 的相关参数

POPS 种类	斜率系数 /[mg/(kg·d)]	参考剂量 /[mg/(kg·d)]	鱼类富集因子 /(L/kg)
DMP	—	10	3.40
DEP	—	8.00×10^{-1}	15
DBP	—	1.00×10^{-1}	5.80×10^{2}
DEHP	1.40×10^{-2}	2.00×10^{-2}	3.10×10^{2}
萤蒽	—	4.00×10^{-2}	1.90×10^{3}
芘	—	3.00×10^{-2}	1.10×10^{3}
菲	—	3.00×10^{-2}	5.40×10^{2}

以 DEHP 在和尚山的风险评价为例：

1. 致癌风险评价

暴露剂量率的计算：

水体中 DEHP 的含量平均检出浓度为：9.24×10^{-4} mg/L，所以饮用水途径暴

露剂量率的计算为

$$E = \frac{C \cdot IR_w \cdot EF \cdot ED}{BW \cdot AT}$$

$$= \frac{9.24 \times 10^{-4} \text{ mg/L} \times 2 \text{ L/d} \times 30 \text{ a} \times 365 \text{ d/a}}{60 \text{ kg} \times 70 \text{ a} \times 365 \text{ d/a}}$$

$$= 1.32 \times 10^{-5} \text{ mg/(kg} \cdot \text{d)}$$

根据重庆市的人口数量和鱼类等水产品的消费量推算出目前重庆市人均年鱼类消费量为 13 kg，DEHP 的鱼类富集因子为 3.10×10^2 L/kg，参考剂量为 2.00×10^{-2} mg/(kg·d)，所以进食鱼类等水产品途径暴露剂量率的计算为

$$E = \frac{C \cdot IR_f \cdot BF \cdot ED}{BW \cdot AT}$$

$$= \frac{9.24 \times 10^{-4} \text{ mg/L} \times 13 \text{ kg/a} \times 3.10 \times 10^2 \text{ L/kg} \times 30 \text{ a}}{60 \text{ kg} \times 70 \text{ a} \times 365 \text{ d/a}}$$

$$= 7.29 \times 10^{-5} \text{ mg/(kg} \cdot \text{d)}$$

致癌风险评价：

经饮水的致癌风险

$$R = SF \times E$$
$$= 1.40 \times 10^{-2} \times 1.32 \times 10^{-5}$$
$$= 1.85 \times 10^{-7} < 0.01$$

经食鱼的致癌风险为

$$R = SF \times E$$
$$= 1.40 \times 10^{-2} \times 7.29 \times 10^{-5}$$
$$= 1.02 \times 10^{-6} < 0.01$$

2. 非致癌慢性毒性评价

化学污染物对人体的非致癌慢性毒害通常用参考剂量（Reference Dose，简称 RfD）来表示暴露剂量与人群健康效应间的定量关系：

暴露水平高于参考剂量者为可能有危险者；暴露水平等于或低于参考剂量者为不大可能有危险者。通常用危害指数表示为

$$HI = \frac{E}{RfD}$$

$$= \frac{1.32 \times 10^{-5}}{2.00 \times 10^{-2}}$$

$$= 6.7 \times 10^{-4}$$

$$HI = \frac{E}{RfD}$$

$$= \frac{7.29 \times 10^{-5}}{2.00 \times 10^{-2}}$$

$$= 3.65 \times 10^{-4}$$

计算结果如下：

（1）DEHP 的致癌风险评价结果如表 6－11 所示。

表 6－11　DEHP 的致癌风险评价结果

暴露途径	和尚山	大溪沟	寸滩	清溪场	晒网坝	开县消落带	巫峡口	平均
饮水	1.85×10^{-7}	1.32×10^{-7}	7.20×10^{-7}	4.94×10^{-7}	2.88×10^{-7}	4.08×10^{-7}	2.64×10^{-7}	3.56×10^{-7}
食鱼	1.02×10^{-6}	7.30×10^{-7}	3.97×10^{-6}	2.722×10^{-6}	1.59×10^{-6}	2.25×10^{-6}	1.46×10^{-6}	1.96×10^{-6}

（2）7 种 POPs 的非致癌危害指数评价结果如表 6-12 所示。

表 6－12　七种 POPs 的非致癌危害指数评价结果

POPs 种类		和尚山	大溪沟	寸滩	清溪场	晒网坝	开县消落带	巫峡口	平均
饮用水	DMP	3.71×10^{-8}	4.71×10^{-8}	4.93×10^{-8}	4.36×10^{-8}	5.86×10^{-8}	3.86×10^{-8}	7.57×10^{-8}	5.00×10^{-8}
	DEP	1.56×10^{-6}	1.88×10^{-6}	2.04×10^{-6}	2.18×10^{-6}	2.20×10^{-6}	2.02×10^{-6}	2.25×10^{-6}	2.02×10^{-6}
	DBP	1.18×10^{-4}	2.07×10^{-4}	3.01×10^{-4}	3.16×10^{-4}	2.41×10^{-4}	2.27×10^{-4}	2.09×10^{-4}	2.31×10^{-4}
	DEHP	6.60×10^{-4}	4.72×10^{-4}	2.57×10^{-3}	1.76×10^{-3}	1.03×10^{-3}	1.46×10^{-3}	9.43×10^{-4}	1.27×10^{-3}
	荧蒽	4.61×10^{-5}	3.99×10^{-4}	7.46×10^{-5}	4.04×10^{-5}	4.46×10^{-5}	4.14×10^{-5}	5.04×10^{-5}	4.86×10^{-5}
	芘	1.86×10^{-5}	5.10×10^{-5}	8.24×10^{-5}	7.57×10^{-5}	5.67×10^{-5}	5.05×10^{-5}	5.76×10^{-5}	5.62×10^{-5}
	菲	6.86×10^{-5}	4.19×10^{-5}	9.76×10^{-5}	1.32×10^{-5}	2.43×10^{-5}	3.71×10^{-5}	1.40×10^{-5}	5.36×10^{-4}
	累计	9.13×10^{-4}	1.17×10^{-3}	3.13×10^{-3}	2.33×10^{-3}	1.40×10^{-3}	1.82×10^{-3}	1.28×10^{-3}	2.15×10^{-3}

(续表)

POPs 种类		和尚山	大溪沟	寸滩	清溪场	晒网坝	开县消落带	巫峡口	平均
进食鱼类等水产品	DMP	2.25×10^{-9}	2.85×10^{-9}	2.98×10^{-9}	2.64×10^{-9}	3.55×10^{-9}	2.34×10^{-9}	4.58×10^{-9}	3.03×10^{-9}
	DEP	4.17×10^{-7}	5.01×10^{-7}	5.44×10^{-7}	5.82×10^{-7}	5.87×10^{-7}	5.39×10^{-7}	6.01×10^{-7}	5.39×10^{-7}
	DBP	1.22×10^{-3}	2.14×10^{-3}	3.11×10^{-3}	3.26×10^{-3}	2.49×10^{-3}	2.35×10^{-3}	2.15×10^{-3}	2.39×10^{-3}
	DEHP	3.64×10^{-3}	2.61×10^{-3}	1.42×10^{-2}	9.74×10^{-3}	5.68×10^{-3}	8.04×10^{-3}	5.21×10^{-3}	7.02×10^{-3}
	萤蒽	1.56×10^{-3}	1.35×10^{-2}	2.53×10^{-3}	1.37×10^{-3}	1.51×10^{-3}	1.40×10^{-3}	1.70×10^{-3}	1.64×10^{-3}
	芘	3.64×10^{-4}	9.98×10^{-4}	1.61×10^{-3}	1.48×10^{-4}	1.11×10^{-3}	9.89×10^{-4}	1.13×10^{-3}	1.10×10^{-3}
	菲	6.59×10^{-4}	4.03×10^{-4}	9.39×10^{-3}	1.27×10^{-4}	2.34×10^{-4}	3.57×10^{-4}	1.35×10^{-3}	5.15×10^{-3}
	累计	7.44×10^{-3}	1.97×10^{-2}	2.24×10^{-2}	1.71×10^{-2}	1.10×10^{-2}	1.31×10^{-2}	1.03×10^{-2}	1.73×10^{-2}

因为 POPs 具有生物富集性,使得其对人类的影响主要通过食物链来实现。通过对三峡库区重庆段江水中 7 种高检出率 POPs 经由饮水和进食鱼类这两条暴露途径导致的健康风险的比较,可以看到,食鱼暴露的健康风险远超过饮水暴露的健康风险,其中重庆段库区平均致癌风险食鱼暴露为饮水暴露的 5.67 倍,累计非致癌危害指数食鱼暴露为饮水暴露的 7.33 倍。目前普通民众对水体污染健康危害的关注仍主要集中在饮用水方面,而水体中的 POPs 相比一般的有机污染物,其对人体健康危害的主要途径已经从日常生活必需的饮用水转变为进食鱼类等水产品,因此对于 POPs 这一类特殊的有毒有机污染物应重点关注其经由食物链传播对人体健康的危害。

6.4.2 铀的风险评价模型

元素周期表中原子序数 92,属ⅢB 族锕系放射性元素,元素符号 U。天然铀含 U-234、U-235 和 U-238 三种同位素。不同富集度的铀可分别用于制成核燃料、核武器装料、穿甲弹和装屏蔽材料。

6.4.2.1 理化性质

铀的外电子层构型为[Rn]5f36dl7s2,有+3,+4,+5,+6 四种价态,其中

＋4 和＋6 价化合物稳定。铀的化学性质活泼,能和所有的非金属作用(惰性气体除外),能与多种金属形成合金。

目前存在的铀污染主要来自于原子能工业排放的废物、核武器试验的沉积物、铀矿的开采以及贫铀武器的使用。铀的各种同位素都具有放射性,主要是 α 射线,其中 U－234 的辐射能占绝对优势。天然铀中 U－234 含量虽少,但其辐射能几乎占全部辐射能的一半。

6.4.2.2　铀在环境中的迁移

与一般金属不同,铀作为放射性金属,会在自然界中自然的衰变消失。不过由于自然界中存在的铀主要以 U－238 存在,其半衰期为 $4×10^9$ 年,大多数常见铀的半衰期都大于 10^5 年,因此,在考虑环境影响中可以忽略其衰变。

水中铀的迁移受多种因素控制:如氧化还原条件,介质中有机质和黏土矿物含量,铀存在形式等。还原条件可导致铀的沉淀析出不利于铀的迁移;介质中有机质和黏土矿物含量高可有效吸附水中的铀,也不利于铀的迁移;铀在水体中的主要形态以 $U(OH)_4(aq)$ 的形式存在,相对易于迁移。一般而言铀在水体中迁移的影响范围半径在 10 km 以内,迁移能力有限。

铀在大气中的迁移

相对而言,铀本身并不容易以气体形式传播,通常核污染事件中,扮演大气污染传播的角色为 Cs－137 与 I－131。

6.4.2.3　铀的毒理机制

U 从自然界吸收入人体的途径主要也有呼吸吸入、食物摄入和皮肤摄入三种。

在动物实验中的结果表明:摄入铀到体内后,大多数具有良好的剂量—效应和时间—效应关系。吸入铀后,其损伤效应具有确定性、持续性和积累性的关系。在大鼠身上的实验中,铀在大鼠的肾脏、肝脏、胸腺、脾中聚集存在。

放射病是由于放射性损伤引起的一种全身性疾病,有急性和慢性两种。急性因人体在短期内受到大剂量放射线照射而引起,如核武器爆炸、核电站的泄漏等意外事故,可产生神经系统症状(如头痛、头晕、步态不稳等)、消化系统症状(如呕吐、食欲减退等),骨髓造血抑制、血细胞明显下降、广泛性出血和感染等,严重患者多数致死。其致病机理是因为造血系统受到射线的损伤,造血干细胞不能正常地分化增殖,血小板产生严重障碍,引起循环血小板数的急剧下降。

后者因人体长期受到多次小剂量放射线照射引起,有头晕、头痛、乏力、关节疼痛、记忆力减退、失眠、食欲不振、脱发和白细胞减少等症状,甚至有致癌和影响后代的危险。白细胞减少是机体对放射性射线照射最为灵敏的反应之一。放射性辐射可诱发致癌机理目前有两种假说:一是辐射诱发机体细胞突变,从而使正常细胞向恶细胞转变;二是辐射可使细胞的环境发生变化,从而有利于病毒的复制和病毒诱发恶性病变。除致癌效应外,辐射的晚期效应还包括再生障碍性贫血、寿命缩短、白内障和视网膜发育异常。

6.4.2.4 风险评估

自然界中铀在土壤中的含量约为 2.5 g/t，自然界中的铀放射量为 $u=25\,900$ Bq/g。以此计算人的辐射总量：假设人的高度 $h=1.7$ m，宽度 $a=0.5$ m，厚度 $b=0.2$ m，体重 60 kg；假设铀的分布绝对平均，其辐射能符合平方反比公式，不随距离衰减，由于土壤中的含量为 2.5 g/t，无法计算底层土壤的衰减后的等价值，故假设约为地面每平方米土地辐射 $C_0=10$ g/m^2。

设 $c(x,y,z)$ 表示 x,y,z 点的辐射强度（z 表示离地高度，$z\geqslant0$），则可知，由于边值条件对 x,y 的等价性，$c(x,y,z)=c(0,0,z)$，再由于已知辐射不随距离衰减，由于数学中的通量定理，c 为常数，可知辐射通量仅与表面总面积有关。

总辐射量为

$$\text{in}U = S\times C_0\times u=(h\times a+h\times b+a\times b)\times C_0\times u=3.1\,\text{E5 Bq}$$

考虑到 U-238 的辐射能为 205.87 MeV

辐射能 $E=205.87$ MeV$\times3.1$ E5 Bq$=1.0$ E-5 J/s

辐射剂量$=E/m=1.0$ E-5 J/s$/60$ kg$=1.6$ E-7 Sv$=1.6$ E-4 mSv/s

考虑到每年 365 天，总辐射剂量$=1.6$ E-4 mS$\times365=5.8$ E$-2=0.058$ mSv/a

结合国标 GB11215_89，环境标准为 1 mSv/a，可见，环境中的 U 的辐射剂量对人体的贡献很小，没有危险。

第7章 重金属的环境毒理学

7.1 概述

7.1.1 金属与人体的关系

如图7-1所示,金属是元素周期表中由硼(B)至砹(At)连接线左侧除氢之外所有元素的总称。金属和非金属没有明显的界线,由金属向非金属过渡的中间元素如硼、锗、砷、锑、硅、碲等称为类金属。重金属是指比重在4.0以上约60种金属元素或比重在5.0以上的45种金属元素。由于砷和硒的毒性和某些性质与重金属相似,所以将砷、硒也列入重金属范围内。

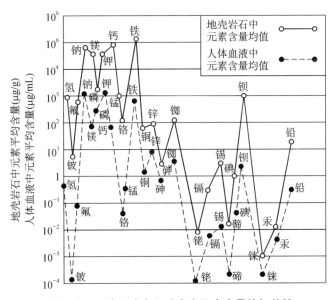

图7-1 人体血液中和地壳中元素含量的相关性

各种重金属元素在生物体内的正常含量均小于人体体重的0.01%,属于微量元素。有的微量元素是人和动物生长发育必需的,有的是非必需的,可能还是污染元素,如汞、铅、镉等。金属与人体有着十分密切和复杂的关系,这应从生命起源和进化的历史来分析。人类发生发展的过程只不过是生物演化长河的近代或现代阶段。生命起源于自然界,又永不停息地将自然界的非生命物质转化成生命物质成为自身的组成部分,在对环境的不断适应中推动着生物演化的历程。因此,生物和环境是统一的,生物体的物质组成(如生物体中的元素)和环境的物质组成(如环境中的元素)也是统一的。经历了漫长生物演化历史而产生的人类,在其个体发育中充分体现了生物体与环境是一个动态统一的规律。人体新陈代谢作用和周围环境不断进行物质和能量交换,不断将环境中的无机物转化成生命物质成为自身的一部分,又将自身的生命物质逐渐衰退老化分解为无机物还给周围环境。从而重复着生命起源和演化的历史过程。人体血液和地壳岩石之间元素丰度曲线形状的相似性,充分说明了环境元素与生物元素的统一性。

这些论述表明:①在生物演化过程中环境元素丰度是控制生物元素丰度的重要因素;②各生物元素在体内的绝对含量及相对比值是生物演化过程中形成的,只容许在一定范围内变化,只有如此才能维持人体的健康;③环境元素与生物元素不断交流以保持动态平衡关系,生物体为这种内外元素的交流提供了通畅的途径。这就为环境重金属污染损害人体健康的病因学提供了重要的科学理论。

当环境污染使局部地区的重金属元素浓度过高时,当地居民与环境之间的元素交换就会出现不平衡现象,即人体从环境中摄入的某些金属元素的量超过人体所适应的变动范围,体内不同元素之间的固有比例破坏了,这时就对人体健康产生危害,引起疾病,发生金属中毒,甚至死亡。对于那些非必需的、甚至有毒的重金属元素如汞、镉、铅等,由于它们在环境中含量很低,在生命起源和生物演化早期阶段未被选择利用,生物体对它们的适应能力更差。当它们污染环境进入人体后,对人体的危害更大,尤其应引起人们的重视。汞、镉、铅、铬、砷等金属元素,广泛应用于工业生产,如污染环境,对健康将会造成严重影响,因而它们是当前环境毒理学研究的重点对象。

7.1.2　环境中金属污染的来源

金属元素是地壳岩石中的天然组成成分。因此,自然界的水、土壤和空气中均含有一定量的各种金属元素。有的地区由于岩层、土壤或地下水中某种金属元素含量过高,对人体产生不良影响,导致在该地区地方病的发生。如某些地区由于碘含量过高,导致当地居民患高碘性地方性甲状腺肿;有的地区由于土壤和饮水中含硒过高,引起居民地方性硒中毒;有的地区由于地下水含砷过高,当居民打井取水供饮食用时,导致地方性砷中毒的发生。

然而,对环境造成严重金属元素污染的主要来源是人类的生产活动。采矿、冶炼、使用重金属的工业生产过程、施用农药(包括 Hg、Cd、As 等),以及煤、石油等燃料燃烧(排放出 Pb、V、Ni 等金属)等,通过废水、废气、废渣将金属元素及其化合物排放入环境,造成金属污染。

7.1.3　环境中金属的迁移与转化

7.1.3.1　金属在环境中的迁移

进入环境中的金属可在环境中发生迁移、浓集与转化。金属主要是通过大气、水、生物三种途径在环境中迁移转运。

1. 大气转移

以各种方式进入大气的金属,随风漂流沉降,或远或近,这取决于金属的状态(气态或蒸气)和颗粒的大小。它们经过沉降,落到大地或海洋的表面。气象条件如风、降水量、地形和植物等,都可影响金属的转移。据研究含有较大金属颗粒的粉尘沉积在 10 km 范围内。大气中近一半的铅是汽车排气放出的,多数沉积在 100 m 范围内,约有 1/3 以极细颗粒排出,转移较远。汞与其他元素不同,它有较高的蒸汽压,已经证明有 2/3 排放的汞,最终沉积在 200~2 000 km 的范围内,而且空气中的汞和其周围物质发生较强的相互作用,平均只有不到 20% 的汞永久沉积,其余的则可能重新进入大气。

2. 水转移

大部分进入环境的金属是由水转移的(铅例外),它们随河流到达湖泊或近海,以不同形式的载体颗粒沉积在活性沉积区内,然后受微生物或各种物理化学因素(酸度和氧化还原作用)的影响,金属被重新释放。离河口愈远的地方,金属的含量则愈低。由于盐分的增加和微生物的作用,可导致以下两种结果:①金属在经水转移的过程中,由于淡水内腐殖酸和无机物的凝聚作用,使得粒子的颗粒增大,而盐分的增加可使这种大分子有机物发生盐析,从而将吸附在大分子物质上的金属移出,使其沉积;②由氯离子和整合剂构成的金属载体具有可移动性,增加了生物利用的可能性。水中生物将从周围的水中浓聚金属,因此生物活化的沿海水域内金属的浓度将大为增加。

3. 生物转移

生物体在金属的转移中也起着重要的作用,近海的浮游生物、特别是那些繁殖很快的浮游植物和动物,可能吸收由河床进入海岸带的大部分金属,吸收的金属最后被排出,或与死亡的生物机体一起沉积下来,不再转移入海洋。

金属不仅可以从环境中转移到生物体内,还可以在生物界沿食物链转移,这种转移还兼有生物富集放大的作用,在环境毒理学中有着重要意义。

食物链是由多种生物种类构成的,根据它们之间的捕食关系可分成不同等级。在食物链中往往是:乙种生物捕食甲种生物,丙种捕食乙种,而丁种又捕食丙种等。在这种关系中,物种的寿命和个体的大小,一般是甲<乙<丙<丁;而物种的个体

数则是甲＞乙＞丙＞丁。由于这种食物链关系,当金属被生物吸收入体内而有蓄积时(即吸收量＞排泄量),金属在生物的远级传递过程中便逐渐浓集放大。日本对水俣病病因学的研究发现,海水中含汞量约为 0.000 1 mg/L,生活在此海水中的浮游生物体内含汞量为 0.001～0.002 mg/L,为海水的 10～20 倍,吸食浮游生物的小鱼体内含汞量为 0.2～0.5 mg/L(为浮游生物的 200～500 倍),吞食小鱼的大鱼体内含汞量为 1～5 mg/L(为小鱼的 5～25 倍)。从此可见,上述食物链的五级生物浓集,使大鱼体内含汞量为海水(起始点)的 1 万～5 万倍。金属浓集放大的倍数取决于金属、生物与环境。

在食物链中处于起始点位置的是食物生产者,其在金属浓集中起着重要作用。如水生藻类,它们的细胞分裂和生长非常迅速,易从水中摄取金属盐类,加之藻类没有排泄器官,使吸收的金属长期蓄积于体内。陆生植物由土壤中吸收金属盐类,再通过水介质运送到叶和果实,水分蒸腾后,金属可在体内蓄积。由此可见,环境中浓度很低的重金属,经过食物链的逐级转移浓集,以"植物→动物(肉、内脏、蛋、乳等)→人"的方式进入人体,大大提高了人对金属的接触量,从而增加了有毒金属对人体健康的潜在危害性。

7.1.3.2　金属在环境中的转化

环境中的金属由于受各种因素的影响,其化学形态可发生转化,从而影响金属在环境中的迁移转归、毒性大小与人体吸收的可能性。例如在水环境中的金属,被生物吸收后可在体内发生甲基化作用,无机汞可转化为毒性较高的甲基汞,而三价砷可在生物体内转化为毒性较低的单甲基胂酸和二甲基胂酸。金属离子易与腐殖酸形成络合物,可大大增强金属在水中的溶解度。目前已经确定在环境中可以生物甲基化的金属和类金属有汞、铅、砷、硒、碲、锡等。其中对无机汞的甲基化研究较多。汞的甲基化主要是通过一些能合成甲基钴氨素(甲基维生素 B12)的微生物作用,使无机汞转化为甲基汞。然而,在富氧条件下主要形成可溶于水的单甲基汞,易被生物吸收而进入食物链;在厌氧条件下,无机汞的甲基化作用缓慢,并主要形成不溶于水的且有挥发性的二甲基汞。二甲基汞在酸性环境中和紫外线的照射下,可转变为单甲基汞。

1. 物理和化学的转化

金属在水溶液里可表现为溶解型,常见的有:①自由水合离子;②与无机和有机配位基团形成络合物和螯合剂,无机配位基有 OH^-、CO_3^{2-} 等,有机配位基有胺、蛋白和腐殖酸等;③有机分子或粒子型,其中又有:(a)络合物或凝聚体(水合氧化物);(b)吸附在不同型的粒子上;(c)淀积物,即金属覆被在粒子上;(d)与有机粒子(如浮游生物)并合成一体;(e)结合在结晶的矿石颗粒网架结构内。水中金属的物理与化学形式受环境因素的制约,这些因素中有 pH 值、氧化还原电位、盐度、碱度与硬度、有无有机物和颗粒存在、生物活性以及金属的固有特性等。

不同的化学性,可因一些因素的作用而转化。例如,pH 值降低(由中性河流进入酸性湖泊)时,可从缀合物和微粒中释放出金属;含氧增加可使缺氧沉积物内附着在硫化物表面的金属移出;在还原条件下,与铁氧化物的水合物结合的金属将被释放出来。

2. 微生物的氧化还原转化

生物体的酶系统能够使化合物的氧化态发生改变。在富含微生物的环境内,可使每一种氧化态适合于代谢性互换。在牲畜澡池内已经发现至少有 15 种微生物能使亚砷酸盐氧化为砷酸盐,在纯化制剂中可找到特殊的亚砷酸脱氢酶。在酵母菌、小环藻和海洋细菌的培养液内,还可看到将砷酸盐还原为亚砷酸盐的现象;而假单抱菌,则将亚砷酸盐氧化为砷酸盐。

有一种特殊的质粒(PIasmid)汞还原系统,可将一价银和三价金还原至单质状态,这种还原系统只被汞所诱导,而金和银则不能诱导。

被砷、铋、硒、碲、铊、金、银和铀杀死的细球菌的浸出液,可以氧化分子氢。在混合的硫化物矿石内,当 pH 为 2 时,有的杆菌能氧化亚铁离子为铁离子,在人裂殖酵母菌培养液内,亚碲酸根离子中的碲将被还原为单质状态。

3. 有机化合物的形成和降解

某些金属和准金属,以相对无毒的形式进入环境,经过生物和非生物的作用,形成金属有机化合物,毒性由此增强。这是金属转运的一种方式,特别是在从沉积物——水——生物界面的透过中起连通作用。

金属和准金属的甲基化:长期以来就已认识到生物可使砷、硒、碲甲基化。砷和硒的无机化合物可在元参科植物内被甲基化。当发酵培养基内有亚硒酸根和亚碲酸根离子时,某些青霉菌可使其中的这两种准金属元素甲基化。

直到 20 世纪 60 年代中期才证实了鱼体内的汞主要是以甲基汞的形式存在。不久又证明了某些天然湖内尚未认识的微生物可使汞甲基化,由此形成一甲基汞和二甲基汞。汞的生物甲基化,与沉积物内微生物的总活性很有关联。

4. 烷化和去烷基化的联合效应

有人提出,在汞污染的环境内,甲基汞的产生和降解是可能达到平衡的。在沉积物系统内,甲基汞的恒定输入和输出、生物学形成和分解,将达到一个平衡状态,此时沉积物内有一个稳定的甲基汞浓度。由于甲基汞的形成和分解,似乎依赖于相应无机汞和甲基汞的浓度,因此如果输入和输出的甲基汞浓度改变,那么平衡将被破坏;但是,当紊乱结束后,在沉积物内的甲基汞又会很快地回复到平衡状态。

7.1.4　金属的代谢

7.1.4.1　吸收

环境中的金属一般是通过被其污染的食物、饮水、空气及职业性接触,消化道吸收,其次经呼吸道吸收,经皮肤吸收较少。

1. 经消化道吸收

有些金属元素在食物中以离子状态存在,处于溶解状态,可直接被消化道吸收。有些元素结合在食物的有机成分上,有的与食物中的有机物形成复合物,这些元素在食物有机成分的消化过程中被释放出来,转化成为可溶性物质,被消化道吸收。

整个消化道都可以吸收溶解性金属元素及其化合物,但各部位吸收速度不同。小肠中段是金属元素的主要吸收部位:回肠末端吸收较慢,但由于食糜在此停留时间较长,肠壁的分节运动使食糜与肠绒毛密切接触,故也有一定的吸收。

肠道内的可溶性金属盐类,首先随其他营养物质通过细胞外衣(正常柱状上皮细胞的刷状缘由微绒毛组成,所分泌的糖蛋白黏液形成一层包围在细胞最外层的基质,称为细胞外衣),然后一部分经被动扩散、易化扩散和主动转运经肠微绒毛的质膜进入细胞内;另一部分则通过微绒毛间的凝胶基质到达微绒毛的底端,经微胞饮作用进入细胞内。

肠道内的不可溶金属盐类,因粒径较大,可被不断向外移动的细胞外衣有效地滤除,不能通过胞饮吸收。但可经自绒毛游走出的巨噬细胞的吞噬作用和不经质膜屏障的肠的直接吸收作用进入肠绒毛内。微胞饮对金属元素的吸收量比吞噬作用要多。

影响消化道吸收金属盐类的因素如下:

1) 元素的化学形式

元素的化学形式决定其脂溶性和溶解度等,对元素的吸收有较大影响。脂溶性强的元素有机化合物的形式和水溶性强的元素的无机盐形式均容易被吸收。研究表明,牛对各种化学形态的铜的吸收不同:$CuCO_3 > Cu(NO_3)_2 > CuCl > Cu_2O > CuO(粉) > CuO(针晶) > Cu(金属丝)$。

宏量必需元素如 K^+、Na^+、Ca^{2+}、Mg^{2+} 等,细胞生物膜有主动转运系统,同族的其他金属元素可借助于它们的转运系统而进入细胞。化学形态为含氧酸的元素,如 PO_4^{3-}、SO_4^{2-}、VO_4^{3-}、AsO_4^{3-};TcO_4^{2-}、GeO_4^{4-}、WO_4^{2-}、TeO_4^{3-}、SeO_4^{3-} 等阴离子容易被吸收。这是因为钠汞产生的电位可促使负离子向细胞内移动,也有认为负离子可独立移动。

单价碱性盐类,如钠、钾、铵盐易吸收,多价碱性盐类则吸收很慢。凡能结合形成沉淀的盐如磷酸盐、硫酸盐、草酸盐等,则很难吸收。

2) 元素的种类

消化道对不同金属盐类的吸收率相差甚大。正常人对铜的吸收率约 32%,对水溶性钒离子的吸收率为 10%,对锰的吸收率为 $3\% \sim 4\%$,对有机锡的吸收率在 $2\% \sim 10\%$ 以下,对无机锡的吸收更弱,对铬的吸收仅 $0.96\%\%$,对食物中血红素铁的吸收率达 37%，而非血红素铁仅为 5%。有的元素在体内缺乏调节机制，摄入量大时吸收量也大，如有的报道硒的吸收率可达 70%，非金属元素氟与硒相似，碘几乎可完全被吸收，而硅虽经饮食摄入较多(300 mg/日)，但其吸收率仅 1%。

不同金属元素在消化道的吸收部位也不同。可溶性硒和食物中的硒大部分在十二指肠被迅速吸收，少部分由小肠吸收；碘在整个胃肠道均可被吸收；铜、锌、铁需在胃内酸性环境下与食糜中的配体形成复合物才易吸收；铜主要在胃和十二指肠吸收；铁、锌主要在小肠吸收。

不同元素在胃肠内的吸收方式也有差别。有的元素的吸收是被动吸收过程(如氟等)，有的是需消耗能量的主动吸收过程(如铜、锌等)。肠内的锌与胰腺分泌的配体形成复合物后，经肠上皮细胞微绒毛进入细胞内，该复合物在细胞内很快将锌转运到细胞浆膜面的受体结合部位，再与血液中的白蛋白结合而被吸收入血。铁的配体复合物通过与小肠上皮细胞微绒毛上的受体结合而进入细胞，最后以二价铁的形式释放入血。

3) 胃肠道内的 pH

金属元素在胃液的酸性环境中可从食物成分中解离出来，呈离子状态，如铁、锌、铜、锰、铬等均可形成可溶性氯化物，再在胃内与配体(如氨基酸等)形成复合物后进入小肠被吸收，其吸收率不受肠内碱性环境的干扰，绝大部分金属离子在胃液内未形成复合物，进入小肠后在碱性环境中形成不溶性复合物，则不易被吸收。因此，绝大部分摄入的金属盐类被排出体外。许多无机金属盐有促泻作用，使食糜在肠道内的停留时间缩短，也可减少吸收。

4) 肠道微生物与肠道黏膜竞争金属元素

如有的微生物分泌特殊的整合剂与食物中的铁形成易被微生物吸收的铁整合物(铁色素)，使黏膜细胞难以吸收利用，导致人体缺铁。

5) 年龄的影响

乳儿期肠黏膜未成熟，其胞饮作用大于成人，因而对一些金属如 Cd、Fe、Co 等的吸收率较高。这可能是婴幼儿对环境重金属污染较成年人敏感的原因之一。

6) 膳食成分

食物中的磷酸盐、植酸盐、纤维素等影响金属元素的吸收。草酸盐能增加铬的运转，食物钙镁含量高时可与植酸盐形成植酸钙或植酸镁，在小肠内碱性环境中植酸盐可与锌形成难溶的复盐，阻碍锌吸收；水果和蔬菜中含有较多的维生素 C 和柠檬酸，可促进铁的吸收，而乳类、蛋类和植物性蛋白可抑制铁的吸收。

7) 金属间的竞争抑制作用

当两种或更多种金属元素同时存在时，可与消化道黏膜细胞上的同一受体部位结合，且这些元素发生竞争性结合，某种元素过多可干扰另一种元素的吸收。过量铁对锌吸收的抑制作用，可能是由于二者在肠黏膜吸收过程中存在竞争性的受体结合部位或载体结合蛋白的缘故。因此,锌过多时也可抑制铁的吸收。锌对铜的吸收抑制作用则是另一种情况:锌可诱导肠黏膜细胞合成金属硫蛋白,后者对锌和铜均有亲和力,但对铜更大。因此,进入细胞内的铜更易与之结合,此种结合的铜不易被吸收入血而滞留于肠黏膜细胞内,当该细胞脱落时随粪便排出。镉、汞、银、铂也可干扰铜的吸收;食物中含汞、铜、镉、锌、砷、银过多可干扰硒的吸收和生物学效应;铜、钴、锰等能增加铁的吸收。

2. 经呼吸道吸收

大气中悬浮的颗粒物和气体中的金属元素可从鼻咽腔至肺泡的整个呼吸道进入机体。然而,愈进入呼吸道深部、面积愈大、停留时间愈长,吸收愈多。由于肺泡壁表面积大($55 \mathrm{~m}^2$)、毛细血管丰富,进入肺泡的金属元素易被吸收,其吸收速度仅次于静脉注射。金属颗粒物的吸收与其在呼吸道不同部位的沉着、纤毛清除和肺泡廓清活动有关。沉着在呼吸道黏膜上的较大颗粒物可经黏液纤毛清除作用而随痰排出,其中一部分(约占 5%)可被咽下转入消化道。粒径大于 $10 ~\mu\mathrm{m}$ 者可进入上呼吸道、气管、支气管;$3\sim10 ~\mu\mathrm{m}$ 者可进入细支气管;$0.5\sim3 ~\mu\mathrm{m}$ 者可到达肺泡而停留。小于 $0.5 ~\mu\mathrm{m}$ 者,则由于不易沉着而保持悬浮状态易被呼出。空气进入呼吸道后,气流速度减慢,气流方向多次改变,粒径大于 $10 ~\mu\mathrm{m}$ 的颗粒沉着在黏膜表面,为纤毛正常活动所排出。沉着在肺泡内的微粒,大部分经吞噬细胞的吞噬作用进入淋巴系统或存留于附近淋巴结内,或通过血液运至肝、胃肠道。沉着在肺泡内的微粒,可溶解者则可被吸收入血,进入血液循环。长期沉着于肺内的不溶解性化合物,可造成局部损伤,如铁肺(Fe_2O_3)、钡肺($BaSO_4$)、铝肺(Al_2O_3)、铍肺(BeO)、矽肺(SiO_2)等。

金属蒸汽一般不易溶于水,鼻咽部和呼吸道黏膜对其难于吸附,可直达肺泡,过气血屏障而进入血液。

影响呼吸道吸收的因素很多,主要有:金属元素种类,金属颗粒大小,金属化合物溶解度大小呼吸深度和速率,以及血液循环速率,肺中二氧化碳含量可增加某些金属化合物的溶解度,外界环境的气温、湿度、有无溶剂等。

3. 经皮肤吸收

皮肤是保护机体的有效屏障,金属及其化合物一般不易通过皮肤吸收。但是,一些脂溶性的金属及其化合物,如四乙基铅、有机汞化合物、有机锡化合物等可通过皮肤进入体内。

经皮肤吸收主要是通过表皮吸收,也可以通过毛囊、皮脂腺及汗腺吸收。表皮吸收要经过三种屏障:表皮角质层、连接角质层、表皮与真皮之间的基膜。脂/水分配系数较大的金属化学物质可以简单扩散的方式通过这三种屏障,再经乳头层毛细血管进入血液循环。毛囊、皮脂腺、汗腺较易透过化学物质。一些水溶性的金属化学物可通过毛囊、皮脂腺和汗腺而进入血液。

影响皮肤吸收的因素有:①脂溶性强的金属化合物易通过皮肤,但透过毛细血管进入血液的扩散速度则取决于水溶性,脂/水分配系数接近 1 的化合物最易被皮肤吸收;未电离的分子比离子态易吸收。能经皮肤吸收并引起皮肤不良反应的元素有 Ag、Au、B、Be、Co、Cr、Cu、Fe、Hg、Ni、Pb、Ti、Zn 及它们的化合物。②不同部位的皮肤其穿透能力不同:人体以头、面和耳廓部皮肤最易穿透;颈、背、腋窝、腹窝、腹股沟皮肤次之;手掌、足跟、足趾和臀部皮肤不易穿透。皮肤接触有机溶剂或受伤破损时,金属化合物也易通过。③周围环境气温在 20～25℃ 范围内,每升高 10℃,皮肤穿透性增加 1～2 倍。湿度上升,穿透力也随之增大。

7.1.4.2　转运

血液是金属元素在体内转运的主要介质。由消化道吸收的金属元素可直接进入血液,由肺泡吞噬细胞吞噬吸收的微粒中的金属元素需通过淋巴再进入血液。进入血液的金属元素,可以以游离状态存在,也可与血中氨基酸、白蛋白等结合,或吸附在红细胞膜上并可进入红细胞内,或与特异转运蛋白结合而运输。

金属在血液中与何种成分结合,直接影响金属向组织器官的转运速度,与血球结合的金属转运速度比与血浆结合的金属慢,与血浆成分结合的金属转运速度比血浆中游离金属离子要慢。金属与血球及血浆结合的分配比,随金属种类和化学形态而异,对金属的转运影响很大。正常生理状态下,Cd、Cu、Cr、Ni 的血浆血球结合比为 1;Pb 为 0.012;无机汞为 2.5,汞蒸气为 1.0,甲基汞为 0.1～0.2。

金属与血浆成分的结合可分作三类:①与血浆中低分子成分结合,是金属转运、分布和排泄的重要形式;②与血浆蛋白(主要是白蛋白)松散结合,易分离;②与特殊金属蛋白或转运载体蛋白形成牢固地结合,只有靠络合剂或比该金属结合力更大的金属才能将其分离,在某些情况下这种结合主要起金属转运作用,如铁转运蛋白(转运铁)、铜蓝蛋白(体内 96% 的铜以此形式转运)及金属硫蛋白(如镉金属硫蛋白是镉转运的一种形式)。

7.1.4.3　分布

金属元素被机体吸收后在体内各脏器的分布随不同元素而异,同一种元素在不同组织器官的分布也不相同。不同器官对不同金属的选择性明显不同。在开始阶段,元素的分布主要取决于器官的血流量,血液供应越丰富的器官,元素分布越多;随时间的延长,元素发生再分布,主要受其与器官亲合力大小的影响,从而选择性地分布在一定器官内。经过再分布后,元素浓度较高的部位,往往是该元素作用的靶部位、代谢转化部位、排泄部位及贮存库。

金属元素的分布与金属的侵入选径、溶解性、化学形式、代谢特点、毒性性质及器官特点等有关。例如,经肺吸入的汞蒸气,主要随血流分布在脑组织中,引起脑损伤;水溶性的汞离子,则很难通过血脑屏障,进入脑组织很少;脂溶性较强的烷基汞,则可通过血脑屏障进入脑组织中。四乙基铅进入机体开始时呈脂溶性分布,在脑和肝中最多,当其转为无机铅时则按照无机铅的形式分布。血液中的六价铀,在偏碱性的环境中不易进入组织器官,当其滤过到肾小管时,环境偏酸,易被肾小管上皮细胞吸收而沉积下来。可溶性的铀盐吸入后主要沉积于骨内,而不溶性钡盐则以存留在肺内为主。不同的金属元素在体内并不是均匀的分布,而是各有特定分布的组织和器官:铁的 70.5% 分布于血红素,锌的 65.2%、锂的 50%、铜的 34.7% 分布于肌肉,碘的 37.4% 分布于甲状腺,铬的 37% 分布于皮肤,锶的 99% 分布于骨路。

7.1.4.4 排泄

金属及其代谢产物,主要是通过消化道和胆汁随粪、经肾由尿、经肺随呼吸等途径排出体外;也可随上皮和黏膜细胞脱落、呼吸道黏液、泪、汗、唾液、乳汁、月经等途径排出少量;毛发和指甲也可排出微量的金属元素。毛发和指甲含有的蛋白质代谢活性很低,其中的角蛋白富含巯基(—SH),巯基可与 As、Hg、Pb、Zn 等金属牢固结合。因此重金属在指甲、毛发中的含量常用以监测该指甲、毛发生长期间重金属对环境的污染、人体的接触和负荷等情况。一般毛发和指甲中金属元素的浓度是血液的 5~10 倍或更高。

不同金属的排泄途径不同,一种金属也可由几种途径排泄。一般规律是经口摄入的主要经肠道随粪排出(因摄入的金属盐类不易被肠道吸收),而经呼吸道吸入的主要经肾由尿排出。同一种金属的排泄途径也可因剂量和代谢转化而改变。例如,动物摄入低剂量的放射性铬酸盐时可从尿和粪中排泄,如摄入高剂量稳定性铬酸盐时几乎全部经粪排出;汞在吸收之初,主要由粪排出,后来却主要由尿排出;口服的无机铅主要由粪排出,而口服的四乙基铅主要由尿排出;大部分金属阳离子由口摄入时,因肠道不易吸收而主要从粪中排出。

1. 经肾由尿排泄

吸收入血液的各种金属元素大多数从尿中排出,但排出的量相差很大。金属离子及其与低分子(如金属巯蛋白、脱氨酸等)结合物,均可自血浆经肾小球滤过进入肾小管液中而随尿排出。这些金属中,由尿排出量占摄入量达 50% 的有 Co、Sb、Ti、I、Hg、Se、Mo 等;尿中排出量占摄入量 15% 以下的有 Cr、Zn、Zr、Cu、Pb、Al、Be 等;而 V、Sn、Mn、N 则甚少;Ti、Ra、U 等也可从尿中排出。

2. 经消化道排泄

(1) 胆汁排泄:一般小分子物质经肾脏排泄,大分子物质经胆汁排泄,金属不溶性胶体化合物被转运至网状内皮系统(以肝脏为主)后,也主要经胆汁排泄。金属在胆汁中几乎均与蛋白结合或形成低分子量络合物,故金属胆汁排泄与载体蛋白有关。目前认为,Al、AS、Cd、Co、Hg、Pb、Te 等可从胆汁排出。金属元素随胆汁进入小肠,其中一部分随粪排出体外,另一部分被肠道重新吸收,又重新进入肝脏形成肠肝循环。脂溶性较强的较小的金属络合物分子,容易进入肠肝循环;而与蛋白质结合形成大分子化合物的不易被肠道再吸收,而随粪排出体外。

（2）经胰液排出:锌可由胰腺排至胰液,进入肠道,随粪排出。

（3）消化道上皮细胞的脱落:每天大量肠黏膜上皮细胞脱落,使积存胞内的金属元素排出体外。

3．经呼吸道排出

金属在体内代谢转化为挥发性化合物时,可从呼吸道随呼气排出,如硒、砷、碲等可以在体内转化成挥发性的二甲基硒、三甲基砷、二甲基碲而从呼吸道排出。

4．其他途径

出汗也能排出一定量的金属元素。实验结果表明,青年人在 37.8℃气温下,每天暴露 7.5 h,从汗液中排出的微量元素占摄入量的百分数是:Cr 59%, Cu 45%, Mg 42%, Mo 41%, I 6%, Sr 11%, Co 11%。

7.1.4.5　体内蓄积

当金属的吸收量大于排出体外的量时,金属就可在体内蓄积起来,尤其是人体内固有金属的贮存库(如骨路)和金属蓄积机制(如各种金属巯蛋白可与金属结合而沉积在某些细胞内)等,使多数金属在体内的蓄积具备生理条件。有毒金属,特别是那些有致癌作用的金属(如 As、Cr、Se、Ni 等)由于在环境中一般是低浓度、长时期侵人人体,且每次进入机体的量很少,因而在青少年时期在体内的负荷较轻,但是随着年龄的增长,这些金属在体内的量就会逐年增多。这可能是中老年癌症发病率增高的原因之一。

7.1.5　重金属对健康的危害

重金属进入人体后不易排泄,逐渐蓄积,当超过人体的生理负荷时,就会引起生理功能改变,导致急、慢性或远期危害。金属对健康的危害主要包括:

（1）慢性中毒:重金属污染环境后,由于受到稀释而浓度较低,因此主要产生慢性危害,如汞污染引起的水俣病,镉污染引起的痛痛病等。

（2）致癌作用:金属致癌潜力受其晶体结构、粒子大小、表面电荷的影响,也与其氧化状态(如三价铬致癌甚弱,而六价铬则致癌较强)、跨膜能力和对 DNA 的作用有关。长期吸入镍(特别是羰基镍)能引起鼻癌和肺癌;铬酸盐烟雾可引起肺癌;长期饮用高砷水可引起皮肤癌、肺癌和肝癌。过量的铁可使铁在细胞内的隔室破坏,诱发肿瘤。但金属在致癌过程中是作为启动剂或是促进剂,仍未阐明。

（3）致畸作用:汞和铅均可引起胎儿先天畸形。一些动物实验表明,砷、镉、汞、铅、镍等对动物有致畸作用。

（4）变态反应与炎症:镍可引起接触性皮炎、肺炎,五氧化二钒可引起迟发性呼吸器官变态反应,铬可引起眼结膜炎、支气管哮喘、接触性皮炎等。

（5）对免疫功能的影响:铅、镉可使动物对革兰氏阴性细菌感染的抵抗力降低。例如,接触铅30天的小鼠虽未见一般中毒表现,但感染低剂量沙门氏菌后,小鼠死亡率比对照组高。又如,小鼠饮用含铅水10周,对病毒感染的抵抗力降低。

研究还发现,铅可使中性粒细胞减少,其吞噬作用和杀菌活性减弱,唾液溶菌酶活性降低;铅与镉可使抗体形成减少;汞能使机体形成抗肾小球基底膜抗体,并通过免疫复合物的形成引起肾损害。锰是抗体生成的先决条件,但锰过多反而抑制抗体的形成;砷、铁和硒过多也对免疫功能有影响。值得注意的是,重金属污染物对免疫机能的影响一般发生在其他毒性之前,是一个重要的早期毒性作用指标。

7.2 汞

7.2.1 汞污染的来源与汞的生物富集

7.2.1.1 汞污染的来源

汞以汞元素(金属汞)、无机汞(汞盐)和有机汞3种形式存在。汞的无机盐类如硫化汞、氯化汞、氯化高汞、氧化汞、硝酸汞、硫酸汞、草酸汞、碘化汞。这些化合物可离解出汞离子,其毒性与金属汞相近。汞的有机化合物,按毒性可分为两类:①烷氧基汞(甲氧基硅酸乙基汞)、苯基汞(硝酸苯汞、醋酸苯汞、氯化甲酸苯汞等)。此类化合物在人体内能分解为无机汞,毒性同金属汞。②烷基汞类。如氯化甲基汞、氯化乙基汞、磷酸乙基汞等,这类化合物的碳汞链较为稳定,可引起中枢神经系统的损伤。

接触汞的职业如下:

(1)冶金工业。土法炼金、焙烧金粉、镏金、首饰加工等,多为个体生产,设备简陋,通风不良所致,均为经呼吸道吸入。汞矿的开采一般不引起中毒。汞的冶炼,尤其是我国的土法炼汞,矿石在炉中燃烧后分解出汞蒸气,冷却后成为金属汞,朱砂焙干,用汞齐法提取金、银等贵重金属或用汞齐镀金、银均引起中毒。

(2)有机合成工业。如乙炔法生产氯乙烯用氯化汞为触媒,乙炔水化法生产乙醛用汞为触媒,生产染料中间体要用硫酸汞作为定位剂,这些行业都可发生汞危害。

(3)以汞为原料生产医药、农药、试剂等含汞化合物。如甘汞、升汞、汞撒利、水杨酸汞、氯汞腮、醋酸苯汞、氯化乙基汞、磷酸乙基汞、硫酸汞、氧氰化汞、溴化汞、氧化汞等。

(4)仪表工业。许多仪表的制造、校验、维修均需使用汞,如温度计、血压计、气压计、液压计等,是汞中毒的重要发生源之一。

(5)电器行业。电子器材如太阳灯、荧光灯、石英灯、整流器、X线球管、电子管荡器、汞电池等的生产与维修都需要用汞。

（6）其他。用汞制造雷汞、用锡汞齐制镜、用银汞齐补牙、制作精密铸件的模具等。

7.2.1.2　环境中汞的甲基化和生物富集（见图7-2）

1. 汞的甲基化

环境中任何形式的汞（金属汞、无机汞、芳基汞等）均可转化为剧毒的甲基汞，称为汞的甲基化。甲基汞包括一甲基汞（如氯化甲基汞、碘化甲基等）和二甲基汞。某些含有甲基钴氨素（甲基维生素）的微生物可将甲基转移给无机汞而形成甲基汞。在厌氧条件下合成甲基汞的速度比需氧条件下要慢得多。

2. 汞的生物富集

汞在水和底泥中的浓度很低，不足以直接对人体引起危害。但水生生物可以直接从水体吸收和富集甲基汞化合物，同时还可以通过食物链转移和富集，从而大大提高了汞对健康的危害。甲基汞脂溶性较强，鱼体富含脂肪，故汞能被鱼吸收并蓄积起来，而汞的转化和排出又很缓慢，使它能长期保存在鱼体中，使鱼体内甲基汞的浓度随年龄和体重的增加而增大。日本水俣病就是由于患者长期食用甲基汞含量甚高的鱼、贝类而引起的[69]。

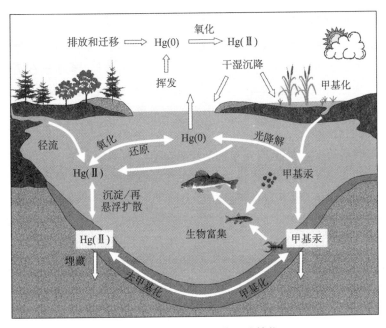

图 7-2　汞在环境中的迁移转化

7.2.2　汞的理化性质

汞（原子序数80，相对原子质量200.61）是严重危害人体健康的环境毒物，俗称水银,在常温下是银白色而有金属光泽的液体,是惟一的液体金属。汞在常温下即能蒸发而污染空气,且随温度升高,其蒸发量也增加。汞的蒸气密度是空气密度的 7 倍。汞几乎不溶于水(20℃时溶解度约为 20 μg/L),而能溶于硝酸、硫酸和王水,但一般不与碱性溶液发生反应。汞可以溶解 Na,K,As,Ag,Zn,Cd,Sn,Pb 等许多金属而形成汞齐,汞齐加温时又产生汞蒸气。在室温下汞能与硫和氯结合生成硫化汞和氯化汞。

汞在自然界以金属汞、无机汞和有机汞的形式存在。有机汞化合物均为脂溶性,也有不同程度的水溶性和挥发性。有机汞的毒性较金属汞和无机汞大。

7.2.3 汞的代谢

7.2.3.1 吸收

汞及其化合物可通过呼吸道、消化道、皮肤进入人体。金属汞主要以蒸气形式通过呼吸道被吸收。由于汞蒸气易溶于脂肪,在类脂质和空气中的分配系数是 25∶1,故可通过肺泡壁进入血液,吸收率为 76%～85%,甚至全部被吸收。金属汞吞服后不易被消化道吸收。大鼠每日以 6 g/kg 的剂量连续灌胃 1 个月,未见中毒或死亡,灌入的汞几乎全都以汞珠的形式随粪排出。无机汞在消化道的吸收率也很低,约为摄入量的 15%。

消化道对有机汞的吸收率很高,无论水溶性的还是与蛋白质结合的甲基汞在小肠内的吸收率约为 90%,乙基汞的吸收率与甲基汞类似,苯基汞在消化道的吸收率较烷基汞低,但比无机汞易于吸收。有机汞还可以通过呼吸道及皮肤吸收。人体局部皮肤接触含汞药剂造成严重中毒的现象屡有发生。

7.2.3.2 分布

汞被吸收后可随血液迅速分布到全身各器官。金属汞在体内先在肝细胞和红细胞内氧化成汞离子,再产生毒作用。二价汞离子大部分与血液中血浆蛋白的巯基结合形成结合型汞,也可与含巯基的低分子化合物(如半胱氨酸、还原型谷胱甘肽、辅酶 A、硫辛酸及血液中的阴离子等)结合形成扩散型汞。这两种形式的汞随血流分布到全身各组织器官,以后逐渐转移到肾脏。汞在体内分布的浓度递减顺序为:肾＞肝＞血液＞脑＞末梢神经。不同汞化合物在体内分布有很大差异。

甲基汞化合物在体内分布较均匀,易通过细胞膜和血脑屏障,易与巯基结合。吸收甲基汞初期,血液和肝脏含汞较高,然后逐渐向脑组织转运,其分布顺序是:肝＞脑＞肾＞血液。

汞在中枢神经系统内的分布以脑干最高,依次为小脑、大脑皮质和海马回。大脑灰质中比白质中多。脑干中有些细胞含汞量比邻近细胞高 16 倍,名之为嗜汞细胞。尸检发现,人脑中小脑的含汞量最高,大脑中白质含汞量最低,故汞中毒患者的临床症状与小脑细胞损伤者的症状一致。兔吸入汞蒸气后发生四肢震颤和痉挛,其小脑和丘脑中含汞量较高。甲基汞也易通过胎盘屏障,使胚胎发育受到影响,而金属汞和无机汞不易通过胎盘屏障。金属汞能通过血脑屏障损害脑组织,也能分布到甲状腺及垂体,并能长期存留在这些组织器官,引起功能与结构的改变。汞也可分布到口腔、肠黏膜、唾液腺及皮肤,引起口腔炎、直肠炎等。

7.2.3.3　排泄与蓄积

主要经肾由尿排泄和经肝由胆汁排入肠再随粪排出体外,其次可随肠黏膜脱落,以及从汗腺、唾液腺、乳腺、毛发和指甲排出。甲基汞在胆汁中以与半胱氨酸络合物的形式存在,大部分能被肠重吸收进入肠肝循环,故甲基汞也以肾排泄为主。肾脏排出的汞大部分是与低分子蛋白结合的复合物。甲基汞也可在体内转化为无机汞再排出。体内的汞也可通过毛发排出,毛发中的汞含量可反映一段时间内人体汞负荷和环境汞污染的情况。发汞达 $400\sim500~\mu g/g$ 时常伴有神经中毒症状,在 $50\sim200~\mu g/g$ 以下时一般无症状可见。发汞含量与血汞含量成正比,发汞含量为 $50~\mu g/g$ 时,血汞含量为 $200~\mu g/L$。

甲基汞在血液中的半衰期为 50 天左右,在脑组织中为 240 天左右。汞无机盐的生物半衰期为 40 天左右,金属汞的半衰期为 58 天左右。

7.2.4　汞的毒理作用

经典案例分析:水俣病。

日本熊本县水俣湾外围的“不知火海”是被九州本土和天草诸岛围起来的内海,那里海产丰富,是渔民们赖以生存的主要渔场。1956 年,水俣湾附近发现了一种奇怪的病。这种病症最初出现在猫身上,被称为“猫舞蹈症”。病猫步态不稳,抽搐、麻痹,甚至跳海死去,被称为“自杀猫”。随后不久,此地也发现了患这种病症的人轻者口齿不清、步履蹒跚、面部痴呆、手足麻痹、感觉障碍、视觉丧失、震颤、手足变形,重者精神失常,或酣睡,或兴奋,身体弯弓高叫,直至死亡。当时这种病由于病因不明而被叫做“怪病”。这种“怪病”就是日后轰动世界的“水俣病”,是最早出现的由于工业废水排放污染造成的公害病。与之后于新潟发生的第二水俣病区别开来,此次公害病被称为熊本水俣病。加上上文提到的痛痛病以及以支气管哮喘为主要症状的四日市喘息(Yokkaichi asthma)并称为日本的四大公害病。

“水俣病”的罪魁祸首是当时处于世界化工业尖端技术的氮(N)生产企业排放的废水含有大量的汞。当汞在水中被水生物食用后,会转化成甲基汞(CH_3HgCl)。这种剧毒物质只要有挖耳勺的一半大小就可以置人于死命,而当时由于氮的持续生产已使水俣湾的甲基汞含量达到了足以毒死日本全国人口 2 次都有余的程度。

7.2.4.1　金属汞

金属汞常以蒸气的形式污染大气,可通过呼吸道进入人体。金属汞易溶于脂质,容易通过生物膜进行转运和分布,也容易通过血脑屏障进入脑组织。金属汞在脑组织被氧化形成二价汞离子后,脂溶性降低,水溶性增强,难于逆向通过血脑屏障,返回血流,从而在脑组织中蓄积,引起损害作用。金属汞在细胞和其他组织中也可氧化成二价汞离子,再转运至肾脏,经肾由尿排出体外,一般对肾不易造成损害。所以,汞对脑的损伤先于肾,慢性汞中毒首先出现的是神经系统症状。

金属汞的中毒机理主要是由于二价汞离子与蛋白质和酶中的巯基(—SH)反应形成牢固的硫汞键(—SHg—),改变了蛋白质尤其是酶的结构与功能,使细胞代谢紊乱,导致组织器官病变。一般短期的二价汞离子的毒害是可逆的,停止接触,中毒症状可逐渐消失。

职业性长期吸入汞蒸气和汞尘可引起慢性汞中毒,其症状主要有体力减退、头晕、头痛、失眠、多梦、记忆力减退等中枢神经系统症状,还有精神症状(如胆怯、焦虑、不安、精神压抑、丧失信心等)、意向性震颤(即注意力集中时震颤更明显);此外,皮肤可出现红斑疹、疱疹、荨麻疹,眼睛可发生汞毒性晶体炎(晶体前出现灰棕色或黄色翳斑)等。

液体汞在胃肠道不易吸收,一般未见引起中毒。

7.2.4.2 无机汞化合物

无机汞化合物包括汞的硫化物、氯化物、氧化物及其他汞盐,只有离子态的汞才能被吸收(通过胃肠道和呼吸道)。汞离子进入血液后迅速分布全身,随之转运聚积于肝脏和肾脏,并经肾由尿排出体外。二价汞离子不易通过血脑屏障进入脑,故对脑的危害性较小。由于无机汞不易被吸收,一般不易造成肝、肾的损害。

在短期内摄入大量无机汞盐或误食含汞物质可引起急性汞中毒。

7.2.4.3 有机汞化合物

可将有机汞化合物分为两类:一类为苯基汞和烷氧基汞,在体内易降解为汞离子,其毒理作用类似于无机汞化合物,另一类为烷基汞,如甲基汞、乙基汞、丙基汞等。

甲基汞属于高神经毒物质。能引起成人急性、亚急性中毒的甲基汞剂量是 20 mg/kg,对于胎儿是 5 mg/kg。每人每天即使摄入甲基汞仅 0.005 mg/kg,经几年、十几年的蓄积也能引起慢性中毒。在上例中日本水俣市发生的水俣病是典型的汞污染引起的公害病,由于无机汞对当地海域污染,再经过含有甲基钴氨素的微生物的酶促生物转化作用或非酶促化学反应生成甲基汞,后者再通过食物链富集到大鱼体内,使食鱼者发生水俣病。从 1950 年发现水俣病到 1982 年 1 月,在 10 万人口的水俣市患者已达 1 809 人,表明环境甲基汞污染影响的深远和危害的严重性。

甲基汞、乙基汞和丙基汞均为短链烷基汞,均属脂溶性,易以简单扩散的方式通过生物膜,也易随血流通过血脑屏障进入脑组织。脑细胞富含类脂质,与甲基汞、乙基汞的亲和力很强。甲基汞可以原形蓄积在脑内,以大脑的感觉区和运动区蓄积量较高,尤其在大脑后叶蓄积量最高,致使患者听觉、视觉严重障碍。

甲基汞化合物主要侵犯中枢神经系统,其慢性中毒的主要症状有:感觉异常(如口唇和手足末端麻木、刺痛及感觉障碍等)、语言障碍(如说话不清楚、缓慢、不连贯等)、运动失调(如手的动作缓慢、步态不稳、协调运动障碍及意向性震颤等)、向心性视野缩小,重者可呈管状视野、听力障碍(如中枢性听觉障碍,听不见或听不清)等。上述中毒症状出现的顺序一般为:感觉障碍→运动失调→语言障碍→视野缩小→听力障碍。

甲基汞抑制了神经系统的蛋白质合成,进而使神经细胞的结构蛋白质和活性蛋白质严重不足,随之神经细胞产生退行性变,甚至坏死。最后表现出一系列的神经系统症状。现今,大多数学者认为甲基汞对神经系统的毒性作用,主要是抑制神经系统蛋白质生物合成所致。若采用神经末梢制备物——突触体(具有合成蛋白质的功能)作为模型系统,可研究甲基汞对神经系蛋白质合成的影响[70]。

甲基汞对突触体蛋白质合成抑制作用,是由于甲基汞借助其强力的亲脂作用,掺入突触体膜,并且损伤了线粒体内膜,使线粒体的氧化磷酸化解偶联,抑制了线粒体的呼吸,造成 ATP 含量减少。突触体内 ATP 含量的减少,可能是导致其蛋白质合成抑制的重要原因,甲基汞抑制突触体蛋白合成示意图如图 7-3 所示。

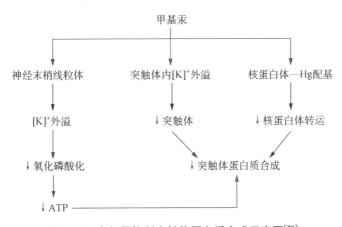

图 7-3　有机汞抑制突触体蛋白质合成示意图[70]

除此之外,甲基汞对神经系统损害作用的机制还有影响乙酰胆碱的合成,抑制神经兴奋传导。δ-氨基-γ-酮戊酸脱水酶参与乙酰基代谢,甲基汞可与该酶的巯基结合,从而影响乙酰胆碱的合成。

甲基汞还可随血液通过胎盘进入胎儿,具有致畸作用。孕妇摄入甲基汞可危及胎儿健康,重者可造成流产或死胎,轻者使婴儿成为甲基汞中毒病儿,主要表现为严重的精神迟钝、原始反射(口腔反射、握物反射等)差、协调运动障碍(如共济失调、运动失调等)、生长发育不良、肢体变形、斜视、神经运动性疾病发作等。

在短期内误服大量有机汞化合物也可引起急性汞中毒。1956年和1960年伊拉克曾发生乙基汞中毒事件;1972年伊拉克发生误食甲基汞处理的小麦种子制成的面包而发生大规模中毒事件,使6 530人住院,459人死亡。

7.2.4.4　毒作用机理

汞对含硫化物有高度的亲和性,在体内极易与含巯基(—SH)的化合物结合,产生毒作用。

(1)汞易与含巯基的蛋白质和多肽结合,改变或破坏蛋白质的结构和功能,尤其对一些有生理活性的蛋白质和多肽结构的破坏,导致细胞代谢紊乱。由于体内含巯基最多的物质是蛋白质,而脑内灰质部分含蛋白质多、白质部分含脂肪多,所以汞在脑中的分布是灰质部分比白质部分多。

(2)体内大多数酶含有巯基,许多酶的活性中心是由巯基构成的,汞与酶蛋白中的巯基结合后使酶蛋白的结构和功能发生改变,甚至失去活性,影响生物大分子的合成,抑制ATP的合成,从而使细胞代谢紊乱甚至死亡。如细胞色素氧化酶、琥珀酸脱氢酶、乳酸脱氢酶、磷酸甘油变位酶、烯醇化酶、丙酮酸激酶、丙酮酸脱氢酶等。

(3)汞可与细胞膜中一些组成成分的巯基结合,使膜的完整性受到损伤,改变细胞膜的功能,如可增强K^+的通透性和影响糖进入细胞等,从而使细胞功能失常。

(4)甲基汞属脂溶性化合物,易通过血脑屏障和胎盘屏障,引起中枢神经系统症状和胎儿畸形。无机汞化合物具有水溶性,不易透过血脑屏障和胎盘屏障,主要分布在肾脏并由尿排出体外,故无机汞可作用于近端肾小管细胞内线粒体和内质网,并抑制多种酶的活性,使肾脏受到损害。苯基汞在体内能迅速分解为无机汞化合物,故苯基汞的毒理作用与无机汞类似。

7.2.5　汞的环境卫生标准

汞是自然界广泛存在的元素,各种食物中均含有微量的汞,通常每人每天从食物中摄入汞约5~20 μg。发汞50 μg/g和血汞0.4 μg/g是引起成人汞中毒神经症状的最低汞量。为此,WHO提出每人每周总汞摄入量不得超过0.3 mg,其中甲基汞不得超过0.2 mg。

为了管理和控制环境汞污染,我国制定了汞在各种环境中的限量标准:地面水、饮用水、农业灌溉水均为0.001 mg/L,居民区大气日平均允许标准为0.000 3 mg/m³,车间空气中金属汞的允许标准为0.01 mg/m³。

7.3　镉

7.3.1　镉污染的来源

镉(Cd)在自然界中多以硫镉矿存在,并常与锌、铅、铜、锰等矿共存。因此,环境中镉污染的最主要来源是有色金属矿产开发和冶炼排出的废气、废水和废渣。煤和石油燃烧排出的烟气也是镉污染源之一。含镉肥料的施用也存在镉污染问题,如磷肥中含镉量有的可高达 1.7 mg/g。此外,镉在电镀、制造合金、焊料、颜料、电池、雷达、电视机荧光屏、半导体元件、照相材料、化肥、杀虫剂、塑料、枪械弹药等生产中被用作原料或催化剂,其在生产过程中可向环境排放含镉废物。

7.3.2　镉的理化性质

镉为银白色金属,略带淡蓝光泽。相对原子质量为 112.4,相对密度为 8.65 g/cm³,熔点 320.9℃,沸点 767℃。镉蒸气有毒,在空气中可氧化生成氧化镉。在镉化合物中,氧化镉的毒性最大,且在体内有累积性。

镉主要以正二价形式存在,有时可见正一价。金属镉、氧化镉和氢氧化镉难溶于水;硝酸镉、卤化镉(除氮化镉外)及硫酸镉均溶于水。镉化合物在酸性溶液中易溶解,而在碱性溶液中可形成沉淀。镉及其化合物在酸性的胃液中比在碱性的肠液中溶解度大。

7.3.3　镉的代谢

7.3.3.1　吸收

镉可经消化道、呼吸道及皮肤吸收。人体消化道对镉的吸收率为 1%～6%,呼吸道吸收为 10%～40%。由此可知,人体对空气源的镉污染比饮食源镉污染更为敏感。

一般正常人每日从饮水摄入镉 0～20 μg,呼吸道吸入 0～1.5 μg,吸烟吸入的镉量相当大。烟草能蓄积大量的镉,每支卷烟约含镉 1～2 μg,吸烟时约 10% 的镉被吸收,可使肾和其他脏器镉含量明显增加。

消化道对镉的吸收率与镉化合物的种类、摄入量、共存的营养物质和化学物质等有关。高钙饮食后镉在肠道的吸收率低;钙、铁、蛋白质摄入量低时,镉吸收明显增加;锌与镉化学性质非常相似,对镉的吸收可产生竞争抑制作用;维生素 D 也可影响镉的吸收。

7.3.3.2　含量和分布

镉在体内的含量随年龄而增加,新生儿体内镉为痕迹量,20 岁左右体内开始有镉蓄积倾向,50 岁时体内蓄积最多,60 岁以后渐趋减少。有人报告,成年人体内含镉约 20～30 mg,40～60 岁体内镉含量达 30 mg,其中约 1/3 贮存在肾脏(尤以肾皮质的含量最高),1/6 在肝脏,其余分布在肺、胰、甲状腺、睾丸和唾液腺等处。毛发中镉的浓度较高。正常人血镉浓度很低,绝大多数人在 10 μg/L 以下,但与镉接触后可增高,停止接触后则恢复正常。血镉大部分在红细胞中,一部分与血红蛋白结合,一部分与低分子量的金属硫蛋白结合形成稳定的络合物,血清中的镉只占

血镉的 $1\%\sim7\%$。组织中镉含量(特别是肾中镉含量)除随年龄增加外,与居住地区也有密切关系。

镉从肠或肺吸收入血液后,主要与含巯基的低相对分子质量(约 10 000)血浆蛋白结合,形成金属巯蛋白,随血流选择性地储存于肝和肾,其次为脾、胰腺、甲状腺、肾上腺和睾丸,而脑、心、肠、骨和肌肉则无镉的存留或贮量甚微。

7.3.3.3 排泄与蓄积

经口进入的镉仅能吸收 $1\%-6\%$,未吸收部分随粪便排出,吸收后主要经肾由尿排出,少量随唾液、乳汁排出。正常人尿镉低于 $2\ \mu g/L$。

镉的蓄积性很强。吸收后的镉蓄积在细胞中,当镉蓄积到使细胞功能开始改变时(含可逆变化)的含量称为临界含量。当脏器中全部细胞的镉含量均达到临界浓度时,脏器单位质量的平均含镉量称为器官临界浓度。在各器官中首先达到临界浓度的器官称为"靶器官"。临界浓度下所引起的有害效应称为临界效应。长期慢性镉暴露的靶器官是肾。肾皮质首先受损,临界效应是肾小管功能障碍,尿中出现低分子蛋白。一般认为引起临界效应的肾皮质临界浓度为 $200\ \mu g/g$(湿重)。人群中部分 50 岁以上的人,每日摄入镉 $140\sim260\ \mu g$,或累计摄入 $2\ 000\ \mu g$ 以上时,会引起尿排出低分子蛋白增加。

镉摄入后经代谢排出体外,如不继续摄入,其含量减少到最初量的一半所需的时间为镉的生物半衰期。不同器官镉的生物半衰期不同,有人报告肾镉的生物半衰期为 18 年,而肝为 6.2 年,全身镉为 13 年。一般认为全身镉生物半衰期为 $10\sim30$ 年。

Friberg 等人根据对镉作业工人的调查,结合动物实验结果,将肾皮质镉的临界浓度确定为 $200\ \mu g/g$(湿重)。WHO 采用了这个标准,FAO/WHO 食品添加剂专家委员会也认为,肾皮质镉超过 $200\ \mu g/g$ 时可能损伤肾脏。根据镉的吸收率、排泄率、生物半衰期和临界浓度,可以计算每日镉摄入量,推断到 50 年时能否达到肾皮质镉的临界浓度[$200\ \mu g/g$(湿重)],这在预测镉污染对人体健康影响的趋势方面是很重要的(见表 7-1)[71]。

表 7-1 50 岁肾皮质临界浓度($200\ \mu g/g$)时每日镉摄入量

每日排除占体内镉蓄积量的比例/%	0(∞)	0.00(95)	0.05(38)	0.01(19)	0.02(9.5)
每日摄入量/μg	164	196	248	352	616
达此摄入量基本食品的含镉量(以湿重计)/($\mu g/g$)	0.27	0.33	0.41	0.59	1.03

注:括弧内数据为与排泄率相对应的生物半衰期(年)。

7.3.4　镉的毒理作用

2013 年 2 月,重金属镉超标的万吨"毒大米"流入广东的消息被媒体曝光,舆论哗然。之后"镉大米"事件持续发酵。5 月,广州食品药品监督管理局公布了 18 批次米以及米制品的抽检结果,其中 8 批次镉超标,这 8 批次产品中有 6 批次来自于有"鱼米之乡"之称的湖南。而湖南省稻米产量占到全国稻米产量的 11%～13%。在此次"镉大米"事件中,镉的含量最高可达 1.005 mg/kg。这个数值与日本"高镉"地区产的大米差不多。在日本神通川和梯川流域,大米的镉含量最高达 1.06 mg/kg。下面分析一下发生在日本的经典案例:痛痛病。

在日本中部的富山平原上,一条名叫"神通川"的河流穿行而过,并注入富山湾。它不仅是居住在河流两岸人们世世代代的饮用水源,也灌溉着两岸肥沃的土地,是日本主要粮食基地的命脉水源。然而,谁也没有想到,多年后这条命脉水源竟成了"夺命"水源。

20 世纪初期开始,人们发现这个地区的水稻普遍生长不良。1931 年,这里又出现了一种怪病,患者病症表现为腰、手、脚等关节疼痛,后来发展为神经痛。到了患病后期,患者骨骼软化,萎缩,四肢弯曲,脊柱变形,骨质松脆,就连咳嗽一声,都能引起骨折,患者甚至疼痛到不能进食,常常大叫"痛死了!"有人甚至因无法忍受痛苦而自杀。这种病由此得名为"骨癌病"或"痛痛病"(Itai Itai Disease),是世界十大公害病之一。

富山县神通川上游工业厂矿排放到环境中的含镉废水是造成日本富山县痛痛病暴发的原因。从天上到地下,镉广泛地存在于环境中。环境中的镉可以通过食物、水、吸烟或其他途径进入人体,但当镉的浓度蓄积到一定程度时,就会发生镉中毒。镉在体内的生物半衰期长达 10～30 年,为已知的最易在体内蓄积的有毒物质。镉的不断累积,可使接触者产生各种病变。

7.3.4.1　毒性

1. 急性毒性

镉对胃肠黏膜有刺激作用,故口服镉化合物可引起呕吐,并可引起腹泻、休克和肾功能障碍。氯化镉对猫的最小催吐剂量为 4 mg/kg。家兔经口致死量为 150～300 mg/kg。氧化镉烟尘急性吸入毒性以致死浓度(mg/m^3)和时间(min)乘积,即 LCt 值表示如下:小鼠 700,大鼠 500,脉鼠 3 500,兔 2 500,狗 4 000,猴 1 500。从 2 例因吸入镉烟中毒死亡的病人,估计其 LCt 值为 2 500～2 900。急性吸入毒性比经口大 60 倍,吸入数小时后出现支气管和肺刺激症状,引起化学性肺炎和肺水肿而致死。

人在生产环境中大量吸入镉烟尘和蒸气也可引起急性镉中毒,中毒时口有金属味,出现头晕、头痛、咳嗽、呼吸困难、恶心、呕吐、腹泻等,并产生肺炎和肺水肿。

此外,镉还可引起肾功能不良。这是由于镉集中在肾小管,使金属巯蛋白耗竭,近曲肾小管上皮细胞的线粒体膨胀和变性,使肾小管上皮细胞通透性功能损害,再吸收功能受到影响,从而导致肾功能障碍。患者尿中出现低相对分子质量(20 000～30 000)的蛋白质,伴随出现溶菌酶、B2 微球蛋白、糖尿、氨基酸尿、高磷酸尿等。

2. 慢性毒性

大鼠慢性吸入氧化镉时,可见血红蛋白和红细胞数减少,白细胞数增加,血清蛋白下降,硫胺素代谢障碍,间质性肺炎和局灶性肺气肿。家兔慢性喂饲试验,可见生长迟缓,低血色素性贫血,中性粒细胞增加,血浆白蛋白降低,血浆球蛋白增高,尿中有蛋白和管型。病理解剖发现肾间质纤维化伴有肾小球纤维化和肾皮质凝固性坏死、肝坏死及炎症细胞浸润、脾肿大、肺气肿及心脏肥大等。

人长期吸入镉尘或镉烟可损害肾或肺。主要症状为肺气肿,嗅觉减退或丧失,牙釉出现黄色环,肾小管功能障碍,蛋白尿,体力减退等。此外还有人报告镉可引起骨软化症、轻度贫血和高血压等。

上例中的骨痛病的主体是骨软化症的一系列病理变化。由于镉慢性中毒首先引起肾脏与肝脏受损害,然后引起骨骼软化,若此时又有妊娠、分娩、授乳、内分泌失调、衰老、营养不良、钙不足等诱导或促进因素,便会出现骨痛病。和慢性镉中毒一样,骨痛病也是以肾小管损害和骨质软化为主要症状,可见糖尿和低分子蛋白尿。患者主诉症状为疼痛。初起,劳累时腰、手、脚关节痛,休息即消失;随后疼痛逐渐严重,步行困难,步态摇摆。骨质软化萎缩,可在极轻微活动时产生多发性病理性骨折,致使骨骼畸形,身躯显著缩短(重症者可缩短 20～30 cm)。患者运动受限而长期卧床不起,疼痛难忍,睡眠不安,营养不良,最后可消耗至死。此病多发生在 40～60 岁绝经期妇女,多产者为多,男性病例少。一般可分潜伏期、警戒期、疼痛期、骨骼变形期及骨折期等 5 期。潜伏期一般 2～8 年,警戒期疼痛逐渐明显,牙颈上出现黄色镉斑,尿中常含蛋白。

镉引起骨痛病的机理可能是由于镉对肾功能的损害使肾中维生素 D_3 的合成受到抑制,影响人体对钙的吸收和成骨作用。同时,镉使骨胶原肤链上的轻脯氨酸不能氧化产生醛基,妨碍骨胶原的固化与成熟,从而导致骨骼软化。

3. 其他损害

近年来的流行病学调查表明,接触镉的工人前列腺癌及肾癌发病率比对照组高。镉还可对动物产生下列慢性损害:

(1)高血压:动物饲以含镉饲料或腹腔注入醋酸镉可引起高血压,使用络合剂依地酸钠锌($ZnNa_2EDTA$)排镉后,血压可恢复正常。其原因可能是镉对血管的局部作用,或因镉的抗利尿作用而致水和钠滞留,或因镉提高了肾素活性所致。人患高血压时,可见 Cd,Zn 含量比值改变,但接触镉作业工人中未见高血压发病率增加。

（2）睾丸损害：睾丸组织对镉很敏感，小鼠皮下注入氯化镉或乳酸镉可引起精原上皮细胞和间质的破坏，出现去睾丸现象，睾丸酮合成明显减少，精原细胞对胸腺嘧啶的吸收利用能力减少一半，动物生育率下降。有人认为这是由于镉引起血管损害，使血流量减少，睾丸出现缺血坏死所致。

（3）致癌作用：中胚叶组织对镉最为敏感。镉在动物可引起横纹肌肉瘤、皮下肉瘤及睾丸间质细胞瘤。

（4）致畸形作用：镉对胚胎生长发育有明显影响。镉可抑制胚胎细胞分裂和DNA、蛋白质的合成，也可抑制胸腺嘧啶核苷激酶的活性。镉引起的畸形有多种，以颅脑、四肢和骨骼畸形多见。

（5）贫血：这是由于镉可大量破坏红细胞并使骨髓缺铁所致。

（6）骨质疏松。

7.3.4.2　毒性作用机理

动物实验证实，微量镉能干扰大鼠肝脏线粒体中氧化磷酸化过程。离体研究发现，镉可抑制各种氨基酸脱羧酶、组氨酸酶、淀粉酶、过氧化酶等的活性，尤其是可抑制亮氨酰基氨肽酶（该酶中的锌被镉置换），使蛋白质的分解代谢和再吸收发生障碍。因此，镉与含羧基、氨基、特别是含羰基的蛋白分子结合而使许多酶的活性受到抑制是镉毒性作用的机理之一。镉离子可与组织蛋白羧基形成不溶性金属蛋白盐，也可与巯基形成稳定的金属硫醇盐，从而使许多酶系统的活性受到抑制和破坏，使肾、肝等组织中的酶系功能受损害。此外，镉还可干扰铜、钴和锌在体内的代谢而产生毒作用。

镉主要损害肾小管而干扰肾脏对蛋白质的排出和再吸收作用，并可影响近端肾小管的功能，引起蛋白尿、糖尿、氨基酸尿，尿钙及尿磷增加。尿蛋白主要是低分子量蛋白，如维生素 A 结合蛋白、β_2-微球蛋白、溶菌酶及核糖核酸酶等。测定尿中低分子量蛋白可作为镉中毒早期诊断指标之一。镉还可以干扰免疫球蛋白的产生和排出，是引起蛋白尿的原因之一。镉对白蛋白等蛋白质的合成也有一定影响。

镉对肾功能的损害，使维生素 D 的活化受到抑制，影响维生素 D 的生成，从而妨碍肠对钙的吸收和钙在骨质中的沉积。同时，镉对某些氨基酸氧化酶的抑制，使骨胶原蛋白肽链上的羟脯氨酸不能氧化产生醛基，妨碍骨胶原的正常固化成熟，与骨软化症的出现有关。

镉引起贫血的机理，一方面是由于镉在肠道内可阻碍铁的吸收，另一方面由于摄入大量镉后，尿铁明显增加所致。此外，也与镉能抑制骨髓内血红蛋白的合成有关。

7.3.5　镉的环境卫生标准

我国规定的镉环境允许限量：车间空气为 $0.1\,mg/m^3$，饮用水和地面水为 $0.01\,mg/L$，渔业和灌溉用水为 $0.05\,mg/L$，废水排放为 $0.1\,mg/L$。

1981 年对北京市一般居民 240 人(以中学教师为代表)的血镉进行测定得到,其中位值为 0.91 mg/L(8.01 nmol/L),与其他国家相比属中等偏高水平。我国 9 城市总血镉均值为 0.79 mg/L(7.03 nmol/L),与世界各国比属中等水平。因此,建议我国无职业性接触成人的血镉正常值上限(95%容许上限)为 3.7 mg/L(32.92 nmol/L)。

一般人群的镉暴露不是来自工业的空气污染,而是通过食品镉摄入的危害。WHO/FAO 建议,在制定食品镉卫生标准时,可以 400～500 mg(Cd)/周作为限值(相当于每人每日摄入约 57～71 mg 镉)。

在进行毒物的危险性评价时,一般采用"临界器官"、"临界效应"、"临界浓度"。Fnberg 等人建议用"人群临界浓度"(population critical concentration,PCC)来评价群体的临界浓度。如 PCC_{50} 是指人群中有一半人达到个体临界浓度时的浓度,PCC_{10} 是指 10%的人达到临界浓度时的浓度。我国根据大量调查的结果,制定了我国环境镉污染所致健康危害的判定标准:尿镉 15 $\mu g/g$(肌酐)、尿-β2-微球蛋白 1 000 $\mu g/g$(肌酐)、尿 N-乙酰-β-D-氨基葡萄糖酐酶(NAG)17U/g(肌酐),其联合反应率(即上述 3 项判定指标均达到标准值,且同时出现在同一受检者的例数占总检人数的比例)为 10%,即相当于 PCC_{10}。

7.4　铅

7.4.1　铅污染的来源

铅(Pb)是构成地壳的元素之一,在地壳中的含量约为 13 mg/kg。全世界每年消耗铅量约为 400 万,仅有 1/4 回收利用,其余大部分以不同形式污染环境。铅污染的来源广泛,主要来自汽车废气和冶炼、制造以及使用铅制品的工矿企业,如蓄电池、铸造合金、电缆包铅、油漆、颜料、农药、陶瓷、塑料、辐射防护材料等。以前汽车使用的含铅汽油中常加入四乙基铅作为防爆剂,在汽油燃烧中四乙基铅绝大部分分解成无机铅盐及铅的氧化物,随汽车尾气排出,成为最严重的铅污染源。

7.4.2　铅的理化性质

铅(Pb)是一种银灰色、质软的重金属,相对原子质量为 207.19,相对密度为 11.35 g/cm^3,熔点为 327.4℃,沸点为 1 620℃。在 500℃时可蒸发,形成气溶胶污染环境。铅蒸气在空气中迅速氧化成氧化亚铅(Pb_2O),并凝集为烟尘。铅在空气中易形成一层氢氧化铅薄膜,使铅不能进一步氧化。铅在水中可在表面形成一层铅盐防止溶解。铅与稀硫酸反应生成一层难溶的铅盐覆盖于表面,可防止继续腐蚀。除乙酸铅、氯酸铅、亚硝酸铅和氯化铅外,一般铅盐都难溶或不溶于水。

铅及其化合物的毒性与其分散度和溶解度有关。硫化铅难溶于水,毒性小。三氧化二铅、氧化铅等较易溶于水,毒性较大。铅蒸气形成的烟颗粒较小,化学性质活泼,且易经呼吸道吸入,毒性较铅尘大。

7.4.3　铅的代谢

7.4.3.1　吸收

环境中的铅主要从消化道,其次从呼吸道和皮肤进入人体。进入消化道的铅吸收率仅为 5%~10%,主要在十二指肠被吸收,经门静脉到达肝脏,一部分进入血循环,一部分由胆汁排到肠道,随粪排出。肝细胞膜能主动吸收血浆中的铅而排入胆汁,因此胆汁中铅浓度比血浆中高 40~100 倍。

铅进入呼吸道后,一般 25%~30% 被吸收入体内,70%~75% 随呼气排出。空气中的铅微粒粒径大于 5 μm 者主要沉着在鼻腔和咽喉部,小于 1 μm 者才能到达肺泡。肺泡腔内由于 CO_2 的存在而呈弱酸性,使铅易于溶解,经肺泡弥散进入血循环,或由吞噬细胞吞噬进入淋巴系统;也可随痰咳出,再咽入消化道。

7.4.3.2　分布

吸收入血液的铅大部分(约 90%)与红细胞结合成为非扩散性铅,少量成为与血浆蛋白结合的结合性铅或可扩散铅(主要为磷酸氢铅和甘油磷酸铅)。可扩散铅的量少但生物活性较大,可通过生物膜,进入中枢神经系统。进入血液中的铅,初期分布于肝、肾、脾、肺、脑中,以肝、肾中含量最高。数周后转移到骨骼、毛发、牙齿等,以磷酸铅的形式沉积下来。体内的铅,90% 以上存在于骨骼内,血液中的铅仅占体内总铅量的 2%。一般认为软组织铅能直接产生毒害作用,硬组织的铅具有潜在毒作用。因此,测定血铅的量可作为评定人接触铅的水平及诊断的主要依据。

发铅含量可反映慢性铅接触水平。孟紫强等研究了生活在城市和农村的从新生儿至 70 岁老人不同年龄组共 1 518 人的发铅含量。结果表明,根据各年龄组发铅的含量,污染较严重的城市居民均比污染较轻的农村居民的发铅含量高,反映了有众多汽车的城市空气铅污染比农村严重,城市居民慢性铅接触水平比农村居民高。该研究还发现各年龄组男性发铅高于女性,可能与男性在户外活动较多有关[72]。

7.4.3.3　排泄与蓄积

吸入体内的铅主要经肾脏由尿排出,小部分随粪便、唾液、乳汁、汗液及月经排出。毛发和指甲也可排出少量。食入的铅由于消化道吸收很少,大部分从粪便排出,故粪便中的铅含量几乎等于食物中的铅含量。正常人每日从粪便排出的铅约为 0.02~0.03 g,从尿排出的铅为 0.02~0.08 mg/L。

人体内铅的蓄积,一般随年龄增长而增加。据报道在美国由婴儿到中年,肺铅和肾铅均增加 3 倍,骨铅增加 10 倍。人体内铅的生物半减期,血铅为 18 天左右,软组织中的铅为 20 天左右,骨铅长达 21 年之久。

7.4.4 铅的毒理作用

铅不是生命必需的元素。铅对所有的生物均有毒。但由于铅在环境中广泛存在,人体各组织器官都含有微量的铅。铅是作用于全身各个系统和器官的多亲和性毒物。

7.4.4.1 毒性作用

1. 急性中毒

急性铅中毒较少见。当意外摄入大量铅时可发生急性中毒。急性中毒时,贫血是主要症状之一;患者口内常有金属味、流涎、恶心、呕吐、便秘或腹泻,并有阵发性腹绞痛;神经系统受铅损害出现的中毒性脑病(如狂躁、谵妄、视力减退以至失明、失语、麻痹、幻觉、神志模糊以及剧烈头痛、喷射状呕吐、惊厥等脑水肿症状);肾受害的中毒性肾病,可见近端肾小管功能异常,尿中出现氨基酸、葡萄糖等;肝损伤可引起中毒性肝炎等。此外,个别患者可发生麻痹性肠梗阻,消化道出血等。

2. 慢性中毒

空气中铅浓度约为 $0.05 \sim 0.08$ mg/m^3 时,长期接触可引起慢性铅中毒。慢性铅中毒的主要症状如下:

1) 血液系统

铅能抑制血液中 δ-氨基乙酰丙酸(又称 δ-氨基酮戊酸)脱氢酶(δ-ALA-D)和血红素合成酶,使血红素合成受到障碍而出现贫血,面色苍白(所谓"铅容")、心悸、气短、疲劳、易激动及轻度头痛,血象中网织红细胞与点彩红细胞增多,血铅含量增高。

2) 神经系统

铅中毒早期常见神经衰弱综合征,表现为头昏、头痛、失眠、健忘、易兴奋等,小儿可出现多动症。

严重铅中毒时对中枢神经系统的作用是引起铅中毒性脑病。患者发病初期常有顽固性头痛,之后出现贪睡、呕吐、视力模糊、肌肉痉挛、意识模糊,并可出现脑水肿的体征,病理检查可见脑肿胀或水肿,实验室检查可见脑压增高,脑脊液中铅含量、蛋白质及白细胞略见增多。

慢性铅中毒时周围神经也出现症状,最严重的典型症状是由桡神经损害引起的非对称性腕下垂。此外是伸肌无力。多数中度和重度铅中毒病例常见四肢无力、两手握力减退,少数可见局部性皮肤触觉和痛觉减退等。

3) 消化系统

慢性铅中毒患者口内有金属味、食欲减退、便秘、腹隐痛。典型症状是腹绞痛,见于中等及较重的中毒病例。发作之前,往往先有一段时间顽固性便秘及腹隐痛。多为突然发作,每次持续数分钟至数小时。痛的性质为阵发性,多在脐周,也有在上下腹部者。发作时多伴呕吐、脸色苍白、出冷汗。检查为舟状腹,无固定压痛点,似乎按压腹部可稍缓解。发作时,血压常升高,主要是收缩压升高,眼底动脉有痉挛现象,驱铅治疗后症状可逐渐消失。

4)其他

铅对肾脏有一定损害。慢性铅中毒主要损害肾小管的功能。铅还可降低机体的免疫功能,使对感染的抵抗力降低。小儿铅中毒在 X 光照片上可见长骨骨骺密度增加带,可能是由于小儿骨活血管丰富、有较多血铅沉积所致。铅也可降低呼吸系统抵御感染的能力。

3. 生殖毒性与致畸作用

大鼠短时间接触小剂量(0.002~0.2 mg/kg)的铅,其一般状态、血液及神经系统未见改变,但睾丸和前列腺增重,前列腺肥大,精子生成受到破坏,有丝分裂异常,精子异常,精液流动性下降,性细胞中 RNA 合成和分解降低。雌性大鼠的动情期紊乱,卵巢皮质层萎缩,卵细胞异常。交尾前或孕期给大鼠注入铅,往往引起流产或死胎,或胎鼠发育不全。铅可引起小鼠和仓鼠的后代出现中枢神经系统和骨骼畸形。铅作业女工中发生死胎、流产、畸形及早产者较多。

4. 致癌作用

流行病学调查表明,英国铅管工人支气管肺癌死亡率较高,铅对苯并芘诱发工人肺癌可能有协同作用。给大鼠口服或皮下注射铅盐,可引起肾肿瘤;氧化铅和苯并芘对仓鼠有协同致癌作用;四乙基铅可使小鼠发生肝癌。

此外,给大鼠和小鼠注射醋酸铅后,其骨髓细胞染色体畸变率增加。铅中毒工人外周血淋巴细胞染色单体型畸变率增加。

5. 环境铅污染引起铅中毒症状

接触低浓度铅一段时间,当血铅浓度达 0.4~0.6 mg/L 时,就会出现贫血、头痛、头晕、疲乏、记忆力减退、失眠、易被噩梦惊醒等症状,并常伴有消化不良、食欲不振、恶心、腹痛、大便秘结、齿龈的边缘上有蓝色的铅线等。此外,对下一代儿童的智能发育也有影响。1969 年日本东京牛迟柳叮因汽车废气污染发生居民慢性铅中毒事件,中毒症状主要有神经衰弱症候群、中毒性多发性神经炎、中毒性脑病、间质性肾炎或肾萎缩以及心肌损伤等症状。

对于从事铅作业的工人,要加强个人防护和医学监护。一般监测人体铅接触的指标为:血铅、尿铅、发铅、尿中 δ-氨基酮戊酸(δ-ALA)及红细胞内的 δ-ALA 脱氢酶。

7.4.4.2　毒作用机理

铅可与体内一系列蛋白质、酶和氨基酸内的官能团,主要是与巯基相结合,从多方面干扰机体的生化和生理功能。受铅干扰最严重的代谢环节是呼吸色素(如血红素和细胞色素)的生成,铅可通过抑制线粒体的呼吸和磷酸化而影响能量的产生,并通过抑制三磷酸腺苷酶而影响细胞膜的运输功能。铅的毒性作用以对骨髓造血系统和神经系统损害最为严重。

在动物实验和临床病例中,可见白蛋白的巯基、氨基和羧基的含量降低,各种酶如过氧化氢酶、红细胞内的 δ-ALA 脱氢酶及红细胞膜 ATP 酶等的活性降低;肝、肾、肠管中葡萄糖-6-磷酸脱氢酶和谷氨酸脱氢酶等活性改变;由于可使色氨酸代谢紊乱,而导致尿中 5-羟吲哚乙酸排泄增加,以及血浆肾性活素和醛固酮分泌降低等。在轻度中毒或中毒早期,机体受到的损害以功能性损害为主;在严重中毒或中毒晚期则可产生器质性损伤甚至不可逆性病变。

1. 影响卟啉代谢

损害骨髓造血系统,引起贫血。卟啉代谢紊乱是铅中毒主要和较早的变化。卟啉是血红素合成过程中的中间产物。铅对血红素合成过程中的许多酶有抑制作用,其中最敏感的是 δ-ALA 脱氢酶,使 ALA 形成卟胆原受到干扰;同时又抑制铁络合酶,阻碍了原卟啉与二价铁的结合,使血红素合成受到干扰,引起低色素贫血。贫血发生的另一原因是溶血。这是由于正常红细胞膜上的 ATP 酶有控制细胞内外的钠、钾离子浓度的作用,当铅抑制 ATP 酶以后,引起红细胞内钠、钾离子和水分脱失而致中毒性贫血。因此,显微镜下可见溶血现象和溶血时出现的不成熟红细胞增多。此时血铅含量可高达 0.6～0.9 mg/L,尿铅达 0.13～0.15 mg/L。

血红素合成受到抑制时,还可导致-ALA 和粪卟啉在血液中的含量增高,并从尿排出。因此,尿中 δ-ALA 和粪卟啉增高是铅中毒的早期征象。

2. 损害神经系统

引起末梢神经炎,导致运动和感觉异常,常见伸肌麻痹。伸肌麻痹可能是由于铅能抑制肌肉内的肌磷酸激酶,使肌肉内的磷酸肌酸合成受到抑制,导致肌肉失去收缩的动力所致。也可能是由于铅引起神经和脊髓前角细胞发生变性,阻碍了伸肌神经冲动的传递而造成麻痹。感觉异常,常见上肢前臂和下肢小腿出现麻木和肌肉痛,早期有闪电样疼痛,进而发展为感觉减退和肢体无力。

铅还可随血流进入脑组织,引起小脑和大脑皮质细胞损伤,干扰脑细胞代谢活动,导致营养物质和氧气供应不足。由于能量缺乏,脑内小毛细血管内皮细胞肿胀,管腔变窄,血流淤滞,血管痉挛,造成脑贫血和脑水肿,发展成为高血压脑病。四乙基铅的脂溶性很强,是一种强烈的神经毒物,对脑组织的毒性很大,主要侵犯脑视丘及其下部,使大脑皮质的代谢紊乱,故出现交感和副交感神经系统障碍,并因大脑皮质病理性功能亢进而出现神经症状。生产环境中四乙基铅浓度为 100 mg/m^3,人吸入 1 h 即可中毒。四乙基铅对巯基无亲和力,尚无合理的治疗方法。

铅损害幼儿大脑远比成人敏感。环境中特别是大气环境中的铅,对儿童智力发育和行为会产生严重影响。有人报道,对血铅含量超过 0.6 mg/L 的平均 9 岁的儿童进行观察,几年后发现有智能障碍、痉挛性疾患及行动异常。铅还能透过母体的胎盘侵入胎儿体内,特别是侵入胎儿的脑组织,危害后代。

3. 引起血管痉挛

铅中毒可引起血管痉挛,导致一系列病症。细小动脉痉挛可引起细小动脉硬化;皮肤血管收缩可引起面色苍白的"铅容";肾小动脉硬化与痉挛可引起肾血流量少,引起中毒性肾病。铅中毒时,腹绞痛、视网膜小动脉痉挛和高血压往往相伴发生,可能都是小动脉痉挛引起。铅中毒引发的高血压脑病也是由于脑血管痉挛、脑贫血和脑水肿引起。铅引起血管痉挛的机理尚未阐明,是由于卟啉代谢障碍、含巯基酶抑制、刺激植物神经,还是由于其直接作用于血管平滑肌,尚待研究。

4. 对消化系统的损害

铅绞痛时的肠管阶段性痉挛或麻痹,可能与肠壁的碱性磷酸酶和三磷酸腺苷酶的活性受铅抑制而使葡萄糖和钾离子代谢紊乱导致的平滑肌痉挛有关。

铅中毒引起的肝脏损害多见于经口服的铅中毒者。铅可引起肝肿大、黄疸、甚至肝硬化或肝坏死。这种肝损伤除了是由于铅可直接损害肝细胞外,也可能是肝内小动脉痉挛引起局部缺血所致。

5. 钙对无机铅中毒的缓解作用

铅与钙在体内的代谢过程相似。能促进钙贮存和排泄的因素也可影响铅的贮存和排泄。钙与铅在骨盐中可相互取代。高钙饮食能促进铅在骨骼内贮存。当食物中缺钙、血钙含量降低、酸碱平衡紊乱时,或过劳、感染、发热、饮酒、饥饿、外伤等原因都可使大量的骨铅转移到血液中,使血铅浓度升高,导致铅绞痛等症状发生。甚至有些曾经铅中毒的工人脱离铅作业若干年后,铅中毒症状仍可再现。

7.4.5　铅的环境卫生标准

铅不是人体的必需元素,它可通过多种途径进入人体,且有蓄积作用,对健康危害甚大。我国制定的铅在环境中的允许限量标准为:在饮用水中为 0.05 mg/L;在车间空气中,铅烟、铅尘、硫化铅及四乙基铅分别为 0.03 mg/m³,0.05 mg/m³,0.50 mg/m³ 及 0.005 mg/m³;在居民区大气中铅及其化合物的日平均允许限量为 0.000 7 mg/m³。

7.5　铬

7.5.1　铬污染的来源

铬(Cr)广泛存在于自然环境中,有铬铁矿、铬铅矿和硫酸铬矿。不同的土壤含铬量差异较大,平均约为 100 mg/kg;海水含铬较低,多为 0.05~0.5 μg/L;地面水平均约 9.75 μg/L;河水含铬量可因水体污染相差较大。如上海的苏州河由于长期受纳含铬废水污染,水中检出六价铬最高可达 1.3 mg/L,超出国家标准的 25 倍。青岛、西安、成都等地还因用含铬废水灌溉,使土壤和农作物中的含铬量明显增加。地下水受到铬污染的事件也常见报告。城市自来水含铬一般为 $0.35\ \mu g/L$，平均约 $0.43\ \mu g/L$。未受污染的空气含铬很低，平均约为 $0.01\ \mu g/m^3$。铬的天然来源主要是岩石风化，且大多为三价铬。

全世界铬的年产量约 $750 \times 10^4\ t$，90%用于钢铁生产，主要用于铁铬、硅铬的冶炼；还用于生产耐火材料如铬镁耐火砖、铬砂等。在化工上以重铬酸盐的用途最广，在电镀、皮革、制药、研磨剂、防腐剂、染料、煤染剂、颜料以及合成催化剂等方面也有广泛的用途。这些工业生产中均可产生含铬"三废"。在金属冶炼和化石燃料（煤、石油）燃烧时，可排出含铬废气污染大气，煤中含铬量平均约为 $10\ mg/kg$。含铬废水是主要污染来源。镀铬工艺只有约10%的铬被镀在物件上，30%～70%的铬随废水排放，一般含铬 $10\ mg/L$ 左右；制革工业每处理 $1\ t$ 毛皮，要排出含铬约 $400\ mg/L$ 的废水 $50～60\ t$。在生产中含铬废渣的堆放也是一个重要污染来源。含铬废渣的任意堆放、雨水冲淋、大量铬溶液渗漏和流失都会污染环境。

7.5.2　铬的理化性质

铬是一种银灰色、坚硬而耐腐蚀的金属，相对原子质量 51.996，相对密度为 7.19，熔点 1 860℃，沸点 2 482℃。铬不溶于水和硝酸，但溶于稀盐酸和硫酸形成相应的盐类。

铬有二价、三价和六价三种化合物。二价铬如氧化亚铬（CrO）不稳定，易氧化。三价铬最稳定，如三氧化二铬（Cr_2O_3）、三氯化铬（$CrCl_3$）等。三价铬化合物中，氯化铬（$CrCl_3$）、硝酸铬[$Cr(NO_3)_3$]、硫酸铬[$Cr_2(SO_4)_3$]均易溶于水，而碳酸铬[$Cr_2(CO_3)_3$]和氢氧化铬[$Cr(OH)_3$]难溶于水。六价铬化合物中铬酸盐易溶于水，如铬酸钠（Na_2CrO_4）、铬酸钾（K_2CrO_4）、重铬酸钠（$Na_2Cr_2O_7$）、重铬酸钾（$K_2Cr_2O_7$）、铬酸铵[$(NH_4)_2CrO_4$]等。铬酐（CrO_3）也属六价铬。低价铬在碱性环境中可氧化成高价的重铬酸盐。在厌氧条件下，在热和化学还原物的作用下，或在酸性溶液中，六价铬也可被还原成三价铬。

六价铬化合物是强氧化剂，对生物和人体有毒性作用。三价铬是最稳定的氧化态，是人体必需的微量元素，常见于生物系统中，能与生物体内的许多配位基（如磷酸盐、蛋氨酸、丝氨酸等）形成许多配位复合物，从而对酶的催化活性区或蛋白质、核酸的三级结构产生作用，一般铬不能作为金属催化剂而在酶的活性位点起作用。三价铬是体内葡萄糖耐量因子的活性部分。

7.5.3　铬的代谢

7.5.3.1　吸收

铬及其化合物可通过呼吸道、消化道及皮肤进入人体。铬在消化道的吸收率可因其来源和化合物种类不同而异。胃肠道吸收三价铬的能力很低（低于3%），六价铬比三价铬易吸收,在胃中六价铬与胃酸作用被还原为三价铬,从而使其吸收率明显下降。食物中结合型的铬较易吸收,吸收率可达 10%～25%,如啤酒酵母所含的铬。

六价铬易由呼吸道吸收,肺的吸收率估计约 40%;而三价铬大部分为不溶性铬,沉积于肺,不能被组织利用。六价铬可经皮肤吸收,经汗腺透入皮肤,并在真皮内还原成三价铬。

7.5.3.2　分布

铬吸收入血液后,逐渐与血浆内输铁球蛋白、白蛋白、β-球蛋白结合。输铁球蛋白有两个结合铁的部位可与三价铬结合。六价铬通过红细胞膜的能力很强,血液中的铬在 15 min 之内就有约 50% 的六价铬进入红细胞内并与血红蛋白结合;三价铬不能进入红细胞,只有当血红蛋白从红细胞中游离出来后才与之结合。血液中的铬代谢较快,可迅速从血液中消失。正常人血液中含铬甚微,多数报告为20～50 $\mu g/L$,若超过 0.2 mg/L 可致严重疾患。组织中的铬浓度一般比血液中高 10～100 倍。铬以与输铁球蛋白结合的形式分布于肺、肝、脾、心、肾、胰腺、脑及睾丸中。一般经消化道吸收的铬主要分布于肝、肾、脾等;经呼吸道吸收的铬,大量积聚在肺内,其次为脾等。

7.5.3.3　排泄和蓄积

人体内含铬总量约为 6 mg 以下。铬从各组织器官的清除较慢,有蓄积作用。动物实验表明,肾、肝及骨内有明显的铬蓄积。婴儿组织铬含量较成年人高。人出生后 45 d 体内各脏器含铬量最高,到 10 岁前显著降低。除肺外其余各脏器含铬量均随年龄增加而减少。此种现象是铬与其他金属不同之处。肺中铬含量随年龄增加而增加,可能是由于空气中的铬不易被吸收而沉积于肺内之故。

铬在人体内的生物半衰期为 27 d。进入体内的铬经过短时间贮存后,80%经肾脏由尿排泄,仅一小部分由粪便排出,乳汁和人发也可检出铬。正常人血液中的铬含量为 11～65 $\mu g/L$,平均 27 $\mu g/L$;人发中为 0.69～0.96 $\mu g/L$;尿铬含量为5～10 $\mu g/L$,平均排泄量为 8.4 $\mu g/d$。血铬、尿铬和发铬含量均可作为判断环境污染危害的指标。

7.5.4　铬的毒理作用

7.5.4.1　毒性

各种铬化合物的毒性强弱不同。金属铬和二价铬化合物的毒性很小或无毒。三价铬化合物较难吸收,毒性不大。六价铬化合物毒性最强,比三价铬毒性大 100 倍。不论是六价铬还是三价铬,其毒性随化合物不同而异。

1. 急性毒性

动物急性中毒后出现呕吐、流涎、腹泻、呼吸和心跳加快,胃黏膜发炎、破损、出血、溃疡,肠、肝、肾等器官充血。从这些症状可知,铬对局部有刺激、腐蚀作用,也可导致呼吸障碍。曾有报道,吸入浓度为 76 mg/m³ 的铬酸盐 27 h～10 d,可引起小鼠死亡。不同铬化合物对动物的 LD_{50} 不同(见表 7-2)[73]。

表 7-2　铬化合物的 LD_{50}

铬化合物		动物	给药途径	$LD_{50}/(mg/kg)$
六价铬	$CdCrO_4$	家兔	肌肉注射	11
	K_2CrO_4	家兔	肌肉注射	11
	$PbCrO_4$	豚鼠	腹腔注射	400
	CrO_3	狗	皮下注射	330
三价铬	$Cr(NO_3)_3$	大鼠	经口	3 250
	$CrCl_3$	大鼠	经口	1 870
	$CrCl_3$	小鼠	腹腔注射	140

人口服重铬酸钾的致死剂量为 3 g 左右。大量铬盐从消化道进入,可刺激和腐蚀消化道,引起恶心、呕吐、腹痛、腹泻、血便以致脱水,同时有头晕、头痛、呼吸急促、烦躁、口唇与指甲青紫、脉搏加快、四肢发凉、肌肉痉挛、尿少或无尿等严重中毒症状。如抢救不及时,则很快休克、陷入昏迷状态。解剖可见,胃黏膜有充血、炎症、溃疡,还可见肾组织坏死、脑水肿、内脏器官出血等急性病变。

人经呼吸道吸入铬的急性毒性,可见于工业事故。人吸入 0.015～0.033 mg/m³ 浓度的 CrO_3,可引起鼻出血、声嘶、鼻黏膜萎缩;吸入重铬酸盐 0.045～0.5 mg/m³ 或铬酸 0.1～1.5 mg/m³,可出现胃及十二指肠溃疡、肝肿大等中毒症状。

铬对皮肤的急性毒性表现为铬对皮肤的刺激和腐蚀作用所引起的急性皮肤糜烂及变态反应性皮肤炎。曾有报道,70%的体表被 50%的重铬酸液引起的 Ⅰ～Ⅱ 度烧伤,虽然进行了水洗和对症治疗,但 4 h 后发生呕血、血性腹泻、少尿等,因尿毒症死亡,这可能是由于皮肤吸收铬所致。

2. 亚急性、慢性毒性

每天给兔灌以含 Cr(Ⅵ)0.5 mg/L 的水溶液 20 mL(相当于 0.01 mg 的 Cr(Ⅵ))184 天,可见兔的肝脏中毒性坏死;如灌以含 Cr(Ⅵ)10 mg/L 的水溶液时,还可引起肾脏和心肌的损害。长期给家兔和狗经口灌入六价铬化合物(分别为 7 mg/kg 和 5 mg/kg),可引起白细胞分类的改变,幼稚白细胞增多,使狗的胃肠道出现炎症、细胞增殖、黏膜层和黏膜下层肥厚以及内脏形态异常。给大鼠气管注入 7 mg/kg 的重铬酸钾 6～7 个月,每 3～4 周染毒 1 次,可见大鼠各器官均受到损伤,尤其肺部炎症和硬化表现明显。用重铬酸钾长期给小鼠(0.05 mg/kg)、大鼠(2 mg/kg)、家兔(1 mg/kg)灌胃,如同吸入一样可引起肺部炎症和硬化。长期经皮染毒,可引起全身性中毒,如每天在家兔皮肤表面涂 1%的铬酸溶液或 2%的铬酸酐溶液,可导致其体重减轻、红细胞数和血红蛋白含量下降,白细胞增多,经 1~1.5 个月死于肝、肾病变。

铬对人的慢性毒性作用因侵入途径不同而异。铬经呼吸道侵入,常见于职业接触,对呼吸道有刺激和腐蚀作用,可引起鼻炎、咽炎、支气管炎等。大量吸入铬酸雾或铬酸粉尘,可引起鼻部严重病变,如急性鼻炎、鼻塞、流涕、溃疡、鼻中隔糜烂甚至穿孔。含铬酸盐的粉尘和烟雾极易沉着于有挖鼻习惯者的鼻中隔,从而导致软骨部位的溃烂并常继发穿孔。

铬为皮肤变态反应原,皮肤长期接触铬化合物可引起接触性皮炎或湿疹,可见于铬接触工人、水泥粉尘接触者及使用洗涤剂的家庭妇女。多在手背、腕、前臂等裸露部位出现红斑、丘疹,呈局限性,对铬过敏者,也见于非接触部位。皮炎反复发作则可变为湿疹,多呈小块、钱币状,以亚急性表现为主,呈红斑、浸润、渗出、脱屑等,病程长、恢复慢、易复发,往往脱离污染环境很久也不能痊愈。

铬还可引起皮肤溃疡,又称"铬疮",多发生于手指和手背上,多数是先有外伤,再受铬酸盐溶液的作用所致。溃疡多呈圆形,从米粒大到蚕豆大,边缘隆起。坚硬,苍白或暗红色,中央为凹陷的溃疡面,常覆盖有黄色或灰黑色斑,外形颇似"鸟眼",亦称"鸟眼溃疡"。溃疡可深达骨骼,愈合缓慢,愈合后可形成瘢痕或色素沉着。

铬酸雾还对眼结膜有刺激作用,引起流泪、刺激口腔、咽黏膜,可引起软聘、咽喉壁干燥甚至淡黄色小溃疡等。

长期接触铬盐粉尘或铬酸雾,除会损害皮肤黏膜外,还会产生全身性影响,导致头痛、消瘦、贫血、消化不良、肾脏损害、支气管哮喘、肺炎、神经衰弱症候群或植物神经功能紊乱等,高血压、高血脂、冠心病、肺心病的发病危险性也增大。

3. 致癌变、致畸变、致突变作用

六价铬和三价铬均有致癌作用。目前世界公认某些铬化合物可致肺癌,称为铬癌。过去认为只有六价铬才有致癌作用,但在动物实验中发现,金属铬、焙烧铬矿粉及氧化铬均有致癌活性。致癌作用与铬化合物的种类有关,溶于酸不溶于水的铬化合物被认为是最危险的。美国、英国、德国公认从铬矿制造重铬酸盐的生产过程中,长期接触铬的工人中肺癌发病率增高。美国和挪威发现从事铬酸铅或铬酸锌的工人中肺癌发病率增高。在防护不良的铬冶炼工人中,肺癌的发病率要比一般人高几十倍。目前有些国家已将铬酸盐作业工人的肺癌或上呼吸道癌定为职业性癌肿。尤其值得注意的是,铬化合物致癌的潜伏期很长,平均约 20 年,早期很难发现,而且铬致癌又为非特异性,与其他原因所致的肺癌并无差异,所以"铬癌"容易被忽视。

三价铬可透过胎盘屏障,抑制胎儿生长并产生致畸作用。以氯化铬($CrCl_3$)腹腔注射给受孕 7~9 d 的小鼠,于妊娠第 18 d 剖腹检查,可见胎仔体重下降、畸胎增多,并呈剂量—反应关系,表明铬化物有致畸胎作用。

六价铬有较强的致突变作用,而三价铬则较弱。如六价铬(铬酸钾、重铬酸钾、重铬酸钠)均可使大肠杆菌 WP2(色氨酸缺陷)型发生突变,而三价铬(碳酸铬)则不能引起突变。同样,六价铬化合物可引起鼠伤寒沙门氏菌(组氨酸缺陷型)的某些型(如 TA100)发生明显的突变,且大鼠肝微粒体酶对增加突变没有作用;三价铬(碳酸铬和 $CrCl_3$),无论是否加入肝微粒体酶,均未见引起突变。

六价和三价铬化合物可诱发细胞染色体畸变。浓度为 $0.1 \sim 0.5\ \mu g/mL$ 的重铬酸钾可引起培养的仓鼠胚细胞染色体畸变。大鼠口服剂量为 $1\ mg/kg$ 或吸食 5% 的重铬酸钾溶液 1 年,可引起骨髓细胞染色体重排和非整倍体细胞百分率增加。不同铬化合物对人体外周血淋巴细胞染色体畸变的诱发作用不同,其作用强弱顺序为:$K_2Cr_2O_7 > K_2CrO_4 > Cr(CH_3COO)_3 > Cr(NO_3)_3$ 和 $CrCl_3$。六价铬显示出很强烈的诱变性,且有剂量—效应关系,这可能与六价铬有很强的氧化能力、对 DNA 有损伤作用有关。

7.5.4.2　毒作用机理

二价铬易被氧化,在生物体内不存在。三价铬参与正常糖代谢,有激活胰岛素的作用,是生物必需的微量元素,人体需要量为 $0.06 \sim 0.36\ mg/d$。三价铬在胃肠内不易吸收,故毒性不大。三价铬在皮肤表层易与蛋白质结合成为稳定的络合物,使之不能透入皮层,故不会引起皮炎或皮肤溃疡。六价铬化合物容易被吸收,且有强氧化性,一方面可以氧化生物大分子(DNA、RNA、蛋白质、酶)和其他生物分子(如使维生素 C 氧化),使生物分子受到损伤;另一方面在六价铬还原为三价铬的过程中,对细胞具有刺激性和腐蚀性,导致皮炎和溃疡发生。

铬吸收后可影响体内氧化、还原和水解过程,并可使蛋白质变性,使核酸、核蛋白沉淀,干扰酶系统。例如,六价铬或其在体内的代谢中间产物能与核酸、核蛋白结合,使遗传密码发生改变,引起细胞突变乃至癌变。

六价铬及其代谢中间产物能抑制尿素酶的活性,低剂量时可激活磷酸酪酶,加速淀粉的水解;高浓度则可抑制磷酸酯酶的活性,抑制淀粉酶水解淀粉的作用。

铬离子主要与蛋白质的羧基起作用。在六价铬还原为三价铬的过程中,可使谷胱甘肽还原酶活力受抑制,从而使血红蛋白变为高铁血红蛋白,导致红细胞携带氧的功能发生障碍,引起缺氧现象发生。

六价铬化合物的致敏作用是由于六价铬可通过汗腺和毛囊侵入皮肤,在真皮还原为三价铬,三价铬与蛋白质反应形成抗原抗体复合物所致。同理,六价铬化合物也可导致过敏性皮炎。

7.5.5　铬的环境卫生标准

铬是生命的必需元素,但由于铬在人体内有蓄积作用且对人有致癌作用,因此国内外普遍倾向于对它的环境卫生标准进行严格规定。我国有关铬在环境中的限量标准:居民区大气六价铬一次最大容许浓度为 $0.001\ 5\ mg/m^3$,饮用水六价铬最大容许浓度为 0.05 mg/L,地面水三价铬最高容许浓度为 0.5 mg/L,六价铬为 0.05 mg/L。地面水六价铬环境质量标准:Ⅰ类≤0.01 mg/L,Ⅱ类、Ⅲ类、Ⅳ类≤ 0.05 mg/L, Ⅴ类≤0.1 mg/L。

7.6 砷

7.6.1 砷污染的来源

砷(As)在自然环境中分布很广,多以重金属的砷化合物和硫砷化合物形式混存在金属矿石之中,例如雌黄(As_2S_3)、雄黄(As_2S_2)及砷铁矿(FeAsS)等。空气、水和食物中一般含砷量很低,但大量燃煤地区的空气中、个别地区的地下水以及海产食品中砷含量较高。自然界中的砷多为五价,污染环境的砷多为三价的无机化合物,动物体内的砷多为有机砷化合物。

随着采矿、金属冶炼、煤炭燃烧、含砷工业品(如陶瓷、制革、玻璃等)和含砷农药的生产和使用,砷化合物能以粉尘、烟尘、废气和废水等形式污染环境。各种煤含砷范围是3～45 mg/kg,以其平均值以5 mg/kg计,在燃烧过程中如果挥发一半的砷,则计算得每年因燃煤进入大气的砷为1 500 t。但原油中的砷含量低于1 mg/kg,因此,石油燃烧时,产生的砷量是很小的。

自然现象(如岩石的风化、含砷火山岩浆的喷发等)可释放一定量的砷,有些地区的泉水和地下水含砷量很高。据估计,自然界向人类生活环境释放的砷量为8×10^6 kg/a,而人为释放的砷量约为2.4×10^7 kg/a。

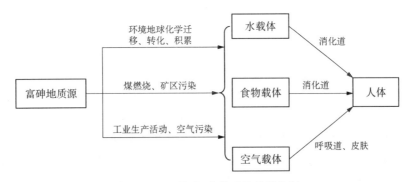

图 7-4 环境砷-人体系统传输途径

常见的砷化合物有三氧化二砷、五氧化二砷、砷酸钙、砷酸铅、砷酸、亚砷酸钠等。接触机会如下。

(1) 冶炼。砷在自然界主要以硫化物形式存在,如雄黄、雌黄等,常以混合物的形式与其他金属共生。冶炼方法主要是焙烧雄黄矿石,也可在其他夹杂砷化合物的金属矿石,如钨、锑、铅、锌、铜等矿石的烟筒灰与矿渣中(含粗三氧化二砷)提取,经升华可得纯品砷。还可用粗砷加热还原或通入氯气生成三氯化砷,进一步用氢还原制成纯砷。砷与铅、铜制造合金,可增强耐磨性能、抗腐蚀性能,可用于制造汽车散热器和轴承等。

(2)农药制造。砷是制造杀鼠剂、杀虫剂的原料。如用砷生产砷酸铅、砷酸钙、亚砷酸钠、亚砷酸钙、五氧化二砷等杀虫剂,甲基胂酸锌即稻脚青、甲基胂酸钙即稻宁、甲基胂酸铁铵即田胺等杀菌剂。砷酸钠等可用作木材防腐剂、除锈剂、除草剂等。果树和森林喷雾及木材防腐。

(3)制药。砷化物用以制造抗癌药、抗梅毒药、枯痔散、某些外用中药等。

(4)半导体工业。制造砷化镓等,也是纺织品染料原料、玻璃脱色剂、硬质合金的制造(如铅弹中加 35% 的砷)等。

(5)环境接触。由于工业废渣排放不当造成环境污染,可致污染食品、水源。特殊地区(如内蒙古、新疆及中国台湾地区等地)土壤中含砷量高而影响水源,通过饮水摄入砷。

(6)非职业性大多数是使用含砷中药偏方治病,如银屑病、湿疹。也有误服、自杀和他杀者。

砷是一种原生质毒物,具有很高的毒性,几乎影响人体的每个器官,无论是职业接触或是环境污染,对人类都造成严重的影响。

职业中毒主要通过呼吸道吸收,经皮肤吸收较慢。进入体内的砷,随血液分布至全身组织,主要为肝、肾、胃肠道等,可很快从血中清除。一次摄入砷化合物,10 d 内可排出 90%,主要经肾脏排出。体内主要蓄积在骨骼、毛发、指甲、皮肤等处。

7.6.2 砷的理化性质

砷属于类金属,具有两性元素的性质,属第 4 周期第 V 主族元素,原子序数为 33,相对原子质量为 74.92。金属砷的相对密度为 5.727 g/cm^3,熔点 814℃,升华温度为 615℃,不溶于水,可溶于硝酸和王水形成亚砷酸或砷酸。虽然砷和氮、磷均为同族元素,但较难获得电子而形成 As^{3-} 离子,其主要氧化态为 As^{3+} 和 As^{5+}。最常见的有砷的氢化物(AsH_3,胂)、五氧化二砷和三氧化二砷(砒霜)及其相应的酸——砷酸(H_3AsO_4)和亚砷酸($HAsO_2$)。此外,常见的砷化合物还有二硫化二砷(雄黄)、三硫化二砷(雌黄)等。碱金属的砷酸盐或亚砷酸盐均溶于水,其余盐类均不溶于水,但溶于酸。

7.6.3 砷的代谢

7.6.3.1 吸收

砷化合物可经呼吸道、消化道和皮肤吸收。经呼吸道膜砷化合物可被完全吸收。在正常情况下,一般从空气中吸入的砷很少,低于 $1\ \mu g/d$。

无机砷化合物被摄入消化道以后,其吸收程度取决于它的溶解度和物理状态。阴离子砷和易溶性砷化合物在胃肠道中的吸收较迅速,不溶性砷化合物则不易被吸收。此外,砷化合物颗粒愈小,愈容易被吸收。砷酸盐在肠道中的吸收方式与磷酸盐相似。有机砷化合物的吸收主要通过肠壁黏膜的简单扩散方式进行,其吸收速率与浓度呈正相关性。

砷化合物能经皮肤吸收,尤其混在可溶性脂质软膏中时更容易被吸收。

7.6.3.2　分布

无机砷化合物被吸入血液以后,大部分与血红蛋白上的珠蛋白结合,少量与血浆蛋白结合,并迅速通过血液分布到肝、肾、肺、肠、脾、肌肉和一些神经组织中。砷与小肠黏膜、肾皮质、皮肤、骨骼、毛发和指甲等有较高的亲和力,尤其是在皮肤、骨骼、毛发中的半衰期很长,砷以无活性的形式贮存于骨和上皮及皮肤附属器官如毛发、指甲等。亚砷酸盐还可以蓄积于白细胞中。

7.6.3.3　排泄与转化

体内砷的主要排泄途径是经肾由尿排出,其次是经胆汁随粪便排出,也可由汗液、乳汁、毛发和指甲排出少许。体内砷的清除是很迅速的。有人报告,约在 2 d 内,无机砷吸收剂量的 50% 左右便通过肾清除掉。对 6 名志愿者的研究表明,服用放射性标记的无机砷化合物以后,起初砷的尿排泄率很高,随即迅速下降。在口服砷的第 1 d 约 22.4% 的砷从尿排出,第 5 d 只有 4.4%,5 d 中尿砷排出总量为砷口服量的 57.9%。

有机砷化合物被吸收后,一般以原形排出;如果摄入无机砷化合物,一般要在体内经生物甲基化以后再排出。摄入的海产动物有机砷在人体内不再经过生物转化,而迅速以原形随尿排出。有研究报道,当大鼠摄入亚砷酸盐以后,有两种途径并以不同的速率排出:第一种途径是以亚砷酸盐原形排出,始于食砷 5 h 以后,20 h 后开始减少,60 h 后不再被检出;第二种途径是被吸收的亚砷酸盐在体内转化为甲基胂酸和二甲基次胂酸,这些砷代谢产物也在食砷 5 h 后开始排出,但排出达到最高峰所需的时间要比亚砷酸盐长的多。

砷在人体内的生物转化还不完全清楚。一般认为,一些三价的无机砷化合物在人体内可被氧化成毒性较低的五价砷化合物;一些五价砷化合物可被还原成三价砷化合物。无机砷化合物排泄前首先转化为甲基化的砷化合物,主要是甲基胂酸、二甲基次胂酸及三甲基胂。文献报道,不同砷代谢产物在人尿中的比率为:无机砷 9.4%,甲基胂酸 3.0%,二甲基次胂酸 28.9%,三甲基胂 58.2%。由此可见,尿砷的 90% 属甲基化砷代谢产物。

7.6.4　砷的毒理作用

乌脚病(BFD)是台湾西南沿海地区的一种地方性外周血管疾病。其典型症状和迹象为进行性动脉梗塞,主要见于下肢,但在少数情况下也会发生上肢的动脉梗塞。其典型结果为溃烂坏疽及自然断离或外科截肢。在有这种病的地区,砷浓度很高,其浓度中值为 0.70～0.93 mg/L。研究表明,居住在地方病地区,长期接触砷的貌似正常的居民会出现动脉系统和微循环不足的亚临床症状,BFD 成熟期前的外周血管疾病与砷接触之间的关系强化了砷接触可能造成动脉粥样硬化的潜在危险。

7.6.4.1 毒性

1. 急性中毒

生产过程和环境污染导致的急性砷中毒较为罕见,而生活性急性砷中毒较常见,如误食砷污染的食品、误饮砷污染的饮料或误服含砷农药等引起的急性砷中毒。

如大量吸入砷化合物粉尘,首先会出现上呼吸道黏膜刺激症状、流涕、咳嗽、胸痛及呼吸困难,继而可发生呕吐、腹痛和腹泻。

经口摄入大剂量砷几分钟之内就可出现急性砷中毒症状,如果胃内有食物,则症状可推迟几个小时出现。一般口服无机砷化合物以后 0.5～4 h,胃部和腹部会剧烈疼痛,出现呕吐和腹泻,患者口内有金属味,有时呼气有大蒜气味,严重时出现脱水和休克。此外,可见中毒性肝损害、鼻血、皮肤瘙痒、皮肤出血点和紫斑以及烦躁不安、谵妄、抽搐等。一般在急性摄入砷 24 h 内,患者可出现惊厥、昏迷、休克甚至死亡。

如果患者胃肠道症状好转,病情减轻,经过几天至 1 个月以后,可发生多发性神经炎、中毒性肝病、皮疹、皮肤变黑(色素沉着)、指(趾)甲出现白色横纹等症状。此外,患者血清丙酮酸氧化酶活力下降,血清中巯基含量降低等生化改变。

砒霜(As_2O_3)是公认的剧毒物质,人由口摄入的急性中毒剂量为 5～50 mg,致死剂量为 60～200 mg。

2. 慢性中毒

长期持续摄入低剂量的砷化合物,尤其是吸入砷化合物粉尘者,可经过数月乃至数年、十几年的砷蓄积而发生疾病。砷慢性中毒的某些症状是其特有的,但大部分症状是非特异性的,所以,慢性砷中毒常常被忽略。

慢性砷中毒主要有以下临床症状和体征:

(1) 慢性中毒初期,患者表现为无力、厌食、恶心,有时呕吐、腹泻等,随后发生结膜炎、上呼吸道炎,且常有鼻中隔穿孔等症状。

(2) 皮肤色素沉着(砷性黑皮症),呈褐色或灰黑色弥漫性斑块状,逐融合成大片,多见于眼睑、腋窝及乳晕等受摩擦和皱褶处。

(3) 砷性皮肤过度角化,皮肤角质增生变厚、干燥、皲裂,常发生在掌、跖或指、肘及膝关节。

（4）指甲失去光泽,脆而薄,或不规则增厚并出现白色横纹,称 Aldrich -
Mees's 纹;头发也变脆、易脱落。

（5）末梢神经炎,早期表现为蚁走感,进而四肢对称性向心性感觉障碍,四肢
无力、疼痛,甚至肌肉萎缩、行动困难、瘫痪。

（6）心血管系统受累,在心电图上可见心肌传导异常,QT 间期延长;外周血管
系统也受到损伤,肢体血管狭窄,尤其下肢严重,进而发展为完全阻塞,临床表现为
间歇发作性脚趾发冷、疼痛、间歇跛行,经过数月或数年可发展到坏死,如台湾省西
南沿海地区慢性砷中毒引起的乌脚病。此外,慢性砷中毒还可引起肝、肾的损害,
血清丙酮酸和巯基含量降低等生理生化改变。

慢性砷中毒引起皮肤、指甲、毛发的改变,与这些组织中含有大量富巯基的角
蛋白有关。巯基可与砷牢固结合,使其生物半衰期延长,使砷在皮肤、毛发和指甲
中蓄积,从而导致皮肤、毛发和指甲的改变。在一定意义上,尿、发、甲中的砷含量
可指示砷中毒程度和体内砷含量。

3. 砷的细胞遗传学效应

1）砷诱发细胞染色体畸变（CA）

无机砷化合物侵入人体后可诱发细胞遗传物质损伤,导致染色体畸变率增高。
长期接触砷污染的冶炼工人,用砷制剂治疗皮肤病（如牛皮癣）的患者、使用含砷农
药的农民,其外周血淋巴细胞染色体畸变率增高。

无机砷化合物可诱发体外培养的人血淋巴细胞染色体畸变率增高,且三价砷
（三氧化二砷、亚砷酸钠）比五价砷（砷酸钠）有更强的致染色体畸变作用,由强至弱
顺序如下：$As_2O_3 > AsCl_3 > NaAsO_2 > Na_2HAsO_4 > H_3AsO_4 > As_2O_5$。

砷化合物还可诱发体外培养的人白血病细胞、人成纤维细胞、小鼠成纤维细
胞、叙利亚仓鼠胚胎细胞（SHE）、中国仓鼠卵巢细胞（CHO）等哺乳类细胞染色体
畸变率的增高。然而,无机砷化合物对整体动物细胞染色体畸变有无诱发作用,文
献报道不同,尚需进一步研究。砷化合物还可引起果蝇和某些植物（如玉米、葱等）
的细胞染色体畸变率增高。

无机砷化合物还可促进紫外线、致突变剂乙基磺酸甲酯（EMS）、单功能烷化剂
等对哺乳类细胞的染色体断裂效应。砷的这种辅断裂作用可能与砷抑制 DNA 修
复作用有关。

2）砷诱发细胞姊妹染色单体互换（SCB）和微核（MN）频率的增高

从事三氧化二砷作业的工人,长期饮用高砷水的台湾乌脚病患者,曾用砷制剂
治疗皮肤病的患者,他们的外周血淋巴细胞 SCX 频率增高。无机砷化合物也能诱
发体外培养的人血淋巴细胞和 CHO 细胞等哺乳类细胞 SCE 增加。整体动物实验
表明,亚砷酸钠可诱发小鼠骨髓细胞 SCE 和 MN 增加。砷职业接触人群外周血淋
巴细胞 MN 频率也显著高于对照组。

4. 砷的分子毒理学效应

1）砷对生物大分子合成的作用

砷对细胞生物大分子合成的作用是复杂的。最近孟紫强的研究发现,砷化合物对人血淋巴细胞 DNA、RNA 及蛋白质合成的作用是双向性的,即在低浓度下促进 DNA、RNA 及蛋白质合成,在高浓度下则抑制这些生物大分子的合成[74]。其中,对 DNA 合成的刺激作用较强。砷不论是对 DNA 合成的促进还是抑制均具明确的剂量—效应关系,且三价砷比五价砷化合物的作用更大,其作用强弱顺序是:$As_2O_3 > NaAsO_2 > Na_2HAsO_4$。不同供血者的淋巴细胞对砷化合物的反应具有明显的个体差异。砷化合物对 DNA 合成的抑制可能是由于砷与 DNA 聚合酶的巯基结合,使该酶活性降低之故,而砷化合物对 DNA 合成的促进作用的机制尚不清楚。

无机砷化合物是有效的热休克蛋白诱导剂。亚砷酸盐可诱导中国仓鼠成纤维细胞、鲑鱼成纤维细胞、鸡胚细胞及大鼠成纤维细胞等合成热休克蛋白。

2）砷对细胞基因扩增的作用

亚砷酸钠和砷酸钠能引起小鼠 3T6 细胞中二氢叶酸盐还原酶（DHFR）的编码基因扩增。砷诱发基因扩增的机制尚不清楚。DNA 复制过度也会引起基因扩增,最近研究发现的低浓度砷刺激 DNA 合成的作用可能是导致基因扩增的原因。人和动物肿瘤细胞中的基因是扩增的,砷的致癌作用可能是通过使与癌发生有关的基因（如癌基因）的扩增而实现的。

3）砷对 DNA 损伤和修复的作用

砷化合物对细胞 DNA 损伤的研究,迄今尚无定论。但是,多数学者相信砷化合物对细胞 DNA 没有直接损伤作用。最近有报道无机砷化合物可造成细胞 DNA 链断裂。

砷化合物对细胞 DNA 损伤的修复功能有抑制作用。砷酸钠能抑制紫外线照射诱发人皮肤组织细胞非预定性 DNA 合成（UDS）,表明对紫外线照射引起的 DNA 损伤的修复活性有抑制作用。三氧化二砷能抑制人成纤维细胞 DNA 中胸腺嘧啶二聚体的剪切,从而也抑制了 UDS。但是,由于低浓度的砷能刺激细胞 DNA 合成,故在特定条件下,砷化合物也有可能对 DNA 损伤的某种修复有促进作用。

4）砷对免疫功能的影响

砷化合物可引起肾细胞和蛋白质的改变,引起免疫复合物型或血管炎型变态反应,造成过敏性肾病综合征。无机的和有机的砷化合物还可引起迟发型变态反应,导致皮肤病发生。

高浓度砷化合物能抑制人血淋巴细胞的有丝分裂,甚至引起细胞死亡,导致细胞毒性变态反应。如同对 DNA 的生物合成作用一样,亚砷酸钠和砷酸钠在较低浓度下可刺激人血淋巴细胞的转化,在较高浓度下则抑制其转化,呈双相性作用。

砷对人血淋巴细胞转化的诱导作用比植物血凝素(PHA)需要更长的接触时间,且效应比 PHA 弱。淋巴细胞与砷连续接触 3 d 以后,其细胞转化开始被砷诱导;连续接触 6 d,转化过程受砷的刺激作用达到最大。PHA 对淋巴细胞转化的诱导迅速,其诱导效应到第 3 d 即达到最大。抗原对淋巴细胞转化的诱导所需时间较长,一般需 6 d,诱导作用也较弱。砷对淋巴细胞转化的诱导在作用时间和方式上与抗原的作用相似。但是,砷的作用与抗原又有不同,抗原需预先对个体致敏,是特异的,而砷的作用不是特异的,不需要预先致敏。对它们的研究还发现,三价砷对人血淋巴细胞转化的诱导作用比五价砷强。砷诱导淋巴细胞转化的意义和机理尚待研究。

5. 砷的致突变、致畸变及致癌变作用

大量流行病学研究和临床观察证明,无机砷化合物与人类的几种癌症有关,是确认的致癌物;但是,大多数动物诱癌实验表明,砷不能诱发动物发生肿瘤。大多数实验也表明,砷化合物可促进紫外线(UV)照射和一些化学致突变剂的致突变作用。因此,砷被认为是辅致突变剂或辅突变剂。砷也是第 V 主族元素中惟一可致畸的元素。

1) 砷与突变作用

三价和五价无机砷化合物在 Ames 鼠伤寒沙门氏菌/微粒体酶试验中未能引起基因突变,也不能诱发大肠杆菌色氨酸缺陷型菌株发生突变。Rossman 等报告,一定浓度的亚砷酸钠能够促进紫外线照射对大肠杆菌的致突变作用。

一般认为砷对人和哺乳动物细胞也没有致突变性,或仅有极弱的致突变作用。砷化合物对小鼠淋巴细胞胸苷激酶的编码基因(TK)没有或仅有微弱的致突变作用。

最近研究发现,只有高剂量的亚砷酸钠才能引起 AS52 细胞(中国仓鼠卵巢细胞(CHO)的一个衍生细胞株)突变频率轻微增加,才能引起即 T 基因(黄嘌呤-鸟嘌呤磷酸核糖基转移酶的编码基因)缺失和移码突变。然而,砷化合物对环境的污染是以低浓度和长时期为其特征的。因此,这些研究表明,砷化合物对哺乳类细胞的致突变作用很微弱,一般情况下砷是以辅致突变的形式在细胞突变和癌变中发挥作用。

亚砷酸钠强力促进紫外线照射和烷化剂对哺乳类细胞染色体断裂和致突变作用,也可促进 DNA 交联剂顺铂、氧化补骨脂素(8-MOP)对 CHO 细胞和人皮肤成纤维细胞的染色体断裂作用和致突变作用。亚砷酸钠处理细胞的先后不同,其效应可完全不同。预先用亚砷酸钠处理 CHO 细胞,然后再用致突变剂甲基甲烷磺酸酯(MMS)处理细胞,砷可减低 MMS 诱发的次黄嘌呤-鸟嘌呤磷酸核糖基转移酶(HPRT)基因的突变频率,也可降低 MMS 对细胞分裂和繁殖的抑制作用。如 CHO 细胞先用 MMS 处理,后用亚砷酸钠处理,砷则能急剧增高 MMS 的细胞毒性、染色体断裂、HPRT 基因突变作用及 MMS 对细胞分裂和增殖的抑制作用。

2）砷的致畸作用

砷是化学元素周期表第 V 主族中惟一可致畸的元素。连续 5 d 腹腔注射亚砷酸钠[总量为 11～23 mg/kg（体重）]给 ICR 雄鼠，4～5 周后小鼠精子畸形率显著增加，且呈剂量依赖关系。将砷酸钠（20 mg/kg）静脉注射给孕期的金色仓鼠，若是在受精后第 8 d 注射，子代可发生露脑畸形；若是在胚胎发育关键期的后期注射，可发生的胚胎畸形有：泌尿生殖系统畸形、聘裂、唇裂、显微无眼畸形及耳畸形。砷还可引起仓鼠肾发育不全。对怀孕第 6～12 d 的小鼠腹腔注射亚致死剂量的砷酸钠（45 mg/kg），可导致各种畸形；但是如果在同一孕期注射砷酸钠 25 mg/kg，则未见畸胎诱发。给孕期的绵羊和鸡饲喂砷酸钠可使子代变小。硒可减轻砷对小鼠和金色仓鼠的致畸作用。

高剂量的砷对人可能有致畸作用。Luego 等人报道，一个 17 岁的孕妇在孕期最后 3 个月服用了砷化合物，生下的婴儿体重仅 1.1 kg，只活了 8 h，且婴儿肝、脑、肾中砷含量很高。

3）砷的致癌作用

国际肿瘤研究机构已经确认无机砷化合物为致癌物。早在一百多年前，Paris（1820）就认为，英国冶炼厂工人所患阴囊癌是由该厂烟尘中的砷所致。从事砷杀虫剂生产的工人、金矿工人以及铜、锌等金属冶炼的工人通过呼吸摄入砷，可引起皮肤癌、支气管癌和肺癌，还可引起淋巴瘤和白血病。饮用砷污染的水和砷污染的啤酒可引起肝癌和肺癌。用三氧化二砷治疗气喘病可导致 Bowen's 病发生，后者在临床上具有慢性前癌性皮炎和多发性上皮癌的症状。在台湾发现，饮水中砷含量越高，皮肤癌的发病率越高。在阿根廷发现，饮水砷污染后，皮肤癌、肺癌及胃肠癌等的发病率上升。

流行病学研究发现，肺癌发生率与大气砷水平相关。文献报道，接触砷以后 10 年左右可发展为肺癌，但随着停止砷接触后的时间延长，砷的致癌效应逐渐消失，从而认为砷是肿瘤的促进剂而不是始发剂。

虽然砷在流行病学上是确认的致癌物，但绝大多数动物实验都不能证明砷的致癌性。在所有对人类致癌的金属和类金属化合物中，砷是惟一未能通过动物致癌试验证实有致癌性的元素。有的动物实验甚至证明无机砷化合物有减轻肿瘤发生的作用。

然而，近年来在砷致癌的动物实验中，有的也获得了阳性结果，但这些结果还有待于进一步验证。Oswald 等人在瑞士雌鼠孕期皮下注射砷化合物，可使母鼠及其后代的淋巴细胞白血病和恶性淋巴瘤的发生率增高，如果仔鼠出生后继续注射砷化合物，可使这些肿瘤的发生率继续增高。此外，大多数实验证明，三价砷无机化合物能够诱导哺乳类细胞形态转化，将转化后的细胞接种到裸鼠体内可形成肿瘤。

7.6.4.2　毒作用机理

砷的毒作用机理较复杂。砷的毒效应的产生主要是由于三价砷与巯基结合引起酶失活、五价砷引起氧化磷酸化解偶联、砷酸盐取代磷酸盐参入 DNA 分子以及砷对毛细血管壁的毒性作用等。

1. 砷与巯基结合引起酶失活

三价砷能与蛋白质的巯基形成稳定的键。巯基是细胞内许多酶活性中心的重要部分。砷与酶蛋白的巯基结合以后,酶的催化活性将被抑制。砷与结构蛋白的巯基结合以后,将引起细胞结构的改变,甚至破坏。

砷干扰细胞呼吸作用,影响细胞能量供应和物质代谢的途径之一,是通过阻断三羧酸循环中的一些步骤而达到的。尤其是丙酮酸经氧化脱羧作用生成乙酰 CoA 和 α-酮戊二酸经氧化脱羧反应生成琥珀酰 CoA,这两个生化反应步骤对砷非常敏感。因为二者均由一系列不同的酶催化进行,二氢硫辛酸就是这些酶的辅酶之一。三价砷极易与二氢硫辛酸中的两个巯基结合形成一个稳定的六元环,阻止了二氢硫辛酸与酶的结合,阻断上述两个生化步骤,使细胞三羧酸循环受到抑制,能量代谢发生障碍。

三价砷化合物能抑制许多参与体内重要代谢的含巯基酶的活性。丙酮酸脱氢酶、α-酮戊二酸脱氢酶及苹果酸脱氢酶对砷特别敏感;6-磷酸葡萄糖脱氢酶、乳酸脱氢酶、细胞色素氧化酶、D-氨基酸氧化酶、α-谷氨酸氧化酶、单胺氧化酶、葡萄糖氧化酶及嘌呤氧化酶等对砷也很敏感。五价砷化合物对一些酶的活性也有抑制作用,但比三价砷要弱得多。

一般来说,无机砷化合物对酶的抑制作用比有机砷化合物强烈。但是,三价有机砷化合物如苯基胂氧对含巯基酶的抑制作用比无机砷要大得多。二氯胂能直接与巯基反应,而不必通过胂氧或亚砷酸的形式。

五价砷对巯基的亲和力远小于三价砷。三价砷化合物的毒性作用比五价砷化合物强的主要原因是,三价砷比五价砷能更有效地与酶蛋白和结构蛋白中的巯基结合,因而对酶活性有更强的抑制,对细胞结构有更大的破坏作用。

但是,五价的三甲基胂氧稀溶液也极易与巯基反应并被巯基还原生成三甲基胂。三甲基胂氧也极易与二氢硫辛酸发生反应。此外,五价的脂肪族砷酸和芳香族砷酸也可与巯基反应。这些五价有机砷化合物对酶活性的效应尚待研究。

2. 取代磷酸

在化学性质和分子结构上,砷酸(As^{5+})和磷酸(P^{5+})相似。在许多生化反应中,砷酸可与磷酸竞争并代替磷酸。例如,在糖酵解中,甘油醛-3-磷酸脱氢酶催化 D-甘油醛-3-磷酸转化为 1, 3-二磷酸甘油酸,后者可形成 ATP;但在砷酸存在下,反应生成不稳定的 1-砷酸-3-磷酸-D-甘油酸,继之分解为 3-磷酸-甘油酸和砷酸,从而不能形成 ATP。这样,砷酸虽不抑制糖酵解的进行,却抑制了 ATP 的形成。

砷酸可使氧化磷酸化解偶联。在砷酸存在下,在细胞氧化和光合作用过程中,ADP 与砷酸合成 ADP‑Asi,而不是与磷酸合成 ATP;由于 ADP‑Asi 很不稳定,能迅速水解,使氧化和光合作用过程中产生的能量白白流失。

五价砷还能在 DNA 合成过程中取代磷而参入 DNA 结构中,生成不稳定的键,造成 DNA 复制和转录的错误。

3. 砷是毛细血管毒物

砷化合物进入血管后,可作用于植物神经系统和毛细血管壁,引起血管壁通透性增高,毛细血管麻痹,使细胞代谢障碍,营养缺乏,造成组织损伤。

7.6.5 砷的环境卫生标准

砷在自然界分布很广泛,除少数地区砷含量过高对健康造成地方性砷中毒外,人为因素造成的环境砷污染对人类引起的危险较为常见。因此,制定砷在环境中的容许限量,防治砷对环境和食品的污染,是保护人体健康的重要措施。我国有关砷在环境中的限量标准:居民区大气砷日平均最大容许浓度为 $0.003\ mg/m^3$,车间空气砷最大容许浓度为 $0.3\ mg/m^3$,饮用水砷最大容许浓度为 $0.05\ mg/L$。地面水砷环境质量标准:一级 $\leqslant 0.01\ mg/L$,二级 $\leqslant 0.04\ mg/L$,三级 $\leqslant 0.08\ mg/L$。

7.7 其他金属

在自然界中其他金属对人体或环境的危害性虽然不如前述几种大,但也不容忽视,其中尤以重金属类较受人们重视。重金属是原子量在 63.546 到 200.590 之间,密度超过 $5\ g/cm^3$ 者,除了以前介绍的几种外,较常见的重金属还有属于必需元素的钴、铜、铁、锰、钼、钒、锶、锌等,以及非必需元素锑。由于金属种类繁多,本节仅针对其中几种略作介绍。

7.7.1 铝

不属于重金属类的铝,是自然界中含量相当丰富的元素之一,约占地壳含量的 8%。一般的铝来自于铝矾土的提炼,而其中的铝主要是以三氧化二铝的形态存在,其含量最高可达 55%。虽然纯铝质地轻柔且富延展性,但其合金仍具相当的硬度。由于其耐久性,铝的使用相当普遍,其用途包括运输和建筑业材料、日常生活用品、玻璃或陶瓷或化学药品制造、混凝剂、澄清剂等。

一般环境中铝的浓度并不低。人类活动如汽油燃烧是环境中铝的重要来源之一。在一些地区空气中的悬浮微粒含铝量可能高达 $10\ \mu g/m^3$,而空气浓度可超过 $1\,000\ \mu g/m^3$。一般在水环境中,铝的水溶性不佳,但可因 pH 的降低而升高至 $500\sim1\,000\ \mu g/L$ 或更高。

食物的摄取是一般人暴露于铝的最主要来源。估计每人每日食入铝的量为 2.5～13 mg。一般人鲜有发生铝的急性中毒,因其急毒性低且人体不易吸收,即使不幸发生中毒,复原及愈后均佳。饮用含铝水被怀疑与阿兹海默症(老年痴呆症)或失忆症有关,但尚未完全证实。铝对人体的其他可能的慢性危害还包括降低认知能力、软骨症、协调性不佳、贫血、气喘、肺部纤维化、消化道发炎与腹痛等,但通常须在高剂量的暴露下才会发生。铝并不具有致癌性、突变性或致畸性。一般环境中的铝对人体不至于产生任何危害。

铝对水中生物的影响与其溶解态的浓度(与水中 pH 有关)有关。在酸性状态下对鱼类的毒性会增加,其毒理机制为影响鱼类鳃的呼吸以及渗透压的调节。

7.7.2　镍

镍是属于生物体内必需的元素之一,但其在自然界中含量并不高,而在地壳中含量约仅有 0.008%。从矿石开采出的镍被人类用于制造不锈钢、其他镍合金制品、钱币、电池、家电用品等,镍也被用作色料与触媒。

镍主要用来制造不锈钢和其他抗腐蚀合金,如镍钢、铬镍钢及各种有色金属合金,含镍成分较高的铜镍合金,就不易腐蚀。也作为加氢催化剂和用于陶瓷制品、特种化学器皿、电子线路、玻璃着绿色以及镍化合物制备等。

金属镍几乎没有急性毒性,镍盐大都是绿色的。氢氧化镍棕黑色,氧化镍则为灰黑色。一般的镍盐毒性也较低。

镍不被认为是全球性的环境污染物,空气中镍通常与其他金属一样会吸附于悬浮颗粒物质上,其在较偏远地区的浓度为 0.1～3 $\mu g/m^3$,城市则较高,可达 5～35 $\mu g/m^3$。一般淡水水体中镍的浓度为 2～10 $\mu g/L$,海水则为 0.2～0.7 $\mu g/L$。在环境中常见的镍化合物包括纯金属、硫酸盐与氧化物等。镍能累积于某些生物体内,但无生物放大的作用。

一般人暴露于镍的主要途径为吸入含镍的空气,饮用水可能也含微量的镍,有时可因自来水管连接元件的释出,而增加其在饮水中的浓度。一般食物的含镍量均低于 0.5 mg/kg,人类通过此途径的平均摄取量为 100～300 $\mu g/d$。其他人体的暴露途径还有吸烟、使用含镍的厨房器皿;皮肤接触含镍制品等;吸烟者的镍摄取量可高达 2～23 $\mu g/d$。

人体对四碳基镍的吸收远高于其他的镍化合物,而其急毒性也最强。人体在急性吸入四碳基镍的数小时内会产生肺水肿。慢性吸入其他化合物也能造成呼吸道的病症包括肺炎、肺纤维化、气喘、鼻腔溃疡与中隔穿孔、鼻炎等。其他的接触途径也会产生不同部位的危害。长期的皮肤接触会造成过敏、发炎、湿疹等症状,食入镍则可能会造成肾毒害并产生该部位水肿或充血的症状;镍化合物能造成肺及鼻癌。IARC 将其认定为人类致癌物(1 级),但金属镍则被归类为 2B 级的疑似人类致癌物。镍具有微突变性且能造成染色体的变异与影响 DNA 的合成。

一般环境中的镍对生物不至于产生毒害。但镍在较低的浓度下仍可能对其幼体的生长及发育产生慢性影响。陆地上一些昆虫或无脊椎动物对镍具有较高的耐受性,但在一些镍释放源的附近地区;仍可发现当地的生态受到影响。

7.8　重金属在人体内的联合作用

在实际环境中,往往是多种化学污染物同时存在,生物体通常暴露于复杂、混合的污染物中,它们对机体同时作用产生的生物学效应与任何一单独化学污染物分别作用所产生的生物学效应可能有所不同。因此,把两种或两种以上重金属共同作用所产生的综合生物学效应称为联合作用。

重金属元素之间的相互作用是错综复杂的。其主要作用机制:①发生化学反应,相互作用形成不溶性盐或相对稳定的络合物(复合物)或水溶性化合物;②竞争生物膜上的载体蛋白,从而影响彼此的吸收和转运;③代谢系统中竞争酶的活性中心,以一种金属代替另一种金属,使酶活性降低甚至丧失,从而影响细胞生理功能;④诱导合成金属巯蛋白或置换金属蛋白中的金属成分。通过上述机制,不同金属之间影响彼此的吸收、转运、分布、排泄、生物转化和毒性。

多种重金属间的相互作用可以分为四种情况:独立作用、相加作用、协同作用和拮抗作用。一般多为独立作用,协同作用较少,而拮抗作用最受关注。由于金属元素之间存在着复杂的拮抗和协同关系,所以在评定环境金属污染对健康的影响时,除了考虑各种金属的单独作用外,还应考虑不同金属之间的相互影响。

不同金属之间的拮抗作用,其机制主要涉及三个方面:①影响吸收和转运,或在肠道内发生化学反应形成难溶物,使其不能吸收;或通过竞争生物膜上的载体蛋白,抑制该种金属的生物转运,影响其进入靶细胞和靶分子。②相互置换和竞争大分子活性位点,多为同型置换,即在周期表同族元素之间的置换,如 Zn、Cd、Hg 均属周期表中ⅡB族元素,化学性质相似,可互相取代。又如,As 与 Se 可互相竞争蛋白分子的巯基,尤其是处于酶活性中心的巯基,从而使另一金属的毒性降低。③诱导金属巯蛋白,将有毒元素沉积于非作用部位。

锌或镉能抑制胃肠道对铜的吸收。锌可以减弱镉的毒性,预防动物的镉性高血压。硫、砷、硒互相拮抗,减弱彼此的毒性。无机硒化合物可降低烷基汞和无机汞化合物的毒性。

由于金属元素之间存在着复杂的拮抗和协同关系。所以,在评定环境重金属污染对健康的影响时,除了考虑各种重金属的单独作用外,还应考虑不同金属之间的相互影响。在环境污染对健康影响的评价中,不仅要对环境污染物进行化学分析,而且还应进行生物医学监测,根据对监测生物的综合效应来评价环境质量。

7.9 专题—人体对重金属的摄入量计算

7.9.1 背景介绍—重金属进入人体的途径

人类对金属的应用历史相当悠久,由此引起环境污染问题和人身伤害问题也从无间断。例如在古希腊已有使用银铸货币的历史,当时在对含银矿物进行冶炼的过程中,同存于矿物中的铅会因挥发而进入大气,随后飘浮并沉降、散落于欧洲的很多湖泊,成为湖中现有底泥的组成物。甚至在北极格陵兰冰层中也发现了公元前400年时通过燃烧进入大气,并随后降落于此的铅尘踪迹。从这个例子,可以知道,很多金属元素会从其矿物冶炼、材料加工和制成品应用等发生源散入环境,此后又通过各种环境迁移过程,逐渐在各环境要素(大气、水体、土壤、生物)中进行分配,乃至进入人体之中,这样的过程如图7-5所示。

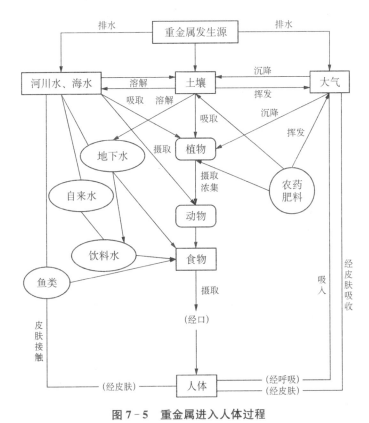

图 7-5　重金属进入人体过程

在图7-5中进入人体的几条途径中,皮肤部分因有外衣阻隔,或容易通过水洗除去,所以一般来说,重金属毒物通过皮肤渗入体内的可能性较小。在重金属及它们的某些化合物中,只有那些挥发性的或是容易形成气溶胶的,才较容易滞留在空气中,并通过呼吸道进入人体内部。由环境转入人体的重金属,其大多数还是通过饮食摄取,在经消化道吸收后,又通过血液循环,再分散到各组织和脏器之中。其中的过程如图7-6所示。

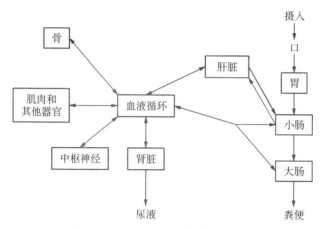

图7-6 重金属在人体脏器的分配

7.9.2 实例计算

根据以上所描述的重金属由环境进入人体的过程,结合实际场景定量计算出特定环境中的人对某重金属的日暴露量。

场景介绍如下:

(1) 贵州某地生产的煤中镉含量很高,当地居民长期使用这种煤作为能源,导致当地大气、水、土壤中镉的本底值较高,导致当地出现由于镉含量高而形成的地方病,对当地人的健康构成了很大的威胁。因此需要定量计算生活在该地区的人们目前的镉的日暴露量,为之后的治疗和环境改善提供依据。本案例中所需数据请查阅表7-3,表7-4和表7-5。

表7-3 成年男子不同活动条件下的呼吸通气量

活动强度	休息	轻工作	中度工作	中度重工作	重工作	极粗重工作
通气量/(m³/h)	0.56	1.18	1.75	2.63	3.6	7.9
工作时间/h	10	8	6	0	0	0

表7-4 人的饮食结构

饮食结构	饮水/(L/d)	谷物/(g/d)	蔬菜/(g/d)	肉类/(g/d)	鱼类/(g/d)
人	2.2	200	80	100	200

表7-5　某些浓缩系数

条件	水→鱼	饲料→畜禽
浓缩系数	2 000	2.42

在该地区水中镉的含量平均值为 1.37 μg/L,土壤中镉含量平均值为 0.274 mg/kg,大气中镉含量平均值为 6.3 ng/m³。且通过查阅相关文献得到如表7-6和表7-7的数据:

表7-6　农作物对镉的富集和迁移系数

作物种类	样品数	富集系数	迁移系数
大豆	20	2.75	0.7
玉米	10	1.14	0.93
紫云英	5	2.7	0.87
小麦	10	1.69	0.74
大麦	10	2.93	0.89
水稻	85	2.46	0.55

表7-7　蔬菜对镉的富集系数(以蔬菜干基含量计算)

作物种类	样品数	富集系数$(X \pm S)$
白包菜	3	0.649±0.402
青包菜	3	0.645±0.586
荠菜	4	0.508±0.485
茄子	2	0.358±0.444
萝卜	3	0.188±0.194
空心菜	4	0.148±0.077
芋头	4	0.102±0.088
莲藕	6	0.020±0.026
丝瓜	3	0.036±0.020

解:①根据上节中的重金属由环境进入人体的路线图,结合本实例的相关条件可以总结出本示例中重金属进入人体的途径有:

水→人体

空气→人体

谷物→人体

蔬菜→人体

肉类→人体

鱼类→人体

② 由于已经知道或者易求得上述人体对上述各种物质的摄入量,因此现在只需要求得上述各种物质中所富集的镉的浓度。

现在已知水和空气中的镉的含量。

谷物中镉的含量,由于贵州当地主食为大米,所以这里采取水稻的富集和迁移系数进行计算。即谷物中可转移至人体的有效镉含量为

$$0.274 \times 2.46 \times 0.55 = 0.370\ 722\ \text{mg/kg}$$

蔬菜中镉的含量,与数据表中可以看出,不同蔬菜对土壤中镉的富集系数相差很大,所以假定当地饮食中上述蔬菜为均衡摄入,取其富集系数平均值为 0.295,可得蔬菜中平均镉含量为

$$0.274 \times 0.295 = 0.080\ 83\ \text{mg/kg}$$

肉类中镉的含量,肉类来源于畜禽,处于食物链的第二级,镉的来源经历了由土壤到农作物的富集和由农作物到畜禽的富集。假设畜禽的饮食结构为以谷物为主的农作物,所以从土壤到农作物的富集系数取各种农作物富集系数和迁移系数的平均值分别为 2.28 和 0.78。那么肉类中镉的平均含量为

$$c = 0.274 \times 2.28 \times 0.78 \times 2.42 = 1.18\ \text{mg/kg}$$

鱼类中的镉主要来自于与水的直接交换,则鱼体内的镉含量为

$$c = 1.37 \times 2\ 000 = 2\ 740\ \mu\text{g/kg}$$

③在②中已求得各种物质中镉的含量,通过这些数据可求得人体对镉的摄入量

a. 呼吸摄入

成年男子一天中呼吸所需的空气体积为

$$V = 1.18 \times 8 + 1.75 \times 6 + 0.56 \times 10 = 25.54\ \text{m}^3$$

再由空气中镉含量即可计算出该男子由呼吸形成的镉日暴露量为

$$6.3 \times 25.54 = 160.9\ \text{ng/d} = 160.9 \times 10^{-6}\ \text{mg/d}$$

b. 饮食摄入

人体由饮食摄入的镉可按表 7-8 计算

表 7 - 8　人的饮食结构

饮食结构	饮水	谷物	蔬菜	肉类	鱼类	总量
饮食量/kg	2.2	0.2	0.08	0.2	0.2	
镉浓度/mg·kg^{-1}	1.37×10^{-3}	0.370 7	0.080 8	1.18	2.74	
镉摄入量/mg	0.003 014	0.074 14	0.006 464	0.118	0.548	0.749 618

那么,人体在上述环境中对镉的日暴露量为 $160.9 \times 10^{-6} + 0.749\ 6 = 0.749\ 6$ mg/d。

(2) 假设在上海的某个区,城市的中心地带,商业和交通都比较发达,成人的体重为 70 kg,人均年龄为 70 岁,每天所吃的东西有:动物 100 g,植物 400 g,鱼 200 g,饮用水 2.2 L。此人每天的平均呼吸速率为 15 m³/d。

① 人体每日从土壤、水、大气中直接摄入铅量的计算。

人体直接从土壤中吸收铅的可能性较小,忽略不计;

人体从水中吸收铅的途径:饮用水(0.01 mg/L),每日饮用量 2.2 L,则每日的吸收量为:

$$0.01 \times 2.2/70 = 3.143 \times 10^{-4}\ \text{mg/(kg · d)}$$

人体从大气中吸收铅的途径:呼吸(速率 15 m³/d),空气中铅浓度(0.002 mg/m³),则每日的吸收量为:

$$0.002 \times 15/70 = 4.286 \times 10^{-4}\ \text{mg/(kg · d)}$$

② 人体每日从食物中摄入铅量的计算。

a. 水体→鱼类→人体

富集系数为 17,水中铅浓度为 0.01 mg/L,人每天吃鱼的量为 200 g。

鱼中含铅浓度为:

$$0.01 \times 17 = 0.17\ \text{mg/kg}$$

人体吸收量为:

$$0.17 \times 0.2/70 = 4.857 \times 10^{-4}\ \text{mg/(kg · d)}$$

b. 土壤→植物→人体

富集系数为 0.02,土壤中铅浓度为 10 mg/kg,人每天吃植物的量为 400 g。

植物中含铅浓度为:

$$0.02 \times 10 = 0.2\ \text{mg/kg}$$

人体吸收量为:

$$0.2 \times 0.4/70 = 1.143 \times 10^{-4}\ \text{mg/(kg · d)}$$

c. 土壤→植物→动物→人体

土壤→植物的富集系数为 0.05，土壤中铅浓度为 10 mg/kg，人每天吃肉类的量为 100 g。

肉类(猪、鸡鸭等动物)中含铅浓度为：

$$10 \times 0.15 = 1.5 \text{ mg/kg}$$

人体吸收量为：

$$0.5 \times 0.1/70 = 7.143 \times 10^{-4} \text{mg/(kg} \cdot \text{d)}$$

③ 人体每日摄入铅总量的计算。

$$(3.143 + 4.286 + 4.857 + 1.143 + 7.143) \times 10^{-4} = 2.057 \times 10^{-3} \text{mg/(kg} \cdot \text{d)}$$

(4) 铅所致的健康风险——个人年平均风险

查阅资料可知：人体中铅每日安全摄入量 $ADI = 0.008\ 6$ mg/kg

可算得 $PAD = ADI/10 = 0.008\ 6/10 = 8.6 \times 10^{-4}$ mg/(kg $\cdot$ d)

$$R = D \times \frac{10^{-6}}{PAD \times 70} = \frac{2.057 \times 10^{-3} \times 10^{-6}}{8.6 \times 10^{-4} \times 70} = 3.42 \times 10^{-8} a^{-1}$$

第 8 章　有机污染物的环境毒理学

随着人类对环境越来越高的要求,化学农药的局限性日益突出。本章主要介绍化学农药环境内分泌干扰物、石油溶剂和一些新型有机污染物对人类健康产生的危害。

斯德哥尔摩公约涉及持久性有机污染物(POPs)的相关规定是国际社会达成了一系列的多边环境协议之一,以加强化学品的管理,减少化学品尤其是有毒有害化学品引起的危害,2001 年国际社会通过公约,作为保护人类健康和环境免受POPs 危害的全球行动。截至 2011 年 5 月,已经列入斯德哥尔摩公约受控物质清单的共有 22 种物质,其中包括滴滴涕、艾氏剂等 12 种首批受控物质和开蓬(十氯酮)、五氯苯、硫丹等 10 种新增受控物质。

农业生产中的重要生产资料,科学合理地使用农药对于农业生产起着重要作用。然而,农药是有毒化学品,又是一种特殊的生产资料,如不合理使用,可对农业生产环境及农产品产生直接污染;同时随着食物链的传递,又可间接地污染食品以至破坏生态平衡,对农业生产和人类健康等产生危害。同时,近年来的研究发现,人类生育能力的下降很可能是由一类被称为"环境荷尔蒙"的化学物质所造成的。环境荷尔蒙也被称为环境内分泌干扰物(environmental endocrine disruptors,EEDs),又称环境激素(environmental hormone)。1996 年 3 月,由美国人科尔波思等撰写的《Our Stolen Future》(中译名"我们被偷走的未来")出版后,各国政府、工业界、学术界和公众对环境内分泌干扰物进一步关注。1998 年,日本环境厅公布的《关于外因性扰乱内分泌化学物质问题的研究班中间报告》,列出了 65 种环境荷尔蒙的嫌疑物质。其中包括了:二噁英类(PCDD/Fs)、多氯联苯(PCBs)、六氯苯(HCB)、滴滴涕(DDT)、氯丹、艾氏剂、狄氏剂、异狄氏剂、七氯、毒杀芬、六六六(HCH)、开蓬、多溴联苯(PBBs)等。也就是说,目前列入控制的 12 种 POPs 中绝大部分都属于环境荷尔蒙的嫌疑物质。

8.1　农药的毒性

早在 1962 年,美国海洋生物学家 Rachel Carson 调查了有机氯农药使用后造成的环境污染状况,出版了《寂静的春天》(《Silent Spring》)一书,唤醒了人们对于滥用化学农药给生态环境造成严重影响的认识,并由此推动了环境毒理学的发展。农药环境毒理学是研究农药在环境(水、土、气等)介质中的行为和农药对非靶标生物有机体的毒害作用及其机理的科学。随着人类环保意识的日益增强,评价一种农药的价值已不再局限于它对有害生物的防治效果和提高作物产量的经济效益,而更关注它有无损害环境质量的社会效益。因此研究农药环境毒理学具有重要的意义。

8.1.1 典型农药的化学结构及性质

作为一个农业大国,我国在 20 世纪 60 年代到 80 年代大量生产和使用的农药主要是有机氯农药。其中,农药的发展经历了几个阶段:20 世纪 30 年代,我国开始大规模使用石硫合剂和波尔多液等无机农药防治病虫;40 年代末,有机氯农药DDT、六六六引进我国,解放后才开始仿制;50 年代处于开创阶段;60 年代处于发展阶段;70 年代以后进入高效化阶段;据统计,1970 年我国共使用 DDT、六六六、毒杀芬等有机氯杀虫剂达 19.17 万吨,占农药总用量的 80.1%;20 世纪 80 年代初,在调查统计的全国 2 258 个县(市)中,有机氯农药使用量占农药总用量的 78%;1983 年 4 月停止生产六六六、DDT 等有机氯农药。

持久性有机污染物是指人类合成的能持久存在于环境中、通过食物链累积,并对人类健康和环境造成有害影响的化学物质。这些物质可造成人体内分泌系统紊乱,生殖和免疫系统受到破坏,并诱发癌症和神经性疾病。公约中规定的 POPs 的甄选标准主要包括下列几个方面:

(1) 持久性:化学品在水中的半衰期大于两个月,或在土壤中的半衰期大于六个月,或在沉积物中的半衰期大于六个月的证据;或该化学品具有其他足够持久性、因而足以有理由考虑将之列入本公约适用范围的证据。

(2) 生物蓄积性:该化学品在水生物种中的生物浓缩系数或生物蓄积系数大于 5 000,或者如果没有生物浓缩系数和生物蓄积系数数据的话,要求正辛醇/水分配系数(logKow)值大于 5;或者有生物区系的监测数据显示,该化学品所具有的生物蓄积潜力足以有理由考虑将其列入公约的适用范围。

(3) 远距离环境迁移的潜力:在远离其排放源的地点测得的该化学品的浓度可能会引起关注;有监测数据显示该化学品具有向环境受体转移的潜力,且可能已通过空气、水或迁徙物种进行了远距离环境迁移;或者环境归趋特性和/或模型结果显示,该化学品具有通过空气、水或迁徙物种进行远距离环境迁移的潜力,以及转移到远离物质排放源地点的某一环境受体的潜力。对于通过空气大量迁移的化学品,其在空气中的半衰期应大于两天。

(4) 不利影响:该化学品对人类健康或对环境产生不利影响,因而有理由将之列入本公约适用范围的证据;或者该化学品可能会对人类健康或对环境造成损害的毒性或生态毒性数据。

8.1.1.1　有机氯农药的化学结构及性质

列在公约中的 9 种有机氯农药中,我国除了艾氏剂、狄氏剂和异狄氏剂未生产之外,曾大量生产和使用过 DDT、毒杀芬、HCB、硫丹、灭蚁灵、七氯等 6 种农药。30 多年来,我国累计施用 DDT 约 40 多万吨,约占国际用量的 20%。有机氯农药化学性质稳定,在环境和机体中都不易被分解和破坏,在生态中有较长的残留期,1982 年我国开始实施农药登记制度以后,已先后停止了硫丹、七氯和毒杀芬的生产和使用,但目前仍保留有 DDT 农药登记和 HCB 的生产。前者主要用于生产农药三氯杀螨醇的原料;后者主要用于生产农药 PCP 和五氯酚钠。有机氯农药可以作为杀虫剂、除草剂和杀菌剂。

1. 有机氯农药的化学结构

有机氯农药主要分为氯化苯类(如六六六、六氯苯和滴滴涕)以及环戊二烯类(如硫丹、狄试剂等)物质。图 8-1 是一些有机氯农药的化学结构。

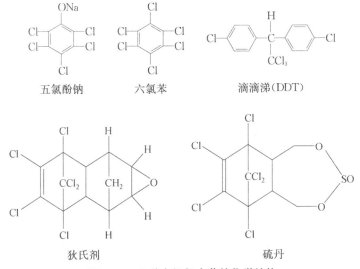

图 8-1　几种有机氯农药的化学结构

2. 某些有机氯农药的性质[75]

表 8-1　某些有机氯农药的性质

名称	性　质	熔点/℃	致死量
硫丹	棕色结晶体,对光稳定,在碱性条件下会缓慢的水解为孕甾醇和二氧化硫;有效成分为 α-异构体(占 2/3)和 β-异构体(占 1/3)的混合物	108～110(α-异构体)208～210(β-异构体)	

名称	性　质	熔点/℃	致死量
狄氏剂	无色晶体；可溶于丙酮、苯和二甲苯，在己烷和甲醇中溶解度较小；碱性条件稳定	175～176	
五氯酚钠	纯品为白色晶体，有特殊的臭味；溶于甲醇也可溶于水，水溶液呈碱性酸化后形成五氯酚；见光易变质		大鼠经口 $LD_{50}=78$ mg/kg
五氯酚	无色针状晶体；难溶于水可溶于多数有机溶剂；有弱酸性；见光易变质	190～191	2 g（人）
滴滴涕（DDT）	滴滴涕原粉为白色结晶；原粉滴滴涕中主要成分为 p'p'－DDT，其次为 o,p－DDT。不溶于水，可溶于多数有机溶剂；化学性质稳定，在115～120℃下加热15 h不分解，在195℃加热或在碱性环境中可分解成DDE和氯化氢，在强酸和非氧化介质中稳定	108.5～109（p'p'－DDT）	500 mg/kg（人）
六氯苯（HCB）	单斜晶体；不溶于水、易溶于乙醚也可以溶于热的乙醇中	85～86	
三氯杀虫酯	纯品为无色晶体；室温下水中的溶解度为 50 mg/kg，易溶于多数有机溶剂；在碱性条件下可以水解脱氯化氢	84.5	

3. 六氯苯在环境中的迁移转化及毒性评价

六氯苯（HCB），又称"六六六"，是一种有机氯农药，作为杀虫剂、除草剂和杀菌剂曾被广泛应用。它包括 α-六六六、β-六六六和 γ-六六六三种同分异构体，化学性质稳定，在环境和有机体内都不易被分解和破坏，在生态中有较长的残留期。六氯苯是斯德哥尔摩国际公约中首批控制的12种POPs之一，目前已经被列入环境内分泌干扰物，其健康危害受到广泛关注。在我国，HCB有50多年的生产历史，是我国POPs污染场地的主要污染物。

1）六氯苯的主要性质

物理性质：HCB纯品为无色针状结晶，熔点为227℃，沸点为309～310℃。几乎不溶于水，微溶于乙醇，易溶于苯、甲苯、乙醚、氯仿等有机溶剂中。农业、工业用的HCB成品含有98%HCB，1.8%的五氯苯和0.2%的1,2,4,5-四氯苯，为淡红色结晶，略有香气味，熔点为220℃，在20℃时蒸汽压为 1.0898×10^{-5} mmHg。

化学性质:HCB 化学性质稳定,不怕酸,但在高温下能碱解成五氯酚钠。其在土壤中的半衰期在 2.7~22.9 年之间;在大气中与羟基自由基反应的半衰期估计为 2 年,在这期间可能随大气环流发生长距离的全球迁移;在水中挥发很快,但是与沉积物的强吸附作用使它更难降解。

2) 六氯苯的来源及污染现状

历史上,HCB 被用于工业和农业。HCB 在 1933 年最初被当作农作物的种子的杀真菌剂引入。浓度为 10~40% 的 HCB 施于种子上可杀灭菌类,通常 HCB 还和其他杀菌剂特别是林丹一起混合使用。HCB 可用作向日葵和红花的种子和苗株的杀虫剂,还可以用来控制昆虫。现在工业上主要用 HCB 作为生产其他氯化物的中间体,如五氯苯酚、碳氟化合物、橡胶助剂以及纸张浸渍剂等。和美国不同,欧洲将 HCB 用作生产五氯酚的前体化合物。欧洲利用 HCB 碱性水解生成的五氯苯,其中 PCDD/Fs 含量比美国产品多。HCB 也和一些化合物混合出现在其他的杀菌剂中,而且在生产一些氯代烃时,由于不完全燃烧,会产生 HCB 副产物进入环境。HCB 进入环境的途径包括含有这些产品的废水、空气以及废物焚烧产生的烟道气和飞尘的释放。农药的使用使得 HCB 形成面源污染。

HCB 排放到大气后将主要存在于蒸气相中,降解极慢。可能发生长距离全球迁移。湿沉降和干沉降可以物理去除大气中的 HCB。进入水体后,将明显分配到底泥和悬浮物中。从水中挥发很快,但是与底泥的强吸附作用造成其持久性很强。进入土壤后,主要是吸附作用,通常并不下渗。HCB 在生物体内富集,进入食物链。人类可通过周围空气、受污染饮用水和食品、受污染土壤以及职业环境暴露于HCB。由于 HCB 的广泛生产和使用,以及其长距离迁移特性,使之无处不在,已成为全球性的环境污染物质之一。

3) 六氯苯的实例计算

如图 8-2 所示,某地为农业区,曾使用六六六作为杀虫剂。残留在空气中的六六六直接由呼吸道或者皮肤接触进入人体。残留在土壤中的六六六在农作物内富集,有些农作物作为牲畜饲料,当牲畜完全长大后为人所食用,有些农作物直接为人所食用。农业灌溉水体会直接流入河水中,河水生长的鱼,为人所捕食;农业灌溉水体也将进入地下水循环系统为人类所引用。

参考数据

(1) 大气中农业居民区六氯苯浓度为 $0.1\ \mu g/m^3$。

(2) 对我国北京、上海等 9 个城市 2000 年饮用水中六氯苯的现状检测数据分析表明,六氯苯的浓度基本上都在检测限以下,检测限的范围为 $0.03\ \mu g/L\sim 2.1\ \mu g/L$ 之间。卫生部饮用水卫生标准(GB 5749—2006)的上限为 $5\ \mu g/L$。在本计算中,饮用水中的六氯苯的浓度为 $3\ \mu g/L$。

(3) 鱼对六氯苯的生物浓缩系数平均约为 $1\ 260\ L/kg$。

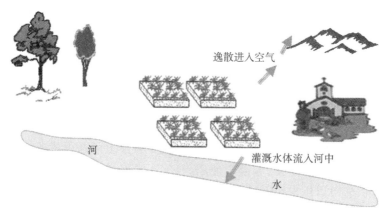

图 8-2 六氯苯实例计算示意图

(4) 我国土壤环境质量标准(GB 15618—1995)中规定六氯苯的三级标准为 1 mg/kg。本计算中土壤里六氯苯的含量即采纳此数值。

(5) 人和牲畜所食用的植物多为草本植物,草本植物对土壤中 HCB 的富集系数一般在 0.01~1.34。此处,取富集系数为 0.5。

(6) CSF 值(cancer slope factor)为 6.3 mg/(kg·d)。

分析计算

六氯苯在环境中迁移转化的示意图如图 8-3 所示。

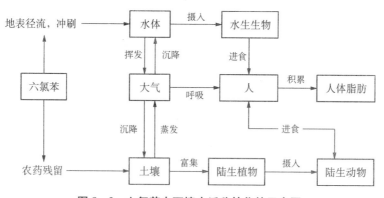

图 8-3 六氯苯在环境中迁移转化的示意图

在此基础上分别计算得到人经若干条途径摄入六氯苯的量:

(1) 大气、水体和土壤中的浓度由基本数据直接得到。其中大气中的浓度为 12 μg/m³,水体中的浓度为 3 μg/L,土壤中的浓度为 1 mg/kg。

(2) 鱼体内的浓度

利用生物浓缩因子 BCF 来计算鱼体内六氯苯浓度:

$$Ca = BCF \times Cw$$

其中 $BCF = 1\,260$ L/kg, $Cw = 3$ μg/L, 则草本植物体内六氯苯浓度 3 780 μg/kg。

（3）植物中的浓度

同样利用生物浓缩因子 RCF 来计算植物体内六氯苯浓度：

$$Ca = RCF \times Cs$$

式中, $RCF = 0.5$, $Cs = 1$ mg/kg, 则草本植物体内六氯苯浓度 0.5 mg/kg。

（4）动物体内浓度

从之前图中可以看出, 动物体内六氯苯来源于水、大气和植物。此处动物以猪为例。一般养猪周期为 5 个月, 即 150 d, 成猪体重约为 115 kg。

按照猪平均每天喝 4 L 算, 则吸收水中六氯苯为

$$4\ \text{L/d} \times 3\ \text{μg/L} \times 150\ \text{d} = 1\,800\ \text{μg}$$

按照猪平均每天呼吸空气为 1 m³/h 算, 则吸收大气中六氯苯为

$$1\ \text{m}^3/\text{h} \times 24\ \text{h} \times 150\ \text{d} \times 0.1\ \text{μg/m}^3 = 360\ \text{μg}$$

则猪体内浓度为

$$(1\,800 + 360)/115 = 18.8\ \text{μg/kg} = 0.188\ \text{mg/kg}$$

（5）人每天吸收的六氯苯计算：

成人每天吸入空气量为 22 m³, 则人每天从大气中吸入的六氯苯为：

$$m_1 = 0.1\ \text{μg/m}^3 \times 22\ \text{m}^3 = 2.2\ \text{μg}$$

每日饮水量为 2.2 L, 则人每天从水中吸收的六氯苯为

$$m_2 = 3\ \text{μg/L} \times 2.2\ \text{L/d} = 6.6\ \text{μg}$$

每日食用鱼肉 200 g, 则人每天因为食用鱼而蓄积在体内的六氯苯为

$$m_3 = 3\,780\ \text{μg/kg} \times 0.2\ \text{kg} = 756\ \text{μg}$$

每日食用植物 400 g, 则人每天从植物摄入的六氯苯为

$$m_4 = 0.05\ \text{mg/kg} \times 0.4\ \text{kg} = 20\ \text{μg}$$

（6）每日食用猪肉 100 g, 则人每天因为食用猪肉而蓄积在体内的六氯苯为

$$m_5 = 0.188\ \text{mg/kg} \times 0.1\ \text{kg} = 0.019\ \text{μg}$$

由此, 每日吸入的六氯苯含量为

$$CDI = (m_1 + m_2 + m_3 + m_4 + m_5)/M$$
$$= (2.2 + 6.6 + 756 + 20 + 0.19)\ \text{μg}/70\ \text{kg}$$
$$= 11.21 \times 10^{-3}\ \text{mg/(kg · d)}$$

致癌危险度计算：

$$致癌危险度 = 1 - e^{(-CDI \times SF)} = 1 - e^{(-11.21 \times 10^{-3} \times 6.3)} = 0.68(a^{-1})$$

可以看到六氯苯的致癌强度系数非常高，是一种极其容易引起致癌效果的物质。因此，停止六氯苯的生产和使用是一项正确的决定。为了降低其对人的毒害作用，应该严格控制并削减其在水中及空气中的浓度。否则，在曾经生产和使用过六氯苯的地区生活的居民将受其影响。

8.1.1.2 有机磷农药的化学结构及性质

有机磷农药是一种杀虫力较强、对植物危害较小的化学合成农药。因其对虫害适应范围较广、残留时间短而被广泛使用。

有机磷农药属于磷酸酯或硫代磷酸酯类化合物，在分子结构中含有多种有机官能团。一般情况下这些物质是无色或黄色的油状液体，一些如敌百虫、乐果、甲胺磷等为低熔点的固体。有机磷农药可溶于多数有机溶剂，少数如久效磷和甲胺磷可溶于水。

有机磷农药一般都是将其加工成各种剂型来销售和使用的，如乳油、粉剂和悬浮剂等多种剂型。在生产过程中有机磷农药原药的成分组成和含量也有一定差异，异构体和一些其他杂质以及复配物使得其组成比较复杂。

有机磷农药的化学结构通式为：

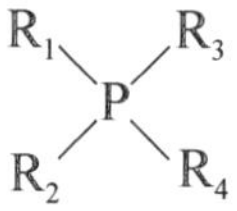

$$\begin{array}{ccc} R_1 & & R_3 \\ & P & \\ R_2 & & R_4 \end{array}$$

式中，R_1 和 R_2 多为烷氧基；R_3 为氧或硫，前者为磷酸酯后者为硫代磷酸酯；R_4 为烷氧基、芳氧基或卤代基。

8.1.1.3 氨基甲酸酯类农药的化学结构及性质

氨基甲酸酯类农药主要用作杀虫剂，具有速效、内吸触杀功能。此类药物有杀虫效力强，在生物体和环境中易净化、选择性强、残效期短、残毒小、对人畜毒性低等特点，克服了有机氯农药的残毒和有机磷耐药性的缺点。目前我国使用的氨基甲酸酯类农药除了杀虫剂外，还有除草剂和杀菌剂。氨基甲酸酯类除草剂和杀菌剂多数属于低毒或者无毒，杀虫剂除了少数如呋喃丹、草肟威属高毒外，其他氨基甲酸酯类农药均为中等毒和低毒类的农药。

1. 氨基甲酸酯类农药的结构

氨基甲酸酯为氨基甲酸的 N-甲基取代酯类，其化学结构通式为：RO—CONH—CH₃，—O—CONH—CH₃ 基团为活性基团，R 多为酚类或者脂肪烃类以及其他环烃。一些常见的氨基甲酸随类农药化学结构如图 8-4 所示。

氨基甲酸酯类农药

速灭威

西维因

呋喃丹

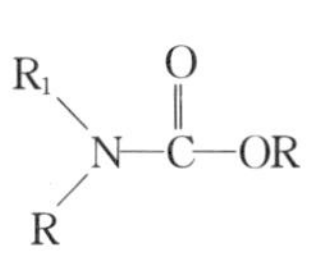

图 8-4　常见氨基甲酸随类农药化学结构

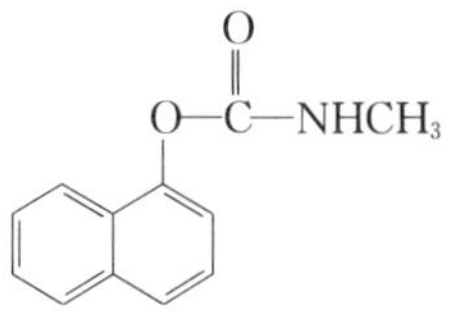

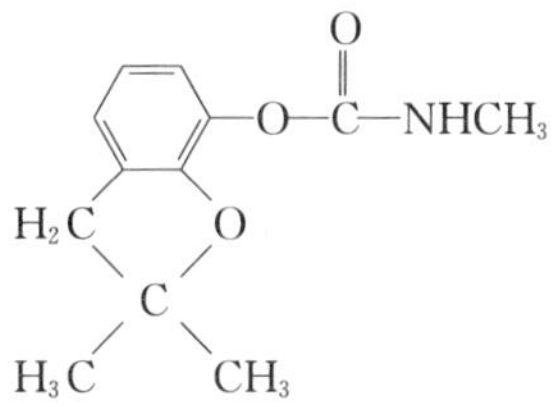

2. 某些氨基甲酸酯类农药的性质

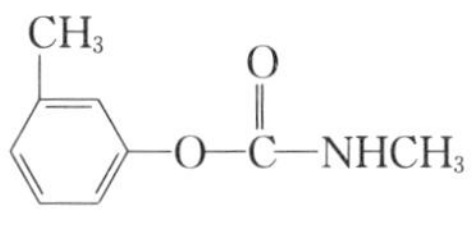

氨基甲酸酯类农药多数为晶状固体,蒸气压普遍较低。氨基甲酸酪类农药在水中的溶解度低,可溶于多数有机溶剂。氨基甲酸酯类农药在碱性条件下易发生水解,温度升高时分解速度加快,在酸性溶液中水解缓慢相对比较稳定。

8.1.1.4　拟除虫菊酯类农药的化学结构及性质

拟除虫菊酯类杀虫剂是广谱、高效和低毒的农药。由于其使用时对人畜安全,且在自然环境中残留较少而得到迅速的发展。

拟除虫菊酯是模拟天然除虫菊酯的化学结构而合成的有机物质,一些拟除虫菊酯农药的化学结构如图 8-5 所示。

氯氰菊酯

二氯苯醚菊酯(氯菊酯)

溴氰菊酯(敌杀死)

氟氯氰菊酯

氰戊菊酯

氟氯戊菊酯

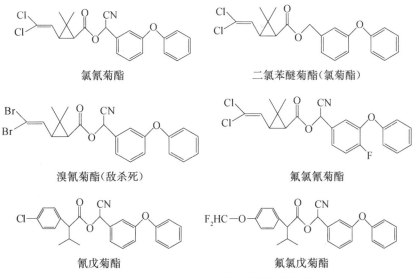

图 8-5　一些拟除虫菊酯农药的化学结构

8.1.2　农药进入环境的途径及其对人体健康的影响

8.1.2.1　农药进入环境的途径

从环境中农药的循环过程可以看出,施药过程中以及施药后,农药进入环境的途径很多,主要可归纳为两条:一是施药时直接进入环境,一是经植株循环后进入环境。前者是造成污染的主要原因,施药方法和器械密切相关,人为可控;后者则取决于植物和环境系统以及农药的特性,是使用者所不能控制的。安全使用农药的目的就是如何减小可控的污染,避免对人体及生态系统的危害。为此,首先来分析农药进入环境的各种途径。

1. 农药进入水和土壤

(1)配制和搅拌药液时,将农药倒入或溅到水土中。

(2)喷洒农药时,失靶的农药和目标物上流失的农药进入水土中。

(3)水面洒布颗粒剂和土壤施药直接使农药进入水土中。

(4)悬浮于空气中的农药颗粒和气体通过雨水或气体扩散进入水土中。

2. 农药进入大气

(1)在配制和搅拌药液时,农药不断挥发而以气体的形式进入大气中。

(2)喷洒过程中,细小的粉粒或雾滴被地面的涡旋或其他上升气体带入空中。另一方面,雾滴在降落过程中随风漂移并伴随着挥发和蒸发,大雾滴变成小雾滴和气体,从而被带入空中。这是农药进入大气的主要途径之一。

(3)农药喷洒以后,植株表面的农药通过挥发和蒸发进入大气。

3. 农药在环境中的循环

农药进入大气、水和土壤中后,将以一定的形式转移到其他地区,从而造成更大范围的环境污染。农药在环境中的迁移主要有三条途径:水的传带、大气传带、生物传带。

水的传带是指残留于水和土壤中的农药直接或被淋洗、冲刷而流入水沟、池塘、河流以至海洋。

大气传带是农药传播的最主要方式。农药以各种方式进入大气中,随大气的运动被带至各地,沉降或被雨雪带到地面。有些农药在沉降后又由于挥发再进入大气中循环。大气传带中风是最显著的因素。在施药地区周围下风带的地方,大气中农药的含量常接近施药区的浓度。这一点在生产中应予以高度重视。

生物传带是指施用农药后,进入生物体内的农药,通过生物链在生物间的转移,或通过携带农药的生物迁移而被带到别处。

8.1.2.2　农药在环境中的残留

农药残留是指农药使用后残存于生物体、农副产品和环境中的微量农药原体及其有毒代谢物、降解产物和杂质的总称,残存的数量称残留量。农药残留是农药施用后的必然现象,但如果超过最大残留限量,将会对人、畜产生不良影响或通过食物链对生态系中的生物造成毒害。

农产品与食品中的残留农药主要来自三方面:一是施药后对作物(或食品)直接污染;二是从污染环境中对农药的吸收;三是通过食物链与生物富集作用而产生间接污染。其中生物富集与食物链是促使食品中农药残留和富集的一个重要原因。

生物富集又称生物浓集,是指生物体从环境中不断吸收低剂量的农药并逐渐在其体内积累的现象。食物链是指生态系统中生物之间通过取食与被取食关系而形成的链索结构。

通过生物富集和食物链,生态系统中不同级的生物体内农药的含量逐渐升高,如表 8 - 2 所示[76]。

表 8 - 2　密歇根湖(Lake Michigan)内 DDT 含量及生物富集倍数

项　　目	浓度与含量	富集倍数
湖水	0.000 000 2 mg/L	
湖底污泥	0.014 mg/kg	7 000
虾	0.041 0 mg/kg	20 000
鳟鱼,石斑鱼	3~6 mg/kg	1 500 000~3 000 000
海鸥	99 mg/kg	4 900 000

8.1.2.3　环境中农药对人体健康的影响

农药可以通过饮食、皮肤接触和呼吸 3 个途径进入人体。由于目前人类食物农药污染相当普遍,因此,食物是农药进入人体的主要途径,占 90% 以上。一般农药进入人体后,大都进入血液,随着血液循环进入人体不同的器官。不同的器官对不同农药的亲和力不同,但肝脏由于通透性高,内皮细胞不完整,且组织细胞内含有特殊的结合蛋白,成为许多农药蓄积的场所,同时肝脏也是体内农药转化和排泄的重要器官。另一方面,有机氯农药、有机汞农药等都具有较强的脂溶性,所以,它们多分布在人体的脂肪组织中。进入人体的农药,大部分通过生物转化,改变结构降低毒性,并通过不同途径排泄体外,但也有些农药(如对硫磷、乐果等)通过生物转化后,毒性反而增加。肾脏和胆汁是农药的主要排泄途径,但一些农药也可以通过呼吸、粪便、汗液、乳汁或唾液等排泄。

不同的农药,由于其对人体的作用机理、进入人体的途径和作用的剂量不同,对人体的危害程度也不一样。农药毒理性评价将农药的毒性分为急性毒性、亚急性毒性、慢性毒性和生态毒性。表 8 - 3 为中国执行的农药急性毒性的分级标准[77]。

表 8-3　中国执行的农药急性毒性的分级指标

给药途径	剧毒	高毒	中等毒	低毒
大鼠经口 24 h LD_{50}/(mg·kg^{-1})	<5	5~50	50~500	>500
大鼠经皮 4 h LD_{50}/(mg·kg^{-1})	<20	20~200	200~2 000	>2 000
大鼠吸入 2 h LC_{50}/(mg·m^{-3})	<20	20~200	200~2 000	>2 000

不同的农药引起急性中毒的症状不一样。它们对人体的消化系统、呼吸系统、神经系统、循环系统、血液系统、泌尿系统和生殖系统等都能形成危害，一些农药的损害是全身性的。据报道，发展中国家目前每年有 350 万～500 万次急性农药中毒事件，中国 1992～1996 年的 5 年间发生近 25 万件农药中毒案例，致死患者 2 万多人。个别的省份，农药急性中毒死亡人数已经超过了交通事故死亡人数。

除急性中毒外，环境工作者更关注农药低剂量、长期暴露引起的健康问题。农药慢性作用的人群更加广泛，其危害更具隐蔽性。尽管到目前为止并没有发现慢性农药中毒引起的死亡，但大量的生物实验证实，慢性暴露能产生一定的生理和生化的变化，主要表现如下。

（1）农药对酶系统产生一定的影响。一般认为肝微粒体多功能氧化酶是农药的解毒酶，但动物实验证实，DDT、有机磷农药杀虫威、氨基甲酸酯农药叶蝉散在诱导肝微粒酶解毒的同时，使肝细胞光华内质网增生，加重肝脏负担，对肝功能产生不利的影响；有机磷农药对胆碱酯酶产生抑制作用，从而影响神经系统功能；DDT能提高胆红素葡萄糖醛酸转移酶的活性，减少血浆胆红素的含量；杀虫脒能抑制单氨氧化酶，造成神经胺增加等。另外，DDT 对内分泌过程产生影响，特别是对雌性激素产生影响；西维因对甲状腺功能产生影响；有机磷对维生素 E 的利用产生影响等。

（2）农药慢性暴露能引起组织病理改变。如有机氯杀虫剂能引起肝脏病理病变；六六六能引起血液反应异常；有机磷农药引起神经中毒和运动失调；有些有机磷能引起皮肤病变等。

（3）最为重要的是，生物实验证实，农药对动物和人体的 DNA 产生损害，干扰遗传信息的传递，引起子细胞突变。当致突变的物质作用于体细胞时便可能致癌，当致突变物质作用于生殖细胞时，便可能致畸。动物实验已经证实，六六六能引起肿瘤。

另一方面，大量的流行病学调查资料表明，农药污染与癌症、神经系统、生殖系统和新生儿缺陷有关。目前认为与长期接触农药有关的癌症中，证据最多的是淋巴癌、骨髓瘤、白血病和软组织肉瘤。但是也有证据表明：长期接触农药的农民也能患其他种类的癌。流行病学调查显示长期接触农药的农民肝癌发生率明显地高，且接触农药历史越长的越易于患肝癌。与癌症相关的农药主要是苯氧除草剂和相关化合物,农药杂质二噁英,砷化物,有机氯农药,如滴滴涕等也与癌症发病率相关。

农药对生殖效应影响的结论主要由动物实验推导而出的。目前认为有 35 种以上农药可能对动物的生殖系统变更有阳性影响,这些农药包括艾氏剂、苯菌灵、克菌丹、西维因、狄氏剂、地乐酚、碘苯腈、林丹、代森锰和百草枯等。流行病学调查表明,二溴代氯丙烷(一种灭线虫农药)能削弱人类生殖能力,长期接触该农药的农民精子数量比正常人要少 10％左右。

另外,流行病学调查认为,近年来畸胎发生率明显增加,与农村妇女接触农药密切相关,如长期接触农药的妇女怀长豁嘴和裂腭的胎儿的发生率较其他区域为高;经常在田间劳作的妇女,风险较大。也有调查表明,畸胎也和父亲工作环境是否长期接触农药有关,如从事与农药接触有关职业的男性,其子女肢体缺陷,如脊骨劈裂、面部撕裂的发生率明显地高于从事其他职业的父亲的后代。再如,长期在使用多氯酚的稻田中劳动的农民和农妇,他们的孩子先天性畸形,胎儿流产,死胎率较高,新生儿也发育不良,容易夭折。

在神经系统疾病方面,特别引起注意的是有机磷农药,人与其长期的接触会引起神经系统中毒,除了神经信号紊乱、感觉迟钝和急性神经麻醉等症状之外,还会产生不同程度的神经系统阻滞及神经行为失调。小剂量长期接触有机磷农药产生的神经系统疾病,也成迟发性神经中毒。此外,流行病调查也发现,长期接触杀虫剂的儿童较正常儿童反应迟钝,精力、记忆力差,眼手活动不调,说明农用杀虫剂影响儿童大小脑发育。

8.1.3　农药对土壤、水体、大气等生态系统的污染

所谓农药环境污染,是指由于人类活动直接或间接地向环境中排入了超过其自净能力的农药,从而使环境的质量降低,以至影响人类及其他环境生物安全的现象。农药对生态环境的危害影响首先表现在它对环境介质的污染。因此,本节主要介绍农药对土壤、水体和大气的污染影响。

8.1.3.1　农药对土壤的污染

土壤是农药在环境中的"贮藏库"与"集散地",施入农田的农药大部分残留于土壤环境介质中。研究表明,使用的农药,80％～90％的量将最终进入土壤。农药对土壤的污染,与使用农药的基本理化性质、施药地区的自然环境条件以及农药使用的历史等密切相关。

1. 农药进入土壤的途径

土壤中的农药主要来源于:农业生产过程中为防治农田病、虫、草害直接向土壤使用的农药;农药生产、加工企业废气排放和农业上采用喷粉喷雾时,粗雾粒或大粉粒降落到土壤上;被污染植物残体分解以及随灌溉水或降水带入到土壤中;农药生

产、加工企业废水、废渣向土壤的直接排放以及农药运输过程中的事故泄露等。

进入土壤的农药,将发生被土壤胶粒及有机质吸附、随水分向四周移动(地表径流)或向深层土壤移动(淋溶)、向大气中挥发扩散、被作物吸收、被土壤和土壤微生物降解等一系列物理、化学过程。

2. 农药在土壤中的降解

农药对土壤的污染,与农药的理化性质、施药地区的环境条件以及农药使用的历史等密切相关。不同农药,由于其理化性质差异,其在土壤中的降解速率不同,从而使其土壤中的残留时间也不一样。一般而言,农药在土壤中的降解速率越慢,越容易对土壤产生污染。农药在土壤中的消失与农药的氧化作用、土壤中渗透、水解、土壤表面的光解及土壤微生物分解等因素有关。然而其主要作用是土壤微生物的分解作用。

各类农药在土壤中的残留期长短的大致次序:含重金属农药>有机氯农药>取代脲类、均三氯苯类和大部分磺酰脲类除草剂>拟除虫菊酯农药>氨基甲酸酯农药、有机磷农药。农药对土壤污染还表现其在土壤中的移动污染。农药的移动性不仅与农药的性质有关,而且与土壤质地、有机质含量、土壤胶体所带电荷性质和降雨情况有关。一般来说,水溶性强的农药极易在土壤中下渗,从而污染地下水。而脂溶性强的农药易被土壤颗粒和有机质吸附,不易在土壤剖面中移动,使农药主要分布在土壤表面或施药层内。农药在土壤中的移动性可用多种参数表示,这些参数有农药渗滤率、农药淋洗溶率、农药土壤/水分配系数等。

8.1.3.2 农药对水体的污染

1. 水体中农药污染的状况

各种水体受农药污染的程度和范围,对不同的农药品种和水体环境也不相同。一般来说,农药的水溶解度越大,性质越稳定(或降解速率越小),农药使用后进入水体的可能性越大,在水体中的残留浓度也就越高。目前在地球的地表水域中,基本上已找不到一块干净的、未受农药污染的水体了,其区别只是污染的程度不同。据报道,我国的长江、松花江、汀江、黑龙江等许多江河名川都已不同程度地遭受农药的污染。除地表水体以外,地下水源也普遍受到了农药的污染,美国在地下水中已发现 130 多种农药或其降解产物残留,在我国江苏、江西以及河北等地的地下水中也已发现有六六六、阿特拉津、乙草胺、杀虫双等农药的残留。

一般情况下,受农药污染最严重的是农田水,浓度最高时可达到每升数十毫克,但其污染范围较小;随着农药在水体中的迁移扩散,从田沟水至河流水,污染程度逐步减弱,其浓度通常在每升 μg 至 mg 数量级之间,但污染范围逐渐扩大;自来水与深层地下水,因经过净化处理或土壤的吸附作用,污染程度减轻,其浓度通常在每升 ng 至 μg 数量级之间,海水,因其巨大水域的稀释作用,污染最轻,其浓度通常在 ng/L 以下。不同水体遭受农药污染程度的次序依次为:农田水>田沟水>径流水＞塘水＞浅层地下水＞河流水＞自来水＞深层地下水＞海水。

2. 农药进入水体的途径

农药对水体的污染主要来自于：直接向水体施药；农田施用的农药随雨水或灌溉水向水体的迁移；农药生产、加工企业废水的排放；大气中的残留农药随降雨进入水体；农药使用过程中，雾滴或粉尘微粒随风飘移沉降进入水体以及施药工具和器械的清洗等。

3. 农药在水体的迁移降解

地表水体中的残留农药，可发生挥发、迁移、光解、水解、水生生物代谢、吸收、富集和被水域底泥吸附等一系列物理化学过程。

水解是水体中残留农药降解消失的一个重要途径。农药水解的过程是农药（RX）与水发生离子交换的过程，可用如下的通用反应式表示：

$$RX + H_2O \longrightarrow ROH + HX$$

水解作用分生物水解与化学水解两大类。生物水解是农药在生物体内通过水解酶作用产生的反应，大多亲脂性农药在生物体内经过生物酶的催化水解后，可转变成亲水性的化合物，从而提高其在水中的溶解度和从生物体内排出的能力。化学水解是由于水体酸碱的影响所引起的化学反应，农药的化学水解速率主要取决于农药本身的化学结构和水体的 pH、温度、离子强度及其他化合物（如金属离子、腐殖质等）存在。通常温度增加可使水解速率加快，而 pH 与溶液中其他离子的存在既可增加也可减小水解反应的速率。自然淡水体系中，溶解的阴、阳离子总浓度很低，通常不足 0.01 mol/L，离子强度对反应速率的影响较小，而在含盐的海水中，由于离子浓度较高，对反应速率的影响较大。

地表水体中残留的农药，除发生水解作用外，还可通过光解、向大气层中挥发、底泥吸附、被水生生物吸收、富集、代谢以及向水域其他地区迁移等一系列转化过程而逐渐消失，因而自然地表水体中农药的消失速率比实验室测定的农药水解速率要快得多。

与地表水体不同，农药在地下水中的消失速率就缓慢得多，因为地下水埋于地下，不仅水温低，微生物数量少、活性弱，又缺乏阳光的直接照射。如涕灭威农药，在自然地表水体中其降解半衰期一般在二个月左右，但当其进入酸性地下水中后，其降解半衰期可长达数年之久。由于地下水中农药很难降解消失，地下水作为全球水体大循环的重要组成部分，所有地表水一定时期内都曾经是地下水，所以有人称地下水的污染也就是世界水体的污染。

8.1.3.3　农药对大气的污染

1. 农药对大气污染的状况

农药对大气造成的污染程度主要取决于施用农药的品种、数量及其所处的大气环境密闭状况和介质温度。在一个封闭的空间范围内,大气中的农药残留可以达到很高的浓度水平。如仓储粮食、温室以及果树苗木灭虫杀菌用的四氯化碳、氯化苦、溴甲烷、二氯硝基乙烷等熏蒸剂类农药,其用量通常在每立方米几克至数十克之间,这类农药因蒸气压很大,因而均具有极高的挥发性能,使用后很快就将挥发殆尽,弥漫于整个密闭的空气中,致使农药残留浓度一定时间内可达到每立方米几千毫克,即使它会不断地降解消失或被粮食、温室作物、苗木与墙壁等吸附,在通风透气前,空气中的农药浓度一般可保持在每立方米数十至几百毫克之间。另外农药生产加工企业的生产车间、厂区内以及废气排放口周围,大气中的农药残留通常也较高,随生产农药的品种性质,农药生产、加工、处理工艺水平的先进程度,生产条件以及企业管理水平的不同而存在较大的差异,浓度低的只有每立方米零点几毫克,高的则可达每立方米几十甚至近百毫克,一般在每立方米十毫克的范围。

2. 农药进入大气的途径

大气中农药污染的途径主要来源于:①地面或飞机喷雾或喷粉施药;②农药生产、加工企业废气直接排放;③残留农药的挥发等。大气中的残留农药漂浮物或被大气中的飘尘所吸附,或以气体与气溶胶的状态悬浮在空气中。空气中残留的农药,将随着大气的运动而扩散,使大气的污染范围不断扩大,对一些具有高稳定性的农药,如有机氯农药,能够进入到大气对流层中,从而传播到很远的地方,使污染区域不断扩大。

一般情况下,农药的挥发与以下几种因素关系密切:①农药品种结构,农药蒸气压越高,其挥发能力越强,使用后通过挥发作用进入到大气中的农药量就越大;②农药剂型,农药挥发、飘移污染大气的程度表现为烟剂>粉剂与水剂>乳油>粒剂;③施药方式,飞机喷施>地面喷施>地面撒施>穴施;④环境状况,风速越大、气温越高,挥发量也越大。大气中的农药残留浓度,与距施药区的距离与施用后的时间关系极大。距离越远、时间越长,浓度越低,反之越高。除农药生产、加工和使用区外,大气中的农药残留一般含量很低,通常在 ng/m^3 数量级水平以下。影响大气中残留农药迁移的主要因子有风、上升气流、蒸气散发和对流,而且农药迁移作用主要发生在地表以上 $0\sim20\ km$ 的对流层中。大气中的残留农药,在大气水和太阳光的作用下,可发生水解和光解而逐渐消失,其中光解是大气中残留农药消解的主要途径。

3. 农药在大气中的迁移降解

大气中的残留农药将发生迁移、降解、随雨水沉降等一系列物理化学过程。

影响大气中残留农药迁移的主要因素有四个:即风、上升气流、蒸汽散发和对流。农药的迁移作用主要发生在地面 $0\sim20\ km$ 的对流层中。对流层又可分为上、中、下三层,下层从地面到约 $1.5\ km$ 的高度,这层又称为摩擦层,本层内的空气受地表面高低不平的地形摩擦作用影响很大,空气的对流和紊流运动较强,气温日变化很大。从 1.5~6 km 为中层,本层的气压只有地面气压的一半,大气中的云和降雨均在此层中。6~20 km 为上层,本层的气温在 0℃ 以下。对流层的上、中、下三层中的农药均可发生迁移,以在摩擦层中为主,但在该层中农药的传输距离较近,进入中层及上层的量较少,但只有进入这两层中,农药才能传输到很远的地方。农药进入到离地面 20~35 km 的平流层后,传输的距离更远,但农药能够进入平流层中的量更少,目前对农药在平流层及其以上的中间层和热层中的传输情况还知之甚少。

大气中的残留农药,在大气水和太阳光线的作用下可发生水解和光解反应而逐渐降解消失,光解是大气中残留农药降解的一个重要途径。农药必须吸收适当波长的光能,呈激发状态才有可能进行光化学反应。太阳发射的光谱较宽,但达到地球表面的最短波长为 286.3 nm。以下波长的光几乎全被臭氧层所吸收,太阳光谱中波长在 290~450 nm 之间的紫外光线,是诱导农药发生光降解的最重要谱线,因为这些波长范围内的谱线的光辐射能恰好符合许多农药分子化学键断裂所需的键裂解能的要求。

表 8-4　一些典型的键裂解能与对应的光谱谱长关系[78]

键	键裂解能/(kcal/mol)	波长/(λ/nm)	键	键裂解能/(kcal/mol)	波长/(λ/nm)
CH_3CO-NH_2	99	288	$H-CH_2OH$	94	303
C_2H_5-H	98	291	CH_3-OH	91	313
$CH_3CO-OCH_3$	97	294	C_6H_5-Br	82	347
C_6H_5-Cl	97	294	$C_6H_5CH_2-COOH$	68	419
$(CH_3)_2N-H$	95	300			

注:1 kcal=4.18 kJ。

8.1.3.4　微囊藻在环境中的迁移转化及毒性评价

1. 微囊藻简介

1) 来源

人类生产和生活产生的大量氮磷,随着地表径流、排污系统和大气的干湿沉降过程进入水体中,引起水体的富营养化。当富营养化严重的水体遇到适合藻类生长的温度和光照等条件时,会产生藻类水华现象。藻类在水期间会分泌出一种次级代谢产物——藻毒素,用以抑制水体中其他物种的生长,确保藻类本身的生长优势。

2) 理化性质

微囊藻毒素(Microcystins,MCs)是由水体中蓝藻类如铜绿微囊藻、鱼腥藻和念珠藻等藻属产生的单环七肽化合物。

MCs 溶于水,在水中的溶解度达 1 g/L 以上,不易沉淀或被吸附于沉淀物和悬浮颗粒物中。MCs 在水体中的稳定时间与水体的特征有关。MCs 在去离子水中可保持稳定状态长达 27 天,在消毒的水库中可保持稳定 12 天,在自然水库中 7 天以内即会通过 Adda 旁链的修饰灭活从而发生生物降解。MCs 可被紫外线光解或发生化学异构和化学键合反应而丧失毒性,其半衰期是 10 天。MCs 具有热稳定性,加热煮沸(水浴 100℃, 30 min)不致丧失毒性。现行自来水处理工艺的混凝、沉淀、过滤、加氯等均不能有效去除 MCs。

3) 饮用水中含量标准

MCs 对环境及人类健康的危害已引起世界各国的普遍关注,各地区对饮用水中 MCs 含量的限定值如表 8 - 5 所示。

表 8 - 5　各地区对饮用水中 MCs 含量的限定

世界各国	世界卫生组织建议(1998 年)	英、美等国限定	加拿大健康组织
饮用水中 MCs 含量	1.0 μg/L	1.0 μg/L	0.5 μg/L

中国尚未制定饮用水中 MCs 总含量标准,在 2001 年 6 月卫生部颁布的《生活饮用水卫生规范》中将 MC - LR 的浓度暂行基准值定为 1 μg/L。国家环境保护总局颁布的《中华人民共和国国家标准》(GB 3838—2002)中,在集中式生活饮用水地表水源地特定项目标准限值中列出 MC - LR 的标准值同样为 1 μg/L。

2. 微囊藻毒素的毒性

1) 生物学效应

MCs 是一类肽毒素,肝脏是其主要的靶器官。动物经腹腔或静脉注射后出现嗜睡、竖毛、苍白、脚趾和尾部冰冷、后肢瘫痪、呼吸急促等急性中毒现象,对肝脏的损伤在组织病理学上主要表现为肝脏大面积出血、坏死、肿胀、瘀血、肝体比重增加、肝细胞结构破坏。光镜下可见肝窦状血管破坏、血窦内皮损伤、细胞间隙增大,电镜下肝细胞超微结构发生改变,粗面内质网发生折叠、线粒体脊膜扩张、胞质空泡样变、浆膜反折、细胞器重新分布,肝细胞坏死融合成带,出现桥接坏死。

越来越多的研究表明 MCs 是形成肝肿瘤的促进剂。有研究表明,腹腔注射 MCs 能使肝组织中嗜酸性和透明性细胞灶明显增多(嗜酸性、嗜碱性和透明性细胞灶是常见的癌前增生细胞,在癌症的发生发展过程中,有部分会演变成癌细胞,是由正常细胞向癌细胞转化过程中的过渡细胞)。

有关 MCs 的遗传毒性,国内外学者在基因、染色体水平等方面进行了研究。结果表明,MCs 不但在染色体水平上造成遗传损伤,影响细胞的分裂增殖,还可以直接作用于 DNA 分子,引起 DNA 分子移码型突变。

有研究表明 MCs 具有肾毒性,主要表现为:肾小球内红细胞减少,周围红细胞增多,管腔直径增大,且存在剂量—反应关系。近端小管上皮坏死,远端小管蛋白质表膜物质出现。

另有研究报道 MCs 能引起动物心肌细胞病理学及超微结构的损伤,发现 MCs 是心脏病的潜在致病因素,它可引起心脏输出量下降、血管扩张、血压降低、心率下降以及周围血管发生低血压反应。

2) 人群健康效应

MCs 同样也危害人类健康。人们直接接触含有 MCs 的水,如在湖泊、河流、水库中进行游泳等娱乐活动,会引起皮肤和眼睛过敏,发烧,疲劳以及急性肠胃炎,如果经常暴露于含有 MCs 的水体,会引发皮肤癌、肝炎及肝癌。巴西一透析中心因透析液遭 MCs 污染,导致 130 名病人中有 116 人出现恶心、呕吐、精神萎靡等症状,2 个月后 26 人死于肝功能衰竭,引起举世瞩目。流行病学调查显示,饮水 MCs 污染与人群中原发性肝癌的发病率有很大相关性,这已引起了国内外学者的广泛关注。人群流行病学调查发现,在水中 MCs 平均浓度低于 0.3 pg/L 的情况下,长期饮用会对人体肝脏有损害作用,引起血清中部分肝脏酶含量升高,从而导致肝癌高发。在浙江海宁大肠癌高发区的调查表明,饮用河水、池塘水等浅表水是大肠癌的危险因素之一,其中 MCs 的含量与大肠癌的发病率呈正相关。

3. 微囊藻毒素的致毒机理

在细胞层面上,微囊藻毒素损伤生物的主要方式可分为 4 种:①直接破坏细胞结构,引发细胞溶解;②诱导细胞凋亡;③诱导细胞癌变;④诱导基因突变和 DNA 损伤。

1) 微囊藻毒素对细胞结构的影响

如图 8-6 所示,短时间、大剂量的藻毒素暴露会引发动物体内细胞变形、失活甚至坏死,这是藻毒素急性致毒的主要表现方式。组织细胞学研究表明,高浓度的藻毒素会改变相应组织器官内(特别是肝脏)细胞的结构,这种损伤同时作用于细胞的膜系统与骨架系统。

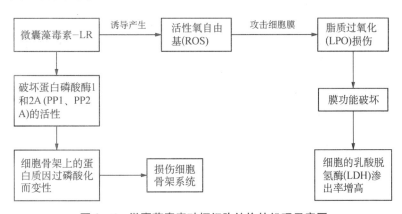

图 8-6　微囊藻毒素破坏细胞结构的机理示意图

肝脏是微囊藻毒素的主要靶器官,同时也有部分研究观察到微囊藻毒素在肾、脑、腮等器官中也有分布,并会攻击这些器官。微囊藻毒素对器官的选择性攻击现象与其化学性质有关。微囊藻毒素是亲水性多肽,极难以被动运输方式通过脊椎动物的细胞膜,因此在渗透过程中需要主动运输系统参与。有机阴离子转运多肽(OATP)类蛋白家族能够介导对于不依赖钠离子的两性有机化合物的吸收,在细胞吸收微囊藻毒素上起到至关重要的作用,因此能够表达有机阴离子转运多肽的组织或器官的细胞对微囊藻毒素吸收能力更强,受到的毒性损伤也更为严重。

2) 微囊藻毒素对细胞凋亡的影响[79]

微囊藻毒素对细胞凋亡的影响如图 8-7 所示。

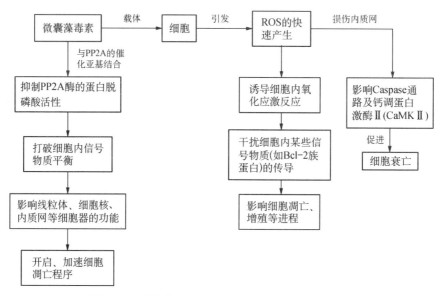

图 8-7　微囊藻毒素对细胞凋亡的影响机理示意图

3) 微囊藻毒素对细胞癌变的影响

关于微囊藻毒素促进肝癌形成的分子机制假说认为,微囊藻毒素抑制 PP2A 活性并影响 MAPK 信号的过程是其促进肿瘤的关键。在细胞增殖过程中,MAPK 信号调节着数个基因转录过程,MAPK 活性增加可能促进细胞分裂繁殖速度,促使细胞癌化。另外,MAPK 活性能明显抑制细胞凋亡,使癌细胞逃避凋亡途径。PP2A 是 MAPK 信号最主要的负调节因子,微囊藻毒素抑制 PP2A 的同时也促进了 MAPK 活性,增强了细胞裂殖能力,最终促进肿瘤形成。

4) 微囊藻毒素对 DNA 的影响

如图 8-8 所示,微囊藻毒素对 DNA 的损伤也是基于抑制 PP2A 和产生 ROS 这 2 种生理过程,主要通过诱导 DNA 突变、损伤 DNA 结构、抑制 DNA 修复这 3

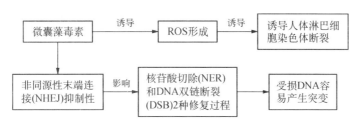

图 8‑8　微囊藻毒素对 DNA 的影响机理示意图

种方式损伤细胞 DNA，形成遗传毒性。

4. 微囊藻毒素的实例计算

1) 已知条件叙述

某地有一淡水湖泊，曾暴发蓝藻水华，水体中有微囊藻毒素。当地居民以湖水为饮用水源；在工作和日常生活中也会使用湖水。湖水中生长的鱼体内含有微囊藻毒素，为人们所捕食；人们也会直接食用水体中的一些水生植物，另外，蓝藻类保健品（BGAS）中含有一定量微囊藻毒素。在医疗过程中，有些治疗涉及血液透析，微囊藻毒素可直接通过血液进入患者体内。

2) 经文献查得

梅湖水库在水华暴发时中毒性最大的 MC‑LR 浓度可达 0.84 μg/L，在水华暴发时 MCs 的浓度大致可按 1 μg/L 计算

以湖泊水作为饮水源时，饮用水中 MCs 与湖泊中浓度大体一致，世界卫生组织及英、美等国的限定值，我国对 MC‑LR 的限定标准也为 1 μg/L，即某地经处理后饮用水若达标，则最大浓度应为 1 μg/L。

几种典型鱼类中 MCs 的富集量：在滇池水体中，按鱼肉的平均含水率 82% 计算，每千克鲜重鲢中的 MCs 含量为 0.034 2～1.584 0 μg，鳙为 0.027 0～1.944 0 μg，草鱼 0.088 2～0.829 8 μg。三种鱼都是较常食用，取平均值大概为 1.4 μg/kg（爆发水华，比较严重时）。

水生植物：水中的植物生理代谢过程会吸收水中的 MCs，并在体内进行富集，茎叶等可食用部分含量取 0.8 μg/kg。

藻类保健品：根据文献对 30 个市售螺旋藻样品进行检测，发现 8 个样品含有微囊藻毒素，其中毒素的总含量最高达到 1.56 μg/g 藻粉。含有毒素的样品全部检出 MCYST‑RR，而毒性较强的 MCYST‑LR 最高含量为 0.53 μg/g 藻粉，而有的样品则未检出。对于 MCs 取 0.83 μg/g 藻粉。

WHO 推荐的人体每日可允许摄入的微囊藻毒素量（≤0.04 μg/kg 人体重）。

U. S. EPA 对 ED 暴露历时建议值为 30 a。

3) 情景假设

假设某一个体重为 70 kg 的成年人，寿命为 75 岁；每天食物摄入量为：鱼肉

100 g,水生植物类 50 g;每日饮水量 2 L;食用藻类保健品量为 5 g。另外,假设该成年人工作地点临近湖水,工作过程中与湖水有接触每天暴露时间为 7 h。忽略 MCs 在其他时间、其他介质迁移中对人体产生的影响以及其他污染物与 MCs 的联合毒性作用,计算该成年人的日摄入量,健康风险度以及致癌风险度。

4)进入人体途径分析

进入人体途径如图 8-9 所示。

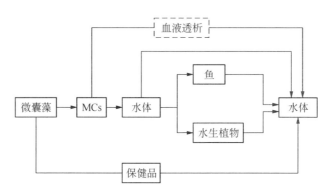

图 8-9　微囊藻毒素进入人体途径分析图

5)计算

因为 MCs 是一种可致癌物,所以可查到其 ADI 和 CSF 值,按致癌风险计算。

(1)饮用水→人体:

水华爆发时,湖泊中 MCs 浓度为 1 μg/L,饮用水中浓度按世界卫生组织建议标准 1 μg/L 计算,每日饮水量为 2 L/d,则每天通过饮水吸收的 MCs 含量为

$$m_1 = 1 \text{ μg/L} \times 2 \text{ L/d} = 2 \text{ μg/d}$$

(2)鱼肉→人体:

鱼体内 MCs 浓度为 1.4 μg/kg,每日食用鱼肉 100 g,则每天因为食用鱼肉而蓄积在体内的 MCs 含量为

$$m_2 = 1.4 \text{ μg/kg} \times 100 \text{ g/d} = 0.14 \text{ μg/d}$$

(3)可食用水生植物→人体:

水生植物中 MCs 含量为 0.8 μg/kg,每日食用量为 50 g,则每天因食用水生植物而蓄积在体内的 MCs 含量为

$$m_3 = 0.8 \text{ μg/kg} \times 50 \text{ g/d} = 0.04 \text{ μg/d}$$

(4)蓝藻类保健品→人体:

蓝藻类保健品中 MCs 含量为 0.83 μg/g 藻粉,每日食用量为 5 g,其中藻粉含

量以10%计算,则每天因服用该类保健品而蓄积在体内的MCs含量为

$$m_4 = 0.83\ \mu g/g \times 0.5\ g/d = 0.415\ \mu g/d$$

(5) 水体接触→人体:

在工作生活中,人往往要直接与水体相接触,若湖水中水华爆发,含有MCs其含量为1 μg/L,经皮肤接触进入到人体。终身日均剂量为

$$LADD(经皮肤接触) = \frac{X \times SA \times AR \times EL \times ED \times SV \times 10^{-6}}{BW \times TL}$$

式中: C——水中MCs浓度为0.001 mg/L;

　　　SA——暴露皮肤的体表面积为2 000 cm^2;

　　　EL——暴露时间420 min;

　　　AR——吸收率,暂时代替值为1 mg/cm^2/min;

　　　SV——特定水容量为1 000 L/kg;

　　　ED——暴露时限为10 950 day;

　　　10^{-6}——从kg到mg的转换系数;

　　　BW——体重70 kg;

　　　TL——寿命25 550 day。

计算得: $LADD = 5.14 \times 10^{-6}$ mg/kg, $m_5 = LADD \times BW = 3.6 \times 10^{-2}\ \mu g$

整体评价:

(1) 每日进入到该成年人体内的MCs含量为

$$\begin{aligned} CDI &= (m_1 + m_2 + m_3 + m_4 + m_5)/M \\ &= (2 + 0.14 + 0.04 + 0.415 + 0.036)/70 \\ &= 0.038\ \mu g/kg \end{aligned}$$

(2) 由于MCs只是可能具有致癌毒性,按非致癌物,根据公式计算参考剂量为

$$RfD = NOAEL/UF = 40\ \mu g \cdot kg^{-1}/1\ 000 = 0.04\ \mu g \cdot kg^{-1}$$

式中: UF——不确定系数,种内差异10、种间差异10、数据库限制性10。

(3) 危害指数为

$$HI = E/RfD = CDI/RfD = 0.038\ \mu g/kg/0.04\ \mu g \cdot kg^{-1} = 0.96 < 1$$

可认为此案例中微囊藻毒素对该成年人尚不具有危险度。

(4) 将CDI值与日允许含量TDI相比,0.037<0.04,但已经比较接近,因为在水华爆发时MCs进入人体量较大。其中藻类保健品的摄入量仅次于饮用水。对于婴幼儿及体重较轻的成年人具有较大的影响。

8.2 环境内分泌干扰物的毒性

随着工农业生产的发展,大量人工合成的化学物质进入环境。20 世纪 30 年代,有研究发现人工合成的羟基联苯化合物具有雌激素样活性。之后的研究又发现,当时经常使用的有机氯农药 DDT 也具有雌激素样活性。20 世纪 80 年代以后,世界各地均观察到野生生物有生殖发育异常现象,如雄性的雌性化、雌雄同体等;与此同时,越来越多的研究证实,许多环境化学污染物对生物体的内分泌功能有干扰作用。1998 年 3 月,IPCS/OECD 专家委员会将改变健康生物及其子孙或者其群体的内分泌功能并对它们的健康产生不良影响的外源性物质或混合物称为环境内分泌干扰物。

8.2.1 环境内分泌干扰物的种类和作用机制

8.2.1.1 环境内分泌干扰物的种类

目前全世界约有 1 000 万种各类合成的化学物质,但不是所有的化学物质都具有内分泌活性干扰性。目前约有 70 种(类)被检出能干扰内分泌的化学物质,按它们的一般用途,可分为 8 类(见表 8-6):

表 8-6　国内外已检测出的可能干扰内分泌的化学物质

类型	外因性干扰内分泌的化学物质
除草剂	2,4,5-三氯联苯氧基乙酸、2,4-二氯联苯氧基乙酸、杀草强、甲草胺(草不绿)、除草醚、草克净
杀虫剂	六六六、对硫磷、西维因、DDD、DDT、DDE、氯丹、羟基氯丹、超九氯、三氯杀螨剂、狄氏剂、硫丹、七氯、环养七氯、马拉硫磷、甲氧滴滴涕、毒杀芬、灭多威
杀菌剂	代森锰锌、代森锰、代森联、代森锌、六氯苯、福美锌、苯菌灵
防腐剂	五氯酚、三丁基锡、三苯基锡
塑料增塑剂	邻苯二甲酸双(22 乙基)已酯(DEHP)、邻苯二甲酸苄酯(BBP)、邻苯二甲酸二正丁酯(DBP)、邻苯二甲酸双环己酯(DCHP)、邻苯二甲酸双二己酯(DEP)、己二酸双 222 乙基己酯、邻苯二甲酸二丙酯
洗涤剂	C52C9 烷基苯酚、壬基苯酚、42 辛基苯酚
副产物	二噁英类(D ioxines)、呋喃类(Furans)、苯并(a)芘、八氯苯乙烯、对硝基甲苯、苯乙烯二(或三)聚体
其他化合物	双酚(A)、多氯联苯类(PCBs)、多溴联苯类(PBBs)、甲基汞、镉及其络合物、铅及其络合物

根据其来源可分为两大类:天然化学物和人工合成化学物。前者如植物雌激素,多为非类固醇化合物,如异黄酮等;后者包括药物(如类固醇类、己烯雌酚、避孕药等)和工农业生产使用的化学原料、中间产物、产品使用及向环境排放的废弃物,也包括家庭生活、医疗用品可释放的化学物,交通运输、垃圾焚烧等产生的化学性污染物等。

根据环境内分泌干扰物对分泌腺体及其激素的影响,可简单分为模拟/干扰雌激素的环境化学物(环境雌激素),干扰睾酮的环境化学物,干扰甲状腺素的化学物,干扰其他内分泌功能的化学物等。

1. 环境雌激素

环境雌激素是当前医学研究的热点,它是指环境化学物具有雌激素一样的作用,它们模拟或干扰天然激素的生理和生化作用。环境雌激素包括二噁英、多氯联苯、农药、人工合成的雌激素、天然植物雌激素和重金属类内分泌干扰物等。

二噁英是一类毒性极强的氯化含氧三环芳烃类化合物,其中以四氯二苯对二噁英(TCDD)毒性最大,是目前世界上已知的毒性最强的人类一级致癌物。多氯联苯(PCBs)是由联苯氯化所得的混合物,也是环境中危害极大的一类有毒物质,有200余种。农药有除草剂(甲草胺等),杀真菌剂(多菌灵等),杀虫剂(林丹等)和杀线虫剂(呋喃丹等)等。一般来说,环境雌激素类有以下四类:

1) 天然雌激素

天然雌激素是动物和人体内天然存在的雌激素,一般指雌二醇(estradiol)、雌酮(estronc)和雌三醇(cstriol),其中以雌二醇作用最强。它们主要由人或哺乳动物的卵泡颗粒细胞分泌,负责促进第二性征发育和调控女性月经周期等;此外肾上腺皮质和睾丸间质细胞也能分泌少量雌激素。

近年来,对动物(包括人)产生的天然雌激素的内分泌干扰效应研究较多。据报道成熟女性雌激素产生量分别为雌酮(E1)3~20 $\mu g/d$,雌二醇(E2)0.5~5 $\mu g/d$,雌三醇(E3)最高达64 $\mu g/d$。它们在体内通过各种途径转化,主要在肝脏中代谢。通常在同葡萄糖醛酸或硫酸盐发生最终结合前要经历氧化、还原和甲基化作用。对于E2而言,它会很快被氧化成E1,然后再进一步转化为主要的排泄物E3。一些其他极性代谢物如16-羟基-雌酮、16-酮基雌酮或16-表雌三醇(epiestriol)也形成并存在于尿液和粪便中。但是雌激素排泄物主要还是没有活性的极性结合物,如E2、El和E3分别以17β-雌二醇-3-葡萄糖苷酸、雌酮-3-硫酸盐和雌三醇-16-葡萄糖苷酸结合物形式排泄。但是,由于污水和城市污水处理厂中存在一些微生物,使得这些非活性的雌激素结合物发生分解,又产生活性雌激素释放到环境中。

2）植物性雌激素和真菌雌激素

植物性雌激素（phytoestrogens）是一组在植物中天然存在的具有类雌激素生理活性的植物成分，是以非甾体结构为主的植物化学物质，其本身或代谢产物具有与雌激素受体结合诱导产生弱雌激素作用的效能。在人和动物的胆汁、尿液、精液、血液和粪便中均发现有植物雌激素。许多植物中（特别是豆类）含有内分泌干扰物，目前已知至少有 400 多种植物含有具生物活性的类雌激素物质——异黄酮（黄豆苷原、染料木黄酮）和拟雌内酯（co umestrol）。较为常见的植物性雌激素包括生长素、赤霉素、细胞分裂素、脱落酸和乙烯等五大类。

在人和动物的食物中发现的植物雌激素可分为两大类：异黄酮类（isoflavones）和木脂素类（lignans）。一种植物可以产生几种植物雌激素。异黄酮类包括大豆黄素（又称大豆苷原或 4,7-二羟基基异黄酮，daidzein）、芒柄花黄素（又称刺芒柄花素或 7 羟基-4 甲氧异黄酮，formononetin）、染料木黄酮（又称金雀异黄素，genistein）、牛尿酚（又称雌马酚，eqoul）和拟雌内酯（又称香豆雌酚，coumestrol）。木脂素类包括肠内脂（cnterolactonc）、肠内二醇（entcrodiol）和司可异罗叶松甘油二酯（sccoisolariciresinol diglucoside）。

食物中的植物性雌激素主要存在于豆科植物中，黄豆和其他豆科植物含有较多雌激素样物质，几乎所有豆类和豆类制品都含有异黄酮，如大豆含丰富的异黄酮，而豆芽含有拟雌内酯。即使经过加工，大部分雌激素仍留在豆制品中。除了豆类含有高浓度（100 g 干重大豆中含量超过 84 mg）的植物雌激素外，在含油种子和坚果中也含有高浓度的此类物质（100 g 干重亚麻子中约含 370 000 μg）。在啤酒中已检测到异黄酮，酒和啤酒中含有来自谷、麦原料中的雌激素样物质。异黄酮在绝大多数植物组织中被发现，包括雌激素化合物染料木黄酮、大豆黄素、鸡豆黄素 A（biochanin A）和芒柄花黄素；这些物质均在人小便中被检测出。

大豆异黄酮在大豆中通常以没有活性的糖苷（glucosides）结合形式存在，只有经肠道菌群的葡萄糖苷酶分解后，形成非糖苷型异黄酮才具有生物活性。自然界中，鸡豆黄素 A（biochanin A）和芒柄花黄素（formononetin）分别是大豆黄素和染料木黄酮的前体，在肠道内经糖苷酶降解为大豆黄素、染料木黄酮。大豆黄素进一步代谢为牛尿酚和邻去甲基安哥拉紫檀素（o-desmethyl angolensin）。未被肠道菌群分解的结合型异黄酮不易被吸收而直接从胆汁分泌入肠道排出体外。

木脂素存在于谷物、水果（如草莓）、蔬菜和茶中，特别在亚麻仁中含量最高。肠内脂和肠内二醇由植物中的司可异罗叶松脂素（secoisol ariciresinol）和罗汉松脂素（matairesinol）。

表 8-7 代表性的环境内分泌干扰物质

已知有内分泌扰乱作用	可能有内分泌扰乱作用	可疑有内分泌扰乱作用
莠去津 三丁基锡 氯丹 开蓬 DDT 及其代谢物 狄氏剂 开乐散 硫丹 林丹 甲氧氯 毒杀芬 二噁英 PCBs	2,4-D 2,4,5-T 草不绿 杀草强 氟乐灵 杀菌灵 六氯苯 代森锰锌 代森锰 代森联 烯菌酮 代森锌 艾氏剂 七氯及其环氧化物 硝苯硫磷脂 合成的拟除虫菊酯 双酚 A 镉 铅 汞 苯乙烯 PBBs 五氯酚	赛克津 除草醚 福美锌 西维因 马拉硫磷 灭多虫 涕灭威 酞酸盐类 特丁基羧基苯甲醚 烷基酚

衍生而来，它们存在于谷物的糊粉层中。大多数的蔬菜不含异黄酮，但却有高浓度的木脂素。十字花科的蔬菜，如绿花椰菜，除包含有少量可以测量到的异黄酮外，也含有高浓度的抗癌剂吲哚-3-甲醇（indole-3-carbinol）。苹果、李子和香蕉等水果一般含有低浓度的异黄酮和木脂素。但有的水果可能例外，它们含有高浓度的异黄酮。茶叶中约占干重 7％～8％的去甲二氧愈创木酸也是一种雌激素活性物质，人参中的人参皂苷也具有类雌激素活性。

植物中雌激素浓度差异很大。例如，每克(干重)豌豆和青豆分别含有 0.40 μg 和 1 μg 的拟雌内酯。大豆黄素(diadzein)和染料木黄酮在每克(湿重)大豆中的含量分别是 22～1 915 μg 和 69～1 897 μg；在大多数样品中，两种异黄酮的浓度通常超过 200 μg/g。

另外，2,4-二羟基苯甲酸内酯(resorylic acid lactoncs)（包括玉米赤霉烯酮(zcaralenone)和玉米赤霉烯醇(zearalenol)）是由真菌产生，经常污染谷物和玉米，它们具有雌激素作用，被称之为真菌雌激素（又称霉菌雌激素，mycoestrogens）。由玉米赤霉烯酮合成的衍生物玉米赤霉烯醇也常被用作家畜促进生长激素。这些真菌雌激素一旦进入体内,与雌激素受体结合,使雌激素依赖的基因活化发生转录,从而产生雌激素效应。

3）动物性雌激素

通过生物界内食物链蓄积效应,大量的多种雌激素存在于动物体内,人类服用后,在体内产生类似天然雌激素效应的物质。被动物饲料添加剂喂养的动物体内含有较高浓度的雌二醇,并且在肉品加工过程对这些已存动物体内的雌二醇激素的结构和浓度的影响很小。所以,儿童在长时间食用过多这类肉品后诱发性早熟。

4）人工合成的雌激素

这类物质常被作为药物使用。合成雌激素中有些是与雌二醇结构相似的类固醇衍生物,有些是结构简单的同型物,它们常被作为药物使用。己烯雌酚（DES）是其代表,还有己烷雌酚（hexestrol）、炔雌醇（ethinyl estradiol）、炔雌醚（quinestrol）等口服避孕药和一些用于促进家畜生长的同化激素。目前从城市生活污水处理厂中已检测出不同浓度的上述物质。以下是一些人工产生的模拟/干扰雌激素的环境化学物。

多氯联苯化合物（PCBs）:该类化合物约有209种,由于其良好的绝缘性和耐火性,被广泛地用于各行各业。PCBs在环境中很稳定,能通过食物链富集。一般说来,PCBs是通过其有毒降解产物对有机体产生损害的它能透过胎盘对胎儿产生毒害作用。

烷基酚类:包括壬基酚、辛基酚等,被广泛地用作塑料增塑剂、农药乳化剂、纺织行业的整理剂等。不仅污染广泛,而且其雌激素活性也很高。

邻苯二甲酸酯类（PAEs）:PAEs被大量地用作塑料,尤其是聚氯乙烯塑料（PVC）的增塑剂和软化剂,约占增塑剂消耗量的80%。PAEs也普遍用作驱虫剂、杀虫剂的载体和化妆品、合成橡胶、润滑油等的添加剂。当前,PAEs已成为全球性的有机污染物,造成了大气、土壤和水体的严重污染。

二苯烷烃（diphenylkanes）/双酚化合物（biphenols,BPs）:二苯烷烃包括双酚A、双酚F、双酚AF等。普遍用于塑料行业,其中双酚A是生产碳酸聚酯、环氧树脂、酚醛树脂和聚丙烯酸酯等的主要原料。实验证实,双酚化合物具有雌激素活性,能与雌激素受体结合,促进乳腺癌MCF7细胞增殖,诱导乳腺癌MCF7细胞黄体酮受体水平升高,使切除卵巢的小鼠阴道角质化。由于二苯烷烃衍生物十分广泛地散布于环境中,人类BPs潜在暴露日渐成为一个重要的问题。

有机氯杀虫剂和除草剂:过去的几十年中,世界各国广泛地使用残效期很长的有机氯杀虫剂,包括狄氏剂、毒杀芬、林丹、十氯酮、DDT等。至今,环境中残留的有机氯化合物仍对人类和野生动物产生危害。此外,近20年来出现的拟除虫菊酯类,被农业和家庭广泛用作杀虫剂,现已证实它能刺激乳腺癌MCF7细胞增殖和p52基因表达。

金属类：金属类内分泌干扰物对天然激素大多呈现拮抗作用。研究表明,铅能降低垂体生长激素释放因子的生理作用,降低促性腺激素释放激素、FSH 和 LH 水平;铅还能影响雌激素对成熟前期小鼠子宫各型细胞的作用,抑制雌激素诱导的子宫嗜曙红细胞增多和子宫内膜基质水肿。镍使大鼠孕酮分泌下降,发情周期延长。

多卤芳烃：多卤芳烃(包括四氯联苯二噁英 TCDDs)能直接干扰甲状腺功能、甲状腺素代谢酶以及血浆甲状腺素转运系统。PCBs 或多溴联苯能大大降低血清 T3、T4 水平,并降低大鼠促甲状腺素对 T3、T4 的调节作用。母体内的多卤芳烃可向胎儿转移,使胎儿和新生儿阶段脑组织和血浆的甲状腺素水平降低,并伴有脑组织甲状腺素 5′2 脱碘酶活性升高。它们使胎儿或婴儿血浆和脑组织的甲状腺素水平降低或使分解甲状腺素的酶活性升高,从而削弱甲状腺素对神经系统发育的重要作用,这对人类和野生动物脑的发育有深远的影响,有关研究将有助于解释多卤芳烃的发育神经毒理学机制。

8.2.1.2　环境内分泌干扰物的作用机制

环境内分泌干扰物的作用机制还不很清楚。就目前所知而言,它们对体内激素的合成、转运和降解有影响。大概有以下集中途径:

1. 与受体结合

环境雌激素模仿天然雌激素,与雌激素受体结合,形成配体和受体复合物,配体和受体复合物再结合在 DNA 结合区的 DNA 反应元件上,诱导或抑制靶基因的转录,启动一系列雌激素依赖性生理生化过程。有机氯化合物、羟化有机氯对甲状腺素受体有一定的亲和力,PCBs 能与人类糖皮质激素受体结合。

2. 与天然激素竞争血浆激素结合蛋白

外源性雌激素对血清白蛋白和性激素结合蛋白有一定亲和力,有机氯化合物能与血清甲状腺素载体结合。通过这种作用,内分泌干扰物减少血液激素结合蛋白对天然激素的吸附,增大天然激素对靶细胞的可得性,从而增强天然激素的作用。

3. 致癌性

现在认为内分泌干扰物与某些癌症尤其是乳腺癌有关。如环境中某些有机氯化合物通过雌激素受体或其他机制致癌。PCBs 为动物致癌物,氯的位置在其致癌作用中起着决定性的作用。

4. 免疫毒性

实验室研究表明,环境干扰物对动物有显著的免疫毒性。对人类免疫毒性的证据不多。

5. 神经毒性

环境内分泌干扰物能影响神经系统发育和干扰神经内分泌功能。但尚未明确内分泌干扰物暴露效应与人类危险的关系。然而,这方面的研究对评价干扰物是否通过内分泌干扰机制呈现特殊的神经毒作用是有意义的。

6. 生殖与发育毒性

大量报道证实了内分泌干扰物对哺乳动物、鱼类、鸟类、爬行类动物的生殖与发育毒性。研究表明,TCDDs暴露降低了大鼠生殖能力(排卵率),并增加了猴子宫内膜异位的发病率。此外,TCDDs可诱导细胞凋亡。关于环境化学物的发育和生殖毒性机制还不清楚。

7. 抑制微管聚合

双酚A能明显地抑制微管聚合,诱导微核和非整倍体。这可能是环境内分泌干扰物诱变作用的机制之一。

对于环境化学物的相互作用方面还了解不多。但对单个环境内分泌干扰物的实验研究表明,它对生物系统的影响很小。但当机体合并暴露于两种雌激素活性很弱的环境物质时,其作用会得到明显加强,甚至可达到单独作用时的 1 000 倍以上。环境混合物的这种协同作用可能有着重要的意义。由此可见,某种方法测定的环境化学物的内分泌干扰活性不一定能代表它在实际环境中对机体产生的真正的干扰效应。

8.2.2　环境内分泌干扰物的生物效应

多数 EEDs 质对人类是有害的,也有一部分对人类的健康有益。近 50 年来正常男性的精子数下降了 50%,每次射精的精液量也下降,下降的原因为工业化和环境污染。此外,还发现女性乳腺癌和子宫内膜异位症上升,男性生殖系统发育异常、隐睾、尿道下裂、睾丸和前列腺肿瘤增高,生育率下降等。环境雌激素对水生生物和野生生物的危害主要包括贝类、鱼、鸟和哺乳类动物生育力下降,鱼和鸟类的性别变化,引起去雄性化、雌性化或双性化。鱼、鸟和爬虫类卵的孵化率明显下降,也可使子代存活力下降而可能使有些物种灭绝。

8.2.2.1　有利效应

研究表明,植物雌激素对妇女健康有益。大豆异黄酮对激素相关疾病有预防作用,它对乳腺癌、前列腺癌等的发生、发展具有显著的防治效果,可以改善绝经期综合征的症状,降低心血管疾病的危险性,增加骨密度等。金雀异黄素可应用于雌激素替代治疗,治疗更年期综合征、骨质疏松、心血管疾病,以及调节与雌激素相关的乳腺癌生长的作用。

8.2.2.2　有害效应

研究表明,环境内分泌干扰物对处于发育阶段的各类动物有明显的干扰效应。EEDs 可导致人类生殖障碍、出生缺陷、发育异常、代谢紊乱、内分泌相关肿瘤增加、神经系统病变等。

环境雌激素可以使鱼、鸟和哺乳类动物生育力下降,鱼和鸟类的性别变化,引起去雄性化、雌性化或双性化。EEDs 对男性生殖系统影响最大。它可使男性生殖系统发育障碍,性腺发育不良,精子计数下降,从而导致不育症等。研究发现,过去 50 年间,男性成人精液中精子数量约减少一半,精液量也减少了 25%,其原因可能是环境激素的影响。EEDs 可导致女性不良妊娠及妊娠并发症,子宫内膜异位症,卵巢早衰,EEDs 与女性早熟、月经不调、多囊卵巢综合征等其他的妇科疾病发生也有一定的联系。EEDs 可导致男女性别比例失调。欧美国家人群的生态学调查显示,在过去 20~50 年中,男性出生比例呈不断下降的趋势。

近 20 年来,欧美国家的妇女乳腺癌发病率呈不断上升趋势,有机氯农药、多氯联苯以及二噁英化合物等持久性有机污染物作为环境内分泌干扰物与乳腺癌的发生具有密切的关系。流行病学研究表明,人群接触 TCDD 同系物,可使所有癌症的总体危险性增加。近年来过敏性和自身免疫性疾病大大增加,流行病学和实验动物研究已经证明,这与环境污染和过敏有密切关系。目前所得到的初步结论是环境污染物扰乱了内分泌系统,从而影响了免疫系统的功能,引发各种疾病。

大量研究表明,神经退行性疾病的发生是由于神经元细胞发生程序性死亡的结果。有证据表明 PCB 可引起细胞发生程序性死亡。在 Parkinson(帕金森)氏患者的尾状核中,测到大量的杀虫剂狄氏剂(Dieldrin)和 PCBs。

8.2.3　环境内分泌干扰物的迁移转化及其毒性作用

8.2.3.1　环境内分泌干扰物的迁移转化

环境内分泌干扰物大多数为脂溶性,化学性质稳定,其在环境中的迁移转化主要取决于其本身的性质以及环境的条件。环境内分泌干扰物包括天然雌激素及有机污染物等,它们可以通过吸附作用、挥发作用、水解作用、光解作用、生物富集和生物降解作用等过程进行迁移转化。研究环境内分泌干扰物在这些方面的迁移转化过程,有助于阐明环境内分泌干扰物的趋势、可能产生的危害。

1. 环境内分泌干扰物的迁移

环境内分泌干扰物在生态系统中的循环、转移主要有三条途径,即土壤途径、水体途径及空气途径。土壤途径主要通过杀虫剂的喷洒以及含雌激素垃圾的淋溶进入土壤,再由作物及牧草进入家畜及人体;水体途径主要通过水生植物及动物对土壤径流、稻田农药及工业废水中的雌激素的富集再转移给鸟类、鱼类及人;空气途径主要通过呼吸被污染了的空气,或通过牧草及作物表面的粉尘沉降再转移给家畜及人。

环境内分泌干扰物通常借助大气环流及洋流由低纬度地区转移到高纬度及极地生态系统。如 PCBs 在环境中是非常稳定的,它们从水挥发,由此在大气中被传送。多年对不同稳定的有机化学药品在全球内沉积的观察表明,有些甚至是在被认为是很原始的地区也发现了这些物质。稳定的有机化学药品,如 DDT,在北美和欧洲乡村地区的浓度往往比人口稠密地区或工业区的相当或更高,这在很大程度上是由于大气对这些化合物的传送和低温压缩作用。在大气中这些化合物的沉积会发生季节性变化,并在冬天时达到沉积顶峰(冬天观测的结果为 20 pg/m^3,而在夏天只有 1 pg/m^3)。1991 年圣罗伦斯河水中 DDT 的浓度在 4 月是最高的(平均浓度 3 ng/L),并一直下降直到 9 月。主要的 DDT 来源被认为是来自分水岭处冬天大气沉积而到春天融化的地表径流,一年中其他时候的 DDT 浓度一般都较低。

有机氯监测结果表明其在环境中具有持久性。有机氯化合物在环境中到处存在,全世界 90 个地方树皮分析结果表明其都含有 DDT、硫丹、氯丹、狄氏剂和六氯环己烷(HCHs)。不论地区是多么偏远,都发现其存在,尽管有的浓度非常低(每克液体中含有 0~10 ng)。虽然 DDT 自 1973 以来在美国被禁止使用,但是从美国中西部地区的树皮分析结果来看,其 DDE(DDT 的降解产物)的浓度仍为 1 000~10 000 μg/g 液体。挥发性有机氯(如 HCHs)越多,它就越容易通过大气,经蒸发由较热的地带到达较冷的地带,沉积在植物上、土壤和水中。

对鲑鱼(Oncorhynchus keta)的研究发现,生物迁徙是另一种更有效的迁移途径,鲑鱼可以通过洄游将海洋中的环境内分泌干扰物转移到阿拉斯加淡水湖泊,从而使环境内分泌干扰物浓度高出其他湖泊 2 倍,考虑到食物链对鲑鱼体内激素的富集作用,这种由生物迁徙造成的环境内分泌干扰物的再分配比大气环流及洋流具有重要的生态学意义。

2. 环境内分泌干扰物的转化

由于环境内分泌干扰物不容易被生物降解,因此极易通过食物链在生态系统内进行生物富集,环境中不易测出的微量或痕量雌激素经过 3~4 个营养级的富集即可达到惊人的浓度。环境内分泌干扰物通过食物链富集,进入机体以后生物半衰期较长,可在机体内长期蓄积(如二噁英类化合物半衰期平均长达 7 年),难以生物降解,不易排出甚至不排出。美国加利福尼亚清湖湖水中 DDT 浓度及北美五大湖湖水中 PCB 的浓度分别为 6.25×10^{-8} mol/kg、5.64×10^{-12} mol/kg,而以鱼类为食的海鸥体内这两种环境内分泌干扰物的浓度分别为 5×10^{-3} mol/kg、1.4×10^{-4} mol/kg,富集系数高达 8×10^5 及 2.5×10^7。野生动物血液中的 DDT 含量通常为 0.001 ng/L,是动物正常血液雌二醇浓度的 1 000 倍。北极地区食物链较为简单,通常由浮游植物、鱼、海豹及北极熊构成,顶位捕食者北极熊以鱼类为直接或间接食物来源。最近发现,北极斯瓦尔巴特超过 1% 的雄性北极熊具有较明显的雌性性征,而其体内含有高浓度的 DDT、PCBs 及二噁英,而加拿大因纽特人体内 PCBs 的浓度为正常人的 70 倍;太平洋逆戟鲸(Orcinus orca)雄性及雌性个体 PCBs 含量分别为 251 mol/kg、59 mol/kg。

由上可见,大多数环境内分泌干扰物为脂溶性且不易在环境中降解。其在人体内也没有特定的代谢系统,因此容易在人体内蓄积,脂肪组织是环境内分泌干扰物蓄积的主要场所。研究表明,PCBs、DDE 及多溴化联苯(PBB)在体内的含量与体质指数(BMl)呈正相关,乳汁中乳脂含量与乳汁中的环境内分泌干扰物含量呈正相关;TCDD 污染地区妇女体内的 TCDD 含量高于男性,这可能与妇女体内的脂肪含量及雌激素分泌等因素有关。此外,血浆、乳汁和尿液也检测出环境内分泌干扰物。

8.2.3.2　环境内分泌干扰物的毒性作用

1. 环境内分泌干扰物的毒性作用机理

环境激素类似于激素,它可以直接进入细胞内,作用于细胞核的酶系统或核酸,从而引起遗传变异。但主要是在细胞外,作用于细胞膜,与相应的膜受体结合,从而引起机体的代谢紊乱,使人的机体和生殖系统发生严重的差错和病变。

某些 EEDs 或其基团与激素有着类似的化学构象,可与激素受体直接结合。由于该类物质占据了正常激素的结合位点,使之无法与受体结合而降低了正常激素的效应。

某些 EEDs 与激素受体以外的生物大分子结合而发挥间接作用。如二噁英、多氯联苯(PCBS)等进入体内后可与芳烃受体(AhR)结合,诱导细胞色素 P450 酶系(CYPl/1A2),加速体内雌激素的降解。

2. 环境雌激素毒理活性的鉴别方法

近年来,由于内分泌干扰化合物与野生动物及人类的生殖发育障碍及某些癌症有关,美国 EPA 1996 年立法要求探索环境激素化学物鉴别方案,以评价环境内分泌干扰物对野生动物和人类的影响。现有的方法几乎都是评价环境化学物雌激素活性的。目前,报道环境雌激素的鉴别方法较多,各有缺陷,由于不同的方法其敏感性不同,鉴别方法尚需标准化。方便、经济、灵敏的短期测试方法对环境化学物的鉴别是适用的,这也是鉴别方法研究的主要方向。要评价某化合物的雌激素活性,需考虑以下几方面:①环境化学物在环境中的降解和体内的代谢。②环境化学物对靶细胞的可得性。③环境化学物与雌激素受体的亲和力。④环境化学物对雌激素受体的激活能力。

1) 酵母雌激素鉴别法

其原理是具有雌激素活性的化学物能刺激转化酵母有关基因的表达,从表达的蛋白质的量来判定其雌激素活性。该方法较为简便,转化酵母中的人类雌激素受体基因能稳定地表达,也适于大量化学物的鉴别。但目前尚不知道酵母对环境雌激素的代谢情况,该法也不能反映受试物在哺乳动物体内可能存在的代谢后使环境雌激素活化或失活的情况。因此,YES 系统的结果需用动物细胞方法证实。

2) 雌激素受体竞争抑制法

由于环境雌激素对雌激素受体具有亲和力,从而根据竞争结合抑制原理设计了这种方法。包括雌二醇 3H 标记法和荧光极化法。这两种方法快速、灵敏,但它们仅仅反映环境化学物与受体的结合能力,不能反映机体对化学物的代谢以及化学物对受体的激活能力及跨膜能力,其结果也需要动物实验验证。而且前者有放射污染危害,后者对受体纯度要求很高,操作也很繁琐。

3) 卵黄蛋白原法

环境化学物能刺激卵生动物肝细胞产生卵黄蛋白原,通过测定其合成的卵黄蛋白原多少来评价环境化合物的雌激素活性。该方法灵敏,且能反映受试化合物在体内代谢和环境化学物与受体的相互作用,以及它在细胞内调节基因转录的能力。由于该法使用放射免疫法,因此需要制备抗体和使用放射性,而且当应用于别种动物时需重新制备相应的抗体。

4) 乳铁蛋白 mRNA

外源雌激素能使小鼠子宫的乳铁蛋白 mRNA 水平升高几百倍,虽然乳铁蛋白的生理作用还不清楚,但有人认为它可用来作为雌激素对子宫作用的指标。

5) 动物实验

该法的主要优点在于它能真实地评价环境化学物对动物的干扰效应。但由于这是整体动物实验,难以用于大量的环境化学物雌激素活性的评价。而且动物的年龄、性别、品系、营养状况、个体特异性及取样、称重误差等都会影响结果的准确性。

8.2.4 实例分析:二噁英类的毒性作用

环境内分泌干扰物中,二噁英类的毒性有较多的研究。二噁英类在环境中以混合物的形式存在,其中许多化合物的毒性资料不完全,有致癌性、致畸性以及生殖毒性资料的仅限于几种化合物。

二噁英是可以与芳香烃受体结合,并且导致机体产生各种生物化学变化的一大类化学物质的统称,主要包括以下 4 类:

(1) 多氯代二苯并二噁英(PCDDs＆CDDs),75 种同族体/7 种测定。

(2) 多氯代二苯并呋喃(PCDFs＆CDFs),135 种同族体/30 种测定。

(3) 共平面多氯联苯(Co-PCBs),209 种同族体/13 种测定。

(4) 新增种类,如多溴代二苯并二噁英等(PBDDs)。

其中,由于 2,3,7,8-四氯-二苯并-对-二噁英(2,3,7,8-TCDD)(上图所示)的高毒性,近年来引起全球的高度关注。

8.2.4.1 二噁英的主要性质

二噁英有两种形态:挥发性的气体二噁英和颗粒状的固态二噁英。它们能长时间存在,且随着氯化程度的增强,PCDD(F)s 的溶解度和挥发性减小。其主要性质如下:

（1）难溶于水。二噁英常温下为白色固体。在水中的溶解度极小，为0.4～1.03 ng/L，并按Co-PCB，PCDF，PCDD的顺序递减，与此相反，却极易溶于有机溶剂，其溶解度为水中的106～108倍。

（2）难以分解性。二噁英具有挥发、热分解、碱分解和生物降解难的性质。其容易生成的温度是180～400℃，而分解温度在700℃以上。在人与动物体内及受310 nm左右紫外线照射时缓慢分解。对酸、碱稳定，土壤吸着性高，挥发性低。自然环境中的微生物降解、水解及光分解作用对二噁英分子结构的影响均很小。

（3）能溶于脂肪。二噁英容易在生物体的脂肪层产生积累，并难以排除。越胖的人所含的量越多，并且对单位体重的危害浓度有减少的趋势。一般在女性体内积累的浓度较高。由此可知，二噁英通过食物链很容易在生物体的脂肪内被蓄积而浓缩。

8.2.4.2　二噁英的主要来源

研究表明，二噁英类在人体的生物半衰期很长，在脂肪组织中的半衰期为2.9～9.7年，目前环境中的二噁英类90%来源于城市和工业垃圾焚烧。含铅汽油、煤、防腐处理过的木材以及石油产品、各种废弃物特别是医用废弃物在燃烧温度低于300～400℃时容易产生二噁英类。某些农药的合成、聚氯乙烯塑料的生产、造纸厂漂白过程、氯气生产、钢铁冶炼，催化剂高温氯气活化都可向环境中释放二噁英类。

表8-8　美国日本二噁英类的年排放量（单位/g-TEQ）

日　本		美　国	
来源	年排放量	来源	年排放量
焚烧炉		公共垃圾焚烧设施	1 100
排烟	2 800	家庭垃圾焚烧	1 000
焚烧残渣	2 800	垃圾填埋地的自燃	1 000
工厂		铜回收冶炼	541
炼钢电炉	187	废弃医疗器械的焚化	447
化铁炉	119	森林火灾	208
铅回收	34	石灰窑	171
铝及其合金	13		
造纸	5		
香烟	19		
汽车尾气	0.1		

注：TEQ(Toxic Equivalent Quangtity)毒性当量，由于环境二噁英类主要以混合物的形式存在，在对二噁英类的毒性进行评价时，国际上常把各同类物折算成相当于2，3，7，8-TCDD的量来表示。

各种过程中二噁英类的形成机理仍在研究之中。目前认为主要有两种途径：①氯乙烯等含氯塑料燃烧后形成氯苯，后者成为二噁英类合成的前体；②其他含氯、含碳物质（如纸张、木制品、食物残渣等）经过铜、钴等金属离子的催化作用不经氯苯而生成二噁英类。

根据二噁英的来源和排放量统计数据分析,二噁英主要来源于城市生活垃圾焚烧、造纸制浆、漂白和有机氯杀虫剂等,其中城市生活垃圾焚烧产生的二噁英量占 85% 以上,造纸制浆漂白是另一个大的污染源。

通过分析二噁英形成物源和环境中的存在形式,归纳其对环境的污染途径主要为 3 种:

(1) 动物产品作为食物发生污染,是二噁英在生物链中传递的主要途径。

(2) 工业油脂污染,主要利用动物脂肪、肉骨等提炼加工生产工业油脂或与植物油混合生产出工业油脂,进而加工饲料。在这些工艺流程中,可能合成出二噁英,残留量也较高。

(3) 环境污染,二噁英在生产过程的中间环节都有可能产生,通过工业废水、废气污染土壤、水和空气,然后通过食物链进入动物体内,主要蓄积在脂肪、肝脏、脾和肌肉等。

8.2.4.3 二噁英类的毒性作用

二噁英类的毒性因氯原子的取代位置不同而有差异,为了便于比较它们的潜在毒性效应,常用毒性当量因子(toxic eguivalency factors, TEFs)来表示其毒性。TEF 是对某个化合物异构体的相对毒性,毒性最强的 2, 3, 7, 8 - TCDD 的 TEF 为 1,其他二噁英异构体的毒性折算成相应的相对毒性强度。主要二噁英类的 TEFs 如表 8 - 9 所示。二噁英类中以 2, 3, 7, 8 -四氯二噁英的毒性最强。

表 8 - 9　主要二噁英类的 TEFs

类别	化合物	TEF
PCDDs	2, 3, 7, 8 - TCDD	1
	1, 2, 3, 7, 8 - PeCDD	1
	1, 2, 3, 4, 7, 8 - HxCDD	0.1
	1, 2, 3, 6, 7, 8 - HxCDD	0.1
	1, 2, 3, 7, 8, 9 - HxCDD	0.1
	1, 2, 3, 4, 6, 7, 8 - HpCDD	0.01
PCDF	OCDD	0.000 1
	2, 3, 7, 8 - TCDF	0.1
	1, 2, 3, 7, 8 - PeCDF	0.05
	2, 3, 4, 7, 8 - PeCDF	0.5
	1, 2, 3, 4, 7, 8 - HxCDF	0.1
	1, 2, 3, 6, 7, 8 - HxCDF	0.1
	1, 2, 3, 7, 8, 9 - HxCDF	0.1
	2, 3, 4, 6, 7, 8 - HxCDF	0.1
	1, 2, 3, 4, 6, 7, 8 - HPCDF	0.01
	1, 2, 3, 4, 7, 8, 9 - HpCDF	0.01

（续表）

类别	化合物	TEF
Co-planar PCBs	OCDF	0.000 1
	3，4，4'，5 - TCB	0.000 1
	3，3'，4，4'- TCB	0.000 1
	3，3'，4，4，5 - PeCB	0.1
	3，3'，4，4，5，5'- HxCB	0.01
	2，3，3'，4，4'- PeCB	0.000 1
	2，3，4，4'，5 - PeCB	0.000 5
	2，3'，4，4'，5 - PeCB	0.000 1
	2'，3，4，4'，5 - PeCB	0.000 1
	2，3，3'，4，4'，5 - HxCB	0.000 5
	2，3，3'，4，4'，5'- HxCB	0.000 5
	2，3'，4，4'，5，5'- HxCB	0.000 01
	2，3，3'，4，4'，5，5'- HpCB	0.0D01

1. 二噁英的作用机制[45]

二噁英类化学物质毒性的分子机制还没完全研究清楚，但经过 20 多年的研究人们对其机理也有了一定的认识。总的来说二噁英类化学物质产生作用并不是通过直接的损伤，二噁英类化学物质并不与蛋白质和核酸形成加合物，也不直接损害细胞 DNA。它们的作用主要是通过芳香烃受体诱导基因表达，改变激酶活性，改变蛋白质功能等而起作用。

1）芳香烃受体介导的基因表达

通过芳香烃受体介导基因表达（如 P4501A1）是二噁英类化学物质毒性作用最主要也是最基本的作用机制。芳香烃受体是一高分子量的蛋白质（110～150 KD），与二噁英类化学物质有可逆转的高亲和力，主要存在于细胞浆中（也有小部分在胞核中），其作用模式类似于甾体类受体，但也有不同。该蛋白属于 basic helix-loop-helix PAS(Per-Arnt-Stim)超家族，该家族均为转录因子，均含有两个功能部位即：basic helix-loop-helix 部位和 PAS 功能部位，该族蛋白对激活基因的转录具有重要意义。

芳香烃受体介导的基因表达基本的作用过程可区分以下几个基本过程：①二噁英类化学物进入细胞；②化合物与芳香烃受体结合；③配体-受体复合物与 DNA 识别位点结合；④特异基因的转录及翻译；⑤表达蛋白发挥作用。该过程如图 8-10 所示。

Ah receptor（AhR）是一个包含 PAS 的重要 helix-loop-helix（bHLH）转录子，在组织或器官中调控多个基因的表达，配合方式结合进行调控。典型卤代烃，2，3，7，8 - tetrachlorodibenzo-p-dioxin（TCDD，dioxin）的器官和组织毒性与

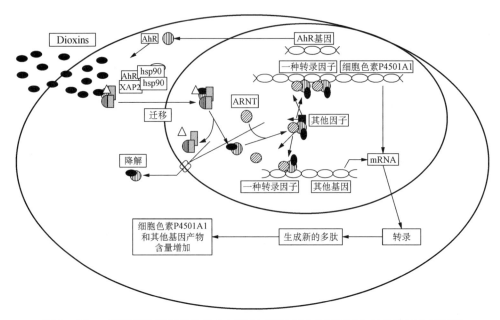

图 8‑10　二噁英产生毒理效应的分子机制‑芳香烃受体(AhR)介导的信号传导通路

AhR 相关,如肿瘤(tumor promotion),免疫(immuno‑),肝(hepato‑)和皮肤(dermal toxicity),死亡(lethality),衰老(wasting),细胞分化和繁殖(differentiation and proliferation),激素平衡(endocrine homeostasis and steroid),基因表达的启动和停止(induction and suppression of expression of a battery of genes)。在 AhR 失活或缺失的组织细胞中,HAHs 没有表现出毒性。

　　二噁英类物质通过细胞膜后与 AhR 结合,AhR 存在于细胞质中,由两个蛋白 hsp90(a heat shock protein of 90 kDa)和 the X‑associated protein 2(XAP2)及分子伴侣 p23 组成. 然后结合体发生构型转变,在 AhR 的 N 段形成了核酸结合位点序列(nuclear localization sequence,NLS)。该配合体再进一步进入细胞核解离,并与 Arnt 转运器(AhR nuclear translocator)结合,形成的 AhR:Arnt 二聚体对核酸具有很强的 DNA 结合能力。

　　AhR:Arnt 二聚体很容易与其 DNA 识别位点结合——二噁英响应因子(dioxin responsive element,DRE)及相邻基因,导致染色质和核小体混乱,促进生长和基因转录。DREs 基因子已经被证明与 AhR 密切相关,其失调是导致生理毒性的原因。

　　2) 芳香烃受体介导的蛋白激酶途径

　　二噁英毒性作用的另一条途径是通过激活蛋白激酶,然后通过激酶途径产生各种生物学活性。首先发现的蛋白激酶为酪氨酸蛋白激酶。Enan 等在 1996 年发现 2,3,7,8‑TCDD 在非细胞条件下可使豚鼠脂肪细胞胞浆中的酪氨酸蛋白激酶的活性增高,且该作用为芳香烃受体依赖性的。不久他们进一步发现酪氨酸蛋白激酶不仅可被2,3,7,8-TCDD激活,并且酪氨酸蛋白激酶在胞浆中特异地与芳香烃受体复合物结合。Enan等认为酪氨酸蛋白激酶在胞浆中与芳香烃受体复合物结合,当配体与芳香烃受体结合,则使酪氨酸蛋白激酶被释放且被激活。从而使细胞内蛋白质的酪氨酸残基的磷酸程度增加。这种磷酸化作用对于细胞的增殖和分化具有重要意义。Blankenship等通过实验也得出了类似的结论。不久又发现了cAMP依赖的蛋白激酶,Enan等发现2,3,7,8-TCDD可通过芳香烃受体使细胞内的cAMP依赖的蛋白激酶激活,从而使细胞内Ca^{2+}水平增高,细胞分泌功能加强,以及对糖原分解和合成途径及葡萄糖的摄取产生影响,这对二噁英导致的机体脂肪消耗和进行性衰竭具有重要意义。

　　3)二噁英类化学物质对机体营养代谢影响的分子机制

　　二噁英类化学物质对机体营养代谢的影响主要体现在:高脂血症(高甘油三酯和高胆固醇),进行性衰竭,细胞葡萄糖摄取减少。在生化方面的表现主要为:影响脂蛋白脂肪酶,低密度脂蛋白受体和葡萄糖转位蛋白(glucose transport proteins,GLUT)。

　　二噁英类化学物质对细胞葡萄糖摄取的抑制与其影响GLUT浓度的作用相关。Hugh等研究表明2,3,7,8-TCDD对细胞摄取葡萄糖的抑制主要是通过GLUT-4浓度的下调而发生作用,芳香烃受体拮抗剂可拮抗二噁英类化学物质对细胞葡萄糖摄取的抑制,且各二噁英类化学物质与芳香烃受体的结合能力与它们抑制细胞葡萄糖摄取的能力一致。Hugh等的研究结果说明二噁英类化学物质主要是通过芳香烃受调控GLUT-4的浓度,从而抑制葡萄糖的摄取,但中间的具体过程目前还不清楚。细胞摄取葡萄糖的减少将导致脂肪组织中脂蛋白脂肪酶的活性降低和肝脏细胞膜上低密度脂蛋白受体的下调,也是二噁英类化学物质导致衰竭综合征的基本原因。脂蛋白脂肪酶主要作用为水解血清甘油三酯,使之转位于脂肪组织,该酶活性的降低则导致高甘油三酯血症和脂肪组织的耗竭。肝脏细胞膜上低密度脂蛋白受体途径为低密度脂蛋白代谢的主要途径,该受体的下调则导致血清低密度脂蛋白浓度上升,则血清胆固醇浓度也上升。

　　二噁英类化学物质毒性的分子机理经过十余年的研究,至今以有一个大致的轮廓,但很多细节问题还没有完全研究清楚,尤其是基因表达后,表达产物如何发挥作用;蛋白激酶激活后如何导致毒性效应;以及芳香烃受体存在于机体的意义也就是其生理作用和内源性配体。这些问题是当前二噁英类化学物质毒理机制研究的重点及热点,对这些问题的研究将对二噁英毒性的评价,预防和治疗都具有十分重要的意义。

　　2. 二噁英类的一般毒性

　　二噁英类毒作用的主要靶组织和器官是皮肤和肝脏。暴露于高浓度的二噁英类后可在实验动物和人诱发氯痤疮,表现为皮肤发生过度角化、色素沉着以及出现痤疮。二噁英类可引起实验动物肝实质细胞的增生与肥大,导致肝脏肿大,严重时可引起肝脏的变性、坏死以及肝功能异常。二噁英类还可引起实验动物卟啉合成的异常,表现为尿卟啉原脱羧酶活性降低以及 5-ALA 合成酶活性增加,动物尿中粪卟啉和尿卟啉排泄增加。二噁英类引起的急性中毒时,动物突出的症状为染毒几天内出现严重的体重丢失,伴有肌肉和脂肪组织的急剧减少,称为废物综合征(wasting syndrome)。慢性毒性试验发现,二噁英类染毒动物血中甲状腺素(T4)降低,垂体甲状腺刺激激素(TSH)分泌增多,甲状腺滤泡细胞肥大和增生,最终出现甲状腺肿瘤。不同种属的动物对二噁英类毒性的易感性差异较大。各种实验动物中,豚鼠对二噁英类的毒性最为敏感,其 LD_{50} 是叙利亚地鼠的 1/5 000(见表 8-10)[45]。

表 8-10　几种实验动物对二噁英的 LD_{50}

实验动物	LD_{50}	实验动物	LD_{50}
豚鼠	0.6~2.5	雄性 C57BL/6/小鼠	114~280
貂	4	犬	>300
SD 大鼠	22	叙利亚地鼠	1 150~5 000
恒河猴	<70		

3. 二噁英类的生殖发育毒性

二噁英类能损害雌性动物的卵巢功能,抑制雌激素的作用,引起动物不孕、胎仔数减少、流产等。实验发现,给予怀孕小鼠毒性剂量以下的二噁英类,可使胎鼠产生腭裂、肾盂积水、胸腺和脾脏萎缩、皮下水肿以及生长迟缓等。实验发现,孕期暴露于二噁英类对雄性仔鼠的生殖系统影响很大,可导致前列腺变小、精细胞减少、成熟精子退化等。流行病学研究发现,在生产中接触 2,3,7,8-TCDD 的男性工人血清睾酮水平降低,而促卵泡素和黄体激素增加,提示二噁英类可能有抗雄激素和使男性雌性化的作用。研究发现,出生前暴露于 2,3,7,8-TCDD 可使子代雄鼠的性行为改变。有资料显示,30 年前有二噁英类暴露史的男性与同龄人相比,精子数目下降约 50%。一些学者认为,近年来在世界各地观察到的男性精子数量和质量的降低与环境内分泌污染物暴露有关,其调查结果如表 8-11 所示[45]。

表 8-11　有关男性精子数量和质量变化的调查结果

调查年代	调查内容
1992 年	20 个国家 15 000 名男子,50 年间平均精子数从 11 300×104 mL^{-1},降到 6 600×104 mL^{-1};精液量减少 25%
1995 年	1945 年出生的法国男子 30 岁时的平均精子数为 10 200×104 mL^{-1},而 1962 年出生的 30 岁时的平均精子数为 5 100×104 mL^{-1}

(续表)

调查年代	调 查 内 容
1996 年	1951—1973 年出生的苏格兰男子的精子数及精子的质量随出生年代的推移而下降
1997 年	1981 年死亡的芬兰中年男子的睾丸组织正常者占 56.4%,1991 年死亡的占 26.9% 美国男子的精子浓度每年降低 1.5%,欧洲每年降低 3.1%
1999 年	从 1981 到 1996 年,我国男子的精子数降低 18.6%,精子活动性降低 10.4%,正常形态精子百分率降低 8.4%,精液量降低 10.3%

4. 二噁英类的致癌性

二噁英类在绝大多数体内和体外致突变试验中都呈现阴性。许多研究也未能证实二噁英类对 DNA 有直接损伤作用。然而,2,3,7,8 - TCDD 有极强的致癌作用,可在实验动物的多个部位诱发出肿瘤。采用多阶段致癌模型的实验显示,2,3,7,8 - TCDD 有很强的促癌作用,但其作为启动剂的作用很弱。流行病学研究表明,人群接触 2,3,7,8 - TCDD 及其同系物与患癌症的总体危险性增加有关。根据动物实验与人群流行病学研究结果,1997 年国际癌症研究机构(IARC)将 2,3,7,8 - TCDD 定为明确的人类致癌物。

5. 二噁英类的免疫毒性

非致死剂量的二噁英类可引起实验动物的胸腺萎缩,主要表现为胸腺皮质中淋巴细胞的减少。胸腺起维持细胞免疫功能,对于确保 T 淋巴细胞的发育成熟有重要作用。因此,二噁英类对于正在发育的婴幼儿的免疫毒性更强。二噁英类不仅对细胞免疫,而且对机体的体液免疫功能也有抑制作用。实验表明,2,3,7,8 - TCDD 染毒动物对微生物感染的抵抗力显著降低。

8.2.4.4　二噁英的实例计算

1. 情景设计

某人在上海市郊农村的农场工作并住宿在农场。在农场上风向 500 m 处有一个垃圾焚烧厂,处理能力 150 t/d。在农场附近有一河流,河流流量为 25 m³/s,河流上游 2 km 处有一造纸厂,排放污水流量 0.05 m³/s,流速为 3.6 m/s。此人日常进食的鱼、蔬菜、猪肉等均来自农场自身生产。

2. 分析计算

如图 8 - 11 所示,即为二噁英在此环境中的迁移途径,在此基础上分别进行计算得到人若干条途径摄入二噁英的量。

1) 大气中浓度

大气中二噁英主要来源于垃圾焚烧厂的排放烟气扩散的二噁英。

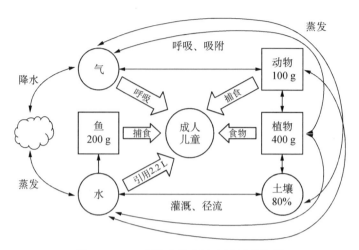

图 8‑11 二噁英在此环境中的迁移途径

由源排放量＝排放因子×生产率,查得我国市政固废燃烧排放因子 0.8~ 231 μg TEQ/t,取上限 231 μg/t,则此厂源强＝0.231×150＝34.65 mg/d＝0.401 μg/s。

利用有风点源扩散模式,下风向轴线处地面浓度。

$$C(X,\ 0,\ 0) = \frac{Q}{\pi \mu \sigma_y \sigma_z} e^{(-He^2/2\sigma_z^2)}$$

估计上海市郊的二噁英浓度。设有效源高为 70 m,出口处平均风速 6 m/s,则代入公式,得到下风向 500 m 处为 2.71×10^{-3}ng/m^3。

2) 水中浓度

应用河流一维稳态模式。

$$C = C_0 \exp\left[-\frac{Kx}{86400u}\right]$$

查得我国纸浆漂白排放因子为 315.6 ngT EQ/m^3,则 C_0＝0.05×315.6/25.05＝ 0.63 ng/m^3。又二噁英在河流中有挥发作用半衰期为 15 d,即降解系数为 0.067 d^{-1},代入公式,污水排放口下游 2 km 处水中二噁英浓度为 0.63 ng/m^3。

3) 土壤中浓度

由于不容易确定大气、水中二噁英向土壤中迁移的情况,故直接参考同样受到化工厂生产废水污染而导致浓度升高的湖北省鸭儿湖地区,将浓度定为 1.09 ng/g。

4) 鱼体内浓度

利用生物浓缩因子 BCF 来计算鱼体内二噁英浓度。

其中 Ca 为生物体内浓度(g/kg),Cw 为水中浓度(g/L)

前面算出水中二噁英浓度为 0.63 ng/m^3,查得 2,3,7,8‑TCDD 的 log BCFs 为 3.73~5.90,取 3.73,代入公式计算,得到鱼体内浓度为 3.38 ng/kg。

5) 植物中浓度

由于二噁英的 Kow 值较高,其易吸收于脂肪,故在植物中浓度并不是很高,不容易富集,可以忽略。

6) 动物中浓度

从图 8 - 11 中可以看出,动物体内二噁英来源于水,大气和植物。其中,由于植物中二噁英浓度很低,可以忽略。主要考虑水和大气,且认为二噁英全部被吸收。此处动物以猪为例。

一般养猪周期为五个月,即 150 d,成猪体重约 115 kg。

按照猪平均每天喝水 4 L 算,则吸收水中二噁英为 $4 \times 0.001 \times 150 \times 0.63 = 0.378$ ng。

按照猪平均每天呼吸空气为 1 m³/h 算,则吸收大气中二噁英为 $1 \times 24 \times 150 \times 2.71 \times 10^{-3} = 9.8$ ng。

则猪体内浓度为 $(0.378 + 9.8)/115 = 8.85 \times 10^{-2}$ ng/kg。

总计如表 8 - 12 所示。

表 8 - 12　不同途径摄入二噁英含量

来源	每日消耗量	二噁英浓度	二噁英每日摄入量/pg · d⁻¹	每日每千克体重摄入量/pg · (kg · d)⁻¹
大气	20 m³/d	2.71×10^{-3} ng/m³	54.2	1.084
水	2.2 L/d	0.63 ng/m³	1.386	0.028
鱼肉	200 g/d	3.38 ng/kg	676	13.52
猪肉	100 g/d	8.85×10^{-2} ng/kg	8.85	0.177
植物	400 g/d	0	0	0
总计			740.44	14.81

$$CDI = 14.81 \times 10^{-9} \text{ mg/(kg · d)}$$

经过查找得到:二噁英的致癌系数为 $SF = 1.56 \times 10^5 (\text{mg/kg/d})^{-1}$

致癌危险度 $= 1 - e^{(-CDI \times SF)} = 1 - e^{(-14.81 \times 10^{-9} \times 1.56 \times 10^5)} = 2.3 \times 10^{-3} (a^{-1})$

可以看出二噁英的致癌强度系数非常高,是一种极其容易引起致癌效果的物质,因此在垃圾焚烧厂附近的居民,受二噁英污染非常严重,年风险频率很高。因本题设计的居民在造纸厂和垃圾焚烧厂附近,因此假设条件下的摄入量比要求的安全值高出了近一倍,但因为二噁英要求的安全值量很小,因此一旦二噁英发生污染,会带来非常严重的后果。

8.3 石油和溶剂的毒性

8.3.1 有机溶剂的毒性

溶剂(Solvents)是一大类化学性质不同的有机化合物,通常为液体。不同溶剂的比重、强度、蒸气密度以及燃点有所不同。由于溶剂通常有较高的蒸气压,易形成蒸气,暴露于溶剂的主要途径是吸入。溶剂也能通过皮肤吸收。为此,在溶剂的使用中,应避免长期接触。溶剂在机体内运输的效率和速率以及在靶器官中的分布主要取决于心血管系统的功能和溶剂的脂/水分配系数。脂/水分配系数是指当一种物质在脂相和水相的分配达到平衡时,其在脂相和水相中溶解度的比值。许多溶剂具有亲脂性(即脂溶性较强),但并不是所有的溶剂都如此。

溶剂(如己烷和甲基乙基酮)的神经毒性是通过干扰酶的合成反应体系和损害与能量有关产物的合成而产生的,由它们所致的结构损伤往往不可逆。早期研究发现含有六碳的溶剂能抑制神经元中的糖酵解,导致神经退化,而大鼠肺部神经系统的糖酵解酶的活性受到这类物质的抑制时,可影响到轴突的代谢。随着化学物质在工业生产和科学研究中的大量应用,许多工人在工作环境中,不管通过空气吸入或通过皮肤接触,都可能受到有机溶剂的危害。

化学工业中常见的溶剂主要有烷烃类、醇类、芳香族化合物、酮类和含氯化合物。本节将对不同溶剂进行简单的介绍。

8.3.1.1 链烷的毒性

含有碳氢化合物的有机溶剂称为链烷,通式为 C_nH_{2n+2} ,包括戊烷到十九烷。石油及其产品被认为是烷类物质的重要来源,这些物质通常用作汽车燃料、润滑剂、溶剂、作为有机合成的原料、冷冻剂、杀虫剂、干洗剂等。链烷中大多数是高亲脂性的,它们易通过皮肤和肺吸收,能快速输送到全身,且不易排泄,经代谢转变为亲水性较强的衍生物。

烷类化合物是中枢神经系统(CNS)的抑制剂(实际上,汽油曾一度被用作麻醉剂),只要吸入 $0.1 m^3$ 到肺内就会引起化学性肺炎,它们被吸入的可能性与其黏度有关。

以己烷为例,己烷理论上有 5 种异构体,其中常见的是正己烷 $CH_3(CH_2)_4CH_3$,常态下为液体,有异臭,相对分子质量为 86.17,沸点 68.74℃,溶于醚和醇,几乎不溶于水。正己烷可从石油馏分、炼厂气、油田气以及某些天然气中分离而得,主要用作溶剂,如作为植物油的提取溶剂,合成橡胶、塑料、涂料、漆的溶剂,实验用试剂以及低温温度计的溶液等。

正己烷可通过食物摄取、蒸气吸入、皮肤吸附等途径进入机体。吸入的正己烷蒸气约 15％被肺吸收,约 50％～60％从肺部呼出。由于正己烷是一种高亲脂性物质,因而在体内主要分布于脂质含量高的组织中,如脑、肝、肾等。人体脂肪组织中正己烷的半衰期为 64 h,要从脂肪组织中完全排出正己烷需 10 d 之久。在肝脏中,正己烷的毒性降解是通过混合功能氧化酶系统将其转化为 2-己醇,又依次氧化为 2,5-己二醇和 2,5-己二酮。有研究证实正己烷的代谢物可引起实验动物外周神经系统的功能性损伤,尤以 2,5-己二醇的神经毒性最大。

正己烷是一种神经抑制剂,在低浓度下能引起头痛和缺氧症。在高浓度下会引起意识模糊、昏迷。正己烷的慢性暴露能引起多种神经病症,特征是疲劳、肌肉无力、上下肢末梢感觉异常,有刺痛感。由它引发的周围神经病症的主要表现是较远端的神经轴突部分出现巨大的轴突肿胀,继而导致神经纤维退化。

8.3.1.2 芳香族碳氢化合物的毒性

芳香族碳氢化合物大多为液体,部分为固体,多数具有芳香味,几乎不溶于水,而溶于各种有机溶剂。苯及其同系物统称为芳香烃,在结构上都具有一个或几个苯环,按苯环的数量和连接方式可分为单环芳香族化合物和多环芳香族化合物,前者包括苯及其同系物(如苯、甲苯、二甲苯、三甲苯、乙苯),苯基取代的不饱和脂肪烃(如苯乙烯、苯乙炔)。后者包括多苯代脂肪烃(如二苯甲烷、四苯乙烯),联苯及联多苯,苯并脂环烃和稠苯并脂环烃(如茚、芴)等。

苯(C_6H_6)的相对分子质量为 78.11,沸点为 80.11℃,5.5℃以下凝结成晶状固体,在常温下能迅速挥发,其挥发速度为乙醚的 1/3。苯用于汽油及其他燃料的添加剂并被许多工业(如涂料、塑料及橡胶)用作溶剂。生产苯的 90％用于合成药物、染料、化肥、炸药、农药以及其他有机化合物。

苯暴露的主要途径是吸入。苯在血液/肺泡之间的分配系数为 6.58～9.3,最初几分钟吸收率最高,之后随血液浓度的上升而下降。吸入的苯 30％～80％进入到血液循环中。苯也可以通过皮肤被吸收,但很少。吸收的苯有 50％以原形态经肺部呼出;约有 10％的苯以原型态在体内蓄积;其余的苯在肝脏中通过 N50 混合功能氧化酶系统进行代谢,其中约 10％的苯氧化成粘糠酸,使苯环打开,大部分再分解为水和二氧化碳并经肺呼出及经肾排出,另 30％氧化为酚,部分再氧化为邻苯二酚、对苯二酚、羟基硫醇等并与硫酸及葡萄糖醛酸结合成苯基硫酸酯及苯基葡萄糖醛酸酯,经肾排出;还有 1％可与乙酰半胱氨酸结合成 2-苯硫醇尿酸经肾排出。苯在体内分布广泛,在脂肪组织中的含量最高,如以血液中苯含量为 1,则骨髓是 18,腹腔脂肪 10,心脏 5,脑 2.5,红细胞内的苯是血浆中的 2 倍,脂肪组织中苯约为血液的 30～50 倍。苯的氧化物是毒性很强的代谢物,而苯在骨髓中的代谢产物可能产生对血液系统有较强的毒性作用。

急性暴露于高浓度苯中会使中枢神经系统受抑制,其症状为头痛、恶心、激动、麻木、抽搐。大量、急性暴露于苯会引起死亡。由于苯是骨髓毒性剂,能引起致命的再障和白血病,因而急性暴露于苯可引起血液毒性,表现为红细胞、网织红细胞、白细胞、血小板、嗜多染红细胞等造血细胞增生减少。苯诱导的造血改变分为三个阶段:①凝血缺陷;②骨髓减少或增生;③骨髓功能障碍,并可能会进一步发展。急性成骨细胞白血病是与苯暴露有关的最常见的恶性肿瘤。

由于苯加入汽油中具有抗爆性,所以加苯汽油被广泛应用,从而使许多人深受汽油和汽车尾气中苯的危害,因此苯的毒性受到特别的关注。通过测定尿酚的含量或其结合物可反映近期苯的吸收量。

甲苯、二甲苯、三甲苯是烷基苯中最常用的化合物。烷基在苯环上的取代导致了许多与苯具有不同毒理学性质的化合物的形成,它们之间的主要差异在于烷基苯不直接影响造血系统。苯环上的烷基取代基导致了其物理化学性质的改变,从而引起化学物质的药物代谢动力学分配系数的改变。

1. 甲苯

甲苯可经呼吸道、皮肤和消化道吸收。吸收后 15～30 min 在血液中达到最大浓度,而摄入的苯需经过 1～2 h 后在血液中的浓度才值达到最高。甲苯在体内主要分布于富含脂肪的组织,在肾上腺、脑、骨髓和肝脏中最多,血液、肾、脾和肺中较少,甲状腺和脑垂体中最少。急性暴露于甲苯主要影响中枢神经系统的机能,症状包括头痛、昏迷、疲劳、肌肉无力、眩晕、麻木。大量研究表明,甲苯不会对肝、肾、心脏造成有害影响。长期慢性暴露于甲苯中虽可造成头晕、头痛、乏力、睡眠不佳、恶心等神经衰弱征候群,但不会诱发癌症和损害造血系统和骨髓。

2. 二甲苯

二甲苯通过吸入能快速吸收,但也可通过皮肤吸收。吸收的二甲苯约 90% 被氧化为甲基苯甲酸,以甲基马尿酸的形式被排泄。二甲苯的半衰期为 20～30 h,主要在脂肪组织中积累,排出缓慢,不足 5% 的二甲苯在肺中未经改变以原形态被排出。动物实验研究表明,二甲苯吸收后迅速分布到组织中,在肾、皮下脂肪、神经、肺、脑、肌肉和脾中的含量较高。

在毒理学影响方面,二甲苯类似于甲苯,因此它是主要的皮肤刺激物,长期暴露可引起脱脂性皮炎。二甲苯也对中枢神经系统有抑制作用,其症状是疲劳、恶心、头痛和共济失调。二甲苯对 CNS 的急性毒性比甲苯或苯要大。暴露于高浓度的二甲苯中会引起意识模糊、呼吸困难和昏迷。

8.3.1.3　丙酮

丙酮又称二甲基酮,系无色透明液体,有一种特殊的辛辣气味。相对分子质量 58.08,沸点 56.1℃,蒸气压为 30.18 kPa(25℃)。易溶于水和其他有机溶剂,易燃,易挥发,化学性质较活跃。

该物质属微毒类,其毒性主要是对中枢神经的麻醉作用。动物的中毒症状有流涎、流泪、眩晕、运动失调、震颤和抽搐。猫每日吸入 2.41 g/m³ 的丙酮 4～5 h,

只有轻度的眼鼻刺激症状。动物反复接触可以产生局部皮炎。

丙酮在人体内的代谢大多数是分解为乙酰醋酸或转变为三羧酸循环的中间体。丙酮的急性中毒主要表现为不同程度的麻醉状态,初期有乏力、恶心、头痛、头晕、容易激动,严重中毒可发生呕吐、气急、痉挛甚至昏迷。慢性接触丙酮的一般症状为眩晕、灼热感、咽喉刺激、支气管炎、乏力、易激动等。长期暴露于 2 370 mg/m³ 的丙酮蒸气工作的 50 名工人中,有的血、尿中丙酮的含量显著增加,但无临床症状。

8.3.1.4　醇类

甲醇可经呼吸道、胃肠道和皮肤吸收,并与体液成比例地分布于全身。急性暴露于甲醇中会抑制 CNS,引起头痛、眩晕、恶心、呕吐、严重的上腹痛、视觉模糊、心动过缓、浅慢呼吸、昏迷和死亡等。引起酸中毒和视觉障碍,如视觉模糊和失去分辨能力、视神经炎,甚至造成永久性失明。误食甲醇或饮用含甲醇浓度较高的酒精时会造成甲醇的急性中毒,误服 5～10 mL 的甲醇即可导致严重中毒,15 mL 可致失明,30 mL 左右可致死。潜伏期常为 8～36 h,若有饮酒史,则潜伏期可延长。在肝中,甲醇被醇脱氢酶代谢为甲醛,然后生成甲酸。大量摄入甲醇后,生成的甲醛或甲酸会损害视神经,导致失明,甲醛的作用可能更强。甲醇的慢性毒性主要是通过工业接触而发生,高浓度的皮肤接触可引起皮痒、湿疹和皮炎。

乙醇主要通过肺、胃肠道和皮肤被迅速吸收,可根据身体各部分的水分含量而分布到全身,容易通过血脑屏障被运输。然而,只有在短期内限量或单独使用时,乙醇才可通过皮肤被吸收;而当皮肤大面积重复接触造成脱脂后,乙醇能很好地通过皮肤吸收,在一些儿童中已观察到皮肤吸收引起乙醇中毒的症状。

在肝脏中,乙醇和乙醛脱氢酶参与乙醇和乙醛最初的代谢。乙醇的代谢速率相对稳定。微粒体混合功能氧化酶可能参与乙醇的代谢,但仍存在一些争议。有研究证实当体内乙醇的浓度较高时可激活微粒体混合功能氧化酶系统,而肝脏中混合功能氧化酶的活性在乙醇代谢过程中并没有显示出明显增高。吸收的乙醇 90% 被代谢为乙醛,然后生成乙酸,并通过糖酵解途径生成 CO_2 和 H_2O。残余乙醇通过呼出或由尿、汗、唾液排出。

高剂量的乙醇被认为是中枢神经系统的抑制剂。只有在血液中浓度达到 30～50 mg/(100 mL) 时,乙醇才能对 CNS 产生抑制作用。吸入相当浓度的乙醇蒸气会引起对 CNS 的严重影响,在乙醇浓度高达 5 000～10 000 ppm 时可看到这些影响。乙醇的主要毒理学作用是对发育胎儿的影响,乙醇易通过胎盘进入胎儿循环中,造成胎儿乙醇综合征(FAS)。反复大量摄入乙醇会产生诸多毒性作用,包括肝脏毒性和心肌毒性。暴露于 1 000 ppm 的浓度以上,会出现头痛,及对眼、鼻、喉的刺激。长期暴露于低浓度乙醇中会引起嗜睡、乏力和注意力不集中。过度暴露于乙醇中会引起多语、行为改变、反应迟钝、肌肉不协调和复视。工业生产暴露于乙醇蒸气没有实际危害,但吸入高浓度的乙醇蒸气会导致致命的中毒。

乙醇和其他溶剂在毒理学上的相互作用是很重要的。如在暴露于含氯的碳氢化合物之前摄入乙醇,则四氯化碳、氯仿、三氯乙烯、三氯乙烷的肝脏毒性增强。乙醇也可用作竞争性抑制剂以减弱甲醇和乙二醇的毒理学作用。临床上用乙醇治疗1,2-亚乙基二醇和甲醇中毒,因乙醇与醇脱氢酶有较大亲和力,可以降低醇脱氢酶对1,2-亚乙基二醇和甲醇的催化代谢而导致的毒性。

8.3.1.5 几种含氯碳氢化合物的性质及毒性

1. 三氯甲烷

三氯甲烷 $CHCl_3$(又名氯仿)为无色透明易挥发液体,有特殊的甜味,相对分子质量119.39,相对密度1.498(15/4℃),沸点61.2℃,蒸气压26.66 kPa(25℃)。微溶于水,易溶于乙醇、乙醚、苯、石油醚等,不易燃烧。被广泛用在漆、塑料、制冷剂的生产中。

氯仿是脂肪族卤代烃类溶剂中被研究得最多的,以前被用作麻醉剂,但由于它对肝脏和心脏的毒性较大,目前已很少使用。由于它排放量较大,被认为是一种危害性和危险性较大的废弃物。

氯仿通过吸入、摄食和皮肤被吸收,其代谢的最初产物是 CO_2 和 Cl_2。氯仿能对皮肤和眼睛造成刺激,暴露于氯仿中会诱发肝脏坏死和脂肪变性,也可造成肾脏和心肌的损伤。吸入氯仿可使心脏对儿茶酚胺的敏感性增强,可能导致心律不齐。氯仿也是低强度致畸变剂和高强度胚胎毒性剂的惟一低碳数卤代碳氢化合物,可诱发雄性大鼠肾上皮细胞肿瘤和小白鼠肝细胞疡。

2. 三氯乙烯

三氯乙烯主要经呼吸道吸收,也较容易经皮肤吸收,在体内有一定的蓄积作用,主要蓄积于肝、脑、心脏等器官。吸收三氯乙烯后,可以原形自呼出气中排出,或在体内代谢后从尿中排出,其在体内主要经两种途径进行代谢:细胞色素P450(CYP450)氧化途径和谷胱甘肽(CSH)结合途径。经CYP450途径代谢后的终产物主要为水合氯醛,后者可进一步被氧化成三氯乙酸(TCA),或被还原成三氯乙醇。另外,三氯乙烯还可在此代谢途径中经过分子重排后,脱氯生成少量的二氯乙酸(DCA)。经CYP450途径氧化代谢生成的产物主要作用于肝脏和肺脏。三氯乙烯另外一条代谢途径是在谷胱甘肽-S-转移酶(GST)的作用下与谷胱甘肽结合,形成S-(1,2-二氯乙烯)、谷胱甘肽(DCVG),后者被进一步代谢成S-(1,2-二氯乙烯)-L谷胱氨酸(DCVC)等中间物。DCVC在肾脏中经5-裂解酶作用后生成丙酮酸、氨和一种能与大分子物质相结合的反应片段。后者可进一步损伤细胞上的硫基,或引起脂质过氧化。经谷胱甘肽结合途径生成的三氯乙烯反应物,其作用的靶器官主要是肾脏。

三氯乙烯急性接触毒性主要导致神经系统损害,如麻醉感、头痛、昏迷,甚至脑水肿、死亡。慢性接触可能损害实质器官,主要影响肝、肾和心脏,还作用于第 8 对脑神经,致使听觉受损。

动物实验已证明了氯乙烯有致癌性。可引起小鼠的肝癌、肺癌,以及大鼠的肾癌。但存在着种系和性别的差异,可能与三氯乙烯在不同动物体内代谢不同有关。例如,三氯乙烯只引起 B6C3F1 和 swiss 小鼠发癌。

三氯乙烯可以通过与过氧化物酶体增生活化受体(PPARs)作用引起过氧化物酶体增生。过氧化物酶体增生活化也存在着种系和性别的差异。有证据表明,三氯乙烯在体内外实验中具有诱变作用,三氯乙烯及其代谢物如三氯乙醇、三氯乙酸在 Ames 诱变实验中是强诱变剂,可引起移码突变和碱基置换突变。

3. 四氯化碳

四氯化碳(CCl_4)为无色液体,有类似氯仿的微甜气味,相对分子质量 153.84,相对密度 1.595(20/4℃),沸点 76.8℃,蒸气压 15.26 kPa(25℃)。该物质微溶于水,可与乙醇和乙醚以任何比例混溶,不燃烧,易挥发。

CCl_4 已用作麻醉剂和驱虫剂,也广泛用作干洗剂和脱脂剂,并作为脂肪、酯、蜡的溶剂。四氯化碳在工业生产、科学实验以及生活中的普遍应用而引起的污染以及对人体的危害越来越受到关注。近年来,美国对供水系统中 CCl_4 含量的检测结果表明,约有 2 000 万人饮用的水源被 CCl_4 污染;另有报道,排入大气中的高浓度的 CCl_4 也引起了一定程度的危害。据估计,美国约有 340 万工人在生产过程中暴露于 CCl_4。由于 CCl_4 被认为具有致癌作用,所以它的使用已受到限制。

急性暴露于高浓度的 CCl_4 中会抑制中枢神经系统,表现为:昏迷、眩晕、头痛、精神混乱、失去知觉,部分接触者也会表现出胃肠道症状,如恶心、呕吐、腹痛、腹泻等,严重者可能出现肝脏和肾脏损害。

8.3.2　石油溶剂的作用机制

石油是生物遗骸在地层深处经过漫长岁月和极其复杂的化学作用而形成的一种黏稠状液体。由于成分不同,石油的颜色可从褐黄色至黑色,并具有一种特殊的气味。直接从油层里开采出来的石油称为原油,是由许多化合物组成的混合物,成分很复杂。石油化学工业大致分成石油炼制、石油化工、合成纤维、石油化肥等四大行业,其生产工艺过程各不相同,"三废"成分也极为复杂。

8.3.2.1　石油的组成及其特性

石油有天然和人造两种。天然石油亦称之为原油,它是从石油矿藏中直接开采而得的黏稠液体。而把利用油母页岩和煤经过适当加工,所得到的类似石油的产品,称之为人造石油。由于人造石油成本高、质量差,现在已很少生产。

广义上的石油主要是指原油和从原油中提取的石油产品,即成品油。

石油的组成虽然很复杂,但其中主要的组成成分则是碳和氢两种元素,其中碳约占 84%～85%、氢约占 12%～14%,碳氢比(C/H)约在 6.1～7.2 之间,因此,人们往往又把石油称为烃或碳氢化合物。此外,石油中还含有少量硫、氧、氮以及微量的磷、氯、碘、铁、钾、镍、钠、砷、铅、钒、铜、硅等元素。

主要由碳、氢两种元素组成的石油,其烃类构成形式大体上可分为烷烃、环烷烃、烯烃、炔烃和芳香烃。

石油多为黑色、褐色或暗绿色,也偶有黄色,其状态主要取决于温度和含蜡量,常成液态、固态或半固态。均具有浓烈的气味,如含硫(主要是硫醇)的原油,在很低浓度时就有令人不快的臭蛋气味,少数不饱和烃类和氮化合物,也能造成难闻气味。一般情况下,原油要比水轻,其密度在 0.75 g/cm³～0.95 g/cm³ 之间。

原油的膨胀系数随密度的升高而降低。据霍耳德(Holde)的研究结果,密度在 0.905 g/cm³ 以下的原油,当温度处于 20℃～78℃时,其膨胀系数范围为 0.072%～0.076%。原油的黏度也是一个重要指标,决定黏度大小的主要因素是原油的密度。

将原油加热至某一温度,其挥发出的油气与空气混合,遇火焰能发生一闪即灭时的最低温度即是原油的闪点。原油的闪点跨度较大,一般介于-12℃～110℃(10F～230F)之间。而原油的着火点通常在 2℃～154℃(36F～310F)之间。

原油的化学性质实际上是其主要组成成分,即各种烃类化学性质的综合。常温下,原油能和空气中的氧气起缓慢的氧化作用,促使其成分中的不饱和烃形成不稳定的过氧化物,渐而发生聚合作用,使原油本质发生变化,黏度和柏油质出现增加等现象;具有可燃性几乎是原油的共性,所不同的是有些一经点火即能发生燃烧,有些则需先加热至其着火点,才能被点燃。原油燃烧的快慢与其成分中含挥发性烃类量的多少有关;硫酸能溶去原油中氧、氮、硫等化合物,以及不饱和烃,从而大大改善原油的颜色、气味和稳定性;氢氧化钠溶液除能中和原油中的酚、脂肪酸和其他有机酸等酸性物质外,还能和原油中的硫化合物、硫醇、过氧化物反应,达到除去原油中部分杂质的目的;硫黄和原油会在加热中起反应,除发生硫化氢气体外,还能使原油中某些成分发生聚合,使其残留物成为柏油状物质。

另外石油及其产品与安全运输密切相关的特性主要有:①挥发性;②易燃性;③爆炸性;④带电性;⑤毒性;⑥黏结性等。

8.3.2.2　石油污染的危害作用

1. 对水环境的危害

石油对水环境的污染是非常严重的。最常见的污染来源是含油工业废水的排放、近海海底油田的开发以及载油船舶的运输。油轮事故性排放、油轮的压舱水和洗舱水等含油废水排入海洋,形成的大片油膜极易点燃引起大火,产生浓烟、硫化氢、二氧化硫、氮氧化物、一氧化碳等有毒气体和烟雾污染大气。烧剩的油膜则形成更黏稠的厚膜覆盖海面,继续污染海洋。

油膜大面积覆盖在海水表面,严重妨碍了海水的复氧功能。大火燃烧以及有机物的氧化分解也消耗大量的氧气,使海水中的溶解氧含量急剧下降,影响海水的自净功能,也促使许多水生生物因缺氧而死亡。

油膜阻挡了日光,使进入表层海水的日光辐射量减少,影响了具有光合作用能力的浮游生物的生存。同时,油膜和油珠具有很强的黏稠性,很多浮游生物、鱼卵、鱼苗、成鱼、贝类等水生物都会由于接触了油膜而被黏稠物包绕体表,导致死亡。例如,很多鱼类的鳃部,海脉、海象等的鼻孔,鲸鱼的喷水孔都可被黏稠物堵塞,使它们呼吸受到影响,最终窒息而死。海鸟可因羽毛、翅膀被油膜粘住而不能活动,最终饥饿而死。油质还能破坏海鸟羽毛内充满空隙的组织结构,使得羽毛不能御寒而导致海鸟冻死。另外,油膜和油珠在海面上逐渐被氧化,剩下高分子的组分逐渐沉入海底,可危害底栖生物。

石油污染的海水中孵化出来的幼鱼大部分是畸形,主要表现为鱼体扭曲,没有生命力,很快死亡。石油污染还能使水产生物带有臭味。这种臭味主要来自石油中的芳香烃类化合物和含硫化合物。

2. 对土壤环境的危害

矿物油进入土壤后,虽经土壤生态系统的一系列净化作用,但在土壤、作物各部分都有残留,其残留量与输入量呈显著直线正相关。虽然有些作物如水稻的生长发育和产量受矿物油的影响较小,但其作物体和果实内的矿物油残留却很高,因此,不利于人畜食用。如我国的沈抚污灌区,由于以矿物油为主体的污染源长期未经处理,超标排放,造成灌区土壤生产的大米品质变劣且发出不良气味,就是因为大米中矿物油残留超标,并由此引起其他营养成分变化。试验表明,当盆栽土壤中加入 300 mg/kg 矿物油后,稻米中矿物油残留量就有显著增加,并随加入量的增加而递增。这就间接证明了土壤中矿物油累积到一定程度后,稻米将受矿物油的污染。

此外,矿物油可直接经表皮渗入细胞间隙,并在植物体内再分配,由根部向叶或叶向根移动。同时,这种渗入的动力是物理的渗透压作用,而非主动的生物吸收。但是矿物油能降低植物的蒸腾作用,加强呼吸作用,以及减小光合作用效率等。适量引用低浓度含矿物油污水灌溉农田或适量施用含矿物油污泥对农作物生长是无害的,甚至可以利用其中的某些养分,并增加土壤微生物的碳源。但是,大量的矿物油进入土壤,对土壤微生物有抑制作用,对土壤酶活性也有抑制作用。据有关材料说明,在草甸棕壤土中,矿物油对细菌的抑制作用较明显,对真菌、放线菌的抑制作用较弱;低浓度矿物油对固氮菌有刺激作用,高浓度则有抑制作用;矿物油对硝化细菌的代谢作用有明显的抑制效应。经研究表明:当土壤矿物油浓度小于 10％时,土壤中的放线菌和总细菌数量不受影响,但真菌数量明显减少,固氮菌活性降低,土壤糖类的矿化率降低。此外,矿物油进入土壤,改变了土壤有机质的组成和结构,引起 C/N 和 C/P 比的变化,必然导致土壤微生物区系的变化。

矿物油对土壤酶活性的影响随矿物油成分和土壤类型的不同而不同。草甸褐土施入矿物油后,对脲酶、蛋白酶、碱性磷酸酶的活性均有抑制作用,其抑制程度为:脲酶>蛋白酶>>碱性磷酸酶。草甸棕壤施入矿物油后,对脲酶有明显的抑制作用,对蔗糖酶稍有抑制,对其他酶类如过氧化氢酶、蛋白酶、磷酸酶等的抑制不明显。据有关材料表明,当添加的油为 500 mg/kg 时,小麦盆栽土中脲酶抑制率为 39.5%,水稻盆栽土中脲酶抑制率为 64.7%。因此,用脲酶作为检验土壤石油污染程度的指示酶是可行的。

为了防止土壤遭受石油污染,最主要的措施是加强含矿物油污水的治理和严格控制农田灌溉用水质,以及施用含矿物油污泥、垃圾时严格控制其中矿物油的浓度和施用量。我国的农田灌溉水质标准规定其中矿物油含量不得超过 10 mg/L。在水稻田施用含油污泥时,一般每公顷隔年施应小于 30 000 kg,其浓度不能超过 5 000 mg/kg。若每年施用,其浓度不能超过 3 000 mg/kg。此外,防止输油管道的渗漏,也是防止土壤石油污染的重要措施。

3. 对大气环境的危害

石油炼制过程中产生的废气、原油及各组分燃烧过程中产生的废气以及附着于水和土壤表层的油膜中的挥发性物质都可污染大气,尤其是油井大火可造成严重的大气突发性污染,因为浓烟中含有大量有毒物质,如大量的碳粒、硫氧化物、硫化氢、硫醇、氮氧化物、氨、一氧化碳、二氧化碳、酚类、醛类和多环芳烃类化合物等。

石油炼制过程中产生的废气主要有 SO_2、NO_2、CO、CO_2、颗粒物、H_2S、氨、硫醇、硫醚、酚、总烃(包括苯并[a]芘等多环芳烃类化合物),它们绝大多数是大气中的主要污染物。其中 SO_2 和 NO_2 是大气中酸雨的主要来源;NO_2、烃类化合物及甲醛在紫外线作用下能产生光化学烟雾;CO_2 大量排放能引起温室效应等。

石油的燃烧馏分主要是指液化石油气(LPG)、汽油和柴油。它们一经燃烧就会产生多种燃烧产物,例如 LPG 和柴油燃烧后可产生 CO、NO_x、芳烃、SO_2、醛类、氰化氢、氨、硫酸盐、苯并[a]芘、硝基多环芳烃、颗粒物等。这些燃烧产物的毒性及其对环境造成的污染程度大于燃烧前的原物质。其中危害严重的主要有以下几种。

1) 一氧化碳

一氧化碳(CO)是含碳化合物不完全燃烧的产物。虽然石油类燃料的热值一般比煤高,燃烧比较充分,但仍有 CO 产生。

2) 颗粒物

石油燃烧产生的颗粒物绝大多数是含碳有机物不完全燃烧的产物,其产量比燃煤颗粒产量少得多,但毒性很强。

这些颗粒物的粒径都很小,容易沉积在呼吸道的深部,损伤细支气管和肺泡。

UG 的燃烧颗粒中约有 93% 以上是粒径 10 μm 以下的可吸入颗粒,而燃煤颗粒只含大约 76% 的可吸入颗粒。柴油燃烧颗粒中 90% 是平均粒径 $0.1\sim0.3$ μm 的可吸入颗粒物,而且这类颗粒物很黏稠,在呼吸道附着力很强,极易在局部聚集,不易扩散,与燃煤颗粒明显不同。

液化石油气(LPG)燃烧颗粒的致突变性高于燃煤颗粒,在细菌回复突变试验中,LPG 的菌落回变数明显多于燃煤组。但在大气环境中,燃煤颗粒的排放量要比石油燃烧的颗粒排放量大,因此其危险度有待进一步评价。

汽油燃烧的颗粒物含有数十种有机成分。在含铅汽油车的尾气颗粒物中检出 32 种化合物,主要包括多环芳烃、苯类化合物、卤代烃、杂环化合物和环氧化物等。其中多环芳烃以芘、蒽、菲等为主。无铅汽油车的尾气颗粒物中检出 23 种化合物,也以多环芳烃为主,但未检出菲和环氧化物。汽油车尾气颗粒的 Ames 试验呈明显的致突变效应,且以间接致突变为主。人群健康调查发现,职业接触汽车尾气的人群呼吸道症状发生率均高于非职业接触人群,尤以咽部异物感、咳嗽、咯痰最明显。接触汽车尾气人群的外周血淋巴细胞染色体畸变率、姐妹染色单体互换(SCE)率、淋巴细胞微核率均高于对照组,细胞免疫、体液免疫以及非特异性免疫功能均显著低于对照组,尤以细胞免疫功能受影响最大。

柴油燃烧的颗粒物成分更为复杂。已鉴定出的就有 100 多种有机物,其中多环芳烃约有 40 多种,硝基多环芳烃约有 50 多种,此外还有一些含硫、氮、氧杂原子的多环芳烃。柴油燃烧颗粒的 Ames 试验结果呈强阳性,尤以直接移码型突变为主。将人淋巴细胞与这种颗粒共同培养,SCE 率增高;将这种颗粒注入田鼠气管,发现肺细胞的 SCE 率很高。

柴油燃烧颗粒提取物涂抹小鼠皮肤具有致癌作用,但吸入试验未见致疡报道。大鼠吸入试验同时给予促癌剂,可诱导出肺腺瘤。柴油尾气致癌的流行病学调查研究已很多,但其致癌性至今尚不能确定。国际癌症研究机构(1ARC)根据大量动物实验结果,于 1989 年将柴油尾气定为"人类可疑致癌物"。

大鼠现场染毒吸入柴油尾气,其肺灌洗液中乳酸脱氢酶、唾液酸、丙二醛等指标均明显高于对照组。对 1 200 多例职业接触柴油车排出颗粒及非接触者进行的回顾性人群流行病学研究发现,接触组呼吸道刺激症状出现率明显高于非接触组。慢性阻塞性肺部疾病的患病率也是接触组明显高于对照组。

石油以及各燃料馏分的燃烧颗粒物都含有很多致癌物和可疑致癌物,在体外试验和整体动物试验中得到很多阳性结果。但要外推到对人的致癌性,目前尚不能下结论。

3) 硝基多环芳烃

硝基多环芳烃(NO$_2$ - PAHs)是由硝基与多环芳烃结合而成的一大类化合物,约百种。常见的有一硝基芘、二硝基芘、硝基苯并芘、四硝基芘等。硝基多环芳烃存在于柴油、汽油、原油等燃烧的颗粒中,炭黑中含量也比较多。除了污染空气外,也能沉降到水中污染水体。另外,紫外线照射某些氨基多环芳烃也会转变成硝基多环芳烃。硝基多环芳烃由于种类不同,毒性也不同。

YG 系列菌株是鉴定硝基多环芳烃的特异菌株。除此之外,在 Ames 试验中硝基多环芳烃对鼠伤寒沙门氏菌菌株也有致突变性。另外,硝基多环芳烃具有多种遗传毒性,并能与 DNA 结合形成 DNA 加合物。

8.3.2.3　石油馏分及其毒害作用

1. 汽油

汽油为麻醉性毒物,主要作用于中枢神经系统,引起神经功能紊乱。汽油经呼吸道或皮肤吸收后,能迅速经血液循环并通过血脑屏障,对脂肪和类脂质产生极强亲和力,使神经细胞类脂质代谢平衡失调,对中枢神经系统造成损害,主要表现为神经衰弱综合征。低浓度引起人体条件反射的改变,高浓度可致人体呼吸中枢的麻痹。劳动环境的高温,加速汽油蒸发,使毒性增加,人直接吸入液态汽油引起的中毒死亡病例尸检见有肺水肿、渗出件支气管炎,并有肺淤血等损伤。另外,汽油还有去脂作用,对皮肤有一定的损害,长期接触会出现干燥、裂口、角化性皮炎等。

1) 有机铅化物

有机铅,特别是四乙基铅对人中枢神经系统毒性作用表现为脑干神经元出现病理学改变和相关神经的损害,其他与有机铅有关的疾病有肾病、血液学改变、高血压、先天性畸形、生长发育不良、免疫缺陷等。婴儿是最敏感的人群。

2) 甲基叔丁基醚

20 世纪 70 年代,甲基叔丁基醚(MTBE)因可作为汽油调和组分以提高辛烷值,开始被人们注意。由于 MTBE 可增加汽油的辛烷值,提高燃烧效率,减少一氧化碳和其他一些有害物质(如奥氧、苯、丁二烯等)的排放,并可替代四乙基铅作抗爆剂和满足大量生产高辛烷值无铅汽油的要求,其需求迅速增长。因此,各国掀起建立生产 MTBE 装置的浪潮,MTBE 一跃成为新兴的大吨位石油化工产品。MTBE 主要经呼吸道被吸收,也可经皮肤和消化道被吸收。动物在高浓度 MTBE 中呼吸可导致癌变和其他危害。

(1) 急性毒性。大鼠急性经口染毒 LD_{50} 为 3.9 g/kg,急性皮下注射 MTBE,大鼠 $LD_{50} > 5$ g/kg,兔 $UD_{50} > 10$ g/kgg, 4 h 吸入染毒兔 $LC_{50} = 120$ g/m³ (Priston,1992)。MTBE 的急性毒性比乙醚大,麻醉指数更小。它对小鼠的麻醉浓度(AC_{50})和致死浓度(LC_{50})分别为 1.0 和 1.6 mmol/L,而乙醚的 AC_{50} 和 LC_{50} 则分别为 1.75 和 6 mmol/L。动物在高浓度 MT 邢中的症状包括麻醉、共济失调、震颤等。

(2) 慢性毒性。长期暴露可引起雄鼠慢性肾病和多种类型肿瘤发生。小鼠长期暴露可使雄鼠发生肝肿瘤。高浓度暴露可造成生殖毒性,引起肾小管肿瘤增加及肝细胞腺瘤增加现象,体重和食物消耗减少和相对肝重量增加,畸形发生率增加,并有剂量—效应关系。

2. 柴油

柴油主要是由烷烃、烯烃、环烷烃、芳香烃、多环芳烃与少量硫、氮及添加剂组成的混合物。燃料油为白色或淡黄色液体。分解和燃烧产物为一氧化碳、二氧化碳和硫氧化物。

1) 柴油的毒性

柴油对大鼠的口服 LD_{50} 为 7 500 mg/kg。因杂质及添加剂不同而毒性可有差异。对皮肤和黏膜有刺激作用。也可有轻度麻醉作用。用 500 mg 涂覆皮肤引起中度皮肤刺激。柴油为高沸点物质,吸入蒸气而致毒害的机会较少,故侵入主要途径是经皮肤黏膜吸收。

2) 柴油的废气及颗粒物的危害

20 世纪 80 年代开始关注柴油机废气,并认为其危害是因为含有 NO_2、CO、SO_2 等有害气体;90 年代以来逐渐认识到,柴油机废气对人体的危害除了它的气体成分外,更主要在于它的颗粒成分:柴油机排出颗粒物(DEPs)。空气中总悬浮颗粒物对人体健康的影响决定于粒子侵入继而积聚于呼吸系统的能力。直径 10 μm 或以下的可吸入颗粒物能直达并沉积于肺部,而引发不良的健康反应。可吸入颗粒物对健康的危害性包括两个方面:一是将细小的颗粒物吸入肺内可产生刺激作用,出现新液,从而引起肺部疾病。当有些患心脏病的人呼吸困难时,可导致心脏损害。二是微粒上附着的许多物质也会对人体健康有影响。

3. 沥青

石油沥青是由性质及分子量不同的烃和烃的衍生物组成的混合物,在常温下呈固体、半固体、颜色为深褐色至黑色,有较高的黏滞性。溶于二硫化碳、氯仿、乙醚、丙酮和松节油,不溶于水、酒精、酸类、碱类,密度为 1.00~1.18 g/cm³。由于产地、结构、加工工艺等不同,其化学成分亦有较大区别。石油沥青的主要成分除沥青和树脂(不饱和烃的聚合物)外,尚含有少量的苯、萘、恩、菲、吡啶、咔唑及酚等挥发性物质,这些挥发性物质是沥青具有一定危害的主要因素。常用的石油沥青主要有直馏沥青和氧化沥青。直馏沥青是石油原油提炼出汽油、煤油、中油、重油等产品剩余的残渣。氧化沥青是直馏沥青在氧化釜内加温注氧后形成的。二者的主要区别除含氧量不同外,在常温下氧化沥青无挥发性物质逸出,但黏滞性提高。广泛用于炼钢、造船、房屋建筑、防水工程、铺筑路面和油漆工业等。

1) 急性毒性

一般认为,石油沥青急性毒性较低。用菜油作溶剂将石油沥青配成沥青溶液,给小鼠经口灌胃染毒。结果表明,石油沥青对小鼠急性经口毒性 LD_{50}>12 500 mg/kg 体重,说明石油沥青经消化道毒性属低毒类物质。

2) 皮肤损害

长期接触石油沥青粉尘及其散出的挥发性气体,可刺激皮肤、黏膜;其粉尘可堵塞毛孔,从而使皮肤干燥、粗糙、增厚,甚至产生赘生物,或出现皮肤色素沉着。

3) 慢性毒性

有关石油沥青烟慢性吸人毒性的报道很少,这可能与石油沥青特殊的理化性质有关。用 20 只小鼠吸入石油沥青加热后形成的气溶胶,时间达 16 个月 18 天。对实验期间死亡的小鼠做病理分析,可发现部分小鼠肺内充血、急性支气管炎、肺炎、支气管扩张以及支气管周围炎细胞浸润。

另一组 30 只小鼠吸入沥青烟,时间长达 21 个月 15 天,病理分析除上述改变,还可见气管黏膜纤毛消失、上皮萎缩坏死,细胞过度肿胀。实验表明,后一组实验动物病理变化较前一组严重。实验者认为,上述两组实验动物的病理变化均属非特异性的,与其他空气污染物引起的改变相似。

4) 致突变和致癌作用

石油沥青有无致突变作用目前还无定论。Pasumin(1989)认为,石油沥青的致突变活性与其化学成分有关。环芳烃含量高时,致突变活性增强,在 S9 活化系统存在情况下,Ames 试验呈阳性。RoNnson(1984)用石油沥青涂料做 Ames 试验研究,结果显示阴性。李厚勇(1991)Ames 结果证明,石油沥青及其烟雾提取物无致突变性。

8.4 新型有机污染物

8.4.1 持久性有毒卤代烃

在利益的驱使下,有大量的废弃电子电器被非法运往发展中国家进行拆解,而拆解方式基本上相当粗放落后,致使废弃电子电器中普遍存在的有机添加剂在不当的处置过程中释放到环境中,或者无意间生成有毒有机副产物,其中包括受国际社会广泛关注的具有致癌、致畸、致突变毒性的持久性有毒卤代烃(Persistent Halogenated Hydrocarbons, PHHs),例如二噁英、多环芳烃、多溴联苯醚等[80-81]。

8.4.1.1 多溴联苯醚

多溴联苯醚(Polybrominated diphenyl ethers, PBDEs)属于溴系阻燃剂(Brominated Flame Retardants, BFRs)的一种,由于其阻燃效率高、热稳定性好、添加量少,对材料性能影响小,价格便宜,得到广泛应用。PBDEs 共有 209 种同系物,在室温下具有蒸气压低和亲脂性强的特点,在水中溶解度小,具有稳定的化学结构,很难通过物理、化学或生物方法降解。PBDEs 在高温下释放溴原子;此外,PBDEs 在一定条件下,例如燃烧,可形成溴代二噁英(PBDD/Fs);十溴联苯醚 BDE

209 可以溶解在有机溶剂中,光照(紫外光或太阳光)可发生脱溴反应,生成低溴代联苯醚和 PBDD/Fs。

PBDEs 高温分解时产生溴原子,溴原子是强还原剂,可以捕获·OH 和·O·等燃烧反应的核心游离基,从而达到阻燃灭火的目的。另外,PBDEs 分解出密度较大的不燃烧气体,而产生覆盖作用,从而隔绝或稀释空气,达到阻燃灭火的目的。因此,PBDEs 被大量生产并用于聚合物中作为一种添加型阻燃剂,尤其用作电子电器制造(电视机、计算机线路板和外壳)、建筑材料、泡沫、室内装潢家具、汽车内层、装饰织物纤维等。虽然 PBDEs 有 209 种同系物,但商品 PBDEs 的种类是有限的,主要有三种 PBDEs 混合物工业品:五溴联苯醚(penta-BDEs)、八溴联苯醚(octa-BDEs)和十溴联苯醚(deca-BDEs)。

全世界对 PBDEs 的需求量很大,1999 年市场对 PBDEs 的需求量达到了 67 000t。近年来 deca-BDEs 需求量大幅增加,1999 年全世界对 deca-BDEs 的需求量占对 PBDEs 总需求量的 81%,2001 年为 83%。在我国,deca-BDEs 已经成为产量最大的含溴阻燃剂。

实验证明,PBDEs 不同同系物的毒性差别很大。商品中工业 penta-BDEs 毒性最大,在很低的剂量下就可以引起毒性;而 deca-BDEs 则需要很大剂量才能表现出毒性。最近的研究证实,这类溴化物会干扰甲状腺激素,妨碍人类和动物脑部与中枢神经系统的正常发育。此外,在其高温分解、燃烧等过程中会产生剧毒 PBDD/Fs。越来越多的研究证明 PBDEs 已经成为一种全球性分布的环境污染物,在大气、土壤、底泥、污泥、水体、生物体包括鸟、鱼、甲壳类动物、鲸鱼、北极熊体内都发现了 PBDEs 的存在。

虽然人们已经认识到 PBDEs 的潜在危害,但由于 BFRs 的良好性能以及寻找代用品比较困难,故迄今为止只有少数国家明令禁止或限用 BFRs。在此前提下,BFRs 在世界范围内,尤其是发展中国家不仅会使用相当长的时间,而且还将保持相当快的增长速度。

PBDEs 的分析测定方法在过去的五六年里有了飞速的发展。PBDEs 的测定要求比较苛刻,检测器的各种配置和条件,如连接器、色谱柱、进样器等都对结果有较大影响。目前对高溴代联苯醚的测定方法尚不完善,多采用短柱分离,气相色谱串联电子捕获检测器(GC-ECD)进行测定。

环境中 PBDEs 的含量呈增长趋势,但目前对 PBDEs 的生物毒理研究较少,对人类的健康风险评价还很缺乏,有待进一步研究。另外,PBDEs 的分析方法还有待改进,现有的方法对高溴代联苯醚,尤其是 BDE 209 的检测尚不完善。许多国家对于环境中 PBDEs 的污染状况进行了研究和报道,但我国在这方面的研究起步较晚,需要更多的研究准确地评估我国 PBDEs 的污染状况,合理的使用 PBDEs,保护环境和人类的健康。

8.4.1.2 氯代二噁英

氯代二噁英通常指具有相似结构和理化特性的一组多氯取代的平面芳烃类化合物,包括 75 种多氯代二苯并-对-二噁英(Polychlorinated-*p*-dioxins,PCDDs),和 135 种多氯代二苯并呋喃(Polychlorinated dibenzo-furans,PCDFs),被《斯德哥尔摩公约》列为优先禁止使用的持久性有机污染物(POPs)。各种同族体在理化性质、环境行为、诱变性和毒性等方面存在着很大的差异。其中研究最为充分的是苯环上 2,3,7,8 位置上被氯取代产生 17 种具有高毒性的同系物,其中 2,3,7,8-四氯二苯并-对-二噁英(2,3,7,8-TCDD)是目前所有已知化合物中毒性最强的二噁英单体,且具有极强的致癌、致畸、致突变性和环境内分泌干扰作用等多种毒性作用。这类物质既非人为生产,又无任何用途,而是燃烧和各种工业生产过程的副产品。目前,由于木材防腐和防止血吸虫使用氯酚类化学品造成的蒸发、工业和固体废弃物焚烧的排放、落叶剂的使用、杀虫剂的制备、纸张的漂白、汽车尾气的排放、森林燃烧以及废弃电子电器不当拆解等成为环境中二噁英的重要来源。

氯代二噁英无色、无臭、沸点和熔点较高,具有亲脂性而不溶于水,在环境中具有热稳定性、低挥发性、脂溶性和高稳定性。此类化合物在辛醇/水中分配系数的对数值极高,因而可以通过食物链进行生物富集。且一旦进入土壤环境,极难被降解。氯代二噁英是大气、土壤、水体、沉积物和动植物体内等生态系统中无处不在的持久性有机污染物。目前,已在南北极大气和动物体内发现了氯代二噁英的"足迹"。

由于氯代二噁英在自然环境中主要以混合物形式存在,评价接触这些混合物对健康产生的潜在效应不是简单的浓度相加问题。许多化合物的毒性资料尚不完全,如致癌性、致畸性和生殖毒性的研究仅限于几个化合物。尽管如此,为了评价这些混合物对健康影响的潜在效应,国际上常把不同组分折算成相当于 2,3,7,8-TCDD 的量来表示,成为毒性当量(Toxic Equivalent Quantity,TEQ)。为此引入毒性当量因子(Toxic Equivalency Factor,TEF)的概念,即将某 PCDD/Fs 同系物毒性与 2,3,7,8-TCDD 的毒性相比得到的系数。

8.4.1.3 多环芳香烃(PAHs)

多环芳烃进入大气后,可以通过呼吸道和食物链进入人体内,长期积累并不断富集放大而危害人类的健康。同时,大气中的多环芳烃还可通过干、湿沉降作用,迁移到水体和沉积物中,继续破坏生态环境。

人们早就开始认识到某些多环芳烃具有致癌特性。多环芳烃(PAHs)主要是由煤、石油、木材等不完全燃烧而形成,广泛分布于大气颗粒物(气溶胶)、土壤与沉积物及冰雪中不能融化的组分中,可通过呼吸污染空气、烟草烟雾,消化某些食物和饮料而进入人体,特别是被呼吸道吸入的气溶胶细颗粒物上的 PAHs,对哺乳类动物及人类有致癌、致畸、致突变作用,被多环芳烃污染的地区,肺癌发病和死亡率高。另外,许多多环芳烃与皮肤长期接触会导致皮肤癌。多环芳烃对中枢神经、血液的作用也很强。带烷基侧链的芳香烃,对黏膜的刺激性及麻醉性增强。大多数多环芳烃因水溶性降低,其毒性较苯小,但却可使生物产生畸变和突变。多环芳烃致癌性强弱不一,可分为强致癌、致癌、有可能致癌和非致癌化合物。

苯并[α]芘(简称 BaP)是一种典型致癌的多环芳香烃类化合物,分子式(化学式)为 $C_{20}H_{12}$;相对分子质量 253.23;沸点 475℃;熔点 179℃;相对密度 1.351。苯并[α]芘纯品为无色或微黄色针状结晶,在水中溶解度较小,易溶于苯、氯仿、乙醚、丙酮、二甲苯等有机溶剂。在苯中溶解呈蓝色或紫色荧光,在浓硫酸中呈橘红色并伴有绿色荧光。苯并[α]芘是环境中普遍存在的对动物致癌性很强的一种物质,主要在含碳燃料及有机物热解过程中产生的。煤炭、石油等在无氧化加热裂解过程中产生的烷烃、烯烃,经过脱氢、聚合,常可产生一定数量的苯并[α]芘。工厂烟气中的悬浮颗粒物上吸附有苯并[α]芘,散布在大气,一部分降落到水面和陆地上,从而污染水源和土壤。炼焦、化工、染料等工厂排出的工业废水中以及熏制食品、香烟烟雾中均含有苯并[α]芘。

苯并[α]芘对动物具有局部和全身的致癌作用,对猴子反复进行皮下注射可使猴子局部形成肿瘤,从气管反复滴注可形成肺癌,在小鼠身上涂抹可使小鼠诱发皮肤癌。流行病学调查认为,人的肺癌与环境中苯并[α]芘的含量之间有着极为密切的关系。虽然目前各国尚无公认苯并[α]芘的最高容许浓度,但通过动物试验和现场调查提出了一些建议,例如:车间空气中苯并[α]芘最高容许浓度为 0.14 $\mu g/m^3$;居民区大气最高容许浓度为 1~3 $\mu g/m^3$。

苯并[a]蒽、苯并[b]荧蒽、二苯并[a,h]蒽、苯并[α]芘、苯并[j]荧蒽、茚并[1,2,3-cd]芘已被明确规定为影响健康的特殊化学物质,而二苯并[a,h]芘、二苯并[a,e]芘、二苯并[a,l]芘 3 种均为相对分子质量超过 300 的 PAHs,其推荐控制限值的上限为 0.002 $\mu g/m^3$。PAHs 能与硝基、羟基、氨基等发生作用,生成毒性更强的取代基 PAHs,硝基 PAHs 具有很强的致癌和致突变性。如各种硝基芘、硝基荧蒽等。而相对分子质量较大的 PAHs 则更容易发生此类取代反应。

8.4.2　个人护理品

随着人类生活水平的日益提高,个人护理品(PCPs,Personal Care Products)的无控制排放已造成目前全球较为关注也是亟待解决的环境问题之一。PCPs 是属于"药物及个人护理品"(PPCPs,Pharmaceuticals and Personal Care Products)的一类新生污染物质。1999 年,Daughton 和 Ternes 首次提出了 PPCPs 的环境污染问题,Daughton 在文章中《Pharmaceuticals and personal care products in the environment:Agents of subtle change?》写道,"在过去的 30 年里,有关化学污染影响的研究几乎完全侧重于传统的"优先"污染物排放,特别是那些具有急性毒性或持久性致癌农药、工业中间体。然而，这些化学物质，只是风险评价这个难题中的一小部分。另一组具有生物活性的潜在的环境污染物却只受到了相对较小的关注，它们包括药物以及个人护理品中的活性成分……"Daughton 在文章中将该类物质简称为 PPCPs，自此，PPCPs 开始作为药物及个人护理品的专有名词而被广泛接受。同年，美国环境保护局(U. S. EPA)也正式将 PPCPs 列为环境新生污染物质并开始对这一领域展开研究。该类物质在日常生活中被大量、频繁地使用，因而，已造成了假性"持久性"的环境污染现象，表8-13列出了目前被广泛关注的几种 PPCPs 类化合物。2007 年 10 月 25 日，联合国环境规划署(UNEP)在其重要报告《全球环境展望：保护环境是为了发展》中特别强调"必须考虑诸如止痛片和抗生素这类个人护理产品及医药品对水生态系统的影响"。由此可见，PPCPs 作为一类新生环境污染物已得到世界范围的高度关注，而个人护理品(PCPs)作为 PPCPs 的一类主要污染物质，随着其产量、用量的逐年增加而成为近年来国内外环境领域的研究热点[82]。

表 8-13　环境中主要的 PPCPs 成分

类别		化合物举例
药品	抗生素	林可霉素、氯霉素、阿莫西林、四环素
	消炎药	布洛芬、萘普生、双氯芬酸、酮洛芬
	β-阻滞剂	美托洛尔、普萘洛尔、索他洛尔
	精神类	卡马西平、扑米酮、沙丁胺醇
	减肥药	氯苯氧异丁酸、苯扎贝特、非诺贝酸
	X 射线造影	碘普罗胺、泛影葡胺
	固醇激素类	雌激素、雌三醇
个人护理品	香料添加剂（合成麝香）	硝基麝香、多环麝香
	抑菌剂	三氯生、三氯卡班
	防晒剂	二苯甲酰甲烷类、肉桂酸酯类、二苯甲酮类
	其他类	有机硅氧烷

　　PCPs 是直接用于动物或者人体的化学物质，例如肥皂、香波、牙膏、香水、护肤品、防晒霜、发胶、染发剂等等，其有效成分主要包括合成麝香、抑菌剂、紫外防晒剂等。但是，这类具有生物活性物质在被使用之后，它们本身及其代谢产物会被排放入环境。如图 8-12 所示，生产个人护理品的化工厂通过废水排放使该类化学物质直接进入水体；而外用的护理品可通过日常的清洗、游泳等途径进入水体，或者

作为垃圾而残留于环境中,进一步被表层土壤吸附,随后又通过渗透、径流等途径进入水体。同时由于该类污染物包含一些易挥发组分,在日常使用过程中(后)很容易通过挥发作用以气态形态在空气中扩散,最终这类新生污染物又返回到生物圈。在众多的归趋途径中,最基本的途径就是通过水体径流或污水处理厂的排放进入自然水体。在自然条件下,大部分 PCPs 难于生物降解,通过食物链等途径在动物及人体内积累。因此,该类污染物在环境中的广泛存在,已对环境乃至人体存在着潜在风险。

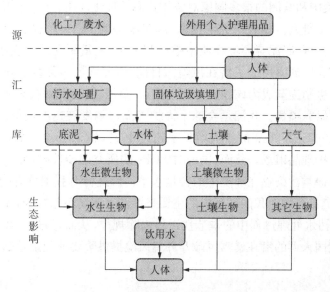

图 8－12　PCPs 进入环境的迁移途径

　　研究表明,PCPs 类污染物以较低浓度存在于环境中,但即便其环境浓度低于 ng/L 数量级的水平也会对生物体产生一系列毒副效应。由于这些物质在一般的环境条件下具有较强的生物活性,生物累积性和缓慢生物降解性,因此该类污染物能较长时间残留于自然环境中,使其长期暴露于人体和水生、陆生生物体,给人类健康和生态环境带来潜在的危险。迄今为止,大量研究表明,残留在环境介质中的 PCPs 以各种方式影响着环境中的非目标生物体,例如高等生物的性别比、地球生物化学循环的局部变化过程、植物生长的渐进改性、昆虫蜕皮或幼仔孵化的失败发生概率、各种畸形生命体在解剖过程中呈现出的生理结构等。

　　对 PCPs 这类污染物质日益受到关注的原因可归纳为以下两方面:

　　首先,从 PCPs 使用情况以及它们本身的性质来看,作为人类日常生活的主要消费品,PCPs 的使用量是逐年增大的。Daughton 在 2004 年指出,全世界范围内大约有六百万种 PPCPs 商品,并且,它们的使用量还在以每年 3%～4% 的速度增长。与早年重点研究的优先控制污染物——持久性有机物(POPs)不同,大部分

PCPs 本身并不具有持久性的特点,但由于其在人类的日常生活中被广泛使用,进而持续向环境中排放,致使环境中始终存在 PCPs 的残留,并且该类污染物的环境残留量呈现上升趋势,已造成了"环境持久性"的假象。1999 年,美国的国家研究项目对 139 条河流进行了检测,在超过 40% 的河流中发现 PCPs,其中合成麝香类污染物检出率较高。

第二,PCPs 的环境污染问题是由社会生活引起的,随着居民生活水平的提高及城市化进的推进,这种污染现象将日益突出,对生态环境的影响也将日益明显。

近 20 年美国和欧洲的很多国家对该类物质的理化性质、含量分析以及生态毒性等方面进行了研究。随着研究的深入,越来越多的 PCPs 通过痕量分析的方法在水体、大气、土壤、底泥等环境介质中被检测出来,大量研究结果表明,该类物质对水体生物及人体健康构成了潜在风险。目前,研究该类污染物在环境中的归趋行为及其去除机制逐渐成为该领域的研究热点,美国、荷兰、德国、瑞典等国家都已开展了专门的研究项目。我国是全球个人护理品市场发展速度最快的地区之一,有资料显示,1997—2006 年的年均增长率超过 10%,到 2015 年,我国有望成为全球第二大个人护理品市场。然而,国内对 PCPs 的研究起步较晚,而主要的研究重点也仅侧重于该类污染物在环境中的含量水平。因此针对我国特有的 PCPs 使用模式,研究特定化合物在我国环境中的主要来源及其环境归趋行为,尤其突出探讨典型 PCPs 在污水处理过程中的季节性迁移去除规律,从而,为进一步客观评价该类污染物对我国人群的潜在暴露风险及环境风险提供重要的理论基础。

第 9 章　环境物理因素的毒理学

环境物理因素污染包括：电磁辐射、电离辐射、非电离辐射、噪声污染等。本书主要介绍前三种环境物理因素的毒理学研究。

9.1　电磁辐射

电磁辐射是可以在相垂直的电场和磁场，随时间变化而交变振荡，形成向前运动的电磁波。

电磁辐射根据频率和波长可分为无线电波、微波、红外线、可见光、紫外线、x射线、γ射线等，它们仅有能量而无静止质量。x射线和γ射线均由光子组成，它们在电磁辐射能谱中所占的范围基本相同。x射线是从核外产生的，而γ射线是从核内产生的。它们主要通过光电效应、康普顿效应和电子对产生等三种方式将能量转移给被碰撞的物质。

9.1.1　电磁辐射强度的表征

表征高频电磁场、极低频电磁场的计量单位为 V/m（电场强度）、A/m（磁场强度）和 tesla（T）（磁感应强度）。微波的计量单位是功率密度，是指穿过与电磁波的能量传播方向垂直的单位面积的功率，用 mW/cm^2 或 $\mu W/cm^2$ 表示。一般来说，低于 100 MHz 的电磁辐射必须测定电场和磁场，高于 100 MHz 的主要测定功率密度。电磁辐射在其 1/6 发射波长半径范围内形成电磁场区，称为近场区；大于 1/6 发射波长半径以外形成电磁波向外传播，称为远场区。近场区要测定电场和磁场，而远场区以测定功率密度为主。

射频辐射的生物效应分为致热效应和非致热效应。1 MHz 到 10 GHz 的射频辐射可穿过机体暴露部位表面进入组织深部，吸收能量而产生热作用。进入机体的深度与辐射的频率有关，低频辐射的穿透力强，10 GHz 以上频率的射频辐射基本上在皮肤表面被吸收，穿透力非常弱。衡量射频辐射热作用的指标为比吸收率（SAR），它是指单位时间、单位质量所吸收的电磁辐射能量，用 W/kg 或 mW/kg 表示。

9.1.2 电磁辐射源

环境中的电磁辐射源按其发射的电磁波的强弱不同一般可分为高功率电磁辐射源和低功率电磁辐射源两类。高功率辐射源是指在距辐射源 100 m 处功率密度达 1 W/m² 或以上的辐射源,如卫星通讯系统、气象雷达以及 FM 调频广播和电视;低功率辐射源指在距辐射源 100 m 处的主束功率密度低于 1 W/m² 的辐射源,如有线电视系统、警用测速雷达、移动电话以及家用微波炉等。我国目前使用的移动电话的发射频率为 872~915 MHz,发射功率为 0.6 W 左右,接收频率为 917~960 MHz。一般对讲机的发射频率为 400~470 MHz,发射功率为 1.5~5 W。

按发射高度和发射频率,环境中的电磁辐射源又可分为:①高空高频电磁辐射源,如电视发射塔、短波通信、微波通信、移动通信、导航等;②高空低频电磁辐射污染源,如一般的干扰发射塔、电台发射塔等;③地面高频电磁辐射污染源,如工业用的高频感应加热设备、射频治疗机、理疗机、微波干燥机等;④地面低频电磁辐射污染源,如高压输电线路、送变电站、电力机车运行线路即电气化铁道、有轨和无轨电车、轻轨地铁等。

表 9-1 家庭常用电器电磁辐射检测数据参考表(mG:毫高斯)[83]

电器	电磁辐射剂量 mG	电器	电磁辐射剂量 mG
咖啡机	1	电饭锅	40
传真机	2	复印机	40
电熨斗	3	吹风机	70
录像机	6	手机	100
VCD	10	电脑	100
音响	20	电须刀	100
电冰箱	20	电热毯	100
空调	20	吸尘器	100
电视机	20	无绳电话	200
洗衣机	30	微波炉	200

9.1.3 电磁辐射的危害

人们最早对电磁辐射生物作用的认识是观察到辐射强度大于 10 mW/cm² 时可引起机体体温升高,即致热效应。有学者提出,生物组织在电磁场作用下产生"位移"电流、电介质振动和局部感应涡电流而引起组织产热。也有学者指出体温升高是由于极性分子的介电弛张或是离子通过一点阵的运动所致。强度低于 10 mW/cm² 的电磁辐射长期暴露的实验表明,动物虽不出现体温升高现象,仍能表现出一定的生物效应,即非致热效应。为此,目前已提出用电磁场效应、去调制效应、分子效应以及生物抽运效应等机理来解释电磁辐射的非致热效应。

一般来说,电磁辐射的生物作用与功率密度成正比。当身体的长轴与电场矢量相平行时,全身能量吸收率接近最大,即该波长的入射场有 4/10 被吸收。生物效应的大小并不完全与频率成正比,能引起全身吸收率接近最大值的频率称为共振频率。机体接受同一强度的电磁辐射时,若所接受频率是共振频带,则生物作用最大。共振频率的频带与生物体的体长有关,一般成人的共振频带为 60～80 MHz,标准人(身长 175 cm)为 70 MHz;1 岁婴儿为 150 MHz。实验动物的共振频率小鼠为 2 000 MHz,大鼠为 600 MHz,家兔为 320 MHz,恒河猴为 300 MHz,狗为 200 MHz。

9.1.3.1　对神经系统的影响

机体的中枢神经系统对电磁辐射非常敏感。研究发现,电场强度为 100～120V/m、调制频率为 50 Hz 的电磁辐射长期暴露可引起大鼠神经行为的改变。用 2 450 MHz 的脉冲微波(SAR 为 1.2W/kg)辐照大鼠 1 h 后进行水迷宫实验,结果发现辐照组的逃生时间和距离明显增加。还有研究发现,大鼠经 2 450 MHz 的连续波(10 mW/cm²)辐射 7 h 后,长时记忆功能没有受到影响,但对新环境或刺激的反应能力下降。在低于 1 mW/cm² 的微波作用下,实验动物可出现神经介质水平、血脑屏障的通透性以及脑电图(高振幅慢节律)等的改变。

对高频电磁辐射作业人员的调查显示,强度在 20 V/m 以下的电场就可对记忆能力产生影响。50 Hz 低频电磁场还能影响人体的植物神经功能,暴露者表现为疲劳、神经衰弱、性欲减低、忧郁、郁闷倾向以及易激怒等。志愿者试验发现,一次急性暴露 ELF EMF(0.1 Hz 和 0.2 Hz,0.5～1.1 μT)可导致反应时间延长,而 50 Hz,10～13 μT 的 ELF EMF 可引起感觉运动反应的潜伏期变化。

9.1.3.2　对心血管系统的影响

研究发现,用 0.5 MHz 的微波辐射大鼠,每天 2 h,连续 10 个月,动物出现血压下降的单相反应。有调查显示,高频电磁辐射暴露人员的心电图可出现窦性心动过缓、窦性心律不齐、右束支传导阻滞、左室高电压、室性早搏及房性早搏等。有少数人员自觉心前区疼痛、胸闷等,检查所见可有心浊音界扩大,心尖部可听到异常的收缩期杂音。

9.1.3.3　对内分泌功能及代谢的影响

灭活 BCG 预免疫大鼠接受 10 mW/cm² 的 2 450 MHz 微波辐射,每天 1 h,连续 3 d。结果发现,动物出现血清皮质酮显著升高。另有研究表明,1 mW/cm² 的电磁辐射可使动物出现暂时性血清甲状腺素水平升高;0.06～0.321 mW/cm² 的辐射可引起动物肾上腺和垂体重量减少,甲状腺重量增加等。

9.1.3.4 对免疫功能的影响

用 3 mW/cm² 的 3 000 MHz 微波辐射家兔,每天 6 h,连续 6～12 周,照射结束后用金黄色葡萄球菌感染动物,结果发现辐射组家兔对感染的抵抗力明显降低。用 7 mW/cm² 的 300 MHz 微波辐射体外培养的人淋巴细胞,每天 4 h,结果发现,培养 5 d 后辐射组淋巴细胞的转化率是对照组的 4 倍。

9.1.3.5 对生殖系统和胎儿发育的影响

将 Wistar 孕鼠从怀孕第 6 d 开始分别用 40,60,80,100 mW/cm² 的 2 450 MHz 连续微波照射,每次 60 min,隔日照射,共 6 次。结果发现,微波对孕鼠体重增长、胚胎早期发育、胎鼠发育产生了影响。辐射组动物的胚胎吸收率、弯尾、短尾、胎重、胎长、蛛网膜下腔扩大、骨骼等的异常发生率明显高于对照组,其中以 100 mW/cm² 组更明显。微波对生物组织可产生致热效应和非致热效应。上述实验中使用的辐射功率密度超过 10 mW/cm²,因此可以认为以上效应主要是微波的致热效应所致。

将昆明种雄性小鼠分别暴露于 20,30,40 mW/cm² 的 2 450 MHz 连续微波辐射,每天 1 次,每次 30 min,隔日辐射共 2 次。结果显示,小鼠被微波辐射后第 4,10 和 30 d 精子畸形率明显增高,与对照组的差异有显著性,说明微波对精子生殖细胞影响大且持续时间较长。

用 0.1～1.3 mW/cm² 的 2 980 MHz 脉冲波照射雌性大鼠,每天 4 小时,照射 62～80 d。结果发现动物出现动情周期紊乱。用 7～10 mW/cm² 的 300 MHz 脉冲波照射雌性家兔,每天 3 h,每周 6 d,共 4 周,结果显示,动物动情周期延长(正常为 2～4 d,暴露组最长为 20 d),动情后期和间期顺序颠倒,但卵巢和子宫无病理改变。

用 53 GHz 的微波在小鼠孕期的 6～15 d 照射,功率密度分别为 1,3,5,8 mW/cm²,每天照射 2 d。结果发现,功率密度大于 3 mW/cm² 的微波可导致成年仔鼠学习、记忆功能降低,仔鼠脑海马区 M-R 的最大受体结合数明显升高,脑中多巴胺含量显著降低。

国内外的研究人员很早就注意到电磁辐射对男女生殖功能的影响。研究发现,高频热处理及熔炼作业的男性工人性功能减退,个别工人出现阳痿(场强为 400～1 400 V/m)、遗精(场强为 150～480 V/m)。调查发现,对讲机使用者(场强为 0.46～1.6 mW/cm²)性功能异常阳性率随使用时间的增加而显著上升,$t \leqslant 5$ 年组为 7.98%,而 $t > 5$ 年组为 21.10%。对男性志愿者的研究表明,微波辐射后血清睾酮浓度下降,而黄体生成素含量显著升高,提示微波可损害睾丸间质细胞合成睾酮的能力。还有调查发现,雷达作业人员血清 17-羟-皮质醇和睾酮含量异常。对高频作业女工的调查发现,暴露人员的月经异常率为 28.3%,显著高于对照的水平(15.9%)。

9.1.3.6　致癌作用

电磁辐射是否有致癌作用近来受到广泛的关注,特别是 1979 年 Wertheimer 和 leeper 报道输电线产生的电磁场与儿童白血病的发病率有相关性以来,人们通过动物实验以及流行病学研究探讨了电磁辐射与肿瘤发生的关系。

1. 流行病学研究

瑞典和丹麦的调查显示,磁场强度大于或等于 0.2 μT 时,儿童白血病的比值比(OR)是 2.0(95%CI=1.0~4.1);磁场强度大于或等于 0.5 μT 时,OR 是 5.1 (95%CI=2.1~12.6)。新西兰对儿童白血病与电磁辐射之间关系的调查发现,卧室内平均磁场强度大于或等于 0.2 μT 时,儿童白血病的 OR 是 15.5(95%CI=1.1~224);白天室内磁场强度大于 0.2 时,OR 是 5.2(95%CI=0.9~30.8)。英国的调查发现,距架空高压线 100 m 内患白血病的相对危险度(relative risk,RR)为 1.45,50 m 内为 2.0;距变电站 100 m 内的 RR 为 0.99,25 m 内为 1.30。美国对 14 个州职业人员白血病死亡率进行统计分析后发现,电磁辐射暴露是导致白血病发生的危险因素之一。法国和加拿大的联合调查表明,水力发电工人急性髓细胞性白血病和慢性非淋巴细胞性白血病的发病率明显高于一般人群。美国对 5 个大公司的调查表明,暴露于磁场累加。10 年会增加脑部肿瘤的死亡率,RR 为 1.94 μT^{-1}。芬兰对全国工人白血病和脑部肿瘤与职业的相关性进行分析后发现,电磁辐射暴露者患上述两种肿瘤的危险性增加。英国的类似调查也得出了一致的结论。

2. 动物实验研究

给予 C57 小鼠 10、20、40 mW/cm^2 的 2 450 MHz 连续微波辐射,每次 40 min,每天 1 次,共 2 次。结果发现,辐射组小鼠的染色体畸变率、微核率显著高于对照组,呈剂量—反应关系。在 60 Hz,25 mT 的磁场中对 CWF 雌性小鼠进行连续 3 代的辐射后进行病理学检查。结果发现,第 1 代小鼠中可检出淋巴样组织增生;第 2 代小鼠有 5% 出现癌前病变,15.8% 有淋巴样组织增生,还有 4 只在第 418 天出现淋巴瘤;第 3 代小鼠中的 58% 出现癌前病变或恶性淋巴瘤,还有 30% 出现淋巴样组织增生。用 SAR 分别为 0.6 W/kg 和 1.2 W/kg 的 2 450 MHz 脉冲微波照射大鼠,观察脑细胞 DNA 链断裂的情况。结果发现,照射 4 h 后细胞出现 DNA 链断裂,有明显的剂量—效应关系。研究还发现,1.2 W/kg 的 2 450 MHz 连续微波同样可诱发大鼠脑细胞 DNA 的链断裂。

3. 体外试验研究

常规的致突变试验表明,低于 1 mT 的极低频电磁场暴露没有致突变性。但是,有报道 50 Hz,400 mT 的磁场可诱导人恶性黑色素瘤 MeWo 细胞次黄嘌呤鸟嘌呤磷酸核糖转移酶(HPRT)基因的突变,60 Hz,10 V/m 的电场也能增加

HPRT 基因的突变频率。还有研究发现,尽管暴露于 50 Hz,5 mT 的磁场 6 周并不诱发细胞 HPRT 基因的突变,但该水平的磁场暴露可显著促进 x 线照射诱发的 HPRT 基因突变。促进细胞增殖、诱导细胞的鸟氨酸脱羧酶活性以及抑制细胞缝隙连接通讯等是促癌物的重要特征。研究发现,不同类型细胞株短期暴露于 ELF EMF 后,可出现显著的鸟氨酸脱羧酶活性升高。低强度(0.05,0.2 和 0.4 mT)的 50 Hz 磁场暴露 24 h 对中国仓鼠肺成纤维细胞的缝隙连接通讯没有影响,但高强度(0.8 和 1.6 mT)的磁场可抑制缝隙连接通讯。将骨肉瘤细胞株 TE85 和 MG - 63 暴露于 2.3 mT,0.02 mV/cm 的电磁场中 30 min 后,细胞 DNA 合成开始增加,24 h 达最高值,与对照相比差异有显著性。使用 Jurkat T 细胞和 TM3 细胞的实验显示,暴露于 0.2PT,60 V/m 的 50 MHz 电磁场 75 min 后,即可观察到 etsl 癌基因表达的增强。

综上所述,流行病学和实验研究均不同程度地提示电磁辐射暴露是肿瘤发生的危险因素,但也有许多研究没有观察到电磁辐射与肿瘤发生的关系。尽管如此,美国 EPA、美国国家环境健康科学研究所(NIEHS)以及国际癌症研究机构(IARC)综合流行病学和实验研究的结果,分别将极低频电磁场列为人类可疑的致癌物。

9.1.4　电磁辐射安全风险评价

为了评价辐射危害,危险系数或危险因子(risk factor)这一概念被提出。是指当某种有害健康的效应发生概率与辐射剂量成正比时,其比例因子称为危险度,现多称危险系数(risk coeffcient)。可见危险系数只适用于符合线性假说的随机性效应,如辐射遗传危害的估计,危险系数概念的提出,使辐射危害评价得以实现定量、相加和对比,以便为选定辐射防护剂量限并提供生物学依据,是评价辐射对健康危害的重要参数。实际上危险系数是单位剂量照射引起的危险,通常以接受 1 Gy (或 1 Sv)照射后每百万人口中每年或终生的超额发生数表示(例数$\times 10^{-6} Gy^{-1}$ 或例数$\times 10^{-6} \cdot a \cdot Gy^{-1}$)。所谓危险(risk)是指受到一定剂量照射后发生某种有害效应的概率,根据统计方法不同分为绝对危险(absolute risk,AR)和相对危险(relative risk,RR)。辐射致癌的 AR 是受照人群癌症实际发生数(或观察数 Observed cases,Obs)与该人群预期发生数(expected cases,Exp)之差(AR=O-E),又称超额危险(excess risk);RR 是两者之比(RR=O/E),通常更多使用超额相对危险(excess relative risk),用 ERR=(RR-1)表示。预期数可以通过相应本底率(基线率)得出。

9.1.4.1　辐射诱发癌症危险的估计

美国电离辐射生物效应委员会(BEIR)和联合国原子辐射效应科学委员会(UNSCEAR)推荐各器官终身超额死亡率见表 9 - 2 所示。

表9-2　人体器官终身超额死亡率

美国人群			日本人群	
	男	女		
乳腺	—	70	乳腺	60
呼吸系统	190	150	肺	151
消化系统	170	290	胃	126
其他	300	220	结肠	79
白血病	110	80	其他	194
合计	770	810	白血病	100

全身均匀急性照射后超额相对危险估计值因受照时年龄和性别有所不同,多数情况下年轻时受照射后致癌的危险高,但肺癌的敏感性是在中年以后增加(见表9-3)[84]。

表9-3　相对危险估计值由受照时年龄和性别引起的差异

部位	超额相对危险/Sv^{-1}					
	男性受到照射时年龄/岁			女性受到照射时年龄/岁		
	10	30	50	10	30	50
食道	0.18	0.25	0.34	1.23	1.72	2.34
胃	0.27	0.13	0.07	1.05	0.52	0.26
结肠	0.90	0.46	0.23	1.64	0.84	0.43
肝	1.45	0.85	0.49	0.48	0.28	0.16
肺	0.27	0.41	0.53	0.78	1.17	1.77
膀胱	0.83	1.06	1.36	0.99	1.27	1.62
乳腺	—	—	—	6.38	1.32	0.27
卵巢	—	—	—	2.64	1.15	0.50
其他	1.43	0.44	0.13	0.95	0.29	0.09
所有实体瘤	0.66	0.40	0.23	1.14	0.68	0.40

9.1.4.2　危险估算的不确定性

危险系数的提出是从仅有的几个较大受照人群中不断完善而获得的有用资料,试图使其对危险的估计更接近于真实和合理,但不可将其视为一成不变的。因为在建立这些估计值时就特定了许多假设的影响因素,而且都是以非定量的方式进行的,对这些不确定度进行定量困难非常大,例如在调查人群中有关数据迄今仍不够完整,主要是追踪时间太短。同时还有群体间差异,剂量计算、性别、年龄和潜伏期,以及剂量—效应关系确切程度,都给危险估计带来很大的不确定性。

在应用国外人群的有关数据时,应充分考虑到种族差异和我国的基线发生率与参考值的差别,会给危险估算带来一定程度的失真。但是考虑到目前中国缺乏可用的全国肿瘤发生率,利用中国自己的资料获得适用于不同性别、不同年龄、不同癌症的参数,在短时间内几乎是不可能的。

9.1.4.3 PC 法评价

一个人受到低剂量电离辐射的照射,他会有一定的几率患癌,然而一旦真的得了癌症,他可能要求得到经济上的"补偿",甚至可能通过法律程序提出这种要求。为了判断是否应该给予补偿,必须回答他的癌症究竟有多大的概率是由辐射引起的。这就是所谓的辐射致癌因果几率的问题。辐射与某人的癌症之间只有在下列条件下才有因果关系:①他必须在发生癌症前受到辐射的照射,②所患的癌症必须是能够由辐射引起的。在研究这种因果关系时,又必须考虑两点:①至少从辐射致癌的起始过程来讲,辐射致癌是一个纯粹的随机过程,②从现有的知识来看,辐射诱发的癌症与自然发生的或其他致癌因素引起的癌症并无任何区别,因此,只能用统计的方法处理这一因果关系。根据大量人群的流行病学调查,原则上可以得到辐射引起额外增加的癌症发生率的数据(危险度),由它可按下式计算辐射致癌的因果几率 P_C:

$$P_C = \frac{Rr}{Rr + Rb + Ro + Ra} \tag{9-1}$$

式中:Rr——给定剂量 D 的照射引起额外增加的所谓癌症发生率;

Rb——该种癌症的自然发生率;

Ro——医疗照射和其他辐射引起该种癌症的发生率;

Ra——由其他致癌因素引起该种癌症的发生率。

例 9-1:对一定年龄和性别的人群,白血病的自然发生率 $Rb = 3 \times 10^{-5}$/人·每年,电离辐射引起白血病的危险度是 1×10^{-6}/人·年·rem,5 rem 照射引起白血病的额外发生率 $Rr = 5\ \text{rem} \times 2 \times 10^{-6}$/人·年·rem $= 1 \times 10^{-5}$/人·年。如不考虑医疗照射和其致癌因素,受照 5 rem 的人一旦患上白血病,由这一剂量的辐射引起的发病几率 P_C 为

$$P_C = \frac{1 \times 10^{-6}}{3 \times 10^{-5} + 1 \times 10^{-6}} = 25\%$$

严格说来,上述方法并不能完全代表一个具体个人发生癌症的辐射因果关系,但是平均地看,它是正确的,它向行政管理部门提供了一个科学的方法以解决具体个人致癌和辐射之间因果关系这样一个难题。

因果几率的计算很简单,但实际应用时问题很多,主要是:

(1) 计算危险度是用癌症的死亡率还是发生率,目前多数国家可以得到的是对特定地区、年龄和性别的癌症死亡率数据,而不是发生率数据,因为前者容易较准确地调查。但是,癌症患者希望在他们活着时得到补偿,因此用发生率计算更为合理。

(2) 如何估计 1rad(或 1rem)引起的癌症发生率?

危险度的估计受很多因素的影响,如种族、生活方式、宗教、医疗制度以及是否吸烟和喝咖啡等。目前危险度估计最重要的依据仍然是对广岛、长崎原子弹幸存者的流行病学调查,几年后可望得到更准确的数据和分析。

(3) 用什么样的剂量—效应关系外推低剂量或低剂量率下辐射的危险度?

(4) 用绝对危险度模型还是相对危险度模型?

现在 NCRP(美国国家辐射防护委员会)正在起草一个报告,它对上述四个问题的回答将是:①选用肿瘤发生率而不是死亡率计算因果几率;②使用 BEIR 委员会(美国科学院电离辐射生物效应顾问委员会)公布的肿瘤发生率的危险度估计;③采用线性的剂量—效应关系,其理由有二,一是对大多数癌症,因果几率很小,偏保守的线性外推可以使要求补偿者无话可说,二是只有这个模型便于把不同时间所受的多次小剂量的效应相加起来;④仍然采用绝对危险度模型。

9.2　电离辐射

由直接或间接电离粒子,或两者混合组成的任何射线所致的辐射,统称为电离辐射。

高速的带电粒子(如 α 粒子、β 粒子、质子等)能直接引起物质电离,属于直接电离粒子,由此引起的辐射称为直接电离辐射;x 射线、γ 射线、中子等不带电粒子是通过与物质作用时产生带电的次级粒子引起物质电离的,属于间接电离粒子,由它们引起的辐射称为间接电离辐射。

电离辐射同时具有波和粒子两种特性,并具备使物质发生电离的足够能量,因而既包括部分电磁辐射也包括部分粒子辐射。

粒子辐射是一些组成物质的基本粒子,或者由这些基本粒子构成的原子核,这些粒子具有运动能量和静止质量。它们通过消耗自己的功能把能量传递给其他物质。主要的粒子辐射有:α 粒子、β 粒子(或电子)、质子、中子、负 π 介子和带电重离子等。

(1) α 粒子:即氦原子核,由两个质子和两个中子组成,带正电荷,质量较大,比电子重 500 倍。钠、镭和氧等辐射核素裂变可产生 α 粒子。α 粒子质量较大,运动较慢,短距离内引起较多电离。

（2）β粒子或电子：带有一个最小单位负电荷的粒子，其质量很小。辐射性碘可以释放β粒子。直线加速器也可以产生能量为几至十几 MeV 的电子流。电子的质量小，带负电荷，故在介质中容易被介质原子的轨道电子所偏转，形成曲折的径迹，其实际穿透的深度（射程）小于其径迹的长度。在其径迹的末端，由于能量逐渐降低，速度减慢，与介质原子作用概率加大，故电离密度增高。高能电子主要在组织深部产生电离作用。

（3）中子：质量为 1.009 原子质量单位不带电的粒子，是高传能线密度射线，以其优良的生物学特性在放射治疗中显示出优越性。中子穿透力较大，与介质原子核碰撞时，将其能量传递出来。中子与物质的相互作用可分为散射和核反应两大类。

① 散射：中子与被照射物质原子核的性质不变。此过程有 3 种方式：

a. 弹性散射：中子一部分能量转变为介质原子核的动能，该原子核即称为反冲核，中子本身改变运动方向，弹性散射前后，中子与原子核两者的总动能保持不变。原子核越轻，中子转移给它的能量越多，故反冲质子（氢核）得到的能量最多。

b. 非弹性散射：中子一部分能量用于激发原子核，而后它离开相互作用点，被激活的原子核放出光子后又回到基态，因此中子的部分能量变成了 γ 辐射能。

c. 去弹性散射：中子与原子核作用后，可出现多个中子，如氮核受中子轰击时能放出两个中子，而原子核的性质仍保持不变。

② 核反应：此过程发生后，中子与介质原子核的性质都发生了变化。

a. 俘获：中子被原子核俘获，该原子核随即释放出多余的能量，即发出带电粒子或 γ 光子。例如氢原子核俘获中子后放出一个光子；氮原子核俘获一个中子后，放出一个质子，其本身变成了碳原子核。

b. 散裂：能量极高的中子能引起原子核的散裂，吸收了高能中子的原子核会辐射出 2 个或 3 个以上的粒子，如碳原子受到能量大于 20 MeV 中子作用后，其核散裂成一个中子和 3 个粒子。

（4）负 π 介子：介子的大小介于电子和质子之间，故称之介子。π 介子可以带正电、负电或不带电。与辐射生物学关系密切的是负 π 介子，它的质量为电子质量的 276 倍，是质子质量的 1/6。它是由高能质子轰击金属靶原子核的中子所产生。能量 40～90 MeV 的负 π 介子在组织中的射程可达 6～13 cm，沿其穿行径迹靠电离和激发释放其能量。调节负 π 介子的入射能量，可控制其入射深度，适合肿瘤的治疗。由于负 π 介子具有特定的吸收方式，对正常组织损伤效应小，给放射治疗肿瘤提供最大治疗增益。美国加州大学医学院已将回旋加速器产生的负 π 介子用于临床肿瘤治疗。

（5）重离子：带电重离子是指某些原子被剥去外围电子后，形成带正电荷的原子核。如氮、碳、硼、氖、氩等重离子。它们都是带电离子而且是直接电离离子。在深度—剂量曲线上,重离子入射坪区其吸收剂量保持相对恒定,坪区的长度决定于入射离子的能量,靠近射程的末端,吸收剂量急剧升高,形成布拉格峰,随着重离子原子序数的增加,布拉格峰变得愈来愈窄,同时峰的高度也增加,峰对坪(深部剂量与入口剂量)剂量比增加。这样有利于放射治疗时将肿瘤设定在剂量高的布拉格峰区内,达到对肿瘤的最大杀伤效果,而对正常组织产生较小的损害。

9.2.1　电离辐射强度的表征

电离辐射的生物学效应与辐射类型、方式、频次以及辐射剂量、吸收剂量、生物体放射敏感性等因素密切相关,以下是几个表征电离辐射强度最常用的概念:

9.2.1.1　辐射剂量和剂量率

辐射剂量(或称照射剂量)是表示电离粒子在空气中产生电离大小的物理量,单位为库仑每千克,用符号 C/kg 表示,旧的专用单位是伦琴(R)。照射剂量与生物效应之间存在一定的相关关系,总的规律是剂量愈大,效应愈显著。从其远期效应来看,也是照射量愈大,后果愈严重。

剂量率是指单位时间内机体所接受的照射剂量,单位为库仑每千克秒,用符号 C/(kg·s)表示。在一般情况下,剂量率越大,生物效应越显著。

9.2.1.2　吸收剂量

吸收剂量是用来表示单位质量的物质吸收电离辐射能量大小的物理量,其国际单位是戈瑞(Gy),即焦耳每千克(J/kg),1 Gy=1 J/kg。旧的单位是拉德(rad),1 Gy=100 rad。吸收剂量适用于任何电离辐射和物质,但必须说明是何物质的吸收剂量,由什么电离辐射给予。对于生物体而言,吸收剂量是决定生物效应的主要因素之一。

9.2.1.3　剂量当量

受相同数量的吸收剂量照射时,因射线种类和辐射条件不同,其所致的生物效应无论是严重程度还是发生概率上都可能不同。为了统一表示各种射线对机体的危害程度,在辐射防护上,采用了"剂量当量"的概念,它是用适当的修正因子对吸收剂量进行加权,使得修正后的吸收剂量能更好地和辐射所引起的有害效应联系起来。剂量当量(H)定义为在生物组织内吸收剂量(D)、品质因子(Q)和其他修正因素(N)的乘积,即

$$H = N \cdot D \cdot Q \tag{9-2}$$

式中:N 反映了吸收剂量中不均匀的空间与时间分布等因素,国际放射防护委员会指定 $N=1$;Q 是估计辐射效应的修正因子,用来计算吸收剂量的微观分布对危害的影响。

剂量当量表达的是不同种类射线在不同能量及不同照射条件下所引起的生物

效应的差异,因而在计算剂量当量时,必须指明射线种类、能量和受照条件。由于 x 射线和 γ 射线被定为计算剂量当量的标准,因此,对于 x 射线或 γ 射线,其剂量当量值等于吸收剂量值;而中子在引起组织损伤时比 x 射线的贡献约大 10 倍,其剂量当量值应为吸收剂量乘以 10,此处 10 即为品质因子。

9.2.1.4 传能线密度(MT)

电离辐射对生物体的损伤作用,不仅取决于吸收剂量(即辐射照射后生物器官的能量沉积),还取决于辐射的种类,因为不同种类和不同能量的带电粒子在其穿行径迹上的电离密度有所不同。该差异常用传能线密度来表示,它指直接或间接电离粒子在其单位长度径迹上消耗的平均能量,单位是 J/m,习惯上用 keV/um 表示,1 keV/U$=1.602\times10^{-10}$ J/m。粒子的电荷虽为常数,但其速度沿径迹不断变化,每一次相互作用(激发或电离)都要使粒子丢失能量而减速,因此 LET 沿粒子径迹逐渐增大,在粒子运动行将停止之前骤然增高,能量消耗达到峰值,称为"布拉格峰"(Bragg Peak)。生物效应与 LET 值有重要关系,一般是 LET 值越大,生物效应也越大。由于 α 粒子和中子照射后形成的质子在组织内引起的电离密度大,在单位长度径迹上消耗的能量高,所以属于高 LET 辐射,而 β 粒子、γ 光子及 x 射线所致的电离密度小,属于低 LET 辐射。因此,同样吸收剂量的 α 粒子和中子照射引起的生物效应大于 x 或 γ 射线照射引起的效应。

9.2.1.5 相对生物效应(RBE)

电离辐射的生物效应不仅取决于某一特定时间内吸收的总剂量,而且还受能量分布的制约,因而同一剂量的不同辐射产生某一特定效应的效率不同:在剂量相同时,高 LET 辐射的生物效应大于低 LET 辐射。通常采用"相对生物效应(RBE)"这一概念来表示这种差别,常以 x 射线和 ^{60}Co 的 γ 射线为基础确定 RBE,由 x 或 γ 射线引起某种生物效应所需要的吸收剂量与所研究的电离辐射引起相同生物效应所需吸收剂量的比值(或倍数),即为该种电离辐射的相对生物效应。低 LET 电离辐射(如 x 或 γ 射线)的 RBE 对剂量率有依赖关系,而高 LET 电离辐射的 RBE 对剂量率的依赖性很小。

9.2.1.6 氧效应和氧增强比(OER)

受照射的生物系统或分子的辐射效应随介质中氧浓度增加而增加的现象称为氧效应,一般用氧增强比来衡量氧效应的大小。缺氧条件下产生一定效应的辐射剂量与有氧条件下产生同样效应的剂量之比即为氧增强比,它随着辐射类型的不同而变化,当射线的 MT 增大时,OER 减小。对于 x 射线和 γ 射线,OER 在 2.5～3.0 之间。

9.2.2 电离辐射的危害

电离辐射对动物的效应不像对植物那么简单,对于高等动物,尤其是人类,不仅要考虑电离辐射的群体效应,更要关注其个体效应,甚至还要考虑不同器官的敏感性。

9.2.2.1　电离辐射对机体的损伤作用

1. 对神经系统的作用

无论是电离辐射的全身照射还是仅头部照射,都可引起神经系统的机能改变,表现为条件反射异常、植物神经系统紊乱、感觉(视、听、嗅、痛、触、温觉)和前庭感受器出现障碍等。照射剂量增大可导致神经细胞发生形态变化,引起脑型放射病。

2. 对内分泌系统的作用

儿童或幼年动物的甲状腺、肾上腺及垂体对辐射的敏感性高于成年人或成年动物。机体受电离辐射全身作用后内分泌系统发生规律性的反应,其中垂体—肾上腺皮质系统的变化对于放射损伤的发展有重要影响。

3. 对造血系统的作用

骨髓、淋巴结和脾等造血器官的放射敏感性很高,一定剂量的电离辐射作用于机体后,造血器官出现变化最早,表现最明显。造血系统机能障碍可导致全血细胞(包括血小板)质和量发生改变,免疫功能下降,加之血管壁的变化可造成广泛出血和并发感染,常常产生致命后果。

4. 对免疫系统的作用

电离辐射对特异性免疫和非特异性免疫都有影响,可改变免疫系统的生理防御功能、自身稳定功能和免疫监视功能,可能造成机体抵抗力下降,导致内源或外源性感染并发症的发生。

5. 对消化系统的作用

消化道对辐射也比较敏感,全身或腹部照射均可导致恶心、呕吐、食欲减退、腹泻、便血以及黏膜溃疡或脱落。因为黏膜上皮对射线很敏感,因而照射腹部也较照射其他部位所发生的放射损伤为重。照射时若屏蔽肠道,则可减轻放射损伤,提高存活率。

6. 对呼吸系统、心血管系统及泌尿系统的作用

呼吸系统各器官的放射敏感性虽较低,但在急性放射病时其反应仍较明显,尤其是肺的变化在放射病的局部反应中占有重要地位。对于心血管系统,辐射除可使心脏和血管在机能和形态上发生变化外,对血压的影响也较为明显:无论是全身或局部照射、急性或慢性照射,均可出现血压(包括收缩压和舒张压)降低。泌尿系统中肾脏对辐射最敏感,膀胱次之,输尿管又次之。虽然在外照射所致的急慢性放射病中肾脏的变化并不占重要地位,但随着放射病的发展,血液循环出现障碍,可发生不同程度的水肿、出血以及由此引起的肾实质病变。

7. 对生殖系统的作用

电离辐射引起的生殖效应越来越受到重视,因为在动物中生殖效应的出现可能先于其他可见效应。卵巢受照射后主要改变是卵泡退化或消失、间质变软、生殖细胞受损,其中最危险的是未成熟的卵泡。对于人类,急性照射时女性永久不育的剂量阈值约为 2.5~6 Gy,在慢性照射条件下,该值约为 0.2 Gy/a。雄性动物生殖细胞中,精原干细胞的辐射敏感性比其他各类精细胞高得多,人的睾丸受到0.15 Gy左右的照射即可导致暂时不育,3.5~6 Gy 的照射则引起永久不育。

不同细胞、不同组织和器官、不同个体对辐射的敏感性是不同的,而且机体的状态对辐射损伤的发生、发展和转归也有着重要的影响,年幼、体质衰弱、营养不良、创伤、感染等都会提高机体对辐射的敏感性。

9.2.2.2　电离辐射所致的急性放射病

机体在电离辐射剂量较小时出现血象轻微变化,有时伴有一些不舒适的感觉,称为放射反应。当剂量增加时,机体效应增强,出现病变反应,称为放射病。通常一次全身照射剂量超过 1 Gy 时可引起急性放射病,重者死亡。随照射剂量的增加,急性放射病通常分为以下 3 种类型:

1. 骨髓性急性放射病

此型主要病变是造血组织损伤、骨骼空虚、淋巴组织萎缩、血内各种细胞先后减少,严重者粒细胞和血小板均降至零。此型放射病多能治愈,一般中度和重度病在照射后 4~6 周开始恢复。

2. 肠型放射病

早期发生剧烈呕吐和腹泻,多数发展为尿血、便血。最突出的病变是肠上皮细胞受损,使肠绒毛裸露、肠黏膜脱落、肠吸收功能被破坏,这些变化可导致严重脱水、电解质平衡失调、血液浓缩、循环血量减少,同时肠内细菌及有毒物质大量进入血液,易引起菌血症、败血症或毒血症。肠型放射病的死亡时间一般为照射后 3~14 天。

3. 脑型放射病

照射后立即或数小时内出现症状。主要病变是中枢神经系统受到损伤,表现为躁动不安、眼球和肢体震颤、共济失调、神志不清、抽搐或痉挛,直至昏迷不醒,早期也可出现呕吐和腹泻,一般数小时或数日内死亡。

9.2.2.3　电离辐射的其他危害

1. 电离辐射的致死性

哺乳动物受到全身照射后在几周内死亡的半数致死剂量(LD_{50})为 1.6~10 Gy。大动物比小动物的辐射敏感性高,小动物的致死剂量为 6~10 Gy,而大动物为 1.6~2.5 Gy,家养动物约为 1.2~3.9 Gy。人类受到 2 Gy 的全身照射时即可发生死亡;3 Gy 照射时,大约有 50% 的死亡;超过 6 Gy 时 100% 死亡。辐射致死的最初原因可能与粒性白细胞、血小板或淋巴细胞减少有关。

2. 电离辐射的遗传效应

电离辐射可损伤生殖细胞内的遗传物质,诱发基因突变和染色体畸变,从而对胚胎或子代的基因型和表型产生影响,这就是辐射的遗传效应。基因突变和染色体畸变发生的部位和程度不同,则表现的遗传效应也不同,在子代中可出现性别比例改变、畸胎、遗传性疾病或先天畸形发生率增加等现象。

辐射遗传效应的资料起初来源于果蝇,后来多数从小鼠的实验研究中获取。可是,在对日本广岛、长崎原子弹爆炸事件幸存者后代的流行病学调查中,却没有发现有统计学意义的辐射遗传效应;在我国,对高本底地区居民及核工业工厂职业受照人群的各种遗传学疾病和先天畸形患病率进行的流行病学调查中,也未看到其与对照组地区之间的显著差别。得出这些结论的原因一方面可能是由于人类对辐射的遗传效应敏感性低于小鼠,另一方面也可能是观察的时间较短,许多隐性基因突变还未表达出来之故。随着分子生物学技术的发展和人类基因组计划的完成,通过用变性梯度凝胶电泳、双链构象多态分析、切割酶片段长度多态性分析、特异性等位基因扩增、DNA 直接测序、单细胞凝胶电泳、DNA 芯片等技术和方法可以在 DNA 水平上更好地观察辐射的遗传效应。

3. 电离辐射的致癌效应

虽然人类流行病学研究表明电离辐射可引起肿瘤发生率增加,如日本广岛和长崎原子弹爆炸幸存人群的白血病、实体瘤、乳腺癌;苏联切尔诺贝利核电站事故后周围地区儿童甲状腺,受氡(^{222}Rn)及其子体长期照射的矿工肺癌发生率都明显升高,但关于辐射致癌效应的大量资料仍来源于实验动物。

有证据显示,各种电离辐射可以引起人类白血病。白血病,亦称作血癌,是一种造血细胞的恶性增生性病变。病人的骨髓造血系统产生大量不成熟、无法正常工作的白细胞,造成正常的血小板、红细胞、白细胞减少。白血病的发生取决于人体吸收辐射的剂量,整个身体或部分躯体受到中等剂量或大剂量辐射后都可诱发白血病。小剂量辐射能否引起白血病仍不确定。经常接触放射线物质(如钴-60)者白血病发病率明显增加。大剂量放射线诊断和治疗可使白血病发生率增高。当造血细胞遭到细胞毒物或电离辐射破坏后,在恢复过程中,因机体内在的反馈机制,使大量造血干细胞由静止状态转入活跃的增殖状态,处于 DNA 合成期的造血干细胞的比例迅速提高,造血干细胞周期和休眠期均较长,分裂频度低,若受外界某些有害因素如接触苯或受电离辐射损伤后,干细胞分裂加速,从而无足够长的休眠期,来修复复制时所致差错以致发生突变,这可能是其诱发白血病的机理之一(见图 9 - 1)。

日本 119.5 万原子弹爆炸幸存者健康效应研究结果表明,受照剂量在 100 mSv～2.5 Sv 范围人群致癌危险与器官受照剂量之间存在明显线性关系。如果将受照剂量为 5 mSv～125 mSv 的幸存者组合在一起,以风险增量对平均剂量作图,这些受

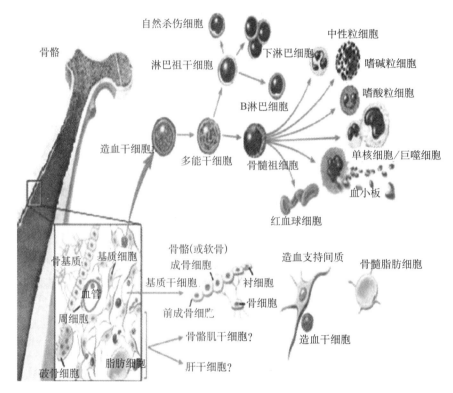

图 9 - 1　诱发白血病的机理图

低剂量照射者的癌症死亡率明显超过对照组。

9.2.2.4　放射性污染物致癌风险评价模型

放射性污染物诱发人体癌症与人体器官受到的累积辐射量有关,其所致的终生超额患癌风险的计算如下:

$$R = SF_r \times E_c \qquad (9-3)$$

式中:R——终生超额患癌风险度,无量纲;

　　　SF_r——放射性核素的致癌斜率系数(Bq^{-1}),即表示单位活度的辐射导致的人体终生超额患癌风险度;Bq(贝可勒尔,becquerel)为放射性活度的国际单位制(SI)单位,1 Bq=1 个衰变每秒。

　　　E_c——饮水暴露的终生累积辐射量(Bq)。其计算如下:

$$E_c = C_r \cdot IR \cdot EF \cdot ED \qquad (9-4)$$

式中:C_r——饮用水中放射性核素的活度浓度(Bq/L);

　　　IR——饮水率,L/d,U. S. EPA 建议值 2 L/d;

　　　EF——暴露频率,d/a,365 d/a;

ED——暴露历时,a,U.S.EPA建议值30 a。

例 9 - 2:含有天然铀的地下岩石不断地释放出氡气渗入到与其接触的水中、(地下水)。氡从地表水中很容易地释放出来。因此,地下水可能比地表水含有更高浓度的氡。来自地表水的自来水中氡的平均浓度低于 0.4 Bq/L,而来自地下水源的自来水中氡的浓度约为 20 Bq/L。假设某地下水含 100 Bq/L 的氡,其致癌斜率系数为 0.03 Bq^{-1},试计算该地区的居民通过饮水累积的氡辐射量和受到的终生超额患癌风险。

解:饮水暴露的氡终生累积辐射量

$$E_c = C_r \cdot IR \cdot EF \cdot ED$$
$$= 100 \times 2 \times 365 \times 30$$
$$= 2.19 \times 10^6 \text{(Bq)}$$

受到的终生超额患癌风险

$$R = SF_r \times E_c$$
$$= 0.03 \times 2.19 \times 10^6$$
$$= 6.57 \times 10^4$$

9.2.3 电离辐射的案例及防护

2011 年 3 月 11 日,日本东北部地区发生里氏 9.0 级巨大地震和由地震引发的毁灭性海啸,在地震和海啸的双重破坏下,位于福岛县福岛第一核电站的 4 个核电机组在 12 日到 16 日期间相继发生爆炸,大量放射性物质外泄,使日本灾区民众遭受地震、海啸和核辐射污染的三重打击,同时造成了日本和邻国部分民众的核恐慌,在世界上也造成巨大的社会影响和对核电站事故的担忧[85]。

日本福岛核电站事故对抢险人员、附近居民和受放射性污染人员带来的健康影响,将是长期和深远的,既有近期辐射生物效应,也有远期效应,而且主要将以小剂量照射的远期辐射生物效应为主。对严重放射性沾染区内以及附近人员可能的主要危害有:

9.2.3.1 急性外照射损伤

是由放射性核素衰变时释放的 γ 射线等造成的,受照射个体是否出现临床症状及其严重程度与照射剂量大小密切相关。<0.2 Gy 时无明显症状,0.2~0.5 Gy 时个别人(2%)出现头晕、乏力、食欲下降、睡眠障碍、口渴、易出汗等轻微症状,0.5~1 Gy 时少数人(5%)有轻度上述症状,个别人会有恶心、呕吐,全身受照≥1 Gy 时产生急性放射病。人体具有一定的辐射损伤修复能力,短期内受到<1 Gy 外照射对机体的影响轻微,阳性体征会自动消失。实验室检查外周血淋巴细胞染色体畸

变率可增加,与受照剂量成正比,部分畸变可以长期存在;男性精子数量可暂时性减少,受照剂量愈大,减少愈明显,开始恢复的时间也愈慢。

日本核电站事故中,由于日本政府及时采取了撤离措施,目前尚未见公众受外照射损伤的报道。但是对于在核电站内参与抢险的工作人员和其他作业人员,个别人有可能受到超过当量剂量限值的外照射,需要加强防范和医学观察。

9.2.3.2 皮肤放射损伤

身体局部短时间内受到大剂量电离辐射或长期受到超剂量限值的照射后,受照部位皮肤所发生的损伤称皮肤放射损伤。核电站爆炸后如果体表皮肤沾染大量放射性物质又未及时清除,可造成皮肤损伤,主要由 β 射线引起,接触放射性物质部位的皮肤依照受照剂量的大小可以出现红斑、脱毛、水泡、溃疡坏死等症状体征。本次日本核电站事故中,已有少数在核电站内参与抢险的工作人员因为防护措施不当,使脚部浸泡和接触高活度放射性废水而发生局部皮肤放射损伤的报道。公众通常接触不到本次核电站事故产生的高放射性活度的沾染物,只要提高警惕、不涉足严重沾染地区,一般不会发生皮肤放射损伤。

9.2.3.3 内照射损伤

核电站爆炸后产生的放射性核素经呼吸、饮食等途径进入人体,沉积于体内某些组织器官和系统,如果进入的放射性核素数量较多,可引起内照射放射损伤。其损伤的机体组织或器官与放射性核素的种类有关,例如大量放射性碘进入体内,主要损伤甲状腺;大量放射性锶进入体内,主要损伤骨组织和造血系统;大量放射性铯进入体内,可引起全身组织器官的损害。因为机体有很强的辐射损伤修复和代偿能力,放射性核素在体内损伤机体细胞的同时,机体也在不断地进行修复;只有当进入体内的放射性核素足够多,损伤积累的严重程度超过机体修复代偿能力时,才会显现症状和体征。所以内照射损伤的潜伏期长,病程发展缓慢,有些损伤效应需要长时间的观察才能显现,如辐射致畸、致突变、致癌变等长期低剂量率慢性照射生物效应。

关于电离辐射的防护我们可以从以下几个方面进行:

(1) 时间防护:不论何种照射,人体受照累计剂量的大小与受照时间成正比。接触射线时间越长,放射危害越严重。尽量缩短从事放射性工作时间,以达到减少受照剂量的目的。

(2) 距离防护:某处的辐射剂量率与距放射源距离的平方成反比,与放射源的距离越大,该处的剂量率越小。所以在工作中要尽量远离放射源。来达到防护目的。

(3) 屏蔽防护:就是在人与放射源之间设置一道防护屏障。因为射线穿过原子序数大的物质,会被吸收很多,这样达到人身体部分的辐射剂量就减弱了。常用的屏蔽材料有铅、钢筋水泥、铅玻璃等。

9.3　非电离辐射

如同 x 射线、γ 射线等能量高可使物质发生电离,属于电离辐射,而紫外线以及能量低于紫外线的电磁辐射一般不能使物质分子发生电离,而只能使之振动、转动或发生电子能级状态的改变,因而属于非电离辐射。环境中的非电离辐射主要指紫外线、红外线、可见光、激光、射频辐射和极低频电磁场。非电离辐射的频率、波长与能量范围如表 9-4 所示[42]:

表 9-4　非电离辐射的频率、波长与能量范围

名称	频率	波长	能量
紫外线(UV)	30 000～750 Hz	100～400 nm	12.40～3.10 eV
可见光	750～385 THz	400～780 nm	3.10～1.59 eV
红外线(IR)	385～0.3 THz	0.78～1 000 μm	1 590～1.24 meV
激光	1 500～15 THz	0.2～20 μm	6 200～62 meV
微波(MW)	300～0.3 GHz	1～1 000 mm	1 240～1.24 μeV
雷达	56～0.23 Hz	5.4～1 300 mm	230～0.95 μeV
射频(RF)	300～0.1 MHz	1～3 km	1 240～0.41 neV

9.3.1　红外辐射

红外线分为:长波红外线(远红外线),中波红外线和短波红外线(近红外线)。长波红外线长为 3 μm～1 mm,能被皮肤表面吸收,产生热的感觉。中波红外线波长为 1 400 nm～3 μm,能被角膜及皮肤吸收。短波红外线波长为 760～1 400 nm可被组织吸收引起烧伤。

9.3.1.1　来源

凡温度在 0 K 以上的物体都有红外线辐射。物体的温度愈高,辐射出的红外线能量愈大,波长愈短。例如:物体温度 1 000℃时,1 500 nm 的红外线占 5%,1 500℃时占 20%,2 000℃时占 40%。

太阳是最大的红外线天然源,到达地面的红外线,主要是近红外线(770～1 000 nm)大约占 20%。日常生活所用的加热器、火炉、炽热灯泡和热熨斗都是丰富的红外线源。常用的白炽灯的总发射量中,90%是红外线。生产环境中的黑体型辐射源(包括电阻丝加热的球状、柱状和锥型腔体)、加热金属、熔融玻璃和发光硅碳棒,一些灯具,如碳弧汞气灯、钨灯、氙灯和红外线探照灯等,也是丰富的红外线源。

9.3.1.2　红外线生物学作用

红外线对皮肤的作用:红外线照射皮肤时大部分被吸收,造成局部皮肤温度升高,引起毛细血管扩张和血循环加快,此时皮肤发红或出现红斑反应,停止照射后红斑消失。反复照射的皮肤局部可出现色素沉着。适量的红外线辐照助于健康。短波红外线能透入皮下组织,使血液及深部组织加热。当机体受过量的辐照,除发生皮肤急性外伤外,还可产生过热,甚至引起中暑。

红外线对眼睛的损伤:①慢性充血性睑缘炎,炉旁受熔化金属或熔融的玻璃所产生的红外线,对接触者产生慢性眼损伤。②虹膜损伤及瞳孔括约肌痉挛,早期表现瞳孔括约肌痉挛和瞳孔缩小,后期因括约肌瘫痪和致瞳孔扩大,阅读困难,过早出现老视。③角膜的热损伤,短波红外线能被角膜吸收主要损伤上皮细胞,通常不损伤角膜的基质层。但过度及长时间的接触会导致角膜基质变性混浊,影响视力。④红外线白内障(热性白内障),短波红外线直接作用于晶体和虹膜吸收辐射热能,导致晶体温度升高,可致热性白内障,热性白内障的特点:一是晶体前囊膜剥离,二是晶体后皮质盘状混浊,呈金黄色结晶体光泽。⑤红外线视网膜灼伤,短波红外线,被视网膜色素上皮层吸收,温度急剧上升而发生的伤害,主要是黄斑而造成视力障碍。

9.3.2　紫外辐射

紫外线是 $100\sim400\ nm$ 的电磁波,又称为紫外辐射。长波紫外线(晒黑线)(波长 $320\sim400\ nm$),生物学作用弱;中波紫外线(红斑线)(波长 $280\sim320\ nm$),有强烈的皮肤反应及抗佝偻病作用;短波紫外线(杀菌线)(波长 $180\sim280\ nm$),对机体组织蛋白质和脂质有破坏作用;波长小于 $180\ nm$ 的紫外线被空气完全吸收,不能作用于人体。

9.3.2.1　来源

根据对组织的电离效应,可将广谱的紫外线区分为两大类:波长短于 $100\ nm$ 部分属电离辐射,波长大于 $100\ nm$ 部分属非电离辐射。太阳是天然紫外线的主要来源,透过大气层射到地面的紫外线其波长与强度受地区的海拔高度与平流层臭氧浓度的影响,在近赤道处于中午时测得的来自太阳辐射的紫外线其最短波长大约为 $290\ nm$ 。

任何物体其温度超过 $2\,500\ K$ 时均能释放出紫外线,在许多工业生产过程中紫外线作为副产物而被释出。由于波长 $100\sim280\ nm$ 的紫外线具有杀菌作用,因此人工紫外线发生器广泛应用于医院、生物实验室与学校中。

9.3.2.2　紫外线生物学作用

紫外线对皮肤的作用:①波长小于 $220\ nm$ 的紫外线,几乎全被角化层吸收;波长 $220\sim230\ nm$ 的紫外线,被深部真皮组织吸收。②波长 $297\ nm$ 的紫外线对皮肤能引起明显的红斑反应。红斑通常持续 6~8 h,呈淡红色。停止接触紫外线后,一般经 24~30 h 慢慢消退。有时在皮肤遗留色素沉着。③皮肤接触沥青后,再接触紫外线照射能产生严重的光感性皮炎,患者表现头痛,恶心,体温升高等;长期接触使皮肤出现湿疹,毛囊炎,皮肤萎缩和色素沉着症(皮肤黑变病)。④有报道,接触大剂量紫外线,可导致机体维生素 A、维生素 B_2 缺乏。

紫外线对眼睛的作用:①电光性眼炎,电焊时温度高达(急性角膜结膜炎)3 000℃以上,此时可产生大量的中、短波紫外线(波长 320~250 nm),被角膜上皮和结膜上皮吸收,可诱发电光性损害,称为电光性眼炎,对角膜作用最强的波长为 285 和 270nm。在高原冰雪地区登山运动员眼睛受到冰雪表面反射太阳光,而产生的大量的中、短波紫外线辐照,引起急性角膜结膜炎,类似电光性眼炎,称雪盲。②电光性眼炎的临床表现,受紫外线辐照后 6~8 h,突然在夜间或清晨发作,潜伏期长短取决于照射剂量(最短为 30 min,最长不超过 24 h)。早期或轻度患者仅有异物感和轻度不适,重症时主诉眼有烧感或刺痛,流泪,眼睑痉挛,视物模糊,患者常因不能忍受其痛苦而半夜急诊。患者双眼痉挛紧闭,脸球结膜充血水肿或混合充血,瞳孔缩小和对光反应迟钝,有大量浆液性分泌物。角膜上皮点状甚至片状剥脱,角膜因水肿呈雾状混浊,荧光素钠染色阳性,轻症患者 1~2 天可恢复,重症需要 3~5 天或更长,经治疗恢复后,绝大多数可恢复,重症恢复需预后良好,不留后遗症,不影响视力。

9.3.3 可见光与激光

9.3.3.1 来源

太阳是可见光的主要来源,钨丝或其他的灯丝通电均可产生可见光,气体(汞、氖等)放电可产生强可见光。

激光(Laser)是指通过受激发射放大所产生的高强度、相干定向光束。产生激光的装置称为激光器,激光器主要由谐振腔中的活性介质与激发能源所组成。目前已制成固体、气体与液体等多种激光器;激光波谱从紫外、可见光一直伸展到红外区域,除连续波谱激光外,还有脉冲式激光。由于激光的高准直性、单色性与强功率,使其在工业、通信与军事等部门中得到日益广泛的应用,因而有越来越多的人会接触到激光。

9.3.3.2 生物学效应

在一般情况下可见光不会产生异常的生物学效应,但剧烈的闪光可使视色素发白,强可见光的长时间照射可使水晶体浑浊,过强的光照射可产生雪盲并伴有羞光性结膜炎与角膜炎。

激光辐照的初始作用包括热效应,热声效应与光化学效应,继而产生组织的生物学反应。激光与组织的相互作用后果之一是使蛋白质变性。当激光辐照组织时,被吸收的能量转换为热量,导致的温升使组织蛋白变性。由于组织的结构不是均相的,对激光的吸收能力亦不一样,吸收率较高的部分所受到的"热压"也较大。局部迅速吸收光辐射产生热,有时可使组织中的水分沸腾,从而破坏细胞并在颅内与眼内等密闭区间产生压力变化。激光在组织中产生的热声效应是通过组织的膨胀产生弹性波,后者可使组织剥离与撕裂。光化学效应的结果使某些生物大分子通过吸收光量子而活化,导致发生一些异常的生化反应。进入眼睛的光辐射大部分为上皮色素与脉络膜等所吸收转换为热能,基于这些过程,激光可引起水晶体的浑浊与视网膜的烧伤。激光对皮肤的损伤,其危害性虽不及对眼睛的损伤那样严重,但高功率激光源的应用不断扩大,对裸露皮肤损伤的危害性也是不容忽视的,通常表现为热凝集性坏死。

附　　表

1. 水质评价标准说明

Ⅰ类　主要适用于源头水、国家自然保护区。

Ⅱ类　主要适用于集中式生活饮用水地表水源地一级保护区、珍稀水生生物栖息地、鱼虾类产卵场、仔稚幼鱼的索饵场等。

Ⅲ类　主要适用于集中式生活饮用水地表水源地二级保护区、鱼虾类越冬场、洄游通道、水产养殖区等渔业水域及游泳区。

Ⅳ类　主要适用于一般工业用水区及人体非直接接触的娱乐用水区。

Ⅴ类　主要适用于农业用水区及一般景观要求水域。

附表1　国家地面水环境质量标准 GB 3 838—2 002(mg/L)

编号	参数　　标准值　　分类	Ⅰ	Ⅱ	Ⅲ	Ⅳ	Ⅴ
1	pH值(无量纲)≤	6～9				
2	溶解氧≤	(饱和率)90%	6	5	3	2
3	高锰酸盐指数≤	2	4	6	10	15
4	化学需氧量(COD)≤	15	15	20	30	40
5	五日生化需氧量(BOD_5)≤	3	3	4	6	10
6	氨氮(NH_3-N)≤	0.15	0.5	1.0	1.5	2.0
7	总磷(以P计)≤	0.02(湖、库0.01)	0.1(湖、库0.025)	0.2(湖、库0.05)	0.3(湖、库0.1)	0.4(湖、库0.2)
8	总氮(湖、库以N计)≤	0.2	0.5	1.0	1.5	2.0
9	铜≤	0.01	1.0	1.0	1.0	1.0
10	锌≤	0.05	1.0	1.0	2.0	2.0
11	氟化物(以F^-计)≤	1.0	1.0	1.0	1.5	1.5

(续表)

编号	分类 标准值 参数	Ⅰ	Ⅱ	Ⅲ	Ⅳ	Ⅴ
12	硒≤	0.01	0.01	0.01	0.02	0.02
13	砷≤	0.05	0.05	0.05	0.1	0.1
14	汞≤	0.000 05	0.000 05	0.000 1	0.001	0.001
15	镉≤	0.001	0.005	0.005	0.005	0.01
16	铬(六价)≤	0.01	0.05	0.05	0.05	0.1
17	铅≤	0.01	0.01	0.05	0.05	0.1
18	氰化物≤	0.005	0.05	0.2	0.2	0.2
19	挥发酚≤	0.002	0.002	0.005	0.01	0.1
20	石油类≤	0.05	0.05	0.05	0.5	1.0
21	阴离子表面活性剂≤	0.2	0.2	0.2	0.3	0.3
22	硫化物≤	0.05	0.1	0.2	0.5	1.0
23	粪大肠菌≤	200	2 000	10 000	20 000	40 000

2. 土壤环境质量分类和标准分级

1)土壤环境质量分类

根据土壤应用功能和保护目标,划分为三类:

Ⅰ类主要适用于国家规定的自然保护区(原有背景重金属含量高的除外)、集中式生活饮用水源地、茶园、牧场和其他保护地区的土壤,土壤质量基本上保持自然背景水平。

Ⅱ类主要适用于一般农田、蔬菜地、茶园、果园、牧场等土壤,土壤质量基本上对植物和环境不造成危害和污染。

Ⅲ类主要适用于林地土壤及污染物容量较大的高背景值土壤和矿产附近等地的农田土壤(蔬菜地除外)。土壤质量基本上对植物和环境不造成危害和污染。

2)标准分级

一级标准为保护区域自然生态,维持自然背景的土壤环境质量的限制值。

二级标准为保障农业生产,维护人体健康的土壤限制值。

三级标准为保障农林业生产和植物正常生长的土壤临界值。

3)各类土壤环境质量执行标准的级别

Ⅰ类土壤环境质量执行一级标准;

Ⅱ类土壤环境质量执行二级标准;

Ⅲ类土壤环境质量执行三级标准。

附表 2　国家土壤环境质量标准 GB 15618—1995 土壤环境质量标准值(mg/kg)

项目	级别 土壤 pH 值		一级 自然背景	二级			三级 ＞6.5
				＜6.5	6.5～7.5	＞7.5	
镉		≤	0.20	0.30	0.30	0.60	1.0
汞		≤	0.15	0.50	0.50	1.0	1.5
砷	水田	≤	15	30	25	20	30
	旱地	≤	15	40	30	25	40
铜	农田等	≤	35	50	100	100	400
	果园	≤	—	150	200	200	400
铅		≤	35	250	300	350	500
铬	水田	≤	90	250	300	350	400
	旱地	≤	90	150	200	250	300
锌		≤	100	200	250	300	500
镍		≤	40	40	50	60	200
六六六		≤	0.05	0.5			1.0
滴滴涕		≤	0.05	0.5			1.0

注:① 重金属(铬主要是三价)和砷均按元素量计,适用于阳离子交换量＞5 cmol(＋)/kg 的土壤,若≤5 cmol(＋)/kg,其标准值为表内数值的半数。

　② 六六六为四种异构体总量,滴滴涕为四种衍生物总量。

　③ 水旱轮作地的土壤环境质量标准,砷采用水田值,铬采用旱地值。

参 考 文 献

［1］惠秀娟. 环境毒理学［M］. 北京:化学工业出版社,2003.

［2］李玉林. 图表病理学［M］. 北京:人民卫生出版社,2011.

［3］王连唐. 病理学［M］. 北京:高等教育出版社,2012.

［4］刘洁生,朱伟杰,王子栋. 环境生理学［M］. 北京:科学出版社,2011.

［5］韩骅,舒青,张萍. 分子医学遗传学［M］. 西安:第四军医大学出版社,2009.

［6］王清勇,冯世俊. 生理学·病理生理学·药理学实验指导［M］. 北京:人民军医出版社,2005.

［7］陈杰瑢,环境工程技术手册［M］. 北京科学出版社,2008.

［8］赵由才,实用环境工程手册:固体废物污染控制与资源化［M］. 北京化学工业出版社,2002.

［9］宋学周. 废水　废气　固体废物专项治理与综合利用实务全书［M］. 北京:中国科学技术出版社,2000.

［10］胡望钧. 常见有毒化学品环境事故应急处置技术与监测方法［M］. 北京:中国环境科学出版社,1993.

［11］孙东坡,缑元有. 环境水利［M］. 南京:河海大学出版社,1993.

［12］雒文生,宋星原. 水环境分析及预测［M］. 武汉:武汉大学出版社,2000.

［13］展惠英. 环境化学［M］. 兰州:甘肃科学技术出版社,2008.

［14］徐晓军,管锡君,羊依金. 固体废物污染控制原理与资源化技术［M］. 北京:冶金工业出版社,2007.

［15］夏立江. 环境化学［M］. 北京:中国环境科学出版社,2003.

［16］王绍文. 固体废弃物资源化技术与应用［M］. 北京:冶金工业出版社,2003.

［17］陈怀满. 土壤中化学物质的行为与环境质量［M］. 北京:科学出版社,2002.

［18］吴忠标. 大气污染控制工程［M］. 北京:科学出版社,2002.

［19］何燧源. 环境毒物［M］. 北京:化学工业出版社,2002.

［20］史志诚. 生态毒理学概论［M］. 北京:高等教育出版社,2005.

［21］(美)迈克尔·C·纽曼著,赵园,王太平译. 生态毒理学原理［M］. 北京:化学工业出版社,2007.

［22］周启星,孔繁翔,朱琳. 生态毒理学［M］. 北京:科学出版社,2004.

［23］柳劲松. 环境生态学基础［M］. 北京:化学工业出版社,2003.

［24］孙铁珩. 污染生态学［M］. 北京:科学出版社,2001.

［25］孟紫强. 环境毒理学基础［M］. 北京:高等教育出版社,2003.

［26］（美）David A Wright，朱琳主译. 环境毒理学［M］. 北京：高等教育出版社，2007.

［27］花日茂. 环境毒理学［M］. 北京：中国农业出版社，2006.

［28］孔志明，许超. 环境毒理学［M］. 南京：南京大学出版社，1995.

［29］裴秋玲. 现代毒理学基础［M］. 北京：中国协和医科大学出版社，2008.

［30］金泰廙. 毒理学基础［M］. 上海：复旦大学出版社，2003.

［31］李寿祺. 毒理学原理与方法［M］. 成都：四川大学出版社，2003.

［32］朱蓓蕾. 动物毒理学［M］. 上海：上海科学技术出版社，1989.

［33］沈建忠. 动物毒理学［M］. 北京：中国农业出版社，2002.

［34］周宗灿. 毒理学基础［M］. 北京：北京医科大学、中国协和医科大学联合出版社，2000.

［35］侯悦. 军队卫生学［M］. 北京：人民军医出版社，1998.

［36］杨若明. 环境中有毒有害化学物质的污染与监测［M］. 北京：中央民族大学出版社，2001.

［37］徐厚恩，张铣. 卫生毒理学基础［M］. 北京：北京医科大学、中国协和医科大学联合出版社，1991.

［38］（美）E. 霍奇森，江桂斌译［M］. 北京：科学出版社，2011.

［39］《国家执业医师资格考试应试指导》专家组. 国家执业医师资格考试公卫医师应试指导［M］. 北京：中国协和医科大学出版社，2002.

［40］贾金生. 中国水利学会第三届青年科技论坛论文集［C］. 郑州：黄河水利出版社，2007.

［41］王少利，郭新彪，张金良. 北京市大气污染对学龄儿童呼吸系统疾病和症状的影响［J］. 环境与健康杂志，2004，21（1）：41－44.

［42］厉有名，范建高，王炳元，等. 酒精性肝病诊疗指南［J］. 临床肝胆病杂志，2010，3：004.

［43］王小莲，吴江锋. 酒精性肝纤维化发生机制的研究进展［J］. 重庆医学，2013，42（4）：464－466.

［44］朱宪. 子宫内膜异位症引起不孕症的机制［J］. 首都医科大学学报，2006，27（6）：850－852.

［45］张燕，杨菁，毛宗福. 不孕症及其影响因素的流行病学研究概况［J］. 生殖与避孕，2005，25（9）：570－575.

［46］刘娟，赵振华，江莹，等. 典型灌区稻田多氯联苯残留特征及生态风险评估［J］. 生态环境学报，2010，19（8）：1979－1982.

［47］毕新慧，徐晓白. 多氯联苯的环境行为［J］. 化学进展，2000，12（2）.

［48］杨方星，徐盈. 多氯联苯的羟基化代谢产物及其内分泌干扰机制［J］. 化学进展，2005，17（4）：740－748.

［49］杨旭，丁书茂. 甲醛致骨髓造血细胞遗传毒性研究展望［J］.

［50］孟冠敏，徐立红. 微囊藻毒素的毒性效应与蛋白磷酸酶 2A［J］. 中国细胞生物学学报，2010，32（1）：1－7.

［51］马芳，王智彪. 肿瘤，一个发育生物学问题［J］. 生命科学，2005，5.

［52］吕星，方允中. 自由基所致 DNA 损伤及其致突致癌的研究进展［J］. 癌变·畸变·突变，1992，4（3）：43－46.

［53］沈玲玲，吴恩之，黄幸纤. 反复煎炸油体内致突变作用的研究［J］. 癌变·畸变·突变，1996，8（3）：164－168.

[54] 戴乾圜.化学致癌剂及化学致癌机理的研究——多环芳烃致癌性能的定量分子轨道模型——"双区理论"[J].中国科学 A 辑,1979,10:004.

[55] 戴乾圜,张庆荣.化学致癌作用是一种 DNA 股间交联[J].科学通报,1999,44(24):2624 - 2628.

[56] 黄金杰,杨桂花,马骏驰.基于高斯的大气污染评价模型[J].计算机仿真,2011,28(002): 101 - 104.

[57] 骆媛,孙玉英,奚永志.人类白细胞抗原分子遗传中的基因重组[J].中华医学遗传学杂志, 2005,22(4):427 - 430.

[58] 刘军,罗国安,王义明,等.小分子与核酸相互作用的研究进展[J].药学学报,2001,36(1): 74 - 78.

[59] 戴海夏,宋伟民.127 大气 PM2.5 的健康影响[J].国外医学卫生学分册,2001,28(5).

[60] 张仁健,徐永福,韩志伟.ACE - Asia 期间北京 PM2.5 的化学特征及其来源分析[J].科学通报,2003,48(7):730 - 733.

[61] 高竹,郭新彪.大气 PM10 与 PM2.5 的健康效应比较[J].中国卫生工程学,2006,5(1):52 - 55.

[62] 成海容,王祖武,冯家良,等.武汉市城区大气 PM2.5 的碳组分与源解析[J].生态环境学报,2012,21(9):1574 - 1579.

[63] 杨轶戡,宋宏.细颗粒物(PM2.5)对呼吸系统的毒性作用[J].毒理学杂志,2005,19(2):146 - 148.

[64] Ming-Ho Yu. Environmental Toxicology: biological and health effects of pollutants [M]. 2nd ed. CRC press, 2005.

[65] David A. Wright, Pamela Welbourn. Environmental Toxicology [M]. England: Cambridge University Press, 2002.

[66] Weininger D. , Weininger A. , Weininger J. L. , J. Chem. Inf. Comput. Sci. , 1989,29,97

[67] Ghose A. K. , Crippen G. M. , J. Chem. Inf. Comput. Sci. , 1986,7,565

[68] Taft R. W. , J. Am. Chem. Soc. , 1952,74,3120

[69] Hancock C. K. , Meyers E. A. , Yager B. J. , J. Am. Chem. Soc. , 1961,83,4211

[70] Fujita T. , Iwamura H. , Top. Curr. Chem. , 1983,114,119

[71] Ahmad P. , Fyfe C. A. , Mellors A. , Biochem. Pharmacol. , 1975,24,1103

[72] van de Waterbeemd H. , Testa B. , Adv. Drug Res. , 1987,16,85

[73] Verloop A. , The STERIMOL Approach: Further Development of the Method and New Application, in pesticide chemistry, Pergamon Press, Oxford, 1983

[74] Stanton D. T. , Jurs P. C. , J. Chem. Inf. Comput. Sci. , 1992,32,109

[75] Egolf L. M. , Jurs P. C. , J. Chem. Inf. Comput. Sci. , 1993,33,616

[76] Whitley D. C. , Ford M. G. , Livingstone D. J. , J. Chem. Inf. Comput. Sci. , 2000, 40,1160

[77] Waller C. L. , Bradley M. P. , J. Chem. Inf. Comput. Sci. , 1999,39,345

[78] Rogers D. , Hopfinger A. J. , J. Chem. Inf. Comput. Sci. , 1994, 34,854

［79］Cho S. J., Hermsmeier M. A., J. Chem. Inf. Comput. Sci., 2002,42,927

［80］Tetko I. V., Livingstone D. J., Luik A. I., J. Chem. Inf. Comput. Sci., 1995,35,826

［81］Tetko I. V., Villa A. E. P., Livingstone D. J., J. Chem. Inf. Comput. Sci., 1996,36, 794

［82］Wu X. J., Guo W. M., Cai W. S., Shao X. G., Pan Z. X., Talanta, 2003,61,863

［83］Guo WM; Sun YA; Wu XJ; Chinese Chemical Letters, 2003,14,181 - 184

［84］Guo WM; Hu XF; Chu NP; Bio-oranic & Medicinal Chemistry Letters, 2006,16,2855 - 2859

［85］Guo WM; Cai WS; Shao XG; Chemometrics and Intelligent Laboratory Systems, 2005, 75,181 - 188

［86］郭卫民;黄莹莹;储宁平,计算机与应用化学,2006 - 05 - 30

［87］蔡建明.日本福岛核电站事故对人体健康影响及医学防护[J].第二军医大学学报,2011, 32(4):349 - 353.

［88］王亚韡,王宝盛,傅建捷,阮挺,曲广波,汪畅,曾力希,刘倩,袁博,江桂斌.新型有机污染物研究进展[J].化学通报,2013,01:3 - 14.

［89］吕妍.几种个人护理品成分的环境分布特征和潜在风险研究[D].上海交通大学,2011.

［90］马静.废弃电子电器拆解地环境中持久性有毒卤代烃的分布特征及对人体暴露的评估 [D].上海交通大学,2009.

［91］李志超.甲基汞对神经系统蛋白质合成的影响[J].白求恩医科大学学报,1986,06:489.

［92］韩冰,何江涛,陈鸿汉,谌宏伟,史敬华.地下水有机污染人体健康风险评价初探[J].地学前缘,2006,01:224 - 229.

［93］许海萍,张建英,张志剑,朱荫湄,施世锋,徐跃.预期寿命损失法定量评估区域环境健康风险[J].农业环境科学学报,2007,04:1579 - 1584.

［94］滕丽华.宁波市饮用水中重金属铁锌铜健康风险度评价[J].广东微量元素科学 2007,06: 33 - 36.

［95］蔡文洁,江研因.甲基汞暴露健康风险评价的研究进展[J].环境与健康杂志,2008,01:77 - 81.

［96］世界卫生组织(World Health Origanization, WHO)［DB/OL］. http://www. who. int/zh/.

［97］联合国环境规划署(United Nations Environment Programme, UNEP)［DB/OL］. http:// www. unep. org/.

［98］经济合作与发展组织(Origanization for Economic Co-operation and Development, OECD) ［DB/OL］. http://www. oecd. org/.

［99］国际标准组织(International Organization for Standardization, ISO)［DB/OL］. http:// www. iso. org/iso/home. html.

［100］国家安全监管总局化学品登记中心［DB/OL］. http://www. nrcc. com. cn/.

索　引